Mein Schmerz und die Anderen

Phänomenologische Untersuchungen

Herausgegeben von

Thomas Bedorf

Wissenschaftlicher Beirat

Emmanuel Alloa, Thiemo Breyer, Iris Därmann,
Karl Mertens, Inga Römer und Christina Schües

Anna Maria König

Mein Schmerz und die Anderen

Zur Alteritätserfahrung leiblich-affektiver Betroffenheit

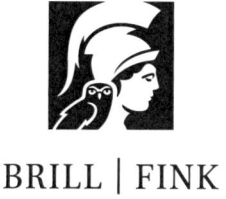

BRILL | FINK

Umschlagabbildung: *Rote Nadeln aus grünem Kaktus auf weißem Hintergrund*, © dpetrakov, Source: iStock

Gedruckt mit Unterstützung der Katholisch-Theologischen Fakultät der Universität Graz und des Landes Steiermark – Abteilung Wirtschaft, Tourismus, Wissenschaft und Forschung.

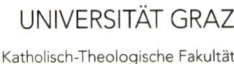 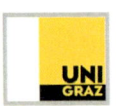 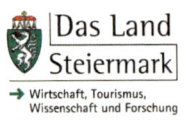

Die Deutsche Nationalbibliothek verzeichnet diese Publikation in der Deutschen Nationalbibliografie; detaillierte bibliografische Daten sind im Internet über http://dnb.d-nb.de abrufbar.

Zugleich Dissertation an der Katholisch-Theologischen Fakultät der Universität Graz, 2024.

Alle Rechte vorbehalten. Dieses Werk sowie einzelne Teile desselben sind urheberrechtlich geschützt. Jede Verwertung in anderen als den gesetzlich zugelassenen Fällen ist ohne vorherige schriftliche Zustimmung des Verlags nicht zulässig.

© 2025 Brill Fink, Wollmarktstraße 115, D-33098 Paderborn, ein Imprint der Brill-Gruppe
(Koninklijke Brill BV, Leiden, Niederlande; Brill USA Inc., Boston MA, USA; Brill Asia Pte Ltd, Singapore; Brill Deutschland GmbH, Paderborn, Deutschland; Brill Österreich GmbH, Wien, Österreich)
Koninklijke Brill BV umfasst die Imprints Brill, Brill Nijhoff, Brill Schöningh, Brill Fink, Brill mentis, Brill Wageningen Academic, Vandenhoeck & Ruprecht, Böhlau und V&R unipress.

www.brill.com
E-Mail: info@fink.de

Einbandgestaltung: Evelyn Ziegler, München
Herstellung: Brill Deutschland GmbH, Paderborn

ISSN 2629-8767
ISBN 978-3-7705-6928-1 (hardback)
ISBN 978-3-8467-6928-7 (e-book)

Inhalt

Danksagung IX

1 **Einführung** 1
   1.1 Problemstellung und Herausforderung 3
   1.2 Anthropologische Vorbemerkungen 8
       1.2.1 *Leiblichkeit* 9
       1.2.2 *Exzentrische Positionalität (H. Plessner) – Schmerz und Selbstobjektivierung* 13
       1.2.3 *Vulnerabilität – Verwundbarkeit als Grunddimension menschlichen Daseins* 16
   1.3 Methode 20
   1.4 Struktur 23

2 **Was ist Schmerz? Zur vielschichtigen Bedeutung eines „selbstverständlichen" Begriffes** 25
   2.1 Schmerz: eine Reizweiterleitung 26
   2.2 Schmerz: eine Gefühlsempfindung 31
   2.3 Schmerz: eine Selbst- und Alteritätserfahrung 36
   2.4 Schmerz: eine machtlose Anstrengung 40
   2.5 Schmerz: ein „Halbding" 45
   2.6 Zwischenresümee 49

3 **Mein Schmerz** 53
   3.1 Leiblichkeit der Schmerzerfahrung 54
       3.1.1 *Schmerzfreier Leib* 55
       3.1.2 *Schmerzensleib* 59
           3.1.2.1 Selbst 61
           3.1.2.2 Welt 64
           3.1.2.3 Andere 68
   3.2 Räumlichkeit der Schmerzerfahrung 74
       3.2.1 *Enge und Weite* 77
       3.2.2 *Tiefe* 79
   3.3 Zeitlichkeit der Schmerzerfahrung 81
       3.3.1 *Bewusstseinszeit und Leibzeit* 82
       3.3.2 *Vergangener Schmerz* 89
       3.3.3 *Gegenwärtiger Schmerz* 92
       3.3.4 *Zukünftiger Schmerz* 94

3.4	Leiden am Schmerz		98
	3.4.1 *Leiden – leiblich affektives Betroffensein*		99
	3.4.2 *Leiden – intentionales Geschehen*		101
	3.4.3 *Lust am Schmerz*		105
3.5	Exkurs: Geschlechtlichkeit der Schmerzerfahrung		111

4 Alterität des Schmerzes ... 121
4.1	Entfremdung		122
4.2	Alteritätsmodi des Schmerzes		127
4.3	Entzogenheit		129
	4.3.1 *Krankheitsschmerz*		132
		4.3.1.1 Kranksein	133
		4.3.1.2 Schmerzhafte Krankheit und krankheitsbedingter Schmerz	135
	4.3.2 *Schmerzbefreiung*		137
4.4	Grundlosigkeit		139
	4.4.1 *Chronischer Schmerz*		142
	4.4.2 *Phantomschmerz*		147
4.5	Machtlosigkeit		153
	4.5.1 *Plötzlicher Schmerz*		155
	4.5.2 *Wiederkehrender Schmerz*		158

5 Die Anderen und mein Schmerz ... 163
5.1	Alterität und Identität		166
5.2	Leibliche Kommunikation		169
5.3	Auslösung von Schmerz		174
	5.3.1 *Fremdzufügung*		175
		5.3.1.1 Folter	177
		5.3.1.2 Häusliche Gewalt	195
	5.3.2 *Selbstzufügung*		206
		5.3.2.1 Machtlosigkeit	207
		5.3.2.2 Grundlosigkeit	210
		5.3.2.3 Entzogenheit	211
5.4	Linderung von Schmerz		213
	5.4.1 *Linderung durch andere*		215
	5.4.2 *Der:Die Schmerzlindernde*		217
		5.4.2.1 Aufmerksamkeit	218
		5.4.2.2 Berührung	234

		5.4.3 *Selbstmitgefühl und die Grenzen der Schmerzlinderung*	241
		5.4.3.1 Machtlosigkeit	243
		5.4.3.2 Grundlosigkeit	244
		5.4.3.3 Entzogenheit	245
5.5	Zwischenresümee	247
5.6	Alterität des Geburtsschmerzes	251
	5.6.1 *Jenseits bewährter Kategorien*	252
	5.6.2 *Räumlichkeit und Zeitlichkeit*	253
	5.6.3 *Ich und Nicht-Ich*	258
	5.6.4 *Aufhebung von Auslösung und Linderung*	261
		5.6.4.1 Das Kind	262
		5.6.4.2 Geburtsbegleiter:innen	273

6 Resümee und Ausblick 287

Literaturverzeichnis 297

Abkürzungsverzeichnis 313

Personenregister 315

Danksagung

Vieles von dem, was zum Gelingen dieser Arbeit beigetragen hat, verdanke ich besonderen Menschen, die mich in allen Herausforderungen des Schreib- und Denkprozesses begleitet, unterstützt und bestärkt haben. Ihnen allen möchte ich meinen tiefen Dank aussprechen.

Allen voran danke ich meinem Doktorvater Prof. Reinhold Esterbauer, der mir ermöglicht hat, diese Dissertation im Rahmen einer Mitarbeit am Institut für Philosophie zu verfassen. Nicht nur für die Chance, dadurch Teil eines familiären und wertschätzenden Teams zu sein und durch die gemeinsame Arbeit persönliche und fachliche Reife zu gewinnen, möchte ich ihm herzlich danken, sondern insbesondere auch für die umsichtige und wohlwollende Betreuung dieser Arbeit. Nur mithilfe seiner umfassenden wissenschaftlichen Expertise, der von ihm gepflegten Begegnungs- und Gesprächskultur auf Augenhöhe, seiner tröstenden und anspornenden Worte in Zeiten des Zweifels sowie seiner unermüdlichen Unterstützung in formalen Belangen konnte diese Arbeit entstehen.

Prof.[in] Sibylle Trawöger danke ich herzlich für die Zweitbegutachtung der vorliegenden Arbeit. Ihre Begeisterung für mein Forschungsanliegen, ihr stets ermutigender Zuspruch und die zeitlichen Ressourcen, die ich durch ihre Unterstützung für die letzte Schreibphase zur Verfügung hatte, haben mir sehr dabei geholfen, mein Projekt zu einem guten Abschluss zu bringen.

Das Ausfindigmachen orthographischer Fehltritte und sprachlicher Stilblüten konnte ich nur mit engagierten Helferinnen und Helfern bewerkstelligen. Fabian, Julia, Saskia, Ina, Kerstin, Michael, Christoph, Renate und meiner Mama danke ich herzlich, dass sie mich in der umfangreichen Korrekturarbeit tatkräftig unterstützt haben.

Meiner Familie und meinen Freunden möchte ich dafür meinen Dank aussprechen, dass sie mir in allen glücklichen und beschwerlichen Momenten, die der Weg zum Doktorat bereithielt, beigestanden sind. Ohne ihre Begleitung, ihren Glauben an meine Fähigkeiten und ihre Ermutigung hätte mir gewiss in so manchem Moment die Kraft gefehlt, mein Vorhaben konsequent zu verfolgen. Meinen Eltern, die mir auf meinem Lebens- und Studienweg zu jeder Zeit stärkend zur Seite gestanden sind und die mein geistiger und beruflicher Weg immer mit Freude erfüllt hat, kann ich nicht genug danken! Meinem Partner Christoph, für den die letzten Jahre von sehr großen Herausforderungen begleitet waren, danke ich von Herzen für seine große Geduld, seine liebevolle Verteidigung meines Wohlergehens und für seine unerschütterliche Überzeugung, dass diese Dissertation gelingen wird.

Ich widme diese Arbeit meinen Großmüttern Adelheid und Maria. Ohne sie persönlich gekannt zu haben, waren mir ihre Lebens- und Glaubenswege stets wertvolle Kraftquellen.

KAPITEL 1

Einführung

> So öffnet sich ein Blick ins Weltgefüge.
> Wo Seiendes schmerzfähig ist, da ist es wirklich gefügt,
> nicht nur ein mechanisches und räumliches Nebeneinander,
> sondern ein wirkliches, d. h. lebendiges Miteinander.[1]

Obschon der bloße Gedanke an bereits erlebten Schmerz oftmals grauenhafte Bilder ins Bewusstsein holt und sich durch diesen Gedanken ein Gefühl der Wehrlosigkeit und Beklommenheit als spürbar lebendige Erinnerung aufdrängt, bleibt dennoch eines unleugbar: Schmerz gehört zum Leben. Schmerzerfahrungen unterschiedlichster Art gehören zum Menschsein. Es gehört auch zum Menschsein, auf eine individuelle Schmerzgeschichte zurückblicken zu können, Narben zu haben, die an erlittene Schmerzen erinnern, aber auch das Bewusstsein, nie gänzlich vor Schmerzen gefeit zu sein. Jeder Mensch macht also kontinuierlich ganz persönliche Erfahrungen mit diesem Phänomen. Die eingangs angeführten Worte des Arztes Viktor von Weizsäcker fordern jede:n dazu auf, sich stets darüber bewusst zu sein, dass alles Lebendige alleine durch die *Schmerzfähigkeit* miteinander verbunden ist. Sich dem ungemein komplexen und breiten Thema Schmerz zuzuwenden, erfordert insbesondere ein Bewusstsein für diesen Umstand. Unweigerlich widmet man sich dabei einem Phänomen, das nicht nur einen selbst, sondern zugleich jeden Menschen, wiewohl auf sehr unterschiedliche Weise, trifft. Dabei sind es gerade diese Erfahrungsnähe und diese Unmittelbarkeit, die all jenen, die etwas über den Schmerz zu sagen versuchen, den nötigen Respekt vor dieser Herausforderung abringen sollten. Damit stellt eine Untersuchung des Schmerzes, die unterschiedlichen Schmerzerfahrungen gerecht werden möchte, nicht nur eine reizvolle und spannende, sondern ebenso schwierige und verantwortungsvolle Aufgabe dar.

Unabhängig von der freiwilligen theoretischen Auseinandersetzung mit dem Schmerz fordert der Schmerz selbst von jedem Menschen ein, dass man sich mit ihm beschäftigt – insbesondere mit dem eigenen Schmerz. Dieser lässt sich nämlich im Vergleich zu fremdem Schmerz nicht ignorieren,

---

1 Viktor von Weizsäcker: Die Schmerzen, in: Viktor von Weizsäcker: Der Arzt und der Kranke. Stücke einer medizinischen Anthropologie, Frankfurt/M.: Suhrkamp 1987 (Gesammelte Schriften 5), 27–47, 35.

beiseiteschieben oder marginalisieren. Er drängt sich auf, kann in seiner Wucht jede andere Empfindung überschatten. Er beansprucht einen oft zur Gänze und erlaubt nicht einmal mehr den Funken einer Aufmerksamkeit für etwas anderes. Im Leben eines jeden Menschen erscheint er zudem als ambivalentes Phänomen. Obschon die Aufdringlichkeit des Schmerzes zur Qual werden kann, hat man ab und an den Eindruck, dass er sich nicht gänzlich grundlos aufdrängt. Man weiß durchaus, dass seine Präsenz nicht selten dem höheren Ziel des Lebenserhalts geschuldet ist, nämlich dann, wenn er als Warnsignal im Körper fungiert. Er kann in begrenztem Maße auch vitalisierend wirken, denn der Schmerz lässt einen sich selbst auf intensivste Weise spüren. Wo man aber im eigenen Empfinden eingeschränkt ist und keinen Schmerz mehr spürt, dort herrscht oftmals Mangel an Lebendigkeit. Man möchte es kaum bejahen – und es ist schwierig, in dieser Behauptung nicht zynisch zu klingen –, doch der Mensch bedarf des Schmerzes auf fundamentale Weise. Im besten Fall leidet man als Mensch natürlich nur in Ausnahmesituationen und nicht permanent an Schmerzen, wobei die vielen Betroffenen nicht unerwähnt bleiben sollen, die täglichen Schmerzerfahrungen ausgesetzt sind, weil sie etwa ein chronisches Leiden plagt. Wohl wissend also, dass der Schmerz zwar in der Regel keine „alltägliche" Erfahrung ist, für jeden Menschen aber eine existenzielle Realität darstellt, möchte ich mit dieser Arbeit einen Beitrag dazu leisten, den Menschen in seiner Schmerzempfindsamkeit und seiner Vulnerabilität besser zu verstehen.

Schmerz lässt sich auf vielfältige Weise behandeln. Der Gedanke an eine wissenschaftliche Auseinandersetzung mit ihm ruft gewiss primär Assoziationen medizinisch-biologischer Beschreibungsmodelle hervor, die ihn oftmals als Resultat einer körperlichen Schädigung, genauerhin einer Gewebeschädigung oder Dysfunktionalität einzelner Körperregionen kategorisieren. So formuliert die IASP (International Association for the study of pain) etwa folgende Definition von Schmerz: „[Pain is] an unpleasant sensory and emotional experience associated with actual or potential tissue damage, or described in terms of such damage."[2] Da man sich in der Regel sowohl eine Erklärung über die Ursachen unterschiedlicher Schmerzen als auch die entsprechenden Mittel der Ursachenbekämpfung von Anatom:innen oder Mediziner:innen erwartet, erscheint ein dementsprechender Zugang zu diesem Phänomen zunächst durchaus naheliegend. Obwohl dieser in seiner Bedeutung nicht geringgeschätzt werden darf, müssen dessen Ansprüche kritisch hinterfragt werden. Dass ein solcher Zugang weder die einzige noch eine umfassende oder

---

2 International Association for the Study of Pain: Pain, in: https://www.iasp-pain.org/resources/terminology/#pain [abgerufen am 22.11.2023].

EINFÜHRUNG 3

hinlängliche Möglichkeit ist, Schmerz zu thematisieren, verweist auf das allgemeine Problem eindimensionaler Schmerztheorien. In dieser Arbeit soll ein diese Theorien ergänzendes und in manchen Punkten korrektives Schmerzverständnis angeboten werden, welches seinen Ausgangspunkt im subjektiven Schmerzerleben nimmt.

Die schlichte Tatsache, dass jedem Menschen Schmerzfähigkeit zuzuschreiben ist, darf nicht darüber hinwegtäuschen, dass eine theoretische Auseinandersetzung mit dem Schmerz unausweichliche Schwierigkeiten mit sich bringt. Aus diesem Grund soll zu Beginn auf einige zentrale Aspekte der damit verbundenen Probleme eingegangen werden, genauerhin, dass der Schmerz sich als Phänomen schwer objektivieren lässt, weil er das betroffene Subjekt vereinzelt und unweigerlich in eine Sprachlosigkeit versetzt, die jede Rede im und über den Schmerz zur Herausforderung macht.

1.1 Problemstellung und Herausforderung

Sich des Problems der Objektivierbarkeit des Schmerzes gewahr zu werden, ist unbedingt erforderlich und soll zunächst an einem Beispiel verdeutlicht werden. Wird man Zeuge:in eines Verkehrsunfalls, so ist vermutlich der erste Gedanke, der einem in den Sinn kommt, dass sich Personen verletzt haben könnten. Es ist wohl eine natürliche, wenngleich nicht selbstverständliche Reaktion, sich den Betroffenen gegebenenfalls zu nähern und zu fragen, wie die Verletzungen bzw. die damit verbundenen Schmerzen geartet sind. Diese Fragen stellen sich insbesondere deshalb, weil man intuitiv weiß, dass allein die äußeren Eindrücke von Verletzungen und die mit ihnen verbundene Schmerzintensität über den tatsächlichen Zustand betroffener Personen hinwegtäuschen können. Die Eruierung des Intensitätsgrads und der Qualität eines Schmerzes, die tatsächlich ausschließlich durch die Befragung der betroffenen Person erfolgen kann, ist nicht nur für die ärztliche Diagnose, sondern auch für die entsprechende Behandlung unverzichtbar. Schmerzempfinden lässt sich nicht messen, man kann es lediglich beschreiben bzw. nach einer solchen Beschreibung fragen. Von einer Verletzung bestimmter Art lässt sich keineswegs ein damit zwingend verbundenes Schmerzempfinden ableiten. Die Erinnerung an den Schmerz, den man einst selbst z. B. bei einer Knochenfraktur empfunden hat, lässt keine Schlüsse darüber zu, wie derselbe Bruch bzw. die mit ihm verbundenen Schmerzen von einer anderen Person erlebt werden. Die Probleme, die damit verbunden sind, beschreibt Fabian Bernhardt pointiert:

> Die Empfindung des Schmerzes lässt sich nur bedingt objektivieren, wenngleich er keineswegs bloß als subjektive Tatsache verstanden werden darf. Dies ist der Grund, weshalb man davon sprechen kann, dass jede Verletzung in affektiver Hinsicht – das heißt im Hinblick auf den mit ihr verbundenen Schmerz – singulär und unvergleichlich ist. Der Schmerz existiert gleichsam nur im Singular, als unvermeidlich Partikulares, und paradoxerweise ist es gerade diese Singularität, die ihm seine potenzielle Maßlosigkeit verleiht.[3]

Die Verlockung, Schmerz als etwas bloß Subjektives abzutun und die Kraft der Maßlosigkeit, auf die Bernhardt hinweist, liegen letztlich in der Unteilbarkeit des Schmerzes begründet. Das Schicksal, mit dem eigenen Schmerz allein zu sein, kann ihn sogar größer werden lassen als den eigenen Überlebenswillen.

Eine umfassende Beschreibung des Schmerzphänomens gelingt aber nicht nur deshalb schwer, weil der Schmerz im Moment seiner wirkmächtigen Gegenwart, also dem Moment affektiver Betroffenheit, vereinzelt, sondern auch, weil er als vielgestaltiges Phänomen eine große Bandbreite an Erlebnisweisen umfasst. Schmerz ist nicht gleich Schmerz. Diese Feststellung erscheint in gewisser Weise banal, doch muss sie jedem Versuch, sich diesem Phänomen zu nähern, vorangestellt werden. Der Schmerz ist „epistemisch fragil"[4], wie wiederrum Bernhardt treffend formuliert.

> [E]s [gibt] kein Maß oder Verfahren, das es erlauben würde, allgemein verbindliche Aussagen darüber zu machen, *wie sehr* etwas weh tut. […] Dass alle Menschen verletzlich sind, heißt nicht, dass ein und dieselbe Handlung von allen in derselben Weise oder im selben Maße als verletzend empfunden wird. Das Faktum der Verletzlichkeit inkarniert sich individuell verschieden; in jeder menschlichen Existenz sind die ‚wunden Punkte' etwas anders verteilt.[5]

Für eine wissenschaftliche Auseinandersetzung mit dem Schmerz bedeutet der Umstand, dass mit dem Schmerzphänomen sehr unterschiedliche Erfahrungen verknüpft sind, eine erhebliche Herausforderung. Jeglicher Beschreibungsversuch muss zwingend offen bleiben für die Ergänzungen des vom Schmerz betroffenen Subjekts.

Trotz der Bedeutung des individuellen Schmerzerlebens wäre es, wie bereits angedeutet, grundlegend falsch, Schmerz als ein rein subjektives Phänomen abzutun, über welches sich keine allgemeingültigen Aussagen treffen lassen. Denn obwohl der Schmerz sich nicht objektivieren lässt, stellt die Anerkennung

---

3 Fabian Bernhardt: Der eigene Schmerz und der Schmerz der anderen. Versuch über die epistemische Dimension der Verletzlichkeit, in: Hermeneutische Blätter 22 / H. 1 (2017) 7–22, 17.
4 Bernhardt, Der eigene Schmerz, 17.
5 Bernhardt, Der eigene Schmerz, 17.

seiner Realität für alle Menschen die Möglichkeitsbedingung für jegliches Mitgefühl dar. Würde man nämlich davon ausgehen, dass der Schmerz bloß einen selbst treffen kann und niemanden sonst, wäre es weder möglich noch würde man es für erforderlich halten, sich einer:m Anderen und ihrem:seinem Schmerz zuzuwenden. Die Möglichkeitsbedingung für jede heilende oder tröstende Zuwendung ist die Annahme, dass jeder Mensch von Schmerzen heimgesucht werden kann. Obschon zwischen dem eigenen Schmerz und dem Schmerz eines:r Anderen selbstverständlich zu unterscheiden ist, scheint einen der Schmerz eines anderen Menschen ebenfalls in die Mangel nehmen zu können. Wenn mich zwar der Schmerz dann nicht unmittelbar trifft, so lässt er mich doch keineswegs unberührt. Das schmerzverzerrte Gesicht meines Gegenübers lässt mich beklommen zusammenfahren und die offene Wunde am Körper eines anderen Menschen scheint meine eigenen Verwundungen auf eigentümliche Weise aufklaffen zu lassen. Zwischen dem eigenen Schmerz und dem Schmerz des:der Anderen bleibt dennoch stets eine „natürliche Kluft" bestehen, die mich auf die Grenzen meiner Einfühlungsmöglichkeiten verweist. Für jegliches Reden über den Schmerz ist diese unumgängliche Differenz ernst zu nehmen. Zwischen dem am eigenen Leib gespürten Schmerz und dem Schmerz eines anderen Subjekts besteht ein Hiatus, der sich niemals gänzlich überwinden lässt. Darauf und auf die mit dieser Einsicht verbundenen Konsequenzen verweist auch Ludwig Wittgenstein, wenn er sagt:

> Wenn man sich den Schmerz des Anderen nach dem Vorbild des eigenen vorstellen muß, dann ist das keine so leichte Sache: da ich mir nach den Schmerzen, die ich *fühle*, Schmerzen vorstellen soll, die ich *nicht fühle*. Ich habe nämlich in der Vorstellung nicht einfach einen Übergang von einem Ort des Schmerzes zu einem anderen zu machen. [...] Denn ich soll mir nicht vorstellen, daß ich an einer Stelle seines Körpers Schmerz empfinde.[6]

Um den Schmerz eines:r Anderen fühlen zu können, müsste ich diese:r Andere sein. Die Möglichkeit, am Schmerz Anteil nehmen zu können und zugleich stets auf die eben beschriebene Kluft verwiesen zu werden, die den Schmerz niemals verallgemeinern lässt, ist eine der zentralen Herausforderungen, die für diese Arbeit Impulsgeber ist.

Der Verweis auf Ludwig Wittgenstein eröffnet ein weiteres Problemfeld, nämlich das einer möglichen Rede über Schmerz, also das des Ausdrucks, welches im Zusammenhang mit jedem Versuch, dieses Phänomen zu

---

6 Ludwig Wittgenstein: Philosophische Untersuchungen, in: Ludwig Wittgenstein: Tractatus logico-philosophicus. Tagebücher 1914–1916. Philosophische Untersuchungen, Frankfurt/M.: Suhrkamp 1969 (Werkausgabe 1), 405.

versprachlichen, virulent wird. Eine adäquate Sprache für die Beschreibung von Schmerzerfahrungen zu finden, stellt nämlich ein Problem dar, welches der bereits beschriebenen „natürlichen Kluft" zwischen dem Ich und dem:der Anderen geschuldet ist. Elaine Scarry, die sich in ihrem Buch „Der Körper im Schmerz"[7] intensiv mit diversen Schmerzerfahrungen auseinandersetzt, meint daher: „Spricht man über die ‚eigenen körperlichen Schmerzen' und über ‚die körperlichen Schmerzen der anderen', so hat es bisweilen den Anschein, als spräche man von zwei gänzlich verschiedenen Dingen."[8] Scarry beschreibt sehr ausführlich, wie der Schmerz es vermag, einen buchstäblich sprachlos zu machen. Der eigene Schmerz zeichnet sich laut Scarry u. a. dadurch aus, nicht kommunizierbar zu sein. „Der körperliche Schmerz ist nicht nur resistent gegen Sprache, er zerstört sie; er versetzt uns in einen Zustand zurück, in dem Laute und Schreie vorherrschen, deren wir uns bedienten, bevor wir sprechen lernten."[9] Diese sprachzerstörende Macht des Schmerzes verursacht mitunter das Gefühl, sich im Schmerz verlassen und ausgegrenzt zu fühlen. Ab einem gewissen Schmerzausmaß scheint es einem unmöglich, sich selbst mitzuteilen. Damit zerbricht aber ein Stück weit die Möglichkeit, dass ein Gegenüber meine Not, meine Hilfsbedürftigkeit erkennen, ja meinen Ausdruck als Appell verstehen kann. Weil Schmerzen an die Grenzen der Selbstmitteilungsfähigkeit führen können, erfährt man sich oftmals den Schmerzen selbst und dem Unverständnis anderer gegenüber wehrlos ausgeliefert. Diese Gefühle der Sprach- und Wehrlosigkeit bilden zentrale Aspekte der menschlichen Verwundbarkeit, auf die noch näher eingegangen wird.

Gerade weil den eigenen Ausdrucksmöglichkeiten durch den Schmerz Grenzen gesetzt sind, ist man darauf angewiesen, dass jemand dem eigenen Schmerzausdruck Glauben schenkt, den eingeschränkten Mitteilungsmöglichkeiten neugierig nachgeht und wissen möchte, welche Affekte und Gefühle hinter dem Schmerzausdruck stehen. Jeglicher Schmerzausdruck, der von anderen wahrgenommen werden kann, vermag aber den eigenen Schmerz nur in begrenztem Maße erkennbar zu machen, weil das, was den Schmerz im Kern, ja in seinem Wesen ausmacht, eben selbst nicht gänzlich mitteilbar ist. So ist laut Scarry die Tatsache, „[d]aß der Schmerz sich gegen Sprache sträubt, [...] weder zufällig noch nebensächlich, sondern bezeugt, was er in Wahrheit

---

7 Der Originaltitel des Buches lautet „The Body in Pain" und ist erstmals 1987 bei Oxford Univ.-Press erschienen.
8 Elaine Scarry: Der Körper im Schmerz. Die Chiffren der Verletzlichkeit und die Erfindung der Kultur. Übers. a. d. Amerikanischen v. Michael Bischoff, Frankfurt/M.: Fischer 1992, 12.
9 Scarry, Der Körper im Schmerz, 13.

ist"[10]. Der am eigenen Leib gespürte Schmerz drängt sich gnadenlos auf, wohingegen es für andere leicht, ja gar mühelos erscheint, ihn zu ignorieren. Die Schmerzen anderer lassen sich leugnen, ihre Existenz lässt sich bezweifeln und selbst wenn man in der Lage ist, sie unter Bemühungen wahrzunehmen, ist laut Scarry das, was man in der Lage ist wahrzunehmen, nur ein Schatten des tatsächlich empfundenen Schmerzes.[11] Diese begrenzte Wahrnehmungsmöglichkeit limitiert zweifelsohne die Möglichkeit, den Schmerz einer:s Anderen, ja das Ausmaß und die Bedeutung eines Schmerzes, den ein:e Andere:r empfindet, zu begreifen.

Sich dem Schmerzphänomen trotz eben genannter Herausforderungen zu widmen, ist keineswegs der Illusion geschuldet, dass sich der Schmerz jemals zur Gänze erfassen lässt, sondern vielmehr dem Eindruck, dass der Schmerz gegenwärtig eine zunehmend problematische Stellung im Leben vieler Menschen einnimmt. Schmerz wird von manchen Menschen in übertriebener Weise gesucht und absichtlich verursacht. Die Möglichkeit, eigenen Schmerz, etwa durch unterschiedliche Formen der Selbstverletzung, herbeizuführen, impliziert auch die Option seiner Instrumentalisierung. Dabei fungiert der Schmerz als Mittel für einen vom Subjekt selbst definierten oder diesem Subjekt unbewussten Zweck. Das Aushalten von Schmerzen kann beispielsweise dem Zweck der Abhärtung oder der Intensivierung der eigenen Körperwahrnehmung dienen. Schmerzen werden von manchen Menschen zur Demonstration ihrer eigenen Körper- und Selbstbeherrschung gesucht bzw. bewusst herbeigeführt. Schmerzen auszuhalten kann auch die von anderen geforderte Voraussetzung für eine angestrebte Gruppenzugehörigkeit sein. Gleichzeigt lässt sich beobachten, dass es menschliche Bestrebungen gibt, jeglichen Schmerz als natürlichen Teil des Lebens auszuschließen. Der verbreiteten Überzeugung entsprechend, dass heutzutage kein Mensch mehr an Schmerzen leiden soll, sind viele Hausapotheken überreich gefüllt mit verschiedensten Analgetika. Viele Menschen scheuen kaum mehr davor zurück, dem „alltäglichen" Schmerz durch Selbstmedikation eine Abfuhr zu erteilen. Der Schmerz gilt dann nicht mehr als Problemanzeiger oder Aufforderung, einer oftmals verborgenen oder diffusen Schmerzursache nachzugehen, sondern als bloßer Störenfried, den es zu unterdrücken gilt. Diese eben beschriebenen, sehr unterschiedlichen Haltungen, die man dem Schmerz gegenüber einnehmen kann, verstärken meines Erachtens den Ruf nach Aufmerksamkeit auf das Schmerzphänomen, dem heutzutage, vielleicht mehr denn je, nachgegangen werden sollte.

---

10   Scarry, Der Körper im Schmerz, 14.
11   Vgl. Scarry, Der Körper im Schmerz, 12.

Die bisherigen Ausführungen haben gezeigt, dass der Versuch, den Schmerz theoretisch zu erfassen, auf die Beschreibung des subjektiven Erlebnisgehalts von Schmerzerfahrungen nicht verzichten kann. Im nachstehenden Abschnitt soll darauf eingegangen werden, weshalb der Mensch überhaupt Schmerzen in der Weise erlebt, in der er es tut. Dabei ist der grundlegenden Frage nachzugehen, was das menschliche Schmerzerleben auszeichnet bzw. ob es sich vom Schmerzerleben alles anderen Lebendigen in spezifischer Weise unterscheidet oder abgrenzt. Es soll also im Folgenden um die Aufschlüsselung einiger philosophisch-anthropologischer Voraussetzungen gehen, die eine wichtige Grundlage für darauf aufbauende Untersuchungen über die Phänomenalität unterschiedlicher Schmerzerfahrungen bilden. Auf die inhaltlichen und methodischen Grenzen, die sich aus diesen Voraussetzungen ergeben und innerhalb derer diese Arbeit angelegt ist, wird unter den Punkten 1.3 „Methode" sowie 1.4 „Struktur" näher eingegangen.

1.2   Anthropologische Vorbemerkungen

Mit dem Satz „[d]er Tod ist nicht der ‚Inbegriff alles Furchterregenden'"[12] widerspricht Hannah Arendt in ihrem Werk „Menschen in finsteren Zeiten" dem Schriftsteller Hermann Broch. Dagegen betont sie, dass der Schmerz das ist, was der Mensch am meisten fürchtet:

> [D]er unerträgliche Schmerz wäre dem Menschen überhaupt untragbar, wenn es keinen Tod gäbe. [...] Es wäre angesichts unserer Erfahrungen vielleicht an der Zeit, die philosophische Dignität der Schmerzerfahrung zu entdecken, auf die die zeitgenössische Philosophie heute noch mit der gleichen geheimen Verachtung sieht, wie die akademische Philosophie vor dreißig oder vierzig Jahren auf die Todeserfahrung sah.[13]

Arendt fordert dazu auf, den Schmerz als zentrale Dimension menschlicher Existenz kompromisslos ernst zu nehmen und sich diesem Phänomen aus philosophischer Perspektive anzunähern.

Was aber bedeutet es genau, die explizit menschliche Schmerzerfahrung ernst zu nehmen? Warum ist der Mensch wesentlich als „homo dolorosus" zu begreifen, als Wesen also, zu dessen Existenz es unleugbar gehört, Schmerz zu

---

12   Hannah Arendt: Menschen in finsteren Zeiten. Übers. a. d. Amerikanischen v. Meino Büning. Hrsg. v. Ursula Ludz, München: Piper 1989, 147.
13   Arendt, Menschen in finsteren Zeiten, 147.

empfinden und der bedrohlichen Zudringlichkeit dieses Schmerzes ausgesetzt sein zu können? Bisherige Ausführungen haben gezeigt, dass der Schmerz eine Erfahrung ist, die einen Menschen immer ganzheitlich trifft. Es ist nicht bloß eines meiner Körperteile von einem Schmerz betroffen, sondern ich als ganze Person leide an einem Schmerz, den ich vielleicht besonders an einem Teil meines Körpers empfinde. Damit ist die Differenz zwischen Körper und Leib angesprochen. Der Begriff „Leib" bringt zum Ausdruck, dass das, was ein Mensch empfindet, erlebt und spürt, ihn:sie immer in ganzheitlicher Weise betrifft. Gerade der Schmerz ist als subjektives und leibliches Phänomen zu verstehen. Die Leiblichkeit stellt somit eine zentrale anthropologische Grunddimension für ein adäquates Verständnis von Schmerz dar. Im Unterschied dazu meint „Körper" den lokalisierbaren Aspekt meiner selbst. Im Folgenden werden die beiden Begriffe näher erläutert sowie die Unterscheidung von „Leib" und „Körper" expliziert.

Bisher wurde außerdem deutlich, dass sich der Mensch zum eigenen Schmerz, aber auch zum Schmerz anderer Subjekte verhalten kann, ja der Mensch hat ein Bewusstsein von Schmerz als einem eigenen oder fremden Schmerz. Um diese beiden Momente der Schmerzerfahrung terminologisch erfassen zu können, greife ich auf die von Helmuth Plessner eingeführte anthropologische Kategorie der „exzentrischen Positionalität" zurück. Sie bietet die Möglichkeit, Eigen- und Fremderfahrung an die Konstitution des Menschen zurückzubinden. Darüber hinaus, so hat sich gezeigt, macht es eine Analyse der Schmerzerfahrung notwendig, die leiblich rückgebundene Verwundbarkeit und Fragilität des Menschen zu reflektieren. Deshalb ist auf den Begriff der Vulnerabilität gesondert zurückzukommen.

1.2.1 *Leiblichkeit*

Da in dieser Arbeit angenommen wird, dass die Leiblichkeit die zentrale anthropologische Grunddimension für ein adäquates Verständnis von Schmerz ist, werden im Folgenden die Begriffe „Leib" bzw. „Leiblichkeit" näher erläutert. Dafür muss zunächst die bedeutsame terminologische Unterscheidung von „Leib" und „Körper" geklärt werden.

Mit den Begriffen „Leib" und „Körper" unterscheidet die deutsche Sprache zwischen zwei bedeutungsverwandten Begriffen. Es handelt sich hierbei um eine Unterscheidung, die andere Sprachen, wie beispielsweise das Englische oder das Französische, nicht kennen. Der sprachhistorisch ältere Begriff des Leibes wurzelt etymologisch im Begriff „Leben". Der Leibbegriff grenzt sich durch seinen Konnex zur Lebendigkeit vom Körperbegriff ab. Denn der Begriff „Körper" wurzelt im lat. Begriff „corpus" und verweist auf die leblose Gestalt menschlicher und tierischer Materialität, was beispielsweise noch im englischen Wort „corpse" deutlich anklingt.[14]

So unkompliziert diese Differenzierung auf den ersten Blick anmutet, ist sie wahrhaftig nicht, vor allem deshalb nicht, weil sich bedeutsame philosophische Fragestellungen und ein breites Spektrum an Antwortversuchen hinter diesen Begriffen verbergen. Besonders die Philosophie René Descartes' zeichnet sich im Hinblick auf die Fragestellung nach der Verhältnisbestimmung von Leib und Seele, die seit der Antike als Prinzip der Lebendigkeit erachtet wurde, durch eine neuartige und bis heute einflussreiche Theorie aus. Bekanntermaßen unterscheidet Descartes zwischen der sog. „res cogitans" und der „res extensa", also einer denkenden und einer ausgedehnten Substanz.[15] Alle Lebensfunktionen des Leibes werden von Descartes der ausgedehnten Substanz zugeordnet. Nicht nur, dass Leib und Körper hierbei völlig synonym verstanden werden, sondern auch, dass alle leiblichen Funktionen als Ablaufereignisse und -ergebnisse eines Maschinenautomaten erachtet werden können,[16] sind kennzeichnend für die cartesianische Philosophie, die bis heute die Grundlage eines naturalistisch-reduktionistischen Körperverständnisses darstellt.

Problematisch ist nicht nur, dass diese eben beschriebene Synonymsetzung zur Folge hat, dass der Bedeutungsgehalt der Leiblichkeit verloren geht, sondern auch die Tatsache, dass eine derartige Synonymsetzung dieser Begriffe überhaupt nur logisch einsichtig und haltbar erscheint, wenn man sie auf die Beschreibung eines Subjektes anwendet, welches man nicht selbst ist. Verdingliche ich einen Menschen, so fällt es nicht sonderlich schwer, über dessen „Körper" zu sprechen und dabei die Dimension der Leiblichkeit auszuklammern. Eine:Einen Andere:n dagegen in seiner Leiblichkeit wahrzunehmen, bedeutet, dass ich sie:ihn niemals als bloßen Gegenstand oder Körperding erachten kann. Selbst der Anblick eines toten Körpers lässt für gewöhnlich nur zaghaft zu, ihn gänzlich unter Absehung seiner Lebendigkeit zu erfassen. Einzelne Individuen als verfügbare Gegenstände zu erachten, ja als bloße „Körper", bedeutet ihre Herabwürdigung und kann schlimmstenfalls Programm einer menschenverachtenden Ideologie werden.

---

14   Vgl. Klaus Wiegerling: Leib und Körper, in: Joachim Küchenhoff / Klaus Wiegerling (Hg.): Leib und Körper, Göttingen: Vandenhoeck & Ruprecht 2008 (Philosophie und Psychologie im Dialog 5), 7–71, 9–10.

15   Vgl. René Descartes: Die Prinzipien der Philosophie. Übers. a. d. Französischen v. Artur Buchenau, Hamburg: Meiner ^{8}1992 (Philosophische Bibliothek 28), 16.

16   Vgl. Peter Prechtl: Art. Leib, Leiblichkeit, in: Peter Prechtl / Franz-Peter Burkard (Hg.): Metzler-Philosophie-Lexikon. Begriffe und Definitionen, Stuttgart: Metzler 1996, 333–334, 333.

Besonders wichtig erscheint mir, dass in Bezug auf einen selbst eine derartige Reduktion, also die Reduktion des eigenen Leibes auf einen bloßen Körper oder verfügbaren Gegenstand, dagegen nicht bloß schwer, sondern gänzlich unmöglich ist. Denn obschon ich auch mich selbst in meiner Körperlichkeit wahrnehmen kann, fällt mit dieser Körperlichkeit meine Leiblichkeit immer schon in eins. Ich bin, auch wenn ich meinen Körper, den ich habe, wahrnehme, zugleich immer schon mein Leib, ja ich erfahre meine Körperlichkeit immer schon als leibliches Wesen. Von meiner Leiblichkeit, die jede Erfahrung meiner selbst als Körper begründet, kann ich mich niemals lösen. Mein Leib, der ich selbst bin, bildet die Basis aller Erfahrungen meiner Selbst und der Welt, ja, er ist der Grund, weshalb ich mich der Welt und mir selbst zuwenden und bewusst werden kann. Die Möglichkeit, den Menschen auf seine Materialität zu reduzieren und ihn so zum Gegenstand zu machen, endet also, aus eben explizierten Gründen, für jeden Menschen bei sich selbst. Trotzdem darf der Körperbegriff in Bezug auf einen selbst keinesfalls eliminiert werden. Zwar kann man sich selbst niemals gänzlich als Körper erfahren, doch sich selbst permanent und ausschließlich als leiblich zu erfahren, ist ebenfalls ausgeschlossen. Vielmehr changieren beide Dimensionen, also die Erfahrung meiner selbst als Körper und die Erfahrung meiner selbst als Leib, und stehen in einem untrennbaren Wechselverhältnis zueinander.

Um den Gedanken der doppelten Verfasstheit leiblichen Existierens zu explizieren und eine präzisere Bedeutungsdifferenzierung der Begriffe „Leib" und „Körper" in Anwendung auf das einzelne Subjekt vornehmen zu können, sollen ihnen die Worte „sein" und „haben" zugeordnet werden. Die Unterscheidung von „Leibsein" und „Körperhaben" weist auf zwei zentrale Gegebenheitsweisen menschlichen Daseins hin. Beide Dimensionen sind im Menschen ständig „am Werk", wobei immer eine der beiden situativ die „Vormachtstellung" einnimmt und sich dabei als jeweils spürbare Realität erweist. Das Vordrängen einer dieser Dimensionen bedeutet entweder, völlig in der eigenen Leiblichkeit aufzugehen oder, der eigenen Leiblichkeit dadurch inne zu sein, dass sie sich als Körper, den ich habe, aufdrängt.

Der Hinweis darauf, dass selbst das Körperhaben als leiblich vermittelt verstanden werden muss, ist bedeutsam. In Momenten des Gewahr-Werdens meiner eigenen Körperlichkeit ist mein Leib die unumgängliche Grundlage für dieses Erleben. Als Körper nimmt man sich selbst vor allem dann wahr, wenn man sich einzelne Körperpartien ins Bewusstsein ruft und sich auf sie konzentriert, wie beispielsweise in einem ärztlichen Gespräch, in dem etwa von „meinem Bein" die Rede ist. Am häufigsten werden einem der Körper bzw. einzelne Körperpartien dann bewusst, wenn sie sich einem selbst als störend, hemmend oder drängend aufzwingen. So wird einem der „Besitz" des eigenen

Herzens als Organ meist nur durch sein heftiges Schlagen oder ziehendes Stechen bewusst, der eigene Magen erst im Zustand schmerzhafter Völle oder Leere, der Nacken erst im Zustand eingeschränkter Beweglichkeit usw. Bieler spricht mit Rekurs auf ähnliche Beispiele auch von einer „Verobjektivierung des eigenen Körpers", wenn wir aus unserer Lebenswelt so herausfallen, dass der „Leib-Körper zum Fall wird".[17] In solchen Momenten wird einem der Körper als einer, den man hat, bewusst. Im Moment physischen oder psychischen Schmerzes kann dieses Körperhaben auch als Entfremdung erlebt werden.[18] Das Bewusstsein, dass ich nicht nur Leib bin, sondern auch einen Körper habe, drängt sich also in intensiver Weise dann auf, wenn ich Schmerzen habe, die von einer bestimmten, fühl- und identifizierbaren Region des eigenen Leibes ausgehen.

Auch das Neulernen oder Wiedererlernen von Bewegungsabläufen erfordert die Konzentration auf Körperpartien, wenn ich versuche, bewusst intendierte Bewegungen zu vollziehen. Wenn ich mich selbst als Körper erlebe, dann nur vermittels meiner Leiblichkeit. Der Leib bildet die Grundlage dafür, dass jede Körpererfahrung als je meinige erlebbar ist. Der Leib fungiert als „Orientierungszentrum"[19] für jegliche Selbst- und Welterfahrung. Das bringt auch Gabriel Marcel treffend zum Ausdruck, wenn er formuliert:

> Der Leib ist beide in einem: erfragbar, insofern ich über ihn verfügen kann und sagen darf, ich habe einen Körper; unerfragbar und unverfügbar, insofern ich – soll nicht außer acht bleiben, was diesen ersten Satz möglich macht, ihn begründet und sinnvoll werden lässt – *in gleichem Atemzug* sagen muß, daß ich mein Leib bin.[20]

Zusammenfassend kann gesagt werden, dass sich die Bedeutung sowohl des Körper- als auch des Leibbegriffes durch die Verhältnisbestimmung dieser beiden klärt.[21] Der Mensch ist als leibliches Wesen zu verstehen, welches in der Lage ist, zu sich selbst in Distanz zu treten. Weshalb der Mensch auf eben diese

---

17   Vgl. Andrea Bieler: Verletzliches Leben. Horizonte einer Theologie der Seelsorge, Göttingen: Vandenhoeck & Ruprecht 2017 (APTLH 90), 29.
18   Vgl. Bieler, Verletzliches Leben, 29.
19   Edmund Husserl: Ideen zu einer reinen Phänomenologie und phänomenologischen Psychologie. Zweites Buch. Hrsg. v. Marly Biemel, Den Haag: Nijhoff ²1952 (Hua IV), 158.
20   Gabriel Marcel: Leibliche Begegnung. Notizen aus einem gemeinsamen Gedankengang. Bearb. v. Hans A. Fischer-Bernicol, in: Hilarion Petzold (Hg.): Leiblichkeit. Philosophische, gesellschaftliche und therapeutische Perspektiven, Paderborn: Junfermann 1985, 15–46, 29.
21   Vgl. Volker Schürmann: Max Scheler und Helmuth Plessner – Leiblichkeit in der Philosophischen Anthropologie, in: Emmanuel Alloa u. a. (Hg.): Leiblichkeit. Geschichte und Aktualität eines Konzepts, Tübingen: Mohr Siebeck 2012 (UTB 3633), 207–223, 207.

Weise verfasst ist, erschließt sich ebenso durch eine weitere anthropologische Grunddimension, nämlich die der „exzentrischen Positionalität".

1.2.2 Exzentrische Positionalität (H. Plessner) – Schmerz und Selbstobjektivierung

Helmuth Plessner, auf den die Differenzierung von Leibsein und Körperhaben zurückgeht, beschreibt den Menschen ebenfalls in seiner „Doppelrolle"[22] als Leib-Körper, mit welcher dieser sich von Geburt an abfinden muss. Er betont, dass jeder Mensch immer zugleich Leib ist und diesen Leib als Körper hat. Gerade wegen dieser doppelten Verfasstheit kann der Mensch beiden Erfahrungsdimensionen sprachlich Ausdruck verleihen. Plessner verweist darauf, dass

> [d]ie Möglichkeit, für die physische Existenz derart verschiedene verbale Wendungen zu gebrauchen, [...] in dem doppeldeutigen Charakter dieser Existenz selbst [wurzelt]. Er hat sie und er ist sie. Er steht ihr gegenüber wie einem Etwas, das er beherrscht oder von sich abtut, das er als Mittel, als Instrument gebraucht, er steht in ihr, *und* fällt (bis zu irgendeinem Grade) mit ihr zusammen.[23]

Das körperlich-leibliche Dasein des Menschen, das betont Plessner mit Nachdruck, lässt sich niemals einseitig auflösen. Leibkörperlich zu sein bedeutet im Kern, „ein Verhältnis zwischen sich und sich"[24] aufzuweisen und sich in diesem Sinne als stets doppeldeutiges Wesen gegeben zu sein.

Plessner sieht also die Fähigkeit des Menschen, in ein Verhältnis zu sich selbst treten zu können, im doppeldeutigen Charakter seiner Existenz begründet. Das *körperleibliche Dasein*, wie Plessner diese Existenzweise begrifflich fasst, ist doppeldeutig, weil es durch ein Verhältnis zwischen *sich und sich* geprägt ist. „Er [der Mensch] *ist* weder alleine Leib noch *hat* er alleine Leib (Körper)."[25] Plessner sagt, dass jede Beanspruchung der physischen Existenz des Menschen einen Ausgleich zwischen Sein und Haben verlangt. Im normalen Ablauf des Lebens fällt dieses Ausgleichsgeschehen nicht auf. Vollzieht man aber beispielsweise eine leiblich ungewohnte Tätigkeit, die, wie Plessner sagt, „erst in Fleisch und Blut übergehen muss", wird der Ausgleich zur Herausforderung, ja gar zum Problem. Das unterscheidet den Menschen vom Tier bzw. ist laut

---

22   Helmuth Plessner: Lachen und Weinen, in: Helmuth Plessner: Philosophische Anthropologie. Lachen und Weinen. Das Lächeln. Anthropologie der Sinne. Hrsg. v. Günter Dux, Frankfurt/M.: Fischer 1970 (Conditio humana), 11–171, 43.
23   Plessner, Lachen und Weinen, 43.
24   Plessner, Lachen und Weinen, 43.
25   Plessner, Lachen und Weinen, 45.

Plessner der Mensch dem Tier in dieser Hinsicht unterlegen. „[W]eil das Tier sich selbst in der Abgeschlossenheit gegen die physische Existenz, als Inneres und Ich nicht erlebt und infolgedessen keinen Bruch zwischen sich und sich, sich und ihr zu überwinden hat. Sein Körpersein trennt sich ihm nicht von seinem Haben des Körpers."[26]

Für Plessner ist offenbar bedeutsam, dass der Mensch nicht einseitig auf ein „Innen" oder „Außen" reduzierbar ist. Er ist weder rein durch sein Bewusstsein bestimmbar, noch ist der Körper des Menschen das, was ihn alleine ausmacht. Plessner unterscheidet zwischen Leibsein und Körperhaben, um zu verdeutlichen, dass der Mensch in einem Verhältnis zu sich selbst steht, welches ihn gleichsam permanent dazu zwingt, einen Ausgleich zwischen beiden existenziellen Dimensionen zu schaffen. Diese Ausgleichsaufgabe kann dem Menschen durchaus zum Hindernis werden, ihm allerdings auch ermöglichen, angestrebte Bewegungen und Handlungsabläufe zu erlernen, auszuführen oder sich selbst in eine selbst erwählte Richtung zu entwickeln. „Nur dem Menschen ist seine körperliche Situation gegenständlich *und* zuständlich bewußt, eine beständige Hemmung, aber auch ein beständiger Anreiz, sie zu überwinden."[27]

Im siebten Kapitel seines Werkes „Die Stufen des Organischen und der Mensch" schreibt Plessner, dass dem tierischen Individuum im Gegensatz zum Menschen sein „selber Sein" verborgen ist, „weil es nicht in Beziehung zur positionalen Mitte steht, während Medium und eigener Körperleib […] [dem Tier] gegeben, auf die positionale Mitte, das absolute Hier-Jetzt bezogen sind"[28]. Das Tier geht laut Plessner „im Hier-Jetzt" auf. Obwohl das Tier ein auf es selbst rückbezügliches System, ein „Sich", bildet, erlebt es sich selbst nicht als es selbst. Das Tier lebt aus seiner Mitte, was den Halt seiner Existenz ausmacht, es steht aber nicht in Beziehung zu dieser Mitte.[29] „Der Mensch als das lebendige Ding, das in die Mitte seiner Existenz gestellt ist, weiß diese Mitte, erlebt sie und ist darum über sie hinaus."[30] Während das Leben des Tieres als zentrisch zu charakterisieren ist, ist das des Menschen als ein „exzentrisches Leben" zu verstehen. „Exzentrizität ist die für den Menschen charakteristische Form seiner frontalen Gestelltheit gegen das Umfeld."[31] Jedes Ich ist, wie Plessner betont, in der Lage, sich selbst zu erfassen, es fühlt sich, wird sich inne, es kann

---

26   Plessner, Lachen und Weinen, 46.
27   Plessner, Lachen und Weinen, 46.
28   Helmuth Plessner: Die Stufen des Organischen und der Mensch. Einleitung in die philosophische Anthropologie, Berlin: De Gruyter ²1965, 288.
29   Vgl. Plessner, Die Stufen des Organischen und der Mensch, 288–289.
30   Plessner, Die Stufen des Organischen und der Mensch, 291.
31   Plessner, Die Stufen des Organischen und der Mensch, 292.

seinem Wollen, Denken und Treiben zusehen und ist dabei zugleich an das eigene Hier und Jetzt gebunden.[32] „[S]o ist das Leben des Menschen, ohne die Zentrierung durchbrechen zu können, zugleich aus ihr heraus, exzentrisch."[33]

Was aber bedeutet die exzentrische Positionalität nun für die menschliche Schmerzerfahrung? Obwohl Helmuth Plessner sich nicht explizit zu diesem Thema äußert, argumentiere ich, dass sich durchaus Bedeutsames für ein Verständnis von menschlichem Schmerzempfinden gewinnen lässt. Gewiss ist anzunehmen, dass Mensch und Tier sich darin gleich sind, dass sie beide, insofern sie empfindsame und leidensfähige Lebewesen sind, von einem Schmerz getroffen werden können und dass sie beide nicht in der Lage sind, sich des unberechenbaren Eintretens des Schmerzes zu erwehren. Plessners Charakterisierung der menschlichen Selbstbezüglichkeit, die den Menschen wesentlich von Pflanzen und Tieren unterscheidet, legt jedoch nahe, dass der Schmerz für Menschen dennoch etwas anderes bedeutet als für andere Lebewesen. Die exzentrische Positionalität begründet, dass sich menschliches Schmerzempfinden von dem Schmerzempfinden alles anderen Lebendigen dadurch unterscheidet, dass der Mensch „sich von sich zu distanzieren, zwischen sich und seine Erlebnisse eine Kluft zu setzen"[34] vermag. Indem er sich zu seinem Leib verhalten kann, zu sich selbst in Distanz treten kann, kann er sich selbst als schmerzempfindsames Wesen wahrnehmen, am Schmerz als eigenem, „je meinigem" Schmerz leiden, ihn ängstlich erwarten, sich gegen ihn wehren, ihn bewusst sich selbst und anderen zufügen, sich an ihn als schon einmal empfundene Realität erinnern und vieles mehr. Auch jegliche medizinisch-therapeutische Option ist dieser exzentrischen Positionalität geschuldet. Nur deshalb, weil es dem Menschen möglich ist, zu sich selbst in Verhältnis zu treten, kann er über die Ursachen des Schmerzes Nachforschungen anstellen und versuchen, diese Ursachen zu bekämpfen oder ihre Wirkung zu beeinflussen. Dass sich der Mensch also zu Schmerz und Leid verhalten kann, ist seinem von Plessner explizierten besonderen Selbst- und Weltverhältnis geschuldet.

Seine exzentrische Positionalität bedingt auch, dass der Mensch sich in besonderem Maße als anderen Menschen gegenüber offen erlebt. Er kann nicht bloß mit anderen kommunizieren, sondern auch die Gefühle seines jeweiligen Gegenübers wahrnehmen. Er kann den Schmerz eines Mitmenschen erkennen, ihn in bestimmtem Maße nachvollziehen, sich bewusst

---

32 Vgl. Plessner, Die Stufen des Organischen und der Mensch, 292.
33 Plessner, Stufen des Organischen und der Mensch, 291–292.
34 Joachim Fischer: Exzentrische Positionalität. Plessners Grundkategorie der Philosophischen Anthropologie, in: Deutsche Zeitschrift für Philosophie 48 / H. 2 (2000) 265–288, 276.

in die Situation seines schmerzempfindenden Gegenübers hineinversetzen, ja sich sogar in dessen Schmerz einfühlen. Gerade weil der Mensch sich selbst in seiner doppeldeutigen Existenz gegeben ist, kann er eine:n Andere:n ebenfalls in deren:dessen doppeldeutiger Existenz, die auch sie:ihn einen Körper haben und einen Leib sein lässt, begreifen und sich so vom Schmerz eines:r Anderen ergreifen lassen.

Ausgehend von diesen Beschreibungen führe ich eine weitere begriffliche Differenzierung ein, welche der exzentrischen Positionalität gerecht werden soll, nämlich die Differenzierung von „Verletzbarkeit" und „Verwundbarkeit". Während sich der Begriff der Verletzbarkeit meines Erachtens allgemein an alles Lebendige knüpft, verweist der Begriff der Vulnerabilität auf das menschliche Spezifikum, dass der Mensch der eigenen Verletzlichkeit gewahr ist. Selbstverständlich ist jedes Lebewesen auch dadurch zu charakterisieren, dass es in seiner Existenz gefährdet, verletzlich und letztlich sterblich ist. So sind Tiere und auf bestimmte Weise auch Pflanzen verletzliche Lebewesen. Die Beschaffenheit menschlichen Bewusstseins und die ihm gegebene Möglichkeit zur Selbstreflexion befähigen allerdings nur den Menschen, seine Verletzlichkeit als solche zu erfassen, da nur der Mensch in der Lage ist, sich selbst in seiner Ganzheit und stets prekären Unversehrtheit zu begreifen. Die Möglichkeit, sich seiner eigenen Verletzlichkeit gewahr zu sein bzw. zu werden, ist ein Kernaspekt menschlicher Exzentrizität.

Die exzentrische Positionalität bedingt, dass der Mensch nicht nur verwundbar ist, sondern sich auch in der je eigenen Schmerzerfahrung als versehrbar und fragil erfährt. Die „Vulnerabilität" im Allgemeinen ist somit eine weitere Grunddimension menschlicher Schmerzerfahrung.

1.2.3 *Vulnerabilität – Verwundbarkeit als Grunddimension menschlichen Daseins*

Heike Springhart bezeichnet die Vulnerabilität als Kernkategorie einer realistischen und damit erfahrungsorientierten Anthropologie.[35] Mit dem Begriff der Vulnerabilität ist auch eine wesentliche anthropologische Grundkategorie in das Themenfeld des Schmerzes eingeführt. In Anlehnung an den lateinischen Begriff „vulnus" (dt. Wunde) und dem Verb „vulnerare" (dt. verwunden) ist der Terminus „Vulnerabilität" als „Verwundbarkeit" zu übersetzen.[36] Er verweist

---

35　Vgl. Heike Springhart: Der verwundbare Mensch. Sterben, Tod und Endlichkeit im Horizont einer realistischen Anthropologie, Tübingen: Mohr Siebeck 2016 (Dogmatik in der Moderne 15), 172.

36　Vgl. Manfred Marquardt / Christoph Voigt (Hg.): Wörterbuch Latein für Philosophie und Theologie, Darmstadt: WBG 2009, 197.

auf die im Leben des Menschen stets gegebene Möglichkeit, von jemandem oder etwas eine Wunde zugefügt zu bekommen.

Wichtig erscheint mir Martin Huths Hinweis, dass man es bei der Vulnerabilität mit dem „negativen Phänomen der Versehrbarkeit" zu tun hat und nicht mit bereits bestehenden und oder erfahrenen Verwundungen.[37] Vulnerabilität ausschließlich mit Verweis auf bereits bestehende Wunden zu beschreiben oder sie auf diese zu reduzieren, würde ihre Bedeutung verfehlen. In diesem Punkt schließe ich mich Judith Butler an, die laut Pistrol eindrücklich aufzeigt, dass „Vulnerabilität nicht als etwas *Nachträgliches*, das zu einem vermeintlichen Grundstatus der Unversehrtheit hinzukäme"[38], verstanden werden darf und die daher auch die Idee einer ursprünglichen Integrität ablehnt. Die Verwundbarkeit des Menschen ist als ständig waltende Lebensrealität zu begreifen und realisiert sich nicht erst in tatsächlichen Verwundungen. Selbst im Zustand der Unversehrtheit ist und bleibt der Mensch ein vulnerables Wesen. Die Verwundbarkeit eines Menschen kennt keine Unterbrechung. Die eigene Vulnerabilität beginnt mit dem Beginn der eigenen Existenz und erst der Tod bedeutet den Abbruch der eigenen Verwundbarkeit. Allerdings erinnern tatsächlich erlittene Blessuren, die konkret zugefügten Schnitte, Risse und letztlich auch Narben, die Verwundungen jeglicher Art für gewöhnlich hinterlassen, jeden Menschen individuell an die eigene Verwundbarkeit. Die Vulnerabilität ist der wesentliche Grund, weshalb der Mensch überhaupt von Schmerzen getroffen werden kann und was ihm der Schmerz angesichts der ständigen Gefahr bedeutet, diesem ausgeliefert zu sein.

Vulnerabilität setzt voraus und verweist zugleich darauf, dass den Menschen eine Offenheit gegenüber sich selbst, der Welt und seinen Mitmenschen auszeichnet. Diese Offenheit wurde bereits unter dem Begriff der exzentrischen Positionalität erläutert. Der Mensch kann sich dieser niemals entziehen, insofern er ein leibliches Wesen ist. Alle bewusst intendierten, natürlichen und auch pathologischen Formen der Selbst- und Weltverschlossenheit sind ausschließlich vor dem Hintergrund der zum Wesen des Menschen gehörigen Leiblichkeit und durch sie gestiftete Selbst- und Weltoffenheit zu verstehen. Auf die explizite Form der Weltverschlossenheit im Schmerz wird später eingegangen. Vorerst verbleibe ich bei der anthropologischen Konstante der menschlichen Selbst- und Weltoffenheit, die, wie gesagt, jeder Möglichkeit, sich von der Welt zu distanzieren und sich so bewusst in Abgrenzung zu

---

37 Vgl. Martin Huth: Reflexion zu einer Ethik des vulnerablen Leibes, in: Zeitschrift für Praktische Philosophie 3 / H. 1 (2016) 273–304, 282.
38 Florian Pistrol: Vulnerabilität. Erläuterungen zu einem Schlüsselbegriff im Denken Judith Butlers, in: Zeitschrift für Praktische Philosophie 3 / H. 1 (2016) 233–272, 239.

setzen, zugrunde liegt. So kann man sich selbst zwar willentlich, etwa durch bewusste Abwendung vom einzelnen Weltgeschehen, verschließen und sich der Welt ein Stück weit entziehen, doch bleibt man als Teil der Welt dieser ständig ausgesetzt und potenziell vom Weltgeschehen ergriffen. Die Welt vermag einen ständig aus der frei gewählten oder natürlichen Verschlossenheit zu reißen. So manches Ereignis zwingt einen geradezu, die eigene Aufmerksamkeit auf es zu lenken. Der am eigenen Leib verspürte Schmerz beispielsweise lässt niemals die Wahl, sich gänzlich von ihm abzuwenden. In ihm drängt sich diese existenzielle Offenheit, die die persönliche Vulnerabilität begründet, in radikaler Weise auf. Der Ebene einer willentlich gesetzten, der intentionalen Gerichtetheit entsprechenden Welterfahrung liegt die basale Ebene des „Geöffnet-Seins" und „Ausgesetzt-Seins", als Bedingung der Möglichkeit jeglicher Welterfahrung, zugrunde. Die Bestimmung des Menschen, in diesem Sinne „welt-offenes" Wesen zu sein, umfasst auch das Los, in und durch diese Offenheit ein berühr- und damit verwundbares Wesen zu sein.

Die Dimension der Passivität, die jeder Welt- und Selbstbezüglichkeit innewohnt, darf, wie bereits gezeigt wurde, keinesfalls ignoriert werden. Zwar entsprechen Handlungsvermögen und Vulnerabilität jeweils unterschiedlichen Dimensionen des menschlichen Lebensvollzugs, doch können diese letztlich niemals voneinander getrennt bestehen. Diese Einsicht teilt auch Fabian Bernhardt, wenn er schreibt: „Während das Handlungsvermögen in das Register derjenigen Fähigkeiten gehört, die das Porträt des ‚fähigen Menschen' ausmachen, gehört die [Verwundbarkeit] in das Register derjenigen Vermögen, die aus der menschlichen *Affektivität* resultieren."[39] Die Fähigkeiten des Menschen, Verwundungen sowohl zu erleiden als auch sich selbst zuzufügen, gründen gerade auf der ihnen zugrundeliegenden Vulnerabilität, welche als Wesenseigenschaft des Menschen zu begreifen ist.

Der Begriff der „Affektivität", den Bernhardt ins Feld führt, verweist explizit auf den bedeutsamen Aspekt passiver Vermögen. Der Begriff leitet sich von dem lateinischen Wort „affectio" (dt. Gemütsbewegung) ab, welches wiederum in der Wortwurzel „afficere" (dt. anregen, in eine Stimmung versetzen) gründet.[40] Der Passivbegriff „Affektivität" macht deutlich, dass es zur menschlichen Disposition gehört, ein stets „in Stimmung versetzbares" Wesen im Sinne der „affectio" zu sein. Dieser Gedanke impliziert, dass stets damit zu rechnen ist, dass man selbst von oder durch etwas „affiziert" werden kann. Dabei birgt die permanente Affizierbarkeit gleichsam die andauernde Möglichkeit, auch von etwas Negativem getroffen oder überwältigt zu werden. Diese Möglichkeit

---

39   Bernhardt, Der eigene Schmerz, 10.
40   Vgl. Marquard / Voigt, Wörterbuch Latein, 22.

stellt eine bedeutsame Facette der Vulnerabilität dar, weshalb der Einsicht Bielers, dass die leibliche Affizierbarkeit zu den phänomenologischen Grundbestimmungen der Vulnerabilität gehöre,[41] zuzustimmen ist. Gerade die Näherbestimmung der Affektivität als „leibliche Affektivität" drängt die Frage nach der Rolle des Leibes erneut auf.

Der Leiblichkeit, von der ich bereits versuchte zu zeigen, dass sie jegliches Selbst- und Weltverhältnis, aber auch jede zwischenmenschliche Begegnung ermöglicht, muss für ein umfassendes Verständnis von menschlicher Verwundbarkeit besondere Beachtung geschenkt werden. Der Leib ist die stets gegenwärtige Bedingung, überhaupt eine Perspektive auf die Welt haben zu können, wobei der Leib keine Zwischensphäre zwischen Ich und Welt darstellt, sondern mein primäres In-der Welt-sein selbst ist.[42] Als leibliches Wesen bin ich nicht nur der Welt, sondern auch taktilen Empfindungen immerzu ausgesetzt. Laut Waldenfels findet die menschliche Verwundbarkeit in dieser ständigen Berührbarkeit ihre leibliche Grundlage.[43] Der Umstand, dass der Mensch seinen eigenen Leib als Körper hat, dass ihm seine eigene Leiblichkeit nicht nur bewusst ist, sondern er zu dieser auf mannigfache Weise auch in ein Verhältnis treten kann, eröffnet eine weitere und dabei ganz wesentliche Bedeutung der Vulnerabilität. Weil ich selbst Leib bin und ein Verhältnis zu diesem Leib habe, bin ich vulnerabel. So schreibt auch Andrea Bieler:

> Das leibliche Sein-[z]ur-Welt findet eine Gestalt im oszillierenden Ineinander von Körper-Haben und Leib-Sein. An den Bruchlinien dieser Bewegung entfalten sich die Vulnerabilitätsphänomene, die sich in der leiblichen Affizierbarkeit aktualisieren und von Ambiguitätserfahrungen durchdrungen sind [...].[44]

Es lässt sich festhalten, dass die Vulnerabilität in der Leiblichkeit jedes Menschen und in der menschlichen Fähigkeit gründet, den eigenen Leib als Körper zu haben.

Ich fasse den in diesem Kapitel zentralen Gedanken im Folgenden kurz zusammen. Schmerzerfahrung bedeutet immer, dass man einen Schmerz am eigenen Leib, d. h. „leiblich", spürt. Die Leiblichkeit des Menschen begründet sowohl, dass er zu sich selbst in Distanz treten kann, als auch, dass er sich mit sich ident fühlt. Die Leiblichkeit eröffnet ein grundlegendes Verständnis dafür, dass der Mensch permanent in dieser paradoxen Situation steht. Schmerz ist

---

41 Vgl. Bieler, Verletzliches Leben, 33.
42 Vgl. Dan Zahavi: Phänomenologie für Einsteiger, Paderborn: Fink 2007 (UTB 2935), 60–61.
43 Vgl. Bernhard Waldenfels: Bruchlinien der Erfahrung. Phänomenologie – Psychoanalyse – Phänomenotechnik, Frankfurt/M.: Suhrkamp 2002 (stw 1590), 70.
44 Bieler, Verletzliches Leben, 27.

ein Phänomen, welches jedes Subjekt individuell auf die Doppeldeutigkeit der eigenen Existenz verweist: die klaffende Wunde schmerzt beispielsweise nicht wegen der durchtrennten Nerven oder des geschädigten Gewebes, sondern weil ich diese Nerven, dieses Gewebe selbst bin. Dass der Schmerz insofern auch als identitätsstiftendes Moment erachtet werden muss, da man im Schmerz die Oszillation der eigenen Leiblichkeit und Körperlichkeit besonders intensiv erfährt, ist eine vorläufige These, die im Lauf der Arbeit mehrfach aufgegriffen wird.

Das bislang über die Leiblichkeit und über die in ihr gründenden anthropologischen Grunddimensionen, nämlich die Exzentrizität und die Vulnerabilität, Gesagte sollte verdeutlichen, dass das subjektive Schmerzerleben in eine umfassende Untersuchung über das Schmerzphänomen einzubeziehen ist. Der folgende Abschnitt ist der Methode gewidmet, die der Bedeutung des subjektiven Erlebens für jegliche Phänomen-Analyse in besonderem Maß gerecht werden will.

1.3 Methode

Jede theoretische Beschäftigung mit dem Schmerz verlangt nach der Wahl einer Perspektive, aus welcher man diesen in den Blick nimmt. Gerade das Schmerzphänomen eröffnet ein unendlich breites Spektrum an Möglichkeiten, sich mit ihm zu befassen. Der Großteil der Fachliteratur zum Thema „Schmerz" findet sich im Umfeld der unterschiedlichen medizinischen Fachrichtungen, welche sich mit ihm aus ihrer jeweiligen Perspektive und gebotenen Methodik auseinandersetzen. Aus philosophischer Sicht wurde Schmerz bislang vergleichsweise wenig behandelt. Obwohl die Philosophiegeschichte zeigt, dass der Versuch, sich dem Thema „Schmerz" philosophisch zu nähern, immer wieder ansatzweise unternommen wurde, blieben die großen philosophischen Abhandlungen über den Schmerz weitgehend aus. An dieser Stelle ist gewiss die Frage zu stellen, was es bedeutet, sich aus philosophischer Perspektive mit dem Schmerzphänomen zu befassen. Nikos Psarros konstatiert, dass die Philosophie potenziell nach dem ontologischen Status des Schmerzes fragen und sich mit dem „epistemischen Problem" des Wissens von Schmerz auseinandersetzen kann.[45] Nicht nur die Frage, was der Schmerz ist und wie er begrifflich zu fassen ist, sondern auch die Frage, wie bzw. „als was" Schmerz erkannt werden kann, greife ich als Teilfragen meines Forschungsanliegens auf. Schmerzen wie ein Mensch zu empfinden, ist, wie bereits eingehend erläutert, von der

---

45 Vgl. Nikos Psarros: Schmerzaussagen als Urteilsformen, in: Philosophie der Psychologie 6 (2006) 1–30, 3.

Voraussetzung geprägt, dass man zu sich in Distanz treten kann und man sich dennoch niemals gänzlich von sich selbst lösen kann. Im Schmerz sind diese beiden Dimensionen des Menschseins, die in der Leiblichkeit ihre Grundlage haben, auf einzigartige Weise erfahrbar.

Bisherige Ausführungen über die anthropologischen Grunddimensionen haben gezeigt, dass die Berücksichtigung des individuellen Schmerzerlebens für eine angemessene Thematisierung des Schmerzes unerlässlich ist. Die Wahl der Methode muss sich daher ebenfalls an der Einsicht orientieren, dass der Schmerz immer jemanden trifft, d. h. ein leibliches Individuum, das zu sich in Distanz treten und sich selbst als versehrbares Wesen erfahren kann. Das bestimmende Kriterium für die Methodenwahl ist also, ob die Methode die Erfahrungsebene des schmerzleidenden Subjekts angemessen berücksichtigt.

Die philosophische Strömung, deren Grundanliegen es ist zu ergründen, wie überhaupt etwas für jemanden erscheinen kann und tatsächlich erscheint, ist die Phänomenologie, deren Interessen und Fragen auch diese Arbeit inspirieren. Das griechische Wort, welches ihrem Namen Bedeutung gibt, ist das „phainomenon" (gr. φαινόμενον) – das Phänomen. Dan Zahavi erklärt prägnant, dass man unter einem Phänomen das zu verstehen hat, was von sich selbst her erscheint. Es bezeichnet die Art und Weise, wie sich ein Gegenstand, ein Ereignis, Sachverhalt usf. von sich selbst her unmittelbar zeigt, ja „scheinbar" ist.[46] Entsprechend war und ist die Phänomenologie darum bemüht, eine Antwort auf die Frage, was der Schmerz ist und wie sowohl der eigene Schmerz als auch der Schmerz eines:einer Anderen dem einzelnen Subjekt erscheint, zu finden. Auf einige Konzepte, welche in der phänomenologischen Methode gründen, wird u. a. im zweiten Kapitel eingegangen. Zunächst wird aber noch näher ausgeführt, wodurch sich die phänomenologische Methode auszeichnet und weshalb sie für die mögliche Beantwortung der Forschungsfragen dieser Arbeit ausgewählt wurde.

Das Leitmotiv von Edmund Husserl, welcher bekanntermaßen als Begründer der Phänomenologie gilt, lässt sich an dem Gedanken festmachen, dass eine „Fundamentalarbeit an den unmittelbar erschauten und ergriffenen Sachen"[47] für das Verstehen jeglichen Phänomens zu erbringen ist. Die kürzeste Form dieses Motives repräsentiert das phänomenologische Credo: „Zu den Sachen selbst!" Was aber bedeutet diese Aufforderung genau bzw. in welcher Einsicht gründet sie? Bernhard Waldenfels verweist hierbei auf den methodischen Grundsatz, dass „die Gesichtspunkte, nach denen die Sachen betrachtet und behandelt werden, aus dem Anblick der Sache selbst zu entwickeln sind und

---

46 Vgl. Zahavi, Phänomenologie für Einsteiger, 13–14.
47 Edmund Husserl: Logische Untersuchungen. Erster Band. Prolegomena zur reinen Logik, Tübingen: Niemeyer ⁵1968 (Hua XVIII), Seite X aus dem Vorwort zur zweiten Auflage.

nirgendwoher sonst"[48]. Mag diese Forderung zunächst eher selbstverständlich oder gar harmlos erscheinen, so wird bei genauerem Hinsehen klar, dass sie eine strikte Absage bedeutet – nämlich eine Absage an reduktionistische Tendenzen, die auf eine einseitige Betrachtung der Wirklichkeit verpflichten wollen. Der Phänomenologie geht es u. a. darum aufzuzeigen, dass ein und dasselbe Phänomen auf sehr unterschiedliche Weise erscheinen kann und unter vielfältigen Blickpunkten betrachtet werden kann. Das Phänomen erscheint von sich selbst her, erschöpft sich aber zugleich niemals in einem ausgewählten Blick bzw. vermag dieser eine Blick das Phänomen niemals gänzlich zu erfassen. Daher müssen laut Zahavi für ein Phänomen verschiedene epistemische Niveaus angenommen werden.[49]

Um das Erscheinen des Phänomens von sich selbst her ergründen zu können, ist eine weitere methodische Voraussetzung notwendig, nämlich diejenige, dass der Ausgangspunkt jeder Untersuchung bei der Welterfahrung des Subjekts, „die jeder sprachlichen Artikulation und jeder wissenschaftlichen Begriffsfixierung vorausliegt und ihre Voraussetzung bildet"[50], ansetzt. Im Vorwort seines bedeutsamen Werkes „Phänomenologie der Wahrnehmung" konkretisiert Maurice Merleau-Ponty das Anliegen dieses methodischen Impetus wie folgt:

> Was immer ich – sei es auch durch die Wissenschaft – weiß von der Welt, weiß ich aus einer Sicht, die die meine ist, bzw. aus einer Welterfahrung, ohne die auch alle Symbole der Wissenschaft nichtssagend blieben oder vielmehr wären. [...] Zurückgehen auf die ‚Sachen selbst' heißt zurückgehen auf diese aller Erkenntnis vorausliegende Welt, *von* der alle Erkenntnis spricht und signitiv, sekundär bleibt, so wie Geographie gegenüber der Landschaft, in der wir allererst lernten, was dergleichen wie Wald Wiese und Fluß überhaupt ist.[51]

Mit der Frage nach der Welterfahrung bzw. dem Erlebnisgehalt des Schmerzphänomens haben sich bereits einige phänomenologisch orientierte Philosoph:innen befasst und bemerkenswerte Analysen dargelegt. Sie alle verweisen darauf, dass es gerade in der Ergründung des Schmerzphänomens notwendig erscheint, dass die Erste-Person-Perspektive keinesfalls ausgeklammert werden darf, da der Schmerz als hochgradig individuelles Erlebnis zu charakterisieren ist.

---

48 Bernhard Waldenfels: Einführung in die Phänomenologie, München: Fink 1992 (UTB 1688), 19.
49 Vgl. Zahavi, Phänomenologie für Einsteiger, 14.
50 Zahavi, Phänomenologie für Einsteiger, 38.
51 Maurice Merleau-Ponty: Phänomenologie der Wahrnehmung. Übers. a. d. Französischen v. Rudolf Boehm, Berlin: De Gruyter 1966 (Phänomenologisch-psychologische Forschungen 7), 4–5.

Die bestehenden phänomenologisch orientierten Untersuchungen zum Thema Schmerz vernachlässigen meines Erachtens aber auch einige bedeutsame Aspekte. Zwei dieser Aspekte sollen in dieser Arbeit aufgegriffen werden, wobei es sich einerseits um denjenigen der Alterität handelt, also der Erfahrung von Andersheit in einem selbst, sowie andererseits um denjenigen der Bedeutung von Intersubjektivität für die individuelle Schmerzerfahrung.

Der bereits eingehend thematisierte „doppeldeutige Charakter der eigenen Existenz"[52] begründet, dass man sich im Moment der spürbaren Anwesenheit des Schmerzes nicht von ihm distanzieren kann, da er Teil von einem selbst ist. Man erlebt den Schmerz als fremden in einem selbst. Die Fremdheit des Schmerzes verbindet sich dadurch unweigerlich mit dem Gefühl der „Jemeinigkeit", also dem Gefühl der Untrennbarkeit meines Schmerzes von mir selbst. Das Verhältnis, das ich zu mir selbst habe, ist geprägt vom Zugleich der Distanz zu mir und der Identität mit mir und bestimmt mein Verhältnis zu jedwedem am eigenen Leib verspürten Schmerz. Die Andersheit in mir drängt sich im Schmerz als existenzielle Bestimmung meiner selbst auf, ja der Schmerz selbst repräsentiert diese Andersheit meiner selbst in besonderem Maße.

Wenn Schmerz von Ambiguitätserfahrungen durchdrungen ist und er die Begegnung mit dem Fremden in mir selbst und im anderen in sich birgt,[53] wie Andrea Bieler konstatiert, so ist dieser bislang kaum verfolgten Spur nachzugehen. Eine zentrale These dieser Arbeit ist, dass der Schmerz vor allem dadurch zu charakterisieren ist, dass er einerseits als Fremder und Eindringling in die eigene leibliche Integrität erscheint und dass andererseits die Qualität dieser Fremdheitserfahrung wesentlich dadurch bestimmt ist, welche Erfahrung des:der Anderen man im Schmerzerleben macht. Aus diesem Grund sind die Fragen nach der Bedeutung von Alterität sowie Intersubjektivität in dieser Arbeit von besonderem Interesse. Der Fokus liegt auf der Erschließung unterschiedlicher Erfahrungsaspekte des individuellen Schmerzerlebens, in welchen Selbstheit und das Gefühl der „Jemeinigkeit" des Schmerzerlebens vielleicht überhaupt erst gründen.

1.4 Struktur

Im Zentrum dieser Arbeit steht die Erfahrung von Schmerz in ihrer leiblichen Dimension. Vor allem wird das Augenmerk auf die Frage gerichtet, welche Bedeutung der Alterität und der Intersubjektivität für das individuelle Schmerzerleben zukommt. Die eingehenden Analysen ausgewählter

---

52 Vgl. Plessner, Lachen und Weinen, 43.
53 Vgl. Bieler, Verletzliches Leben, 27.

Schmerzphänomene, wie beispielsweise der Folter oder des Geburtsschmerzes, sollen Erkenntnisse in Bezug auf das Verhältnis von subjektiv erlebtem Schmerz, Alterität sowie Intersubjektivität in der Schmerzerfahrung bringen. Es wird untersucht, welchen Einfluss das Verhalten anderer Menschen auf das eigene subjektive Schmerzerleben hat und welche Unterschiede sich bezüglich der Phänomenalität des Schmerzes erkennen lassen, wenn ein:e Andere:r in unterschiedlicher Weise meinem Schmerz begegnet.

In einem ersten Schritt analysiere ich bereits bestehende philosophische Schmerztheorien. Dieser Schritt dient der Herausarbeitung des leiborientierten Schmerzbegriffs, der dieser Arbeit zugrunde liegt. Mit phänomenologischem Blick erfolgt die eingehende Reflexion subjektiven Schmerzerlebens und die Erschließung zentraler Elemente, die für die Subjektivität sowie die Intersubjektivität von Schmerzerfahrung bedeutsam sind. Dabei stehen insbesondere die Aspekte der Leiblichkeit, der Räumlichkeit und der Zeitlichkeit sowie der Gabe- und Entzugscharakter des Schmerzes im Fokus. Im Rahmen des subjektiven Schmerzerlebens behandle ich auch die Frage, ob Schmerzen zu haben zwingend bedeutet, an ihnen zu leiden. Mit dem anschließenden Exkurs über die Geschlechtlichkeit der Schmerzerfahrung ist aufgezeigt, dass ein differenzierter Blick auf das Phänomen auch umfasst, dass es Schmerzen gibt, die geschlechtsgebunden sind, wie beispielsweise der Geburtsschmerz. In einem nächsten Schritt erschließe ich drei Aspekte zur Frage des Verhältnisses von Schmerz, Alterität und Intersubjektivität. Der erste Aspekt betrifft die Erfahrung des Schmerzes als eines Anderen in mir selbst. Ich bestimme Alteritätsmodi des Schmerzes, die jeden Schmerz wesentlich prägen, nämlich seine Entzogenheit, seine Grundlosigkeit und die im Schmerz erfahrene Machtlosigkeit, die weitere Überlegungen grundlegen. Erörterungen zu ausgewählten Schmerzphänomenen stützen die durchgeführten Reflexionen, die einen Beitrag zur Ausarbeitung einer Phänomenologie der Schmerzerfahrung leisten sollen. Der zweite Aspekt betrifft die Alterität des anderen Subjektes, genauerhin den Aspekt, dass ein:e Andere:r meinen Schmerz verursachen oder lindern kann. Dieser Aspekt umfasst auch die Möglichkeiten, dass man sich selbst Schmerz zufügt und sich selbst Mitgefühl entgegenbringt. Der dritte Aspekt der Verhältnisbestimmung von Schmerz, Alterität und Intersubjektivität betrifft den Geburtsschmerz und die außergewöhnliche Beziehung der Gebärenden zu ihrem Leib, ihrem Kind sowie zu Personen, die sie während der Geburt begleiten.

KAPITEL 2

Was ist Schmerz?

Zur vielschichtigen Bedeutung eines „selbstverständlichen" Begriffes

Bevor man sich daran machen kann, das Schmerzphänomen genauer zu betrachten, muss man sich mit der Frage auseinandersetzen, wie man den Begriff „Schmerz" überhaupt zu verstehen hat. Sprachlich werden unter dem Begriff Schmerz für gewöhnlich eine Vielzahl von Erfahrungen subsumiert. Wenn beispielsweise sowohl von Zahnschmerz als auch von Trennungsschmerz die Rede ist, so legen diese Bezeichnungen nahe, dass beide Erlebnisse unter dieselbe Kategorie fallen und dabei zwei unterschiedliche Formen von Schmerz repräsentieren. Im alltäglichen Sprachgebrauch fällt besonders eine schmerzspezifische Unterscheidung auf, nämlich die von „physischem Schmerz" und „psychischem Schmerz". Erstere Bezeichnung gibt meist den Hinweis darauf, dass man den Schmerz einem isolierten Körperteil, von dem der Schmerz auszugehen scheint, zuordnet. Bei der Verwendung des Ausdrucks „psychischer Schmerz" möchte man als Schmerzbetroffene:r oder auch als außenstehende Person, die versucht, den Schmerz einer anderen Person nachzuvollziehen, üblicherweise mitteilen, dass ein Schmerz auf keine offenkundig körperliche Ursache zurückzuführen ist bzw. nicht unmittelbar mit einer Verletzung am Körper einhergeht wie beispielsweise der Trauer- oder Verlustschmerz.

Die in der Einführung genannte Definition des Schmerzes als „unpleasant sensory and emotional experience associated with actual or potential tissue damage"[1], legt diese Differenzierung ebenfalls nahe, indem sie den Schmerz als „sinnlich oder emotional unangenehmes Erleben" beschreibt, zugleich aber auf die übliche Deutung des Schmerzes als Reaktion auf eine körperliche „Gewebeschädigung" verweist. Einerseits führt diese Definition also ins Feld, wie man den Schmerz subjektiv erlebt, wenngleich dieser Teil der Definition tatsächlich nicht sehr viel über den Schmerz selbst auszusagen scheint, da sie ebenso gut als Beschreibung anderer unangenehmer Erfahrungen – wie beispielsweise der Angst oder der Scham – geltend gemacht werden könnte. Andererseits wird in dieser Begriffsbestimmung die Aufmerksamkeit auf die Gewebeschädigung gelenkt, die mit dieser unangenehmen Erfahrung

---

1 International Association for the Study of Pain: Pain, in: https://www.iasp-pain.org/resources/terminology/#pain [abgerufen am 22.7.2019].

einhergeht. Inwiefern die Unterscheidung von „physischem" und „psychischem" Schmerz Sinn macht und inwiefern Gewebeschädigung und Schmerz miteinander korrelieren, sind in dieser Arbeit bislang offen gebliebene Fragen.

Bereits in der Antike beschäftigten sich Philosophen eingehend mit der menschlichen Physis, ihren Strukturen und Funktionsweisen sowie der Begründung möglicher Abweichungen ihres gesunden und unversehrten Zustandes. Im spätplatonischen Dialog „Timaios" etwa erklärt Platon, worauf die Schmerzen des Menschen zurückzuführen seien. Platon macht dabei jeglichen Schmerz fest an einem bestehenden Missverhältnis unterschiedlicher Säfte im menschlichen Körper. Laut Eming übernimmt Platon dabei die damals gültige Lehre der „Humoralpathologie", nach welcher ein Übermaß oder ein zu geringes Maß bestimmter Körpersäfte etwa Trübsinn, Missmut, Übermut oder Feigheit zur Folge haben. Mit diesem Missverhältnis wird auch die Seele in eine schmerzverursachende Unruhe gebracht.[2] Obwohl sich die Schmerzforschung seit der Antike selbstverständlich sehr stark verändert hat, bleibt die Frage, ob der Schmerz tatsächlich stets Ausdruck einer körperlichen Versehrtheit oder einer gestörten physischen Homöostase ist, bis heute aktuell. Fest steht, dass das Schmerzverständnis einer bestimmten Zeit sehr eng mit dem jeweils herrschenden Menschenbild der Gesellschaft verflochten ist. Wie Schmerz definiert wird, aber auch welche Bedeutung ihm zugeschrieben wird, lässt sich daher nicht ein für alle Mal endgültig beantworten.

Der Versuch einer Annäherung an den Bedeutungskern des Schmerzbegriffes kann und muss dennoch geleistet werden. Die Frage, wie sich unterschiedliche Formen des Schmerzes tatsächlich voneinander unterscheiden bzw. was sie verbindet, sodass man sie dennoch dem Überbegriff „Schmerz" zuordnen kann, ist nur eine unter zahlreichen anderen, die es erforderlich machen, zunächst den Begriff des Schmerzes und ausgewählte philosophiegeschichtliche Stationen der Entwicklung dieses Begriffs zu beleuchten. Die in den folgenden Abschnitten vorgestellten philosophischen Schmerzkonzepte sollen außerdem aufzeigen, welche sich als anknüpfungsfähig erweisen und anschließend weiterentwickelt werden.

2.1 Schmerz: eine Reizweiterleitung

René Descartes' Philosophie bedeutet einen entscheidenden Wendepunkt in der Geschichte der Schmerztheorie. Mit seinem dualistischen und mechanistischen Menschenbild setzt sich ein Schmerzverständnis durch, welches den

---

2 Vgl. Knut Eming: Schmerz in der antiken Ethik, in: Marcus Schiltenwolf / Wolfgang Herzog (Hg.): Die Schmerzen, Würzburg: Königshausen & Neumann 2011 (BMA 7), 17–34, 19–20.

Schmerz als Ergebnis der komplexen Anordnung und des Aufeinanderwirkens zweier im Menschen getrennter Substanzen, nämlich des Geistes und der Materie, fasst. Der sichtbare Körper gilt Descartes als ausgedehnte Substanz, die als vom Geist völlig verschieden zu erachten ist. Bis heute hat diese These unter anderem zur Folge, dass der Mensch entweder völlig auf seine materielle Realität reduziert wird oder dass der Leib immer mehr als formbarer und letztlich austauschbarer Gegenstand erachtet wird. Es überrascht daher kaum, dass etwa Jacques Lacan in Descartes denjenigen Denker sieht, dem die Moderne ihre Eigenheit zu verdanken hat, unter der sie am meisten leidet, nämlich der Zerrissenheit des Subjekts.[3] Schmerz ist in Anlehnung und Weiterentwicklung dieses Leibverständnisses das bloße Resultat einer körperlich-materiellen Schädigung oder einer Reizweiterleitung, die medizinisch, analgetisch zu tilgen und „in den Griff" zu bekommen ist.

Die Abhandlung „Traité de l'homme" zeigt deutlich, dass Descartes sich u. a. eingehend mit der menschlichen Anatomie auseinandersetzte. In einem Abschnitt dieses Werkes, in welchem Descartes auch den Schmerz thematisiert, behandelt er die Frage, wie eine Maschine gestaltet sein müsste, die dem menschlichen Körper ähnlich ist. Für die Konstruktion einer menschengleichen Maschine müssten, laut Descartes, alle körperlichen Funktionen „in der Materie ihren Ursprung" nehmen bzw. müssten sich diese Funktionen in der Erklärung der Materie erschöpfen. Die gelingende und effektive Funktionsweise dieses Maschinen-Körpers ist ausschließlich von der Disposition ihrer Einzelteile abhängig.[4]

Eingebettet in die Frage nach der möglichen Herstellbarkeit eines solchen Maschinen-Körpers und anhand eines berühmt gewordenen Beispiels entfaltet Descartes sein Schmerzverständnis. Dabei beschreibt er einen Menschen, der mit seinem Fuß einem lodernden Feuer zu nahe kommt. Descartes möchte ergründen, weshalb der Mensch in der Lage ist, einen stechenden Schmerz, der in diesem Fall durch das Feuer ausgelöst wird, zu empfinden. Außerdem scheint Descartes besonders daran interessiert zu sein, wie es dazu kommt, dass der Mensch in der Lage ist, auf unangenehme körperliche Sinneswahrnehmungen wie Schmerzen mit einer sich von der Schmerzquelle distanzierenden Bewegung zu reagieren. Die Bezeichnung des Schmerzes als „Reizreaktion" entspricht aus diesem Grund trefflich, was Descartes unter Schmerz versteht bzw. was genau an dieser Empfindung zu interessieren

---

3 Vgl. Thomas Wichmann: Descartes, in: Bernd Lutz (Hg.): Philosophen. 60 Porträts, Stuttgart: Metzler 2004, 47–53, 47.
4 Vgl. René Descartes: Über den Menschen, in: René Descartes: Über den Menschen (1632) sowie Beschreibung des menschlichen Körpers (1648). Übers. a. d. Französischen u. hrsg. v. Karl E. Rothschuh, Heidelberg: Schneider 1969, 44–45.

scheint. Der Schmerz bedeutet für Descartes zum einen eine Reaktion auf eine unangenehme Sinneswahrnehmung, zum anderen bedeutet eben diese Wahrnehmungsreaktion den Ursprung einer entsprechenden körperlichen Bewegung.

Descartes erklärt, dass kleine Fasern, die zugleich das Mark von Nerven-Röhren bilden, vom Gehirn aus in alle Teile des menschlichen Körpers gehen. Sie sind so angeordnet, dass sie sehr leicht durch Objekte der Außenwelt bewegt werden können. Wenn diese Markfasern also an einer beliebigen Körperstelle bewegt werden – etwa durch die ausstrahlende Hitze eines Feuers –, dann werden sie auf die Teile des Gehirns, von denen die Markfasern ausgehen, einen Zug ausüben und dadurch Poren, die an der Oberfläche des Gehirns liegen, öffnen. Diesen Zugmechanismus muss man sich wohl als blitzschnellen Prozess vorstellen, denn Descartes beschreibt, dass sich diese Porenöffnung im Gehirn „im gleichen Augenblick"[5] ereignet, in dem sich auch die Markfaserbewegung vollzieht. Durch die genannte Öffnung der Poren strömen die sog. „spiritus animales" (dt. Lebensgeister), welche laut Descartes in Gehirnkammern liegen, aus und bewegen sich über die Nervenbahnen zu denjenigen Muskelpartien, die sich bewegen müssen, um beispielsweise einen Fuß von einer bestimmten Reizquelle wegzubewegen.

Die „spiritus animales" spielen also eine bedeutsame Rolle für die Ergründung des Verhältnisses von Sinneswahrnehmung und körperlicher Motion. Helmuth Bast, der die Zentralaspekte der Spiritus-Lehre Descartes' nachzeichnet, verdeutlicht, dass sie „aus den leichtesten Teilchen des Blutes [bestehen] und beim Aufstieg desselben ins Gehirn durch die Wände der feinsten Äderchen austreten"[6]. Die Nervenbahnen fungieren als eine Art Tunnelsystem, in dem sich die „spiritus animales" bewegen können. Nur im Wissen um sie kann man die Verhältnisbestimmung von Sinneswahrnehmung und Körperbewegung gut nachvollziehen.

> Als kleine Röhren gedacht, fließen in ihnen [gemeint sind die Nerven] die *spiritus animales*, die sowohl Informationen der Sinne oder Organe zum Gehirn und dem Sitz der Seele, der Zirbeldrüse, weiterleiten als auch von dort in die umgekehrte Richtung, um dem Körper ‚Befehle' zu erteilen. Löst ein Reiz eine Sinnesbewegung aus, so überträgt sich diese Bewegung wie bei einer hydraulischen Presse durch die Nerven-Röhrchen auf das Gehirn, auf die Zirbeldrüse, und ruft dort Bewegungen hervor [...].[7]

---

5 Descartes, Über den Menschen, 69.
6 Helmut Bast: Der Körper als Maschine. Das Verhältnis von Descartes' Methode zu seinem Begriff des Körpers, in: Elisabeth List / Erwin Fiala (Hg.): Leib Maschine Bild. Körperdiskurse der Moderne und Postmoderne, Wien: Passagen 1997 (Passagen Philosophie), 19–29, 25.
7 Bast, Der Körper als Maschine, 26.

Die Zirbeldrüse, die man heute als Epiphyse bezeichnet,[8] ist nach Descartes der Ort im menschlichen Körper, an dem der Austausch und die Wechselwirkung zwischen der „res extensa", dem materiell-ausgedehnten Teil des Menschen, und der „res cogitans", dem immateriell-geistigen Teil des Menschen, stattfinden. Sowohl die Übertragung physischer Reize auf den Geist als auch die Übertragung des Willens auf den physischen Apparat ereignen sich durch eine Art Übersetzungstätigkeit, welche in bzw. durch die Zirbeldrüse geleistet wird.[9]

Descartes weist auch in seinen „Meditationes de prima philosophia" darauf hin, dass der Mensch aufgrund einer Nervenbewegung Schmerz empfindet, nämlich durch die seilzugähnliche Bewegung der betroffenen Nervenstränge, die durch den Körper bis ins Gehirn Bewegungen übertragen und so auch im Gehirn eine Art „Zug" auslösen. Mit vergleichendem Blick auf unterschiedliche Schmerzkonzepte spricht man deshalb bis heute von diesem descartesschen Modell als „Klingelzug-Modell". Laut Descartes ist das Gehirn so eingerichtet, dass es den Geist affiziert. Hervorzuheben ist, dass im Geist jeweils immer nur eine einzige Empfindung erregt wird. Descartes erklärt dadurch auch gewisse Störungen oder „Dysfunktionalitäten" des Körpers, die u. a. das Schmerzempfinden betreffen. Um seine Erläuterungen besser zu verstehen, kann es hilfreich sein, sich den Nervenstrang, der von einer bestimmten Körperstelle bis ins Gehirn reicht, so vorzustellen, als würde dieser Strang selbst aus mehreren Teilen bestehen. Jeder Teil des Stranges empfängt und überträgt die Bewegung, die durch den Reiz der betroffenen Körperstelle entstanden ist. Descartes betont, dass man, wenn auch nur ein Teil des gesamten Nervenstranges bewegt wird, sodann Schmerzen empfindet und zwar genau in dem Teil des Körpers, in dem man üblicherweise Schmerzen empfindet, wenn die Nervenstrangbewegung von diesem Körperteil ausgeht. Geht die Bewegung gar nicht von dem Teil des Körpers bzw. dem dazugehörigen Teil des Nervenstranges aus, der tatsächlich unangenehm gereizt wird, sondern eben von einem beliebigen anderen Teil desselben Nervenstranges, so kann es sein, dass man Schmerzen in einem Körperteil erfährt, von dem gar keine Reizweiterleitung ausgegangen ist.[10]

---

8   Vgl. Robert-Benjamin Illing: Art. Geschichte der Hirnforschung. Antike und Vorgeschichte, in: Lexikon der Neurowissenschaft, in: https://www.spektrum.de/lexikon/neurowissenschaft/geschichte-der-hirnforschung/14480 [abgerufen am 14.6.2022].
9   Vgl. Bast, Der Körper als Maschine, 26–27.
10 In der Zitation folge ich der Paginierung von Band VII der Descartes-Gesamtausgabe von Charles Adam und Paul Tannery. Die Zitate selbst entstammen folgender Ausgabe: René Descartes: Meditationen. Übers. a. d. Französischen u. hrsg. v. Christian Wohlers, Hamburg: Meiner 2009 (Philosophische Bibliothek 596). Vgl. Descartes, AT VII, VI 86.

Das Klingelzug-Modell birgt offensichtliche Probleme, dennoch ist das heute gängige Schmerzverständnis nach wie vor stark geprägt von der Vorstellung, dass ein heftiger physischer Reiz im Gehirn, welches als das menschliche Zentral- und Steuerungsorgan gilt, das Schmerzempfinden als Reaktion auf diesen Reiz auslöst. Gerade im medizinischen Bereich werden unterschiedliche Schmerzsymptome auf Basis dieses Verständnisses behandelt. Hendrik Karpinski weist darauf hin, dass es wichtig sei, zwei Integrationsebenen der Schmerzerfahrung zu unterscheiden, nämlich die Ebene der Nozizeption und die der Schmerzerfahrung selber. Der Begriff „Nozizeption" stammt aus dem Bereich der Physiologie und bringt „die Aktivität der peripheren und zentralnervösen Nervengruppe, die zum Schmerz führen kann"[11], zum Ausdruck. Die Aktivität der Nervenzellen ist laut Karpinski aber keineswegs gleichzusetzen mit Schmerz, da Schmerz als Empfindung mit und ohne diese Nervenaktivität auftreten kann. Zurecht unterscheidet Karpinski die Ebene der möglichen physiologischen Abläufe, die mit der Schmerzerfahrung einhergehen können, von jener des Schmerzes, als eines subjektiven Erlebens.[12] Von der Beschreibung physiologisch-neuronaler Abläufe im Körper kann keinesfalls abgeleitet werden, ob das betroffene Subjekt dabei überhaupt Schmerz empfindet, und wenn ja, wie dieser Schmerz subjektiv erlebt wird bzw. wie ein Schmerz sich anfühlt. Die Qualität eines Schmerzes ist nur vom schmerzbetroffenen Subjekt bestimmbar.

Selbst René Descartes scheint seine dualistische Grundeinstellung in Bezug auf den Schmerz etwas weichzuzeichnen. Ebenfalls in der sechsten Mediation beschreibt er nämlich, dass einen die Natur eindrucksvoll lehrt, dass man einen Körper „besitzt" – am eindrucksvollsten durch den Schmerz. Auffälligerweise sagt er an dieser Stelle, dass deshalb auch nicht daran gezweifelt werden dürfe, dass hierin, also im „Besitzen eines Körpers", ein gewisser „Anteil von Wahrheit" liege.[13] Die Erfahrung des Schmerzes zeigt dem Menschen auf, dass das Ich nicht einfach zu einem Körper hinzugefügt ist und als abgesonderte Substanz von diesem unberührt bleibt, sondern dass man mit dem eigenen Körper auf das Engste verbunden ist, ja ich mit ihm „gewissermaßen vermischt

---

11   Hendrik Karpinski: Schmerzlos, Schmerzfrei? Zum Umgang mit Schmerzen in der Medizin, in: Rainer-M. E. Jacobi / Bernhard Marx (Hg.): Schmerz als Grenzerfahrung, Leipzig: Evangelische Verlagsanstalt 2011 (Erkenntnis und Glaube 43), 111–138, 114–115.
12   Vgl., Karpinski, Schmerzlos, 115–117.
13   Vgl. Descartes, AT VII, VI 81.

[bin], so dass ich mit ihm zu einem einzigen Etwas zusammengesetzt bin"[14]. Dass ich Schmerz tatsächlich als Schmerz empfinde und nicht bloß als eine Verletzung des Körpers wahrnehme, wie ein „Seemann irgendeinen Schaden am Schiff"[15] wahrnimmt, rührt für ihn also daher, dass der Körper und der Geist miteinander vermischt sind. Obwohl Körper und Seele laut Descartes als voneinander völlig unterschiedene Substanzen angenommen werden müssen, zeigt sich gerade am Beispiel des Schmerzes, dass nur der Körper, der man selber ist, einen sinnlich derart affizieren kann, dass man beispielsweise Schmerzen am Fuß empfindet. Bernhard Waldenfels weist darauf hin, dass auch Descartes es als „Spezialbefugnis" und Spezialrecht" erachtet, dass man den Körper, der einen affiziert, als „meinen Körper" bezeichnen kann.[16]

Die Einsicht, dass der Schmerz einen auf sehr unmittelbare Weise affiziert, führt auch Jahrhunderte nach Descartes zu einer für jegliche Schmerztheorie bis heute zentrale Frage, nämlich derjenigen, ob Schmerz ein Gefühl oder eine Empfindung ist.

2.2 Schmerz: eine Gefühlsempfindung

Versucht man einen Schmerz zu beschreiben, bedient man sich für gewöhnlich des Begriffes „Fühlen" und erklärt, dass der Schmerz sich eben auf diese oder jene Weise „anfühlt". Laut Rudolf Bernet entspricht es der neuzeitlichen Psychologie, von Freude und Leiden als Gefühlen zu sprechen, von Lust und Schmerz hingegen als Empfindungen.[17] Die Kategorisierung des Schmerzes als Gefühl oder Empfindung verweist auf eine philosophiehistorisch bedeutsame Frage, die sich schon Edmund Husserl insbesondere aufgrund einer Kontroverse zwischen seinen beiden Lehrern, Carl Stumpf und Franz Brentano, stellte. Es ist dies die Frage nach dem Verhältnis von Schmerz und Bewusstsein, präziser gesagt, nach dem Verhältnis von Intentionalität und Schmerzerfahrung. Husserl erklärt in seinen „Ideen zu einer reinen Phänomenologie", dass „[d]ie Intentionalität [es] ist [...], die Bewußtsein im prägnanten Sinne

---

14 Descartes, AT VII, VI 81.
15 Descartes, AT VII, VI 81.
16 Vgl. Bernhard Waldenfels: Das leibliche Selbst. Vorlesungen zur Phänomenologie des Leibes. Hrsg. v. Regula Giuliani, Frankfurt/M.: Suhrkamp 2000 (stw 1472), 21.
17 Vgl. Rudolf Bernet: Das Subjekt des Leidens, in: Thomas Fuchs u. a. (Hg.): Das leidende Subjekt. Phänomenologie als Wissenschaft der Psyche, Freiburg/Br.: Alber 2014 (DGAP 3), 11–32, 16.

charakterisiert, und die es rechtfertigt, zugleich den ganzen Erlebnisstrom als Bewußtseinsstrom und als Einheit eines Bewußtseins zu bezeichnen"[18]. Laut Husserl begründet also die intentionale Verfasstheit des Bewusstseins die Einheit desselben oder, anders gesagt, die Intentionalität fundiert subjektives Erleben. Da das Bewusstsein wesentlich intentionales Bewusstsein ist, ist es stets als „Bewußtsein von etwas"[19] zu verstehen. Jede Wahrnehmung, jede Erinnerung oder Vorstellung und auch jedes Gefühl baut letztlich auf der Intentionalität des Subjekts auf. Husserls Analysen zum Schmerz, fallen sie auch im Verhältnis zum Umfang seines Gesamtwerkes gering aus, eröffnen auf diese Weise einen neuen methodologischen Rahmen für die Schwierigkeit zu definieren, was der Schmerz ist.[20]

Brentano bezeichnet den Schmerz als Gefühl und hält dabei an der Intentionalität des Schmerzes fest. Für Stumpf hingegen ist der Schmerz eine „Gefühlsempfindung", die einer Intentionalität entbehrt. In seinen „Logischen Untersuchungen" bezeichnet Husserl selbst den Schmerz als eine „Gefühlsempfindung"[21], versucht aber mit einem differenzierten Verständnis dieses Begriffes eine Brücke zu schlagen zwischen den Positionen seiner beiden Lehrer. Im Textabschnitt, der dabei insbesondere von Interesse ist, thematisiert Husserl, „[o]b Erlebnisse einer und derselben phänomenologischen Gattung (und zumal der Gattung Gefühl) teils Akte und teils Nicht-Akte sein können"[22]. In Bezug auf den Schmerz wird hierbei die Frage virulent, ob es auch nicht-intentionale Gefühle gibt oder ob man dergleichen Erlebnisse nicht als Gefühle bezeichnen kann, da sie nicht dem Aktcharakter, den Husserl den Gefühlen zuschreibt, entsprechen.

Husserl bezeichnet Gefühle, in denen von „intentionalen Charakteren nichts zu finden" ist, als „sinnliche Gefühle". Als Beispiel für ein sinnliches Gefühl nennt er den „sinnlichen Schmerz". Laut Husserl ist der sinnliche Schmerz nicht vergleichbar mit beispielsweise einer Überzeugung oder „Wollung", „sondern mit Empfindungsinhalten wie Rauhigkeit oder Glätte, Rot oder Blau usw."[23]. Der Unterschied ist dabei in der intentionalen Struktur festzustellen.

---

18   Edmund Husserl: Ideen zu einer reinen Phänomenologie und phänomenologischen Philosophie. Dritter Band. Erster Teil. Hrsg. v. Karl Schuhmann, Den Haag: Nijhoff 1976 (Hua III/1), 187.
19   Husserl, Hua III/1, 188.
20   Vgl. Saulius Geniusas: The origins of the phenomenology of pain: Brentano, Stumpf and Husserl, in: Continental Philosophy Review 47 (2014) 1–17, 3.
21   Edmund Husserl: Logische Untersuchungen. Zweiter Band. Prolegomena zur reinen Logik, Tübingen: Niemeyer ⁵1968 (Hua XIX/1), 391.
22   Husserl, Hua XIX/1, 387.
23   Husserl, Hua XIX/1, 392.

Husserl behauptet zunächst, dass auch sinnliche Gefühle intentional auf Gegenständliches verweisen und man im sinnlichen Gefühl auf Gegenständliches bezogen ist. So ist man etwa beim Schmerz auf das Ich, die schmerzende Stelle am eigenen Leib und auf das schmerzverursachende Objekt intentional bezogen. Allerdings vergleicht Husserl den Schmerz sodann mit der Berührungsempfindung und konstatiert, dass Berührungen selbst keine intentionalen Erlebnisse sind, obwohl die Berührungsempfindung auf das berührende Leibesglied und den berührten Fremdkörper bezogen ist und sich diese Beziehung in intentionalen Erlebnissen vollzieht.[24] Ebendies gilt laut Husserl auch für das sinnliche Gefühl des Schmerzes. Auch der Schmerz kann intentional auf Gegenständliches verweisen, dennoch ist er selbst kein intentionales Erlebnis.

Um Husserls Gedankengang nachvollziehen zu können, muss man sich seiner Unterscheidung von „Gefühlsakten" und dem, was er als „Gefühlsempfindungen" bezeichnet, zuwenden. Geniusas fasst die Bedeutung dieser Differenzierung wie folgt zusammen: „When we describe the landscape as beautiful, or the weather as gloomy, we ascribe feeling-qualities to *the objects of experience*. By contrast, in the case of such feeling-sensations as pain, we ascribe feelings not to objects, but to the *subject of experience*."[25] Bei der Berührungsempfindung ist das empfindende Subjekt selbst unmittelbar derart getroffen, dass es selbst als der:die Berührte erlebt wird. Ebendies trifft auch in der Schmerzempfindung zu. Noch bevor das schmerzbetroffene Subjekt den Schmerz an einer Leibesstelle ausmachen kann, erlebt es Schmerz auf unmittelbare Weise. Diese Unmittelbarkeit findet im Begriff der „Gefühlsempfindung" ihren Ausdruck. Geniusas weist auf eine bedeutsame Erkenntnis hin, die mit Husserls Analyse gewonnen ist, dass nämlich der Schmerz als unmittelbare Gegebenheit sinnlicher Inhalte auf keinen grundlegenderen sinnlichen Akten aufbaut. Mit Empfindungen konstituieren sich laut Husserl Akte, obschon sie selbst keine Akte sind. Husserl bemerkt aber auch, dass der Schmerz selbst „von vornherein mit gewissen Berührungsempfindungen verschmolzen auftritt"[26].

Die Wesenheit der Gattung „Gefühle" umfasst also für Husserl ausschließlich Akte, in die man weder Lust- noch Schmerzempfindung einordnen kann.[27] Husserl weist in diesem Zusammenhang außerdem auf eine durchaus

---

24 Vgl. Husserl, Hua XIX/1, 392.
25 Geniusas, The origins, 10.
26 Husserl, Hua XIX/1, 392.
27 Vgl. Husserl, Hua XIX/1, 393.

verwirrende Äquivokation hin.²⁸ Laut ihm ist stets vom Schmerz als „Gefühl" die Rede, unabhängig davon, ob man hierbei die unmittelbare sinnliche Getroffenheit durch den Schmerz meint oder die Art und Weise, wie man sich angesichts dieser Getroffenheit fühlt, wo man besagten Schmerz am eigenen Leib lokalisiert usf. Tatsächlich ist aber laut Husserl zu unterscheiden zwischen „Gefühlsempfindungen", die – und hier bedient er sich ausgewiesenermaßen der brentanoschen Terminologie – der „physischen Phänomene" angehören und der „Gefühle", die der „psychischen Phänomene" angehören. Damit wird klar, dass Schmerz, wie Husserl ihn versteht, in erster Linie den physisch-sinnlichen Phänomenen zuzuordnen ist und insofern Schmerz nicht der Kategorie der Gefühle angehört.

Bezüglich seiner Analysen ist hervorzuheben, dass Husserl die Bedeutung des Begriffes „Schmerz" selbst in doppelter Weise auffasst.²⁹ Husserl greift das Schmerzphänomen an einer weiteren Stelle, nämlich am Ende seiner „Logischen Untersuchungen", auf und zeigt, dass nicht nur der Begriff „Gefühl" eine Äquivokation darstellt, weil mit ihm sowohl intentionale als auch nichtintentionale Erlebnisse zum Ausdruck gebracht werden, sondern auch der Begriff Schmerz eine solche Äquivokation ist. Was Schmerz im engeren Sinne meint, ist, was Husserl unter einer „Gefühlsempfindung" versteht. Allerdings kann vom Schmerz auch die Rede sein, wenn man ein intentionales Erleben meint.

> [U]nzweifelhaft, evident ist nur die Wahrnehmung der eigenen wirklichen Erlebnisse. Nicht jede solche Wahrnehmung ist evident. So ist in der Wahrnehmung vom Zahnschmerz ein wirkliches Erlebnis wahrgenommen, und gleichwohl ist die Wahrnehmung eine oft täuschende: der Schmerz erscheint als im gesunden Zahne bohrend. Die Möglichkeit der Täuschung ist klar. Der wahrgenommene Gegenstand ist nicht der Schmerz, so wie er erlebt, sondern der Schmerz, so wie er transzendent gedeutet, und zwar dem Zahne zugedeutet ist.³⁰

Husserl unterscheidet in diesem Textabschnitt offenbar zwischen einem unmittelbar erlebten Schmerz und einem „gedeuteten" Schmerz. Wenn man aber Schmerz schon in dieser oder jener Weise wahrnimmt und ihn einem bestimmten Teil des Leibes zuschreibt, so ist er bereits ein intentionaler Schmerz. Das unmittelbare Getroffen-Werden vom Schmerz selbst wäre somit

---

28   Vgl. Husserl, Hua XIX/1, 393.
29   Vgl. Geniusas, The origins, 10.
30   Edmund Husserl: Logische Untersuchungen. Zweiter Band. Elemente einer phänomenologischen Aufklärung der Erkenntnis, Tübingen: Niemeyer ⁴1968 (Hua XIX/2), 240.

als nicht-intentionaler Schmerz auszuweisen.[31] Durch seine Unterscheidung von Gefühlsempfindung und Gefühlsakt ist auch eine differenziertere Sicht auf den Schmerz möglich. Für die Art und Weise, wie Schmerz mich unmittelbar leiblich betroffen macht, und dafür, dass ich am Schmerz leide und ihn an einer Stelle meines Körpers festmachen kann, kommt derselbe Begriff in Verwendung, nämlich „Schmerz". Doch das diesbezüglich eine Unterscheidung zu treffen ist und dass das, was Schmerz im eigentlichen Sinn ausmacht, seine Unmittelbarkeit ist, eben dafür macht Husserl sich stark. „Die Auffassung eines klar umrissenen Gegenstandes als Ursache und einer vorzeigbaren Körperstelle als Ort des Schmerzes gehören, darin ist Husserl sicher recht zu geben, nicht dem primären Erleben des Schmerzes selber an."[32]

Mit seiner Definition des Schmerzes als eines nicht-intentionalen Erlebens eröffnet Husserl auch einen Blick auf die Grenzbereiche des Schmerzes. In der Situation, in der mir der Schmerz noch nichts „geworden ist", ich intentional noch nicht an ihn anknüpfe – weder ein Schmerz, den ich schon einmal hatte, noch ein Schmerz, den ich am Bein oder im Kopf verorte – meint „Schmerz" reine leibliche Betroffenheit. Diese bildet die Voraussetzung für jegliche Bezogenheit auf meinen Schmerz. Die leibliche Betroffenheit des Schmerzes scheint derart elementar zum Schmerz dazuzugehören, dass es schwierig nachzuvollziehen ist, weshalb Husserl den Leib in seine Analysen über den Schmerz nicht einbezogen hat. Die Gründe für diese „Leerstelle" sind laut Geniusas einerseits, dass Husserl sich bewusst nicht in das Feld der physiologischen Analysen des Schmerzes begeben wollte bzw. auch nicht den Anschein erregen wollte, über die Physiologie des Schmerzes Aussagen treffen zu wollen. Andererseits weist Geniusas darauf hin, dass Husserl von der Unmittelbarkeit und Unbezweifelbarkeit des Schmerzes zugleich verblüfft und überzeugt war, er aber zu der Zeit, als er die „Logischen Untersuchungen" schrieb, die Unmittelbarkeit des Schmerzes nur entlang seiner Bewusstseinsanalysen analysierte.[33]

Durch Husserls Betonung der Nicht-Intentionalität von Schmerzerfahrung wird meines Erachtens deutlich, dass die Kerneigenschaft des Schmerzes darin liegt, ein Subjekt auf sehr unmittelbare Weise betroffen zu machen. Auch wenn Husserl das Verhältnis von Leiblichkeit und Schmerzerfahrung selbst nicht explizit behandelt hat, eröffnen seine Analysen zuallererst den Blick auf die Frage nach der Rolle des Leibes im Schmerz, da diese unmittelbare

---

31 Vgl. Geniusas, The origins, 12.
32 Christian Grüny: Zerstörte Erfahrung. Eine Phänomenologie des Schmerzes, Würzburg: Königshausen & Neumann 2004 (Wittener Kulturwissenschaftliche Studien 4), 68–69.
33 Vgl. Geniusas, The origins, 16.

Betroffenheit gewiss als leibliche Betroffenheit zu verstehen ist. Schließlich bringt erst Husserl den zentralen Gedanken, dass ich nicht intentional auf meinen Schmerz bezogen sein muss, um den Schmerz eben als Schmerz zu erleben, und damit den Fakt, dass der Schmerz mir unmittelbar leiblich anhaftet, aufs Tapet. Schmerzkonzepte, die nach Husserl, aber durchaus auf seine Analysen aufbauend, entstanden sind, greifen dieses Kernelement auf und entwickeln es weiter.

2.3 Schmerz: eine Selbst- und Alteritätserfahrung

Was diese unmittelbare Betroffenheit des Schmerzes genauerhin bedeutet – damit beschäftigt sich u. a. Gernot Böhme, welcher beschreibt, dass der Schmerz einen anspringt, „wie ein fremdes Tier [...] mit dem unabweisbaren Imperativ, dass ich, was mir im Schmerz gegeben ist, bzw. der Schmerz selbst *bin* und zu sein habe"[34]. In dieser Beschreibung ist die Alterität, die einen wesentlichen Erfahrungsaspekt der unmittelbaren Betroffenheit ausmacht, bildlich zum Ausdruck gebracht. Der Begriff „Alterität" beschreibt ganz allgemein das intrinsisch verzahnte Verhältnis des nicht separierbaren Eigenen und des Fremden, des Selbst und des Anderen.[35] Vom Schmerz als Alteritätserfahrung zu sprechen, meint zum einen, dass der Schmerz selbst als etwas Fremdes erlebt wird, das dennoch zu mir gehört, und zum anderen ist damit ausgedrückt, dass ich mich selbst im Schmerz als Fremde:r erlebe.

Wenn der Schmerz das Erleben von „Fremde" bedeutet, so ist die Frage, was seine Fremdheit ausmacht bzw. wie das Fremde überhaupt zu bestimmen ist. Bernhard Waldenfels, der sich intensiv mit der Phänomenalität des Fremden beschäftigt, konstatiert, dass Fremdes nur auftaucht, indem es einem widerfährt und dabei überrascht.

> [I]n diesem Sinne spreche ich von einem „Pathos des Fremden". Fremd ist etwas, von dem wir ausgehen, bevor wir darauf zugehen. Um einen Satz von Nietzsche abzuwandeln: Fremdes kommt, wenn *es* will, nicht wenn *ich* will. Eben deshalb hat das Fremde zugleich etwas Archaisches und etwas Überraschendes.[36]

---

34 Gernot Böhme: Leibsein als Aufgabe. Leibphilosophie in pragmatischer Hinsicht, Zug: Die Graue Edition 2003 (Die graue Reihe 38), 84.
35 Vgl. Jan E. Niermann: Schlingensief und das Operndorf Afrika. Analysen der Alterität, Wiesbaden: Springer 2013, 121.
36 Bernhard Waldenfels: Hyperphänomene. Modi hyperbolischer Erfahrung, Berlin: Suhrkamp 2012 (stw 2047), 303.

Diese Beschreibung trifft auch auf den Schmerz zu. Archaisch ist der Schmerz, weil er von Anbeginn des Lebens zum Menschsein gehört. Überraschend bleibt seine immer wiederkehrende Anwesenheit dennoch, weil sich das Fremde an ihm niemals derartig integrieren lässt, dass man den Schmerz als zu einem gehörig empfindet. Das Verhältnis zum eigenen Schmerz, welches aus diesem Grund als Zugleich von Nähe und Distanz zu beschreiben ist, bringt Waldenfels ebenfalls pointiert zum Ausdruck, wenn er sagt: „[E]s [gibt] ein Lernen durch Fremdes, nicht aber ein Erlernen des Fremden, Fremderfahrung ist eine Erfahrung *à rebours*, eine Erfahrung, die gegen den Strich geht."[37] Es gehört ganz wesentlich zur Erfahrung von Schmerz dazu, dass man ihn als etwas erlebt, das sich der eigenen Verfügungsmacht entzieht.

Die Fremdheit des Schmerzes bedeutet auch, dass man sich gegenüber dem eigenen Schmerz völlig wehrlos fühlt. Man erfährt sich selbst dem Schmerz ausgeliefert. „Das Fremde *zeigt sich, indem es sich uns entzieht*. Es sucht uns heim und versetzt uns in Unruhe, noch bevor wir es einlassen oder uns seiner zu erwehren trachten."[38] Vom „Tier", das mich anspringt, meinem Schmerz, kann ich mich weder distanzieren, noch kann ich ihn schlichtweg überwinden. Ich kann ihn als einen Schmerz erleben, den ich habe, doch dieses bewusste Erleben und Wissen um meinen eigenen Schmerz rückt mich nicht in Distanz zu ihm, sondern zwingt mich vielmehr in seine ungewollte Nähe. Selbstverständlich ist anzunehmen, dass Schmerz sich, abhängig davon, ob es sich um einen sehr kurzen, plötzlichen Schmerz oder einen chronischen Schmerz handelt, der mich im Alltag begleitet, auf sehr unterschiedliche Weise anfühlt, doch der Charakter des Fremdseins haftet dem Schmerz unabdingbar an. Genauer gesagt, könnte man nicht mehr von Schmerz sprechen, wenn er mich nicht als etwas Fremdes, Mir-Nicht-Zugehöriges „überfallen" würde. Von Weizsäcker verweist aus diesem Grund darauf, dass der Schmerz „der deutlichste Vertreter der Affektion des Ichs durch das Es, der Eigenheit durch Fremdheit [ist]; nichts ist bezeichnender für die *Entwindung* des Ichseins von einem Nichtich-Seienden als der Schmerz [...]"[39]. Zum einen erlebt man in Momenten der Schmerzerfahrung den Schmerz selbst als das Fremde, das auf einen hereinbricht und schonungslos auf einen loszugehen scheint. Zum anderen erlebt man sich im Schmerzerleben selbst als Fremde:r. Man wird, wie von Weizsäcker sagt, selbst zu einem:r Anderen. Der Schmerz will unerbittlich über einen herrschen, und, wenn er herrscht, wird man unfähig zu arbeiten, zu

---

37 Waldenfels, Hyperphänomene, 303–304.
38 Bernhard Waldenfels: Topographie des Fremden. Studien zur Phänomenologie des Fremden 1, Frankfurt/M.: Suhrkamp 1997 (stw 1320), 42.
39 Weizsäcker, Die Schmerzen, 32.

denken, zu genießen.⁴⁰ Man ist schlichtweg nicht in der Lage, so zu leben, sich so zu fühlen und zu gebärden, wie man dies frei von Schmerzen tut.

Schmerz wird daher immerzu als „eindringender Widersacher" erfahren.⁴¹ Dies gilt auch völlig unabhängig davon, ob der Schmerz ein gewollt herbeigeführter oder ein ungewollter Schmerz ist, ob der Schmerz einem von außen, von einer anderen Person oder durch einen selbst zugefügt wird. Er ist und bleibt immer der unverhoffte Eindringling, der über einen hereinbricht und einen zugleich zwingt, sich mit ihm auseinanderzusetzen. Seine Anwesenheit trifft einen ganzheitlich und erlaubt keine Abwendung von ihm. Auf den Schmerz kann ich mich weder freiwillig zubewegen noch mich gewollt von ihm abwenden, vielmehr geht die „Bewegung der Annäherung" vom Schmerz selbst aus, eine Bewegung, der ich mich nicht zu entziehen vermag. Diese Bewegung, das Kommen des Fremden, kann sich als langsame Annäherung vollziehen. Dies ist etwa der Fall, wenn ich einen Schmerz sich stätig intensivieren spüre. Diese Bewegung kann sich aber auch in sehr starker Heftigkeit und Wucht ereignen, sodass ich den Schmerz eher schlagartig und plötzlich in mich eindringen spüre, ohne seine Annäherung vernehmen zu können. Der Schmerz, der einen durchfährt, wenn man sich mit scharfer Klinge ins Fleisch schneidet, ist ein gutes Beispiel solcher plötzlichen Schmerzerfahrung.

Der Imperativ, dass ich selbst der Schmerz bin und zu sein habe, ist im Schmerz mitgegeben. Das Gefühl des Ausgeliefertseins an den Schmerz bedeutet daher auch ein Ausgeliefertsein an sich selbst. Blitzartiges Hochfahren, erschrockenes Zusammenzucken und das Von-sich-Geben unverhoffter Laute der Schmerzbeklommenheit sind Zeichen der unmittelbaren Begegnung mit der Fremde des Schmerzes, wie auch Helmuth Vetter erklärt:

> Daß mit dem Schmerz Fremdes, Feindliches einbricht, zeigt sich schon an den sogenannten Interjektionen, Ausrufen wie weh, ach, au, oh: Die Intensität des Gefühls läßt nicht einmal mehr eine breitere Artikulation zu, zieht sich auf ein paar Vokale und bestimmte Konsonanten zusammen.⁴²

Dass man diese eigenleiblichen Regungen eben nicht unter Kontrolle hat und sie nicht als bloße Reaktionen auf den Schmerz, sondern als echte Schmerzausdrücke zu deuten sind, zeigt eindrücklich auf, dass ich mir im Schmerz ausgeliefert bin. Es ist nicht bloß der Schmerz, den ich in seiner schlagartigen Anwesenheit nicht „im Griff habe", sondern ich selbst bin es, der außer Kontrolle gerät. Einen Menschen, der unter Schmerzen leidet, erkennt man nicht

---

40 Vgl. Weizsäcker, Die Schmerzen, 30.
41 Vgl. Hermann Schmitz: Zur Epigenese der Person, Freiburg/Br.: Alber 2017, 88.
42 Helmuth Vetter: Der Schmerz und die Würde der Person, Frankfurt/M.: Knecht 1980, 92.

zuletzt an seiner unkontrollierten Gestik und Mimik. Durch sie bezeugt er, wenn auch nicht willentlich, die unmittelbare Begegnung mit einem fremden Teil seines Selbst.

Laut Herbert Plügge bedeutet jede Art des Missbefindens, dass ich und meine leiblichen Möglichkeiten bzw. Widerstände „als eine zu dirigierende oder gar zu überwindende Leiblichkeit auseinandertreten, und d. h. dann erst zutage treten"[43]. Auch im Schmerz wird mein Leib mir widerständig, wird mir zum Körper, den ich habe. Den eigenen Backenzahn, das eigene Schienbein, das eigene Herz usf. werden mir als solche im Schmerz überhaupt erst als Teile meiner selbst bewusst und explizit spürbar. Oder, um es mit den Worten Schopenhauers zu sagen: „Wir fühlen den Schmerz, aber nicht die Schmerzlosigkeit; [...] weil der Schmerz, nicht der Genuss das Positive ist, dessen Gegenwart sich fühlbar macht."[44] Dieses Fühlbar-Werden des eigenen Leibes, das der Schmerz verursacht, lässt mich oftmals einzelne Teile meines Körpers als fremd und widerständig erfahren. Gernot Böhme konstatiert daher, dass ich mir im Schmerz auf besonders dramatische Weise selbst gegeben bin, „weil dieses Sich-Gegebensein in der Weise der Bedrängnis geschieht und der Befremdung"[45]. Im Schmerz erlebe ich mich zugleich als mir selbst fremd und mit mir selbst identisch.

Laut Böhme ist der Schmerz deshalb „in jedem Fall die Erfahrung betroffener Selbstgegebenheit, und das heißt die Gewissheit, dass es hier um mich geht"[46]. „In der betroffenen Selbstgegebenheit liegt zweierlei. Einerseits sind wir uns selbst gegeben, wir finden uns vor, und andererseits sind wir von dem und in dem, was wir vorfinden, betroffen: es geht um uns selbst, wir sind involviert."[47] Schmerz ist wesentlich als situatives Erleben zu verstehen, in der sich besonders die eigene Leiblichkeit als gespürte Gegenwart ins Bewusstsein drängt. Aus diesem Grund spricht Böhme auch davon, dass sich im bzw. aus dem Schmerz die Geburt des Ich ereignet.[48] Freilich gibt es zahlreiche Erfahrungen, die uns aus der Einheit mit uns selbst reißen und einen gleichsam von einem Augenblick auf den anderen realisieren lassen, dass man selbst

---

43 Herbert Plügge: Über das Verhältnis des Ich zum eigenen Leib, in: Hilarion Petzold (Hg.): Leiblichkeit. Philosophische, gesellschaftliche und therapeutische Perspektiven, Paderborn: Junfermann 1985, 107–132, 110.
44 Arthur Schopenhauer: Die Welt als Wille und Vorstellung 2. Welche die Ergänzungen zu den vier Büchern des ersten Bandes enthält, Leipzig: Brockhaus ²1916 (Arthur Schopenhauers sämtliche Werke 3), 659–660.
45 Böhme, Leibsein als Aufgabe, 84.
46 Böhme, Leibsein als Aufgabe, 108.
47 Böhme, Leibsein als Aufgabe, 83.
48 Vgl. Böhme, Leibsein als Aufgabe, 94.

der Leib ist, der plötzlich spürbar wird. Der Schmerz gilt allerdings als „Prototyp" der negativen Leiberfahrung, der das Sich-Spüren und eine unumgängliche Selbstvergewisserung bedeutet.[49] Durch den Schmerz erfahre ich, „was mein ist und was ich alles habe. Daß meine Zehe, mein Fuß, mein Schenkel und von der Erde, auf der ich stehe, bis herauf zu meinem Kopfhaar alles *mir gehört*, erfahre ich durch Schmerzen, und durch Schmerzen erfahre ich auch, dass ein Knochen, eine Lunge, ein Herz und ein Mark da sind, wo sie sind, und jedes von allen diesen führt seine eigene Schmerzsprache, spricht seinen eigenen »Organdialekt«"[50]. Laut von Weizsäcker ist der Schmerz der Schiedsrichter darüber, was ich „einverleibt" habe, was ich als Teile meines Leibes spüre. Im Schmerz sprechen diese „Teile" zu mir – sagen mir ihre Anwesenheit zu. Schmerzen sind nach von Weizsäcker deshalb der „trennende Kitt, der verlötende Spielraum, der die Welt zusammenhält [...] nach der Ordnung des Lebens, der Ordnung der lebendigen Aneignung und Enteignung, der Ordnung der Wahrhaftigkeit des Zu-eigen-seins"[51].

Das Zugleich von Fremdheits- und Identitätserfahrung gehören konstitutiv zum Schmerz. An die betroffene Selbstgegebenheit im Schmerz ist aber auch die Dynamik geknüpft, sich von diesem „fremden Selbst" distanzieren zu wollen. Eine Dynamik der „machtlosen Anstrengung" wird im Schmerz in Gang gesetzt.

2.4   Schmerz: eine machtlose Anstrengung

Auch Frederik J. J. Buytendijk versucht die Frage zu beantworten, wie die betroffene Selbstgegebenheit im Schmerz genauerhin erlebt wird. Der Begründer der Psychologischen Anthropologie arbeitet in seinem Buch „Über den Schmerz" mehrere, für eine Untersuchung der subjektiven Schmerzerfahrung maßgebliche Aspekte heraus. Gerade dass er bei der Untersuchung des Schmerzphänomens besondere Aufmerksamkeit auf das individuelle Schmerzerleben lenkt, veranlasst dazu, sein Schmerzkonzept eingehend zu beleuchten.

Buytendijk kritisiert am Großteil der zu seiner Zeit gültigen Schmerzkonzepte, dass in ihnen der „dynamische Faktor", der seines Erachtens im

---

49   Vgl. Böhme, Leibsein als Aufgabe, 114.
50   Weizsäcker, Die Schmerzen, 34.
51   Weizsäcker, Die Schmerzen, 34–35.

Schmerz vorliegt, nicht zu seinem Recht komme.[52] Nach Buytendijk sind alle Sinneseindrücke auf sehr direkte Weise mit körperlicher Bewegung oder Bewegungstendenzen verbunden. Das gilt in besonderem Maße für den Schmerz. Im Schmerz erlebt der Mensch sich selbst als einen beharrlich Strebenden, ja als jemanden, der wegstrebt von der betroffenen Selbstgegebenheit. Schmerz offenbart sich in der Weise, dass das schmerzgetroffene Subjekt in wegstrebende Bewegung gerät. „Der Mensch tut etwas, muß etwas tun, wenn er Schmerzen hat, er wird in Bewegung gebracht, obwohl das nicht äußerlich sichtbar zu sein braucht."[53] Buytendijk erklärt, dass das Selbsterleben im Schmerz als „Strebende:r" konstituierendes Element des Schmerzes sei und dass das Gefühl des „Bewegtwerdens" zum Bedeutungskern der menschlichen Schmerzerfahrung gehöre. Die Bewegung, in die einen der Schmerz versetzt, ist dabei aber nicht als Reaktion auf den Schmerz zu verstehen, sondern vielmehr ist diese Bewegung das, was den Schmerz selbst auszeichnet. „Man muß eine Einheit des Empfindens und Bewegens annehmen, nicht eine passive Empfindung, auf die eine Aktivität, eine Reaktion folgt."[54] Auch wenn die Bewegung, die der Schmerz bedeutet, nicht sichtbar zu sein braucht, so passiert es dennoch oft, dass sie eben doch sichtbar ist und in eine „repräsentative Ausdrucksbewegung" übergeht.[55] Dabei ist dieser Übergang nicht als ein zeitliches Nacheinander zu begreifen, in der zuerst der Schmerz ist und sich aus ihm eine Ausdruckbewegung entwickelt. Vielmehr handelt es sich um Varianten des Schmerzes, des sichtbaren oder verborgenen Schmerzes. Schmerz bedeutet nach Buytendijk immer ein In-Bewegung-versetzt-Werden, ob von außen sichtbar oder nicht.

Gerade am Beispiel des plötzlichen Schmerzes und der Bewegungen, die unmittelbar mit ihm einhergehen, zeigt sich, dass der Schmerz selbst das Bewegende ist.

> Wer steht, fällt in sich zusammen, wer sitzt, fliegt hoch. Schlaff herabhängende Arme werden angezogen, selbst gehoben. [...] Die Stimmritze gewöhnlich in Ruhe, zieht sich zusammen, verengt sich, die Schließmuskeln des Mundes, durchgehend innerviert, werden schlaff [...].[56]

---

52 Vgl. Frederik J. J. Buytendijk: Über den Schmerz. Übers. a. d. Holländischen von Helmuth Plessner, Bern: Huber 1948, 119.
53 Buytendijk, Schmerz, 120.
54 Buytendijk, Schmerz, 120.
55 Vgl. Buytendijk, Schmerz, 125.
56 Buytendijk, Schmerz, 129.

Der Schmerz findet in diesen Bewegungen seinen Ausdruck. Buytendijk hebt die Unterscheidung der Bewegung, die der Schmerz selbst bedeutet, und den Bewegungen, die auf den Schmerz als Reaktion folgen können, wie beispielsweise „Unruhe", „Gereiztheit", „in Wut-Geraten",[57] hervor. „Die innere Bewegung und die sich aus ihr ergebende sichtbare Reaktion sind für die Qualität und Intensität des Schmerzes selber ein konstituierendes Element und erfolgen genauso *zwangsläufig* wie der Sinneseindruck selber."[58]

In seiner Beschreibung des Schmerzes knüpft Buytendijk explizit an Henri Bergsons Thesen zum Schmerz an. In seinem Werk „Materie und Gedächtnis" bezeichnet Bergson den Schmerz als „motorische Tendenz"[59] (fr. „tendance motrice"). Für Bergson gründet Schmerz nicht in physiologischen Mechanismen, sondern in der dynamischen Abwehr des Organismus. Schmerz bedeutet für ihn eine Bewegungstendenz, die darauf abzielt, sich dem ungewollten Empfinden zu entziehen, wobei dieses Sich-entziehen-Wollen in seiner Realisation gehemmt wird.

> Jeder Schmerz ist eine *lokale* Anstrengung, und gerade sein lokaler Charakter ist die Ursache seiner Ohnmacht, denn da die Teile des Organismus solidarisch verbunden sind, so ist er nur noch als Ganzes bewegungsunfähig. [...] [Der] Augenblick [...], wo der Schmerz einsetzt, [ist dann gegeben], wenn der beteiligte Teil des Organismus, statt den Reiz aufzunehmen, ihn zurückstößt.[60]

Der Ausdruck „solidarische Verbundenheit aller Teile des Organismus" verweist darauf, dass Bergson den Schmerz nicht etwa als ein einem einzelnen Körperteil zuordenbares Widerfahrnis versteht, sondern als ein das ganze Subjekt betreffendes leibliches Ereignis.

Buytendijk konstatiert, dass die Form der Aktivität, die der Schmerz bedeutet, eine unausführbare Aktivität ist. Dabei übernimmt er von Bergson den zentralen Begriff der „ohnmächtigen Anstrengung" (fr. „effort impuissant"). Für Buytendijk entsteht Schmerz, wenn der Organismus etwas zu tun versucht, wozu er unfähig ist. „Nicht im Erlebnis seiner Aktivität besteht der Schmerz; die *machtlose* Anstrengung ist schmerzhaft und gibt der körperlichen Verletzung ihre Schmerzhaftigkeit, ihren «pathischen» Charakter."[61]

---

57 Vgl. Buytendijk, Schmerz, 138.
58 Buytendijk, Schmerz, 120.
59 Henri Bergson: Materie und Gedächtnis. Eine Abhandlung über die Beziehung zwischen Körper und Geist. Übers. a. d. Französischen v. Julius Frankenberger, Jena: Diederichs 1919, 42.
60 Bergson, Materie und Gedächtnis, 42–43.
61 Buytendijk, Schmerz, 123.

Die ohnmächtige Anstrengung führt zum Erleben eines Widerstandes in oder an einem Körperteil.[62] Bisherige Ausführungen legen selbstverständlich nahe, dass dieses Gefühl des Widerstandes eines ist, das man nicht bloß an einem isolierten Körperteil empfindet, sondern das man ganzheitlich leiblich spürt. Wenn ich einen mich plötzlich packenden Schmerz empfinde, den ich sodann am großen Zeh lokalisiere, dann erlebe ich nicht nur meinen großen Zeh als einen mir widerständig anhaftenden Schmerzpunkt, sondern ich erlebe mich selbst als widerständig, zumal ich selbst es bin, dem der große Zeh angehört. Diese Widerständigkeit erfahre ich zugleich als Antrieb, vom Schmerz und damit mir selbst loszukommen.

Auch von Weizsäcker betont den dynamischen Charakter des Schmerzes, wenn er sagt, dass der Schmerz zugleich ein Zustand und ein Vorgang ist – „ein Beharrliches, aber auch zu seiner Beseitigung Drängendes"[63]. Dabei bedeutet der Schmerz einen dynamischen Schwebezustand, in welchem zwei Kräfte, nämlich eine verbindend-vereinheitlichende und eine trennend-vervielfältigende Kraft, am Werk sind. „[I]m Schmerz will ein Sein sich spalten in ein Ich und ein Es und [...] zugleich [will] dies Sein seine Einheit bewahren."[64] Zum einen knüpft diese Beschreibung Weizsäckers am von Buytendijk hervorgehobenen „dynamischen Charakter" des Schmerzes an, zum anderen verdeutlicht sich darin erneut, dass die Bewegung, die der Schmerz bedeutet, eine Bewegung meint, in der man beharrlich versucht, vom „Es", das man im Schmerz wird, loszukommen, um letztlich in eine Einheit mit sich selbst zurückfallen zu können. Ich möchte flüchten vor dem Fremden, dem ich im Schmerz begegne und der:die ich zugleich selber bin.

> Diese Fluchtneigung [...] ist aber verbunden mit der *Unfähigkeit, in Wirklichkeit* dem Schmerz zu entgehen, ihn loszuwerden. Darin offenbart sich der eigene Charakter des Schmerzes, daß er brennt, nagt und auf vielerlei andere Weise das Subjekt in seiner Körperlichkeit bedrängt, [...] in der Tat „un effort impuissant".[65]

Die Bewegungstendenz, die den Schmerz maßgeblich ausmacht, kann meines Erachtens auch als ein bedeutsamer Indikator dafür gelten, ob es sich bei einer Empfindung tatsächlich um Schmerz handelt. Schließlich kann man einen beispielsweise auf den Handrücken ausgeübten Druck lediglich als Druckempfindung erleben, diese kann aber plötzlich in eine Schmerzempfindung übergehen. Der Moment, in dem das Druckempfinden zum

---

62 Vgl. Buytendijk, Schmerz, 125.
63 Weizsäcker, Die Schmerzen, 32.
64 Weizsäcker, Die Schmerzen, 32.
65 Buytendijk, Schmerz, 127.

Schmerz wird, lässt sich daran festmachen, wann sich die schmerztypische Bewegungstendenz, die einen veranlasst, sich von diesem Empfinden „wegzubewegen", aktuell ereignet. Buytendijk spricht ebenfalls davon, dass man das Kommen des Schmerzes in manchen Situationen spürt. Er nennt hierfür das Beispiel eines anfänglichen Kopf- oder Zahnschmerzes. Die anfängliche Schmerzempfindung ist dann noch unsicher.[66] „In diesen Fällen kann bereits das in einem Organ auftretende Gefühl des «Bearbeitetwerdens», des Nagens, Bohrens, Wühlens, Brennens, Kneifens vorhanden sein, ohne daß es schon schmerzhaft wäre."[67] Ist der Schmerz dann deutlich zu spüren, ist diese Tatsache „deutlich anzugeben", so tritt das *„Schmerzhafte als körperliche Affektion auf"*[68]. In diesem Zusammenhang verweist Buytendijk wiederum auf Bergson, der eine naturhafte Unterschiedenheit von Empfindung und Schmerz postuliert, weshalb sich laut Buytendijk beim Übergang beispielsweise von einer Druckempfindung hin zum Schmerz ein dezidiert qualitativer, kein quantitativer Übergang ereignet.[69] Folgt man Buytendijks Thesen, muss auch die Kategorie der „Intensität" eines Schmerzes direkt an den Bedeutungskern des Schmerzes, also an die „ohnmächtige Anstrengung", geknüpft werden. Je heftiger die motorische Tendenz wird, je intensiver der Drang, von der leiblichen Selbstgegebenheit loszukommen, spürbar ist, desto intensiver wird der Schmerz empfunden.

Seine Beschreibung des Schmerzes als „machtloser Anstrengung" verweist eindrücklich darauf, dass das wahrhaft Schmerzvolle am Schmerz ist, dass man nicht von ihm loskommt. Er zwingt einen in das Bedürfnis, vor ihm zu flüchten, von ihm loszukommen. Doch macht gerade der Umstand, dass man nicht von ihm loskommt und nicht von ihm flüchten kann, den Schmerz zu dem, was er ist. „Jeder Schmerz enthält eine Fluchttendenz, [...], in der zugleich die Unmöglichkeit der Flucht mitgegeben ist, d. h. die Gewissheit, an das gefesselt zu sein, von dem man sich trennen will."[70] Diese Beschreibung des Schmerzes von Gernot Böhme fasst eindrücklich den Bedeutungskern des Schmerzes, wie ihn schon Frederik Buytendijk verstanden hat, zusammen. Auch Hermann Schmitz, der Begründer der „Neuen Phänomenologie", knüpft in seiner Beschreibung des Schmerzes an dieses Schmerzverständnis an, wenn er etwa sagt, dass sich am Schmerz eine leibliche Dynamik ereignet, die auch als

---

66   Vgl. Buytendijk, Schmerz, 124.
67   Buytendijk, Schmerz, 124.
68   Buytendijk, Schmerz, 125.
69   Vgl. Buytendijk, Schmerz, 125–126.
70   Böhme, Leibsein als Aufgabe, 96.

übermächtige Hemmung eines „expansiven Impulses" spürbar ist.[71] Schmitz greift für sein Schmerzkonzept nicht nur diesen, sondern auch andere, bereits vorgestellte Aspekte subjektiven Schmerzempfindens auf, entfaltet diese weiter und integriert sie in ein eigenständiges Begriffssystem. Schmitz hebt außerdem die Bedeutung des Schmerzes als „leibliche Regung"[72] hervor.

2.5 Schmerz: ein „Halbding"

Für Hermann Schmitz scheint die Schmerzerfahrung von besonderem philosophischem Interesse zu sein. Laut Böhme, der sich eingehend mit Schmitz' Thesen zum Schmerz auseinandergesetzt hat, sind die radikalsten Erschütterungen, die einem im Leben widerfahren können, diejenigen Erlebnisse, die das „Sich-Besinnen" des Menschen auf sein „Sich-Finden in der Umgebung" erwirken. Zu diesen Erlebnissen ist auch der Schmerz zu zählen. Der Schmerz gilt für Schmitz u. a. als Quelle der menschlichen Selbstvergewisserung.[73]

In seinen zahlreichen Werken bezeichnet Hermann Schmitz den Schmerz immer wieder als sogenanntes „Halbding". Um erklären zu können, was er mit diesem Begriff zum Ausdruck bringt, ist zunächst darauf einzugehen, wie Schmitz den Leib definiert und welche Rolle er ihm für die Schmerzerfahrung zumisst. Für Schmitz ist der Leib dasjenige, was man in der Gegend des eigenen, sichtbaren und tastbaren Körpers spürt, „ohne über ein ‚Sinnesorgan' wie Auge oder Hand zu verfügen, das man zum Zweck dieses Spürens willkürlich einsetzen könnte"[74]. Der Leib ist also in erster Linie als gespürter Leib zu erachten und ist für Schmitz der „Inbegriff" dessen, was der Mensch von sich selber spüren kann.[75] Diesen Inbegriff teilt Schmitz in vier Typen leiblicher Regungen ein, wobei an erster Stelle die „bloß leiblichen Regungen" stehen, zu denen u. a. der Schmerz zählt. Schmitz zieht den Schmerz als Beispiel dafür heran, dass die Räumlichkeit des Leibes nicht mit der des Körpers gleichzusetzen ist. Zwar würde man sagen, dass man den Schmerz beispielsweise im Kopf spürt und sich damit der Kopfschmerz „sein Lokal mit dem Kopf, einer festen, durch Schnitte zerlegbaren, dreidimensionalen Masse"[76] teilt, doch ist

---

71 Vgl. Hermann Schmitz: Der Leib, Berlin: De Gruyter 2011 (Grundthemen Philosophie), 29.
72 Schmitz, Epigenese, 65.
73 Vgl. Böhme, Leibsein als Aufgabe, 88.
74 Hermann Schmitz: Der unerschöpfliche Gegenstand. Grundzüge der Philosophie, Bonn: Bouvier ³2007, 115.
75 Vgl. Schmitz, Epigenese, 65.
76 Schmitz, Epigenese, 66.

der Leib, an dem man den Schmerz spürt, ein flächenloser Raum.[77] „In flächenlosen Räumen kann es keine relativen Orte geben, die sich durch Lagen und Abstände gegenseitig bestimmen und zu sagen gestatten, wo etwas ist."[78] Aus diesem Grund ist auch der Schmerz für Schmitz kein lokalisierbares Ereignis am Körper, sondern ein ganzheitlich leiblich spürbares Phänomen.

Laut Schmitz ist Schmerz zwar eine eigene leibliche Regung, „zugleich aber [auch] ein zudringlicher Widersacher; er gehört daher nur zwiespältig zum eigenen Leib, der insofern im Schmerz gespalten ist"[79]. Durch den Schmerz oder besser noch „im Schmerz" erlebt man den eigenen Leib als einen gespaltenen Leib. Zum einen ist es eben der eigene Leib, den man im Schmerz spürt, zum anderen erfahre ich diesen Leib als Widersacher. Der Begriff des „Widersachers" führt schließlich auch zu einem Verständnis des Schmerzes als eines „Halbdings". „Als zudringlicher Widersacher ist der Schmerz [...] ein *Halbding.*"[80] Ein Halbding ist für Schmitz ein „Gegenstandstypus, der in der faktischen Wahrnehmung ebenso stark wie der des Dinges hervortritt und vielfach mit diesem zusammengehört"[81], doch er unterscheidet sich vom Ding v. a. in der Hinsicht, dass er zugleich als sinnliche Qualität wahrgenommen wird. Sachlich steht er also zwischen Dingen und sinnlichen Qualitäten.[82] Schmitz betont außerdem, dass ein „Halbding" oftmals nur einem einzelnen Subjekt gegenwärtig und zugänglich ist, wie etwa der Schmerz, dass die Halbdinge deshalb aber „nicht weniger wirklich sind als Steine, die jeder sehen kann"[83]. „Halbdinge" unterscheiden sich von „Volldingen", also von Dingen im Vollsinn, auf zwei Weisen:

> 1. Ihre Dauer ist unterbrechbar. Sie kommen, gehen und können wiederkommen, ohne daß es Sinn hat, zu fragen, wie und wo sie die Zwischenzeit verbracht haben.
> 2. Die Kausalität der Halbdinge ist unmittelbar. Sie sind nicht als Ursachen, die in vielen Fällen nur gelegentlich wirken, von ihrer Einwirkung verschieden, wie der Stein vom Stoß, indem er das Glas zertrümmert oder verschiebt, sondern fallen dem Effekt gegenüber mit der Einwirkung zusammen.[84]

Es erscheint nachvollziehbar, dass diese Beschreibung eben auch auf den Schmerz zutrifft. Der Schmerz kommt und geht aus mir, ohne dass ich ihn

---

77 Vgl. Schmitz, Epigenese, 66.
78 Schmitz, Epigenese, 67.
79 Schmitz, Der Leib, 29.
80 Schmitz, Der Leib, 29.
81 Schmitz, Der unerschöpfliche Gegenstand, 216.
82 Vgl. Schmitz, Der unerschöpfliche Gegenstand, 216.
83 Schmitz, Der Leib, 91.
84 Schmitz, Epigenese, 84.

erwarten, kontrollieren oder vorhersehen könnte. Zum anderen erlebt man den Schmerz tatsächlich auf so unmittelbare Weise, dass Schmerzen zu haben immer bedeutet, sie als solche zu erleben. Das Spüren von Schmerz ist kein Effekt, der auf den Schmerz folgt, sondern macht ihn wesentlich aus. Die Frage, woher ein Schmerz rührt, wovon er potentiell verursacht wurde, ist eine sekundäre Abstraktionsleistung. In erster Linie kommt der Schmerz aus mir selbst. Der Schmerz ist Ursache und Wirkung des schmerzhaften Getroffen-Seins.

> Wegen ihrer unmittelbaren Kausalität sind die Halbdinge zudringlich. Sie halten nicht Abstand wie ein Ding, das man schon im Ruhezustand beobachten kann, ehe es als Ursache zu wirken beginnt, sondern greifen leiblich spürbar an, sobald sie auftreten, wie etwa auch ein tiefer, bohrender Blick, abermals ein Halbding.[85]

Laut Schmitz zeichnet Halbdinge deshalb eine besondere Dynamik aus. Auch Dinge im Vollsinn können spürbar zudringlich werden, doch kann man sie von dem „kausalen Einfluss", den sie ausüben, selbst scharf abgrenzen.[86] Im Schmerz hingegen ist seine Schmerzhaftigkeit schon mitgegeben. Schmerz kann als nichts anders gespürt werden als etwas Schmerzhaftes, sonst würde man nicht von Schmerz sprechen.

Zur Erlebnisqualität des Schmerzes bemerkt Schmitz außerdem, dass ich ihn als „mich betreffende[n] Eindringling und Widersacher [erlebe], dem ich ausgesetzt bin, mit dem (in Übereinstimmung) und gegen den (vergebens) ich entkommen will"[87]. Mit dieser Beschreibung knüpft Schmitz an das Schmerzverständnis von Viktor von Weizsäcker an. Danach zwingt der Schmerz das betroffene Subjekt zu einer Auseinandersetzung mit ihm, er lässt dem Betroffenen keinen Spiel- oder Fluchtraum.

> Er konfrontiert in ausgezeichneter Weise. Man muß sich mit ihm auseinandersetzen, weil man nicht in ihm aufgehen kann, wie in der Angst, in die man sich fallen läßt, z. B. in panischer Flucht. Der Schmerz zwingt den Menschen, zu sich selbst zu stehen angesichts einer Macht, die ihn an der elementaren Wurzel seines affektiven Betroffenseins angreift und dort zu vernichten droht.[88]

Diese Charakterisierung des Schmerzes als Macht, die die:den Betroffene:n zur Auseinandersetzung nötigt, ist ein weiteres bedeutsames Charakteristikum dessen, was Schmitz als Halbding versteht.

---

85 Schmitz, Epigenese, 85.
86 Vgl. Schmitz, Der unerschöpfliche Gegenstand, 217.
87 Schmitz, Der unerschöpfliche Gegenstand, 135.
88 Schmitz, Epigenese, 91.

Außerdem schreibt Schmitz Halbdingen einen „beharrenden Charakter" und eine „Machtausübung" zu, die er als „Steuerungsfähigkeit" definiert.[89] Schmitz spricht davon, dass manches Halbding

> nur am eigenen Leib des Getroffenen gespürt werden kann, aber nicht als sein eigener Zustand, sondern als durchaus fremde Mächte, die steuernd (nämlich richtunggebend) in den eigenen Leib und Körper eingreifen und damit eine widerstehende Reaktion herausfordern.[90]

Schmitz nennt als Beispiel die reißende Schwere, die die:den von ihr Getroffene:n zu Boden zieht, wenn dieser gerade gestolpert ist und sich wackelig versucht, auf den Beinen zu halten. Auch der Schmerz ist als eine fremde und steuernde Macht zu verstehen. Er zeichnet sich laut Schmitz aber noch einmal als besonderes Halbding aus. Die reißende Schwere etwa wird im Gegensatz zum Schmerz bloß als eindringender Widersacher erlebt. Schmerz spürt man dagegen zugleich als leiblichen Zustand. Der Kampf gegen die reißende Schwere bedeutet einen Kampf gegen den Widersacher, der Kampf gegen den Schmerz bedeutet also immer zugleich den Kampf gegen sich selbst.[91] „[D]er Schmerz [ist] ein Gefängnis, in dem der Gepeinigte sich selbst den Ausweg versperrt und abwarten muß, ob die Mauern einbrechen, indem der Schmerz von selbst verschwindet."[92] Mit dieser näheren Differenzierung ist das besondere Merkmal des Schmerzes hervorgehoben, nämlich dass der Schmerz an mir haftet, bis er mich wieder loslässt, nicht umgekehrt.

Indem Schmitz für die Erklärung des Schmerzes seine Aufmerksamkeit auf das eigenleibliche Spüren lenkt, wird klar, dass ich selbst es bin, der:die „schmerzt". Im Schmerz tut mir nicht bloß „etwas" weh, sondern das „ich" und das „etwas" fallen im Schmerz immer schon zusammen, sodass ich sagen könnte „ich schmerze". Obwohl Schmitz meines Erachtens mit seinem Begriff des „Halbdings" eher das Bild eines gegenständlichen Schmerzes und damit einer „Sache", die man loswerden, von der man sich distanzieren kann, fördert, versucht er damit tatsächlich gerade das Gegenteil zu erwirken und bricht eine Lanze für ein Verständnis des Schmerzes, das das leibliche Spüren, zum Bedeutungskern des Schmerzphänomens zählt.

---

89 Vgl. Schmitz, Epigenese, 86.
90 Schmitz, Epigenese, 88.
91 Vgl. Schmitz, Epigenese, 88.
92 Schmitz, Epigenese, 86.

2.6 Zwischenresümee

Schmerz ist ein vielfältiges Phänomen. Diese Tatsache spiegelt sich auch im Umstand wider, dass es alles andere als einfach ist zu definieren, was genau den Schmerz auszeichnet. Trotz der Problematik, dass der Schmerz ein nahezu „unfassliches Phänomen" ist, wie von Weizsäcker ihn beschreibt, weil man keinen Zugang mehr zum Schmerz hat, nachdem er einen verlassen hat,[93] gab und gibt es dennoch einige Philosophen, die versuchen, etwas über den Schmerz zu sagen. Der Blick auf ausgewählte philosophische Schmerzkonzepte hat bislang gezeigt, dass allein der Horizont subjektiv erlebten Schmerzes einen erahnen lässt, was der Schmerz in seinem Kern bedeutet. Aufgrund der individuellen Schmerzerfahrung möchte man sagen, dass Schmerz schlichtweg derjenige Begriff ist, der beschreibt, dass einem selbst etwas „weh tut". Die Erklärung des Schmerzes als Reizweiterleitung oder seine Festlegung auf neuronale Vorgänge in bestimmten Arealen des Gehirns spart gerade diese Bedeutung des Schmerzes aus.

Bereits angestellte Vorüberlegungen, in denen die Vulnerabilität und damit auch der Schmerz als leiblich bedingte, anthropologische Konstanten ausgewiesen wurden, haben klargemacht, dass jeder Mensch Schmerz am eigenen Leib spürt und somit Auskunft darüber geben kann, wie dieser Schmerz sich für ihn:sie subjektiv anfühlt. Schmerz ist, kurz gesagt, kein neutrales Sinnesdatum. Er lässt sich nicht objektivieren oder sich auf körperlich-physische Abläufe reduzieren. Der Blick auf das Schmerzkonzept von Descartes hat deutlich gemacht, dass gerade das Phänomen des Schmerzes aufzeigt, dass der Mensch nicht als Zusammenfügung von ausgedehnter und denkender Substanz zu verstehen und der Schmerz weder ausschließlich der einen noch der anderen Seite zuzuschreiben ist. Noch entscheidender ist, dass durch Descartes' Schmerzverständnis sichtbar wurde, dass der Schmerz selbst nicht als Resultat einer Wechselwirkung von zwei Substanzen zu begreifen ist, sprich, dass durch die Bestimmung des Schmerzes als „Reizreaktion" nichts darüber ausgesagt ist, was ihn in seinem Bedeutungskern trifft. Der Schmerz ist in erster Linie eine unmittelbare leibliche Betroffenheit, die nur zu verstehen ist, wenn man den dualistischen Blick auf den Menschen aufgibt und begreift, dass der Leib, der man selber ist, einen im Schmerz betroffen macht. Aus eben diesem Grund ist, wie Lisa Tombornino zu Recht konstatiert, auch eine theoretische Trennung von physischem und psychischem Schmerz nicht zulässig. Schmerzen, die

---

93 Vgl. Weizsäcker, Die Schmerzen, 30.

man als rein physisch oder rein psychisch bezeichnen könnte, gibt es nicht.[94] Schmerzen sind immer leiblich spürbar. Ganz gleich, ob ich einen geliebten Menschen verliere und diesen Verlust als „Herzschmerz" erlebe oder ob der Schmerz einer tiefen Wunde am Körper an mir nagt. In jedem Fall spüre und erlebe ich Schmerzen unmittelbar am eigenen Leib. Die zentrale Bedeutung der Leiblichkeit für das Verständnis von Schmerz zu vertreten, so wie es in dieser Arbeit getan wird, bedeutet, jegliche einseitige Bestimmung des Schmerzes als eines „physischen" oder „psychischen" Phänomens abzulehnen.

Die Unmittelbarkeit des Schmerzes konnte v. a. durch Husserls Schmerzanalysen deutlich gemacht werden. Die unmittelbare Betroffenheit durch den Schmerz erweist sich für Husserl in seiner offenkundigen Nicht-Intentionalität. Auch wenn man sich auf den eigenen Schmerz intentional beziehen kann, den Schmerz dieser oder jener Stelle am eigenen Körper zuschreiben und ihn sodann als eigenen Schmerz erfassen kann, geht alldem dennoch die unmittelbare, leiblich spürbare Betroffenheit vorher. Husserl deckt die Äquivokation, die sich hinter dem Begriff des Schmerzes verbirgt, auf und betont die Bedeutung des Schmerzes als eines nicht-intentionalen Erlebens. Erst sein Verweis auf die Unmittelbarkeit des Schmerzes stößt die philosophische Auseinandersetzung mit dem subjektiven, eigenleiblichen Spüren des Schmerzes an.

Aus den vorgestellten Konzepten von Viktor von Weizsäcker, Gernot Böhme und Hermann Schmitz, die den Schmerz als Alteritätserfahrung stark machen, lassen sich drei besonders bedeutsame Aspekte hervorheben. Zum einen erlebt man den Schmerz selbst als etwas Fremdes und Widerständiges. Diese Anderheitserfahrung bringt mit sich, dass man sich selbst als eine:n Andere:n erlebt: Im Schmerz wird man zu einem:r Anderen. Hört der Schmerz auf, ist man auch diese:r Andere nicht mehr. Gerade dadurch aber, dass ich mich selbst bzw. meine Leiblichkeit im Schmerz als widerständig und fremd erfahre, ist Selbst- und Identitätserfahrung gegeben. Ich erlebe mich als mit dem Schmerz und mit mir selbst auf unumgängliche Weise identisch. Schmerzen zu haben bedeutet also, dass man den Schmerz als Fremden in einem selbst wahrnimmt, man sich selbst als Fremde:r erlebt und dass gerade durch diese doppelte Alteritätserfahrung subjektives Identitätserleben gestiftet wird. Will man Schmerz verstehen, ist also der Bedeutung von Alterität Rechnung zu tragen.

Auch die Identitätserfahrung konnte bereits genauer bestimmt werden. Der Schmerz zeigt mir nicht nur auf, dass ich bin, sondern genauerhin, dass ich leiblich bin. Es ist eben diese Leiblichkeit, die im Schmerz nicht nur spürbar

---

94 Vgl. Lisa Tambornino: Schmerz. Über die Beziehung physischer und mentaler Zustände, Berlin: De Gruyter 2013 (Studien zu Wissenschaft und Ethik 6), 31.

ist, sondern die mich in die Dynamik und den damit einhergehenden Kampf, von mir selbst loskommen zu wollen, versetzt. Insbesondere Frederik Buytendijk und Henri Bergson machen diese leiblich-dynamische Bewegungstendenz stark und zeigen auf, dass Schmerz immer bedeutet, von mir selbst loskommen zu wollen, obwohl ich selbst dieser Schmerz bin. Diese Facetten des Schmerzerlebens müssen in eine detaillierte Betrachtung des je-meinigen Schmerzes miteinbezogen werden. Hermann Schmitz' Definition des Schmerzes als „Halbding" hat außerdem eindrücklich gezeigt, dass im Schmerz Ursache und Wirkung in eins fallen bzw. dass diese nicht voneinander zu trennen sind. Damit betont auch Schmitz die Unmittelbarkeit des Schmerzes und zeigt auf, dass sowohl die Ursache einer schmerzhaften Empfindung als auch die schmerzhafte Empfindung selbst dem Schmerz bzw. demjenigen:derjenigen, der:die den Schmerz empfindet, zuzuschreiben sind. Schmerz deshalb auch als privatives Phänomen zu verstehen, trifft meines Erachtens zwar durchaus das Wesen des Schmerzes als eines „Halbdings", Schmitz weist allerdings zu Recht entschieden von der Hand, dass Schmerz deshalb in seiner realen Existenz angezweifelt werden dürfe.

Zusammenfassend kann gesagt werden, dass die bisherige Beleuchtung von sehr heterogenen Schmerzkonzepten vor allem die Erkenntnis zutage gebracht hat, dass der Schmerz immer nur als subjektives, am eigenen Leib spür- und erfahrbares Ereignis verstanden werden kann. Die unterschiedlichen Schmerzkonzepte haben, wenn man so möchte, eine Fährte gelegt, an deren Schluss die Erkenntnis steht, dass Schmerz immer der Schmerz von jemandem ist – von einem konkreten Subjekt: Schmerz kann man immer nur als „meinen Schmerz" erleben. Die Schmerzkonzepte, die den Fokus auf das subjektive Schmerzerleben nahegelegt haben, werden im Folgenden in Hinblick auf die Frage der Subjektivität und „Jemeinigkeit" des Schmerzes weiter fortgeführt. Neben der Leiblichkeit, mit der auch die Räumlichkeit und Zeitlichkeit des Schmerzes zum Thema werden, ist außerdem der Frage nachzugehen, welches Verhältnis von Schmerz und Leid anzunehmen ist bzw. inwiefern das Leiden am Schmerz zur Schmerzerfahrung selbst dazugehört.

KAPITEL 3

Mein Schmerz

Schmerzerfahrungen unterschiedlicher Art erschließen sich erst, wenn man sich mit dem subjektiven Erleben von Schmerz befasst, denn „Schmerz ist ein Geschehen für jemanden [...][,] [j]ede andere Betrachtungsweise ist davon abgeleitet"[1]. Zu Recht betont von Weizsäcker, dass Schmerz nie *abstrakt vorhanden* ist, sondern nur „lokalisiert, konkret, im Raum, in der Zeit"[2], womit auch er die Aufmerksamkeit auf das schmerzbetroffene Subjekt lenkt. Auch in Bezug auf die Ausdifferenzierung der unterschiedlichen Schmerztypen muss der Fokus auf dem Subjekt der Schmerzerfahrung liegen. Wovon etwa bei Migräneschmerz die Rede ist, weiß man erst, wenn man sich damit auseinandersetzt, *wie* ihn ein Subjekt am eigenen Leib erfährt. Die räumliche und zeitliche Struktur der Leiblichkeit bedingen, dass sich Schmerzen individuell unterschiedlich anfühlen. Die individuell differierende Schmerzsensibilität verlangt ebenfalls danach, subjektives Erleben in jede Schmerztheorie miteinzubeziehen.

Schmerz ist in erster Linie der Schmerz einer konkreten Person, den jemand unmittelbar am eigenen Leib spürt. Ein Schmerz, der niemandem weh tut, ist schlichtweg kein Schmerz. Für die Beschreibung subjektiven Schmerzerlebens muss der Leib als Bedingung der Möglichkeit subjektiver Welterfahrung in den Blick rücken. Weil der Schmerz als leibliches Phänomen zu erachten ist, bedeutet er außerdem eine erhebliche Zäsur des Selbst- und Weltverhältnisses. Der Aspekt der Leiblichkeit von Schmerzerfahrung, der zunächst in den Fokus weiterführender Überlegungen rücken soll, eröffnet sodann den räumlichen und zeitlichen Aspekt von Schmerzerfahrung. Eine Vertiefung dieser Aspekte erschließt sich durch den Aufweis der Struktur des Schmerzes als leidvoller Erfahrung. In den folgenden Abschnitten ist näher zu beleuchten, weshalb der Schmerz wesentlich als leiblich erfahrener Schmerz und als der Inbegriff leidvoller Erfahrung zu verstehen ist. Nur auf Basis einer eingehenden Analyse der Leiblichkeit von Schmerzerfahrung kann nach der phänomenalen Unterschiedenheit konkreter Schmerzerfahrungen gefragt werden.

---

1 Grüny, Zerstörte Erfahrung, 11.
2 Weizsäcker, Die Schmerzen, 31.

3.1 Leiblichkeit der Schmerzerfahrung

Schmerz ist in erster Linie die „Wahrnehmung von Etwas, das gegen [...] [mich] ist, und von etwas, gegen das man sein muß"[3], wie Scarry sagt. Auch die Bilder des „eindringenden Widersachers"[4] oder des „mich anspringenden wilden Tieres"[5] haben gezeigt, dass der Schmerz einen Bruch im Selbsterleben bedeutet. Dieses Selbsterleben ist wiederum sehr stark an die Leiblichkeit gebunden, denn der Leib ist, wie im ersten Abschnitt bereits genauer erläutert wurde, das Medium meiner Selbst- und Welterfahrung. In Bezug auf den Schmerz als Zäsur hält Buytendijk fest, dass sich das Getroffenwerden im Schmerz von anderen Arten des Getroffenwerdens v. a. dadurch unterscheidet, dass Schmerz einen „Angriffspunkt irgendwo am eigenen Leib [bedeutet und dass damit] auch der Kern der eigenen Existenz, das ‚Ich' getroffen [ist]"[6] und zwar noch dazu durch eines der eigenen Leibesglieder. Im Gegensatz zum Schreck, in dem jemand durch etwas ergriffen wird, was bei aller Betroffenheit des:der Erschrockenen außerhalb desselben:derselben bleibt, „wird der Mensch durch Schmerz in seiner psychophysischen Einheit angegriffen und erlebt [...] nichts sich gegenüber, sondern an sich selbst."[7] Leiblichkeit wurde bereits als die zentrale anthropologische Grunddimension vorgestellt, ohne die der Schmerz in seiner Bedeutung als individueller und existentieller Erfahrung nicht verstanden werden kann, da *Leib zu sein* die „Grundtatsache" menschlicher Existenz darstellt.[8]

Dass sich Leiblichkeit und Schmerzerfahrung gegenseitig bedingen, zeigt sich auch daran, dass sich durch den Schmerz Bedeutsames über die Leiblichkeit offenbart. Schmerz vermag verborgene leibliche Dimensionen des Selbstvollzugs zutage zu fördern – gerade im Schmerz merke ich, wie ich Normalität oder Alltäglichkeit leiblich erlebe und dass mir mein Leib letztlich unverfügbar ist. Die Art und Weise, wie man sich selbst bzw. den eigenen Leib schmerzfrei erfährt, ist einem grundsätzlich entzogen und wird erst durch unterschiedliche Schmerzerfahrungen zugänglich. Das Potential, aber auch die Grenzen, die einem durch den Leib gegeben sind, vermag man als bewusste Erkenntnis insbesondere durch den Schmerz zu gewinnen. Ohne den Schmerz als

---

3 Scarry, Körper im Schmerz, 79.
4 Schmitz, Epigenese der Person, 88.
5 Böhme, Leibsein als Aufgabe, 84.
6 Buytendijk, Schmerz, 130–131.
7 Buytendijk, Schmerz, 131.
8 Vgl. Tanja Staehler: Vom Berührtwerden. Schwangerschaft als paradoxes Paradigma, in: Isabella Marcinski / Hilge Landweer: Dem Erleben auf der Spur. Feminismus und die Philosophie des Leibes, Transkript 2016 (Edition Moderne Postmoderne), 27–44, 32.

existenzielle Herausforderung zu verschleiern, muss daher auf seine Bedeutsamkeit für das leibliche Selbsterleben verwiesen werden. Schmerzen zu haben heißt, der eigenen Leiblichkeit nicht nur bewusstseinsmäßig, sondern v. a. spürend gewahr zu sein – anders als in schmerzfreiem Zustand. Auf diese differenzierte leibliche Selbsterfahrung wird im Folgenden näher eingegangen.

3.1.1 Schmerzfreier Leib

Anhand der bisherigen Ausführungen wurde gezeigt, dass die Rede vom *Körper* eines Menschen nur durch das Einnehmen einer Außenperspektive möglich ist. Ich kann die organischen Abläufe, die Bewegungen, die von außen sichtbaren Wunden etc. eines Körpers beschreiben, ohne mich zwingend darauf besinnen zu müssen, dass diese Wunden immer die Wunden von jemandem sind, oder anders gesagt, dass ich einen verwundeten Leib vor mir habe. Gewiss ermöglicht die Außenperspektive etwa einem:r operierenden Arzt:Ärztin, in den Körper seines:ihrer Patienten:in zu schneiden. Ein Arzt kann wohl nur durch die ihm mögliche Distanz derart *Hand anlegen*. Auch wenn man selbst in der Lage ist, den eigenen Körper bewusst zu haben, ist es dennoch niemals möglich, den Blick *von außen*, den Blick des:der Mediziners:Medizinerin auf ihn einzunehmen. Die Distanz, die man zu sich selbst einnehmen kann, bleibt stets begrenzt. Das Körperhaben hat, wie bereits eingangs erklärt wurde, im Leibsein seine Grundlage. Mich selbst kann ich niemals ausschließlich als Körper wahrnehmen bzw. derart zu mir in Distanz treten, dass ich mir dadurch selbst zum bloßen Körper werde. Selbstverständlich ist die Selbstwahrnehmung als Körper in begrenztem Maß möglich, denn nur so kann ich mir beispielsweise ein deplatziert wirkendes Körperhaar entfernen oder eine oberflächliche, am eigenen Körper entdeckte Wunde versorgen. Stets habe ich diesen Körper aber nicht nur, sondern bin zugleich mein Leib. Das kurze Brennen beim Auszupfen des Haares oder Desinfizieren meiner Wunde lässt keinen Zweifel daran, dass ich diesen Körper eben nicht nur habe, sondern zugleich Leib bin. Die Perspektive, die ein:e Andere:r auf mich einnehmen kann, bleibt mir verwehrt, denn in meinem eigenleiblichen Spüren ereignet sich eine permanente Selbstvergewisserung, die eine gänzliche Distanz zu mir ausschließt. Auch etwaige leiblich-dissoziative Erfahrungen, in denen sich Teile meines Leibes zu verselbstständigen oder mir nicht zugehörig scheinen, können nur aufgrund der eigenen Leiblichkeit erfahren werden.

Den Gedanken, dass mir mein Leib niemals gegeben sein kann wie etwa Gegenstände der Welt, auf die ich mich durch meinen Leib zubewegen oder von ihnen distanzieren kann, bringt Merleau-Ponty mit seinem Begriff der *Ständigkeit* des Eigenleibes zum Ausdruck. „Seine Ständigkeit ist keine solche der Welt, sondern Ständigkeit ‚meinerseits'. Daß […] [der Leib] stets bei mir und ständig für mich da ist, besagt in eins, daß ich niemals ihn eigentlich vor mir habe, daß er sich nicht vor meinem Blick entfalten kann, [...] und dergestalt mit mir ist."[9] Die *Ständigkeit* des Eigenleibes bedingt, dass man sich niemals zum bloßen Körper wird und sie prägt auch wesentlich die leibliche Selbstwahrnehmung, zu deren Explikation vor allem die Unterscheidung von *Leibsein* und *Leibhaben*, als zwei Dimensionen des Selbsterlebens, hervorzuheben sind.

Um die Differenzierung von Leibsein und Leibhaben erklären zu können, soll auf die Alltagserfahrung individueller Leiblichkeit eingegangen werden. Üblicherweise ist mir die eigene Leiblichkeit nicht ständig bewusst, weil der Leib den „stillen Horizont"[10] meiner Existenz darstellt. Solange mir nichts weh tut, kein beeinträchtigender Mangel oder bestimmter leiblicher Drang mir den eigenen Leib gewahr werden lässt, erlebe ich diesen nicht in expliziter Weise. Der Mensch vollzieht jede Alltagshandlung, all sein Wollen und Tun, jegliche Bewegung, alles Fühlen und Wahrnehmen ganz natürlich mittels des eigenen Leibes, meist ohne ihm dabei bewusst Beachtung zu schenken. Die Fähigkeit, den eigenen Leib bewusst *zu haben*, ist einem auch nicht von Geburt an gegeben, sondern entfaltet sich vielmehr in einem stetigen Prozess. Neugeborene sind völlig mit ihrem Leib identisch, sie sind ihr Leib, haben ihn aber noch nicht als solchen bewusst.

> Für den Säugling gibt es weder eine ‚Außenwelt' noch ein ‚Ich'; das Äußere und Fremde muss erst als Widerstand oder als Entzug erfahren werden, damit sich die Leibwahrnehmung als Selbstwahrnehmung von ihm abheben kann. Indem die Dinge und Personen sich dem Kind widersetzen, sich entziehen und als autonome Quellen von Spontaneität zeigen, wird es auf seine Leiblichkeit zurückgeworfen und erfährt darin ‚sich selbst'.[11]

Immer mehr und immer intensiver tritt das Vermögen, sich seiner selbst und damit seines eigenen Leibes gewahr, bewusst und habhaft zu werden, hervor. Herbert Plügge spricht in diesem Zusammenhang auch von der stetigen „Einverleibung der eigenen Leiblichkeit"[12].

Die Differenz zwischen Leibhaben und Leibsein ist außerdem keine einseitig auflösbare, d. h. es handelt sich nicht um zwei Dimensionen leiblichen

---

9   Merleau-Ponty, PhdW, 115.
10 Ludwig Binswanger: Ausgewählte Vorträge und Aufsätze. 1. Zur phänomenologischen Anthropologie, Bern: Francke 1947, 147.
11 Thomas Fuchs: Leib, Raum, Person. Entwurf einer phänomenologischen Anthropologie, Stuttgart: Klett-Cotta 2000, 52.
12 Herbert Plügge: Über das Verhältnis des Ich zum eigenen Leib, in: Hilarion Petzold (Hg.): Leiblichkeit. Philosophische, gesellschaftliche und therapeutische Perspektiven, Paderborn: Junfermann 1985, 107–132, 112.

Selbsterlebens, die einander ausschließen. Vielmehr bedingen sie sich gegenseitig und bestimmen die Möglichkeit jeder Interaktion mit der Welt und anderen Individuen.

> Es gehört zum widersprüchlichen Charakter unserer Leiblichkeit, daß ein Sich-bemerkbar-machen, ein Sich-entfremden und eine gleichzeitig erfahrene Zugehörigkeit dieser sich entfremdenden Partie zu unserer Leiblichkeit sich nicht ausschließen, sondern gegenseitig geradezu fordern. Ja, noch mehr: sie sind *ein* unteilbar unauflöslicher Vorgang.[13]

So muss ich beispielsweise völlig in meinem Leibsein versunken sein, um alltägliche und gewohnte Bewegungsabläufe ohne bewusstes Nachdenken verrichten zu können. Zugleich muss sich die Möglichkeit meines Leibhabens ständig aktualisieren können, um Abweichungen der verinnerlichten leiblichen Prozesse spontan integrieren zu können. Mir muss beispielsweise leiblich gewahr sein, dass ich eine linke Hand habe, die ein- bzw. zugreifen kann, wenn sie Tätigkeiten übernehmen soll, die ich üblicherweise mit der rechten Hand vollziehe. Die Möglichkeit, übliche Bewegungsabläufe spontan oder gezielt zu verändern oder zu korrigieren, gründet in meinem Leibhaben. Fuchs betont allerdings ebenfalls, dass man im alltäglichen Leben nicht trennt zwischen einem selbst und dem Leib, den man hat, so als würde man diesen Leib ständig mit sich herumtragen, „sondern [wir] erfahren uns ohne weiteres als leiblich daseiend"[14]. Leibhaben und Leibsein sind eben zwei natürliche Formen leiblicher Selbsterfahrung, die zum Teil bewusst, zum Teil unbewusst jedes *In-der-Welt-sein* bestimmen.

Die Selbstdistanzierungsmöglichkeit, die im Begriff *Leibhaben* angezeigt ist, bildet sich auch sprachlich ab, indem ich beispielsweise von *meinem* Rücken bzw. *meinem* Rückenschmerz spreche. Diese *Meinigkeit* unterscheidet sich freilich von jedem anderen possessiven Bezug, den ich etwa zu Gegenständen haben kann, denn ich selbst bin mein Leib und kann ihn nicht loswerden oder mich ihm entziehen. Leib zu sein ist, laut Husserl, außerdem jeglicher Selbstwahrnehmung als Leib, den ich habe, vorangestellt.

> [W]as meinen Leib anbelangt, so kann ich ihn zwar auch als physisches Ding apperzipieren, […], aber für ihn habe ich die somatologische Wahrnehmung als Leib, *und diese steht offenbar voran und ist für mich als fungierendes Ich das an sich Erste, und das Auffassen, das ‚Wahrnehmen' meines Leibes als physisches Ding ein Zweites.*[15]

---

13 Plügge, Mensch und sein Leib, 63.
14 Fuchs, Leib, Raum, Person, 88.
15 Edmund Husserl: Phänomenologie der Intersubjektivität. Texte aus dem Nachlass. Zweiter Teil: 1921–1928. Hrsg. v. Iso Kern, Den Haag: Nijhoff 1973 (Hua XIV), 61.

Das Leibsein geht also dem Leibhaben in jedem Fall voraus. Anders formuliert, ich erlebe mich selbst nur als ich selbst, weil ich ein leibliches Wesen bin.

Erlebt man sich selbst bzw. seinen Leib als frei von Schmerz, so fühlt man sich niemals frei *vom* eigenen Leib, sondern frei *durch den* und *im* eigenen Leib. Denn auch wenn man stets an den Leib und damit an die eigenen leiblichen Dispositionen gebunden ist, und diese Dispositionen auch stets die Grenzen des leiblichen Selbstvollzugs anzeigen, erlebt man den Leib gewöhnlich nicht als Last, sondern als beständige Möglichkeit, in bestimmter Weise zu agieren und mit der Welt in Beziehung zu sein. Nur durch den eigenen Leib kann ich mich beispielsweise von einem Punkt zum anderen bewegen, kann nach etwas Ausschau halten oder nach etwas greifen. Alles Tun und jegliche Fähigkeit entspricht der Gewissheit, dass ich selbst mein Leib bin. Wichtig ist, was Husserl diesbezüglich über den *orthoästhetischen* oder *normal fungierenden* Leib sagt. Er nimmt an, dass der Leib, von dem auch alle Welt- und Dingwahrnehmung und sogar die Erfahrung der eigenen Leiblichkeit abhängig ist, zugleich die Grundlage für die Erfahrung von Anomalien leiblichen Empfindens und Wahrnehmens darstellt. *Modifikationen des Leibes* können sich nur deshalb ereignen, weil das Subjekt im Zuge jeder Erfahrung *anomaler Leiblichkeit* auf die Erfahrung *normaler Leiblichkeit* zurückgreift. Der Leib des Subjekts verbleibt, wie Husserl sagt, stets im „*Rahmen einer typischen Identität*"[16].[17]

> Es kommt nun darauf an, daß ich von diesen Einwirkungen *Erfahrung habe*, daß ich wahrnehmend zugleich weiß, daß mein Leib in anomalen Zustand ist, und daß dann in entsprechender und durch Erfahrung weiter zu bestimmender Weise mit der anomalen Modifikation des Leibes als Folgen geänderte Empfindungsweisen [...] und damit geänderte Gegebenheitsweisen der Dinge auftreten.[18]

Die Identität mit dem eigenen Leib, die mir als das Natürlichste und Selbstverständlichste erscheint, erfährt im Schmerz einen empfindlichen Bruch. Der schmerzfreie Leib entspricht dem *orthoaesthetischen Leib*, welcher, wie gezeigt, die Grundlage des eigenen Leibes als Schmerzensleib bildet. Das bringt auch Paul Ridder zum Ausdruck, indem er schreibt: „Das Phänomen sinnhafter Zuordnung von Körpererlebnissen zu mir selbst bedeutet letztlich, daß der *pathische* [Hervorheb. im Orig. unterstrichen] Schmerzcharakter,

---

16 Edmund Husserl: Ideen zu einer reinen Phänomenologie und phänomenologischen Philosophie. Zweites Buch. Hrsg. v. Marly Biemel, Den Haag: Nijhoff ²1952 (Hua IV), 68.
17 Vgl. Husserl, Hua IV, 66–74.
18 Husserl, Hua IV, 73.

das Schmerzhafte am Schmerz, von der Leiblichkeit abhängt!"[19] Auf diese Abhängigkeit soll nun näher eingegangen werden.

3.1.2 *Schmerzensleib*

Die allgemeine Bedeutung der Leiblichkeit für jeglichen Selbstvollzug ist bislang deutlich geworden. Die Rolle des Leibes in der Schmerzerfahrung ist nun näher zu beleuchten. Schmerzerfahrung ist, wie deutlich wurde, an den diffusen und fluiden Übergängen zwischen Leibhaben und Leibsein angesiedelt, weil in ihr beide Dimensionen in extremer Weise erfahrbar sind. „Gerade das Sich-mir-Entfremdende [...] wird in der Dialektik der Leiblichkeit zu meinem Eigenen."[20] Herbert Plügge konstatiert, dass „Befinden" ursprünglich im Missbefinden spürbar sei,[21] was auf den Schmerz gewendet bedeutet, dass man sich seines eigenen Leibseins überhaupt erst im Schmerz bewusst wird. Anders ausgedrückt, wird mir im Missbefinden „das, was ich leiblich bin, [...] als eigenes Leibliches fühlbar"[22]. Die Einheit von Ich und Leib wird im Schmerz zur Herausforderung.

Dass der Leib der affektive Untergrund ist, „der das Bewußtsein ursprünglich aus ihm selbst ent-wirft"[23], erklärt Merleau-Ponty am Beispiel einer Schmerzerfahrung. „‚Mein Fuß tut mir weh' – das heißt nicht: ‚Ich denke mein Fuß ist Ursache des Schmerzes', sondern: ‚Der Schmerz kommt vom Fuß' oder einfacher noch: ‚Mein Fuß schmerzt'."[24] Um überhaupt bewusst wahrnehmen zu können, dass mein Fuß schmerzt, muss ich selbst dieser Fuß sein. Schmerzerfahrung ist also nur möglich, weil ich stets und ohne Unterbrechung mein Leib bin, was Merleau-Ponty wiederum so erklärt: „[I]n der Gegenwärtigung des Eigenleibes muß etwas sein, was jederlei Abwesenheit oder auch nur Variation als undenkbar ausschließt."[25] Mit dieser Formulierung ist eine zentrale These über das *Bewussthaben* von Schmerzen zum Ausdruck gebracht. Schmerz bedeutet in erster Linie nicht, dass man eine unangenehme Empfindung bewusst *hat* bzw. diese bewusst an sich feststellt, sondern Schmerz meint in erster Linie eine unmittelbare leibliche Betroffenheit, die sich auch ohne bewussten Bezug auf ihn ereignet. Die Nicht-Intentionalität des Schmerzes, die bereits Husserl festgestellt hat, *betrifft* das Bewusstsein. Allerdings ist darüber

---

19 Paul Ridder: Die Sprache des Schmerzes, Konstanz: Universitätsverlag Konstanz 1979, 12.
20 Fuchs, Leib, Raum, Person, 131.
21 Vgl. Plügge, Verhältnis des Ichs zum eigenen Leib, 107.
22 Plügge, Verhältnis des Ichs zum eigenen Leib, 109.
23 Merleau-Ponty, PhdW, 119.
24 Merleau-Ponty, PhdW, 119.
25 Merleau-Ponty, PhdW, 116.

hinaus eine Intentionalität des Leibes festzustellen. So vertritt Merleau-Ponty, dass sich im Schmerz auch die leibliche *Gerichtetheit* auf mich selbst, meine Welt und die Anderen modifiziert. Die *leibliche Intentionalität*[26] bezeichnet eine präreflexive und vorbewusste Intentionalität, die Robert Gugutzer, wiederum mit Verweis auf Merleau-Ponty, auch als „ursprüngliche Intentionalität"[27] bezeichnet.

An den Leib, durch den man stets ein intentionales, d. h. ein stets auf diese oder jene Weise gerichtetes Subjekt ist, ist man zwingend gebunden. Diese Gebundenheit an den eigenen Leib impliziert zweierlei. Zum einen, dass ich mich nur begrenzt von meinem Schmerz zu distanzieren vermag, und zum anderen, dass gerade in der Distanzlosigkeit die Unverfügbarkeit und Entzogenheit meiner selbst erfahrbar wird. Diese Einsicht vertritt auch Ridder, wenn er schreibt:

> Ebenso wie die spezifische Struktur meiner Leiblichkeit den *pathischen* [Hervorheb. im Orig. unterstrichen] Charakter meines Schmerzes prägt, so läßt umgekehrt der Schmerz mich den Leib, der zu mir gehört, je nach Krankheitsphase als ein ‚Haben' oder ‚Nichthaben' erleben. Der Schmerz vergewissert mir nämlich, daß dieser Leib in demselben Maße, in dem er zu mir gehört, mir wesentlich *unverfügbar* [Hervorheb. im Orig. unterstrichen] ist.[28]

Schmerzerleben ereignet sich deshalb in mehrfacher Hinsicht als Gabe und Entzug. Für Gadamer ist Gesundheit etwas, das sich entzieht – ein „Wunder der Selbstvergessenheit"[29]. Dasselbe gilt meines Erachtens für den Zustand der Schmerzfreiheit. Ist man schmerzfrei, vergisst man sehr rasch, dass man vulnerabler Leib ist. Wie in der Krankheit verhält es sich auch im Schmerz – das „Verborgensein eines selbstverständlichen leiblichen Dahinlebens"[30] fehlt plötzlich. Svenaeus formuliert den Bruch im leiblichen Selbsterleben pointiert: „Pain makes [...] it obvious that the body is mine but at the same time alien [...]."[31] Das Zugleich von Verfügbarkeit und Unverfügbarkeit des eigenen

---

26 Vgl. Merleau-Ponty, PhdW, 165.
27 Robert Gugutzer: Leib, Körper und Identität. Eine phänomenologisch-soziologische Untersuchung zur personalen Identität, Wiesbaden: Westdeutscher Verlag 2002, 80.
28 Ridder, Sprache des Schmerzes, 12–13.
29 Hans-Georg Gadamer: Über die Verborgenheit der Gesundheit, Frankfurt/M.: Suhrkamp 1993, 126.
30 Hermann Lang: Nachwort, in: Hans-Georg Gadamer: Schmerz. Einschätzungen aus medizinischer, philosophischer und therapeutischer Sicht, Heidelberg: Winter ²2010, 43–51, 43.
31 Fredrik Svenaeus: The phenomenology of chronic pain: embodiment and alienation, in: Continental Philosophy Review 48 / H. 2 (2015) 107–122, 121.

Leibes – von Leibsein und Leibhaben – bestimmt maßgeblich subjektives Selbst- und Welterleben sowie die Intersubjektivität der Schmerzerfahrung.

3.1.2.1   Selbst

Im Schmerz spüre ich mich selbst auf besondere Weise. Um dem Selbsterleben im Schmerz auf die Spur zu kommen, ist erneut auf die Bedeutung der *leiblichen Dynamik*, deren Wichtigkeit Frederik Buytendijk aufzeigt, hinzuweisen.[32] Leibliche Regungen wie der Schmerz beinhalten eine leiblich spürbare Bewegungstendenz – er pocht, wandert, strahlt aus, wie Thomas Fuchs trefflich formuliert.[33] Der Leibbegriff zeigt an dieser Stelle an, dass nicht bloß etwas *in* oder *an* mir pulsiert, pocht und hämmert, sondern, insofern ich selbst mein Leib bin, erfahre ich mich im Schmerz selbst als pulsierend, ziehend, pochend und hämmernd. Nicht etwa der beleidigte Nerv, der aufgrund eine Fehlbewegung meiner Wirbelsäule eingeklemmt wurde, lässt sich als die Ursache meines Schmerzes angeben – wenn überhaupt, ist er lediglich der Auslöser meines Schmerzes. Als Ursache des Schmerzes ist in erster Linie anzugeben, dass ich selbst der Leib bin, dem der Schmerz anhaftet.

> [W]enn ich sage, mein Fuß ‚tue mir weh', so will ich damit nicht etwa ihn als Ursache meines Schmerzes im gleichen Sinne, wie es der ihn verletzende Nagel ist, ansprechen, und lediglich als eine nähere Ursache; ich will nicht sagen, der Fuß sei sozusagen der letzte Gegenstand der Außenwelt, hinter dem dann der Schmerz des inneren Sinnes begönne, das an ihm selbst nicht lokalisierte Bewußtsein des Schmerzes, das mit dem Fuß nur durch Kausaleinflüsse und nur im System der Erfahrung verbunden ist. Vielmehr will ich sagen, daß der Schmerz selbst seinen Ort anzeigt, also einen ‚Schmerzraum' konstituierend.[34]

Dieser konstituierte Schmerzraum ist mit dem Leib des Subjekts zu identifizieren.

Von *Gabe* und *Entzug* des Leibes zu sprechen, legt sich meines Erachtens durch die Selbsterfahrung im Schmerz nahe. Ich erlebe, dass ich einen Leib habe, er ist mir gegeben und im Schmerz „aufgegeben", d. h. er wird mir im Schmerz zur Aufgabe. Ich kann mich der Empfindung, dass mir der Leib im Schmerz zur Last wird und ich mit ihm umzugehen habe, nicht entziehen. Schmerzen zu haben bedeutet nicht nur, dass ein

---

32   Vgl. hierzu die Ausführungen in Kapitel 2.4. Das Gefühl des *Bewegtwerdens* ist ein Kernelement menschlicher Schmerzerfahrung.
33   Vgl. Fuchs, Leib, Raum, Person, 89.
34   Merleau-Ponty, PhdW, 118–119.

sonst nur gelebte[r] [...] [Leibesteil] [...] als eine Gerinnung im Sinne einer Verschiebung zum Gegenständlichen hin erlebt wird. Im gleichen Zuge mit diesem unheimlichen Auftauchen stellt sich die Erfahrung verstärkter *Zugehörigkeit* dieses veränderten Teils ein. Was sich in uns zu entfremden droht, vermittelt uns *vermehrt*, ja unter Umständen überhaupt erst die Erfahrung, er sei ja unser Eigenes.[35]

Im Schmerz erlebe ich also, dass ich mein Leib bin. Dieses Leibsein bedeutet zudem auch, dass ich nicht über mich verfügen kann, insofern ich mich nicht vor dem Hereinbrechen des Schmerzes schützen oder bewahren kann. Deshalb spricht auch Geniusas davon, dass „der Schmerz die normale Beziehung zwischen dem Selbst und dem Leib [unterbricht], eine Beziehung, die in einem schmerzfreien [...] [Zustand] durch die Dienlichkeit des Leibes gegenüber dem Selbst geprägt ist"[36]. Im Schmerz geschieht eine Verhältnisumkehr – nicht mehr mein Leib *dient* mir, sondern ich *diene* meinem Leib, insofern der Schmerz über mich herrscht. Damit fühle ich mich dem Leib und folglich mir selbst ausgeliefert. Das Gefühl der Wehrlosigkeit offenbart die Gewalt des Schmerzes, einerseits besonders im Moment seines plötzlichen Hereinbrechens, andererseits in seiner hartnäckigen und unabwendbaren Anwesenheit beispielsweise im chronischen oder lang andauernden Schmerz. Das Ausgeliefertsein – die eigene Unverfügbarkeit – lässt Teile meiner selbst auf minimale Wahrnehmbarkeit schrumpfen, andere Teile wiederum groß, erdrückend und wie auf mich einstürzend wirken, weshalb Helmuth Plessner von einer Art *Überlagerung* spricht:

> Die schmerzende Region scheint übergroß ausgebreitet und die übrigen Regionen zu überlagern und gänzlich zu verdrängen. Man besteht nur noch aus Zahn, Stirn, Magen. Brennend, bohrend, schneidend, stechend, klopfend, ziehend, wühlend, flimmernd wirkt der Schmerz als Einbruch, Zerstörung, Desorientierung, als eine in bodenlose Tiefe einstrudelnde Gewalt.[37]

Mit dem Stichwort der *einstrudelnden Gewalt* rückt auch die Fremdheits- und Alteritätserfahrung in den Blick. Im Schmerz erlebe ich mich selbst nicht nur als unverfügbar, sondern auch als fremd. Der *orthoästhetische Leib*[38] zeigt an, dass mir der Schmerz als etwas Fremdes anhaftet. Mit der Erfahrung der Fremdheit geht zugleich die Erfahrung der Negation einher. „*Schmerz* ist eine leibliche Erfahrung der Selbstentzweiung, des ‚Nicht-sein-Sollens', der

---

35 Plügge, Mensch und sein Leib, 63.
36 Geniusas, Phänomenologie chronischen Schmerzes, 183.
37 Plessner, Lachen und Weinen, 143.
38 Vgl. Husserl, Hua IV, 74.

Negativität"³⁹, wie Fuchs konstatiert. Im Schmerz soll nicht bloß etwas *an* mir nicht sein – die bereits festgestellte Untrennbarkeit von Schmerz und leiblichem Subjekt lässt mich vielmehr selbst als „Nicht-sein-Sollende:r" erfahren. Schmerz entfaltet insofern eine selbstdistanzierende oder gar selbstnegierende Strebung. Die Strebung, von mir selbst im Schmerz loszukommen, zielt allerdings tatsächlich auf die *Reintegration* meiner schmerzenden Leibesregion ab. In dem Moment, in dem sich ein Teil des Leibes als schmerzend hervortut, beginnt ein desintegratives Geschehen. Das bedeutet allerdings nicht, dass ich diesen Teil meiner selbst verliere, sondern im Gegenteil, es bedeutet, dass ich ihn erst durch die Schmerzerfahrung gewinne, insofern ich ihn dann spürbar und bewusst habe. Muskelschmerzen, die man sich im Zuge sportlicher Betätigung zuzieht, oder zahlreiche Formen der schmerzhaften Selbstverletzung zeugen von der *selbstgebenden* Kraft des Schmerzes, da er in diesen Situationen oft bewusst herbeigeführt wird – im Muskelschmerz, aber auch in der Selbstverletzung steckt oftmals die Sehnsucht nach eigenleiblichem Spüren. Dem Distanzerleben inhäriert also die Bestrebung, leibliche Einheit zurückzugewinnen, weshalb Fuchs hierzu erklärt: „[Der Schmerz] betont die Leibgrenzen, hebt das verletzte Leibglied hervor und macht es gerade durch seine Negativität mehr als zuvor zum ,eigenen' Glied, dem man sich zuwendet, das man umsorgt und schont; d. h. Schmerz ist auf Reintegration gerichtet."⁴⁰ Mein Leib bzw. einzelne Leibesglieder *tun sich hervor*, damit man sich um ihre Reintegration bemüht. Aus der Erfahrung weiß man, dass starke Schmerzen einen nichts intensiver anstreben lassen als den gefühlten Normalzustand, das Gefühl also, sich wieder *wie man selbst* oder *mit sich eins* zu fühlen.

Mit einem veränderten Selbstverhältnis stellt sich unweigerlich ein verändertes Weltverhältnis ein. Einen Hinweis auf diesen Umstand liefert u. a. der veränderte Selbstausdruck. Während im Zustand des Wohlbefindens mein leibliches *In-der-Welt-sein* davon geprägt ist, dass ich etwas tue, plane, will oder vorhabe und auf diese Weise stets *engagiert* bin, drücke ich mich im Schmerz „gleichsam ,statisch' aus: Dann habe ich einen bösen Kopf und gleichzeitig dieser auch mich"⁴¹. Vom Schmerz *gehabt zu werden* verändert kurz gesagt mein *In-der-Welt-sein* oder, wie Olivier es zum Ausdruck bringt, „pain is a mode of bodily perception. It denotes how I perceive – sense, feel and think – and thereby how I relate to my environment [...]."⁴² Die durch Schmerz veränderte Beziehung des Subjekts zur Welt muss folglich berücksichtigt werden.

---

39   Fuchs, Leib, Raum, Person, 145.
40   Fuchs, Leib, Raum, Person, 145.
41   Plügge, Verhältnis des Ichs zum eigenen Leib, 116.
42   Abraham Olivier: Being in Pain, Frankfurt/M.: Lang 2007, 48.

3.1.2.2 Welt

Husserl konstatiert, dass beispielsweise Heiterkeit und Trübsinn Einfluss auf leibliche Prozesse haben, leibliche Prozesse wiederum das Erscheinen der Außenwelt bestimmen.[43] Ich meine, dass dies ein wichtiger Hinweis für die Analyse subjektiver Schmerzerfahrung ist. Laut Le Breton befällt der Schmerz „die Gesamtheit der Beziehungen zur Welt"[44]. Menschen, die unter sehr starken Schmerzen leiden, behaupten oftmals verzweifelt, dass der Schmerz ihnen *alle Sinne raube*. Diese Redensart kommt nicht von ungefähr – in ihr bildet sich das ursprüngliche Verhältnis von Subjekt und Welt ab, welches sich im Schmerz verändert. Um näher auf diese Veränderung eingehen zu können, muss zunächst das Verhältnis von Subjekt und Welt bzw. Leib und Welt geklärt werden.

Leiblichkeit und Welterfahrung bedingen sich gegenseitig oder, wie Merleau-Ponty pointiert erklärt, „[d]er eigene Leib ist in der Welt wie das Herz im Organismus: er ist es, der alles sichtbare Schauspiel unaufhörlich am Leben erhält, es innerlich ernährt und beseelt, mit ihm ein einziges System bildend"[45]. Mit diesem Bild ist einerseits zum Ausdruck gebracht, dass das *Herz* Teil des Organismus ist und der Leib Teil der Welt, zum anderen ist damit die sinnvolle Rede von einer objektivierbaren, leib- und damit subjektunabhängigen Welt radikal infrage gestellt. Zugang zur Welt erhalte ich nur mittels des eigenen Leibes. „Der Leib ist unser Mittel überhaupt, eine Welt zu haben."[46] Die Welt, wie ein:e Andere:r sie erfährt, bleibt mir verschlossen. Die Welt *an sich* bleibt mir ebenfalls verschlossen, denn es gibt sie nur *für mich*. „Es gibt das nicht: auf der einen Seite ein Für-sich, auf der anderen Seite eine Welt, sozusagen zwei geschlossene Ganze, für die man dann die Weise ihres Verbundenseins erst suchen müßte. Vielmehr ist das Für-sich an ihm selbst Beziehung zur Welt [...]."[47] Ohne meinen Leib habe ich keine Erfahrung von der Welt, ohne Welt hätte ich keine Erfahrung von mir selbst, zumal ich Teil dieser Welt bin. Ich erfahre mich selbst niemals „rein" als Leib, sondern bin als solcher immer auch involviert und bezogen auf die Welt, in der ich lebe, mich bewege, in der ich handle und die all meine sinnliche und intentionale Gerichtetheit mitbestimmt. Aus diesem Grund spricht auch Fuchs davon, dass die Weltoffenheit, die den Menschen ganz wesentlich charakterisiert, diesem

---

43 Vgl. Husserl, Hua IV, 75.
44 David le Breton: Schmerz. Eine Kulturgeschichte. Übers. a. d. Französischen v. Maria Muhle, Timo Obergöker u. Sabine Schulz, Zürich: diaphanes 2003, 24–25.
45 Merleau-Ponty, PhdW, 239.
46 Merleau-Ponty, PhdW, 176.
47 Jean-Paul Sartre: Das Sein und das Nichts. Versuch einer phänomenologischen Ontologie. Übers. a. d. Französischen v. Justus Streller, Hamburg: Rowohlt 1962, 401.

nicht ohne Einschränkungen zukommen kann, denn eine uneingeschränkte Weltoffenheit „wäre nur einem leiblosen Subjekt möglich, das die Welt nicht gebrochen durch das Medium der Sinnesorganisation erfahren würde"[48].

Durch das Leib-Welt-Verhältnis ist einem also zweierlei gegeben. Zum einen erschließt sich durch den eigenen Leib die Welt, in der man lebt, zum anderen erlebt man gerade durch die Weltoffenheit und Weltbezüglichkeit den eigenen Leib als Teil der Welt. Man erfährt sich als leibliches Subjekt nicht getrennt von dieser Welt, sondern als ständig von der Welt tangiertes, d. h. berührtes und berührbares, Subjekt. Nur durch diese Beziehung zur Welt, kann man sich in ihr als Handelnde:r erfahren, weshalb auch Mörth schreibt, dass der lebendig fungierende Leib „auf eine ‚ursprüngliche Einheit' des Menschen mit der Welt [verweist]"[49]. Diese ursprüngliche Einheit selbst gewährleistet, dass ich mich in dieser Welt bewegen, mich auf diese oder jene Weise auf sie beziehen kann bzw. mich in ihr und zu ihr verhalten kann. „Der leibliche Standpunkt des Subjekts erweist sich als unhintergehbares Faktum unserer Reflexion auf die Welt, der wir in der *ursprünglichen* Weise unserer Bezugnahme aber nicht vorrangig rational im herkömmlichen Sinne gegenüberstehen, sondern sinnvoll handelnd."[50] Diesen zentralen Gedanken formuliert insbesondere Merleau-Ponty, welcher die Beziehungsdynamik von Leib und Welt in den Begriff des „Zur-Welt-sein"[51] gießt. „[D]ie Wahrnehmung, insofern sie jeder erkenntnismäßigen Gegenstandsetzung zuvor eine Intention unseres ganzen Seins verkörpert, sind Weisen der *präobjektiven Sicht*, die wir als das Zur-Welt-sein bezeichnen."[52]

Dieses *Zur-Welt-sein* bedingt, dass die Schmerzerfahrung eine radikale Zäsur für die subjektive Weltwahrnehmung bedeutet. Frederik Buytendijk etwa beschreibt plötzlichen Schmerz als eine „Art des Getroffen-Werdens [...] [, welches] vor allem in einem unvorbereiteten ‚Bruch' der Kommunikation zwischen Organismus und Milieu"[53] besteht. Auch Erwin Straus spricht von einer veränderten Beziehung und Kommunikation mit der Welt, wenn er schreibt:

---

48   Fuchs, Leib, Raum, Person, 48.
49   Eveline Mörth: Der Leib als Subjekt der Wahrnehmung. Zur Philosophie der Leiblichkeit bei Merleau-Ponty, in: Elisabeth List / Erwin Fiala (Hg.): Leib Maschine Bild. Körperdiskurse der Moderne und Postmoderne, Wien: Passagen 1997 (Passagen Philosophie), 75–87, 76.
50   Mörth, Leib als Subjekt, 78.
51   Merleau-Ponty, PhdW, 104.
52   Merleau-Ponty, PhdW, 104.
53   Buytendijk, Schmerz, 129.

> Wer einen Schmerz verspürt, dem geschieht etwas. Wer einen Schmerz spürt, der ist gewiß nicht mehr ein ruhiger Beobachter, der mit uninteressierter Passivität Eindrücke empfängt. Wenn jemand einen Schmerz spürt, dann gerät alles in ihm in Bewegung. Die Welt dringt auf ihn ein und droht, ihn zu überwältigen. Einen Schmerz empfinden [...] heißt also zugleich *sich-empfinden*, sich in der Beziehung zur Welt, genauer, in der leiblichen Kommunikation mit der Welt verändert finden.[54]

Kurz gesagt, verändert mich der Schmerz und mit mir meine Weltbeziehung.

Insofern der Leib das „Medium der Welthabe"[55] ist, bestimmt er wesentlich mit, wie ich die Welt um mich herum wahrnehme, wenn mir der Schmerz die Sinne *raubt*. Gerhard Danzer, welcher Merleau-Pontys Konzept der Verwobenheit von Leiblichkeit und Welt erklärt, zeigt auf, dass sich die Bedeutung des Leibes für die Konstituierung, Wahrnehmung und Realisierung von Welt durch Beobachtungen im Bereich der Psychopathologie bestätigt.[56]

> So berichten Patienten mit manischer Erkrankung oder Menschen mit hypomanischer Stimmungslage von einem Übermaß an Freiheit [...]. Dabei erleben sie fast keine Grenzen und erleben den Widerstandskoeffizienten der Welt als minimal. [...] Umgekehrt empfinden depressiv verstimmte Menschen ihre Welt. Sie schildern ihr Dasein als trist und wie vernagelt; ihre Freiheitsgrade scheinen merklich eingeschränkt.[57]

Diese Feststellung ist auch auf die Schmerzerfahrung anzuwenden. Hermann Schmitz, auf dessen Beschreibung des Schmerzes als *Halbding* bereits näher eingegangen wurde, konstatiert, dass der Schmerz das Subjekt *absperrt*, ja den Menschen aus dem persönlichen und weltlichen Zusammenhang seines Lebens herausreißt.[58] Helmuth Vetter etwa beschreibt, dass ein sehr heftiger und plötzlicher Schmerz bewirken kann, dass „sich die Welt gleichsam auf einen einzigen Punkt [konzentriert]"[59].

Schmerz bedeutet einen Bruch im Selbsterleben, da er alle Aufmerksamkeit an sich reißt, die eigene Welt durch diesen Gewaltakt brüchig wird und

---

54 Erwin Straus: Vom Sinn der Sinne. Ein Beitrag zur Grundlegung der Psychologie, Berlin: Springer ²1978, 18.
55 Gerhard Danzer: Wer sind wir? Auf der Suche nach der Formel des Menschen. Anthropologie für das 21. Jahrhundert. Mediziner, Philosophen und ihre Theorien, Ideen und Konzepte, Berlin: Springer 2011, 180.
56 Vgl. Danzer, Wer sind wir, 181.
57 Danzer, Wer sind wir, 181.
58 Vgl. Hermann Schmitz: System der Philosophie. 2. Erster Teil: Der Leib, Bonn: Bouvier ²1982, 338.
59 Vetter, Der Schmerz und die Würde, 92.

mich der Schmerz ganz plötzlich vereinzelt. Was bruchstückhaft von der Welt erhalten bleibt, erfährt man plötzlich als eine *in Schmerz getauchte Welt*, was bedeutet, dass sich einzelne Wahrnehmungen von ihr intensivieren, ja die Welt plötzlich als außerordentlich zudringlich erscheint, wieder andere Teile der Welt erscheinen diffuser, undurchsichtiger und unnahbarer, als sie sonst erlebt werden. So kann die Bettdecke, die ich üblicherweise als angenehm wärmend empfinde, zum Foltergestenstand werden, mich einengen oder erdrücken, wenn mich ein schmerzhafter Sonnenbrand quält. Jean-Paul Sartre beschreibt, dass einem der Augenschmerz, dessen man beispielsweise beim Lesen eines Buches gewahr wird, durch den *Weltgegenstand* Buch angezeigt werden kann.[60] Laut Sartre ist der Schmerz ein nichtthetischer Entwurf des Für-sich, den wir nur durch die Welt kennen[lernen][61] – „er ist z. B. in der Weise gegeben, in der das Buch als ‚Schleunigst zu lesen' erscheint, in der sich Wort an Wort in einem höllischen Aufundabtanzen drängt, in der die ganze Welt voller *Unruhe* ist"[62]. So kann der Schmerz als „Modifikation meiner eigenen Existenz, und das heißt meines Bewußtseins der Welt, begriffen werden"[63]. Das schmerzgeplagte Subjekt und die in Schmerz getauchte Welt verweisen aufeinander und bedingen sich gegenseitig. „Mein Leib dehnt sich einerseits so weit aus wie die ganze Welt, über alle Dinge hinweg, und ist gleichzeitig auf diesen einen Punkt versammelt, den alle Dinge anzeigen und der ich bin, ohne ihn erkennen zu können."[64]

Der Gabe einer durch den Schmerz veränderten Welt entspricht zugleich ein Entzug der Welt. Im Schmerz ist mir die Welt nicht nur plötzlich in völlig veränderter Weise gegeben, ich erfahre sie auch mehr denn je als mir entzogene Welt. Sie ist mir deshalb entzogen, weil ich darauf, wie sie mir erscheint, letztlich keinen Einfluss nehmen kann. Während ich in schmerzfreiem Zustand zumindest teilweise bestimmen kann, worauf ich gerichtet und konzentriert sein will, entzieht sich mir im Schmerz die Kontrolle darüber. Mein Schmerz verursacht, dass manche Erscheinungen der Welt in den Vordergrund rücken – die leichten Unebenheiten eines Gehwegs, werden durch einen Schmerz im Knöchel überhaupt erst erfahrbar – andere Erscheinungen der Welt verschwinden ohne mein Zutun aus meiner Wahrnehmung. Dieses Hervor- und Zurücktreten bestimmter Weltwahrnehmungen scheint keinem festgelegten Regelwerk zu folgen. Der plötzlich einsetzende Schmerz im Rücken lässt

---

60   Vgl. Sartre, Sein und das Nichts, 432.
61   Vgl. Sartre, Sein und das Nichts, 433.
62   Sartre, Sein und das Nichts, 433.
63   Grüny, Zerstörte Erfahrung, 71.
64   Sartre, Sein und das Nichts, 416.

mich vielleicht so manchen lauten Ton überhören oder gerade diesen zur schmerzverstärkenden Belastung werden. Überhaupt nehme ich im Schmerz zunehmend Dinge wahr, die ihn zu verstärken drohen – auf sie bin ich im wahrsten Sinne des Wortes besonders *sensibel*. Diese übertriebene Sensibilität im Schmerz entspricht einer veränderten Kommunikation mit der Welt. Plötzlich scheint dieses Verhältnis einseitig aufgelöst zu sein, da die Welt nun ganz alleine zu bestimmen scheint, was mir von ihr gegeben ist und wie sie mir gegeben ist. Die veränderte Kommunikation mit der Welt inkludiert auch eine Transformation der Beziehung zu anderen Subjekten.

3.1.2.3 Andere

Die Analyse der Intersubjektivität erschließt einen weiteren Aspekt leiblicher Dynamik, die mit dem Schmerz eine Veränderung erfährt. Geniusas formuliert es trefflich, wenn er sagt: „[D]er Schmerz bringt meine Beziehung zu anderen aus dem Gleichgewicht."[65] Es wurde bereits erläutert bereits erläutert, dass ich mir im Schmerz nicht nur auf eigentümliche Weise selbst gegeben und zugleich entzogen bin, sondern dementsprechend auch meine Welt. Ausgangspunkt dieser Überlegungen bildete bislang die Leiblichkeit des Subjekts. Die Intersubjektivität muss vor allen Dingen deshalb in den Blick kommen, weil der Leib immer als *sozialer Leib* zu begreifen ist. Mit der veränderten Selbsterfahrung des Leibes im Schmerz geht auch eine Veränderung in der Beziehung zu anderen einher.

Um diese Veränderung nachvollziehen zu können, ist zunächst auf die Bedeutung der „Zwischenleiblichkeit" für jeglichen Selbst- und Weltvollzug zu explizieren. Laut Merleau-Ponty ist die absolute Subjektivität nur ein abstrakter Begriff, denn „[a]lles Für-sich-sein – ich für mich selbst wie der Andere für sich selbst – muß sich abheben von einem Untergrund des Seins-für-Andere – meiner für den Anderen und des Anderen für mich selbst"[66]. Dieses *Für andere Sein* drückt sich auch sprachlich aus. Jedes Ich-Sagen ist ein Identifikationsvollzug, welcher bedeutet, dass ich nicht du bin, was wiederum dieses Du, von dem ich mich im Ich-Sagen abgrenze, schon voraussetzt. Was Merleau-Ponty über das Verhältnis des Subjekts zum Sozialen sagt, lässt sich auch über das Verhältnis zu jedem anderen Subjekt behaupten. Der:Die Andere ist weder ein Objekt noch ein Gegenstand, sondern ein beständiges Feld oder Dimension meiner Existenz.[67] „[W]ohl kann ich mich von ihr [gemeint ist die Sozialwelt]

---

65   Geniusas, Phänomenologie chronischen Schmerzes, 185.
66   Merleau-Ponty, PhdW, 509.
67   Vgl. Merleau-Ponty, PhdW, 414.

abwenden, aber nie aufhören in bezug zu ihr situiert zu sein."⁶⁸ Durch unser bloßes Existieren sind wir, laut Merleau-Ponty, immer schon mit im Sozialen situiert und damit auch mit anderen Personen in Berührung. Dieser Bezug zu anderen liegt jedem *Bewussthaben* des:der Anderen voraus. „Wie unser Bezug zur Welt überhaupt ist unser Bezug zum Sozialen tiefer als jede ausdrückliche Wahrnehmung und jedes Urteil."⁶⁹ Die Beziehung zur Welt ist eine, die auch durch das Aussetzen oder Abnehmen des bewussten Erlebens dieser Welt keinen Abbruch erfährt.

Selbstidentifikation geschieht also niemals solipsistisch.⁷⁰ Ich bin selbst der:die Andere des:der Anderen.⁷¹ Der Leib spielt in jeder Beziehung zu anderen eine bedeutsame Rolle, denn laut Fuchs vermittelt der Leib diese Beziehung. „[S]o wie das Gleichgewicht und die Schwere des Leibes mir meinen Standort im Umraum vermittelt, so ist der Leib auch das, was mich für andere identifizierbar macht und mir meinen Ort im gemeinsamen Raum gibt. Der Leib ist das *principium individuationis* des personalen Raumes."⁷² Diesem In-Beziehung-sein mit anderen Personen kann ich mich niemals entziehen. Selbst wenn ich mich in einen leeren, von jeglicher Außenwelt abgeschotteten Raum zurückziehe, erlebe ich die Einsamkeit in dieser Abschottung nur deshalb, weil es die:den Andere:n immer schon gibt, von der:dem ich mich zurückziehen kann. Mit Verweis auf Martin Heideggers Begriff des „Mitseins"⁷³ erklärt Condrau, dass das In-der-Welt-sein die:den Andere:n ontologisch immer schon enthält, als Erschlossenheit des eigenen Daseins.⁷⁴ Dieses *Mitsein* bzw. die Mitgegenwart anderer Subjekte in allen Selbstvollzügen ist mir aber, so wie die Tatsache meines Leibseins, nicht ständig bewusst. Die Schmerzerfahrung, die, wie bereits expliziert, eine Zäsur in meinem Selbstverhältnis bedeutet, lässt auch mein natürliches *In-Beziehung-sein* mit anderen offenbar werden, weshalb Fuchs trefflich formuliert: „Es sind die ‚Widerfahrnisse', die überraschenden oder schmerzlichen Erlebnisse des Zurückgeworfenseins aus der primären Ekstase der Leiblichkeit oder der Zwischenleiblichkeit, in denen der

---

68 Merleau-Ponty, PhdW, 414.
69 Merleau-Ponty, PhdW, 414.
70 Vgl. Fuchs, Leib, Raum, Person, 299.
71 Vgl. Robert Spaemann: Personen. Versuche über den Unterschied zwischen ‚etwas' und ‚jemand', Stuttgart: Klett-Cotta 1996, 75.
72 Fuchs, Leib, Raum, Person, 300.
73 Martin Heidegger: Sein und Zeit, Tübingen: Niemeyer ¹²1972, 159.
74 Vgl. Gion Condrau: Daseinsanalyse. Philosophische und anthropologische Grundlagen. Die Bedeutung der Sprache. Psychotherapieforschung aus daseinsanalytischer Sicht, Dettelbach: Röll 1998, 75.

Mensch seiner selbst bewusst wird."[75] Im Schmerz bin ich aus meiner *primären Zwischenleiblichkeit* zurückgeworfen auf mich selbst.

Dieses *Zurückgeworfensein* lässt einen die:den Andere:n auf zweierlei Weise erleben. Zum einen trennt der Schmerz einen völlig ab von anderen Menschen. Auf mich selbst zurückgeworfen, verschwimmt die Existenz anderer Personen. Schlagartig erlebe ich andere, mit denen ich mittels meines Leibes auf so natürliche Weise verbunden bin, als mir radikal entzogen. Ich erfahre mich in meiner Interaktions- und Kommunikationsfähigkeit eingeschränkt, bin nur mehr mit mir selbst, meinem Leib, meinem Schmerz befasst. Mir selbst im Schmerz gegeben, erfahre ich mich anderen gegenüber als radikal entzogen. Zum anderen ereignet sich im Schmerz auch die genau umgekehrte Dynamik, nämlich die der radikalen Öffnung und Ausgesetztheit gegenüber anderen Subjekten. Dieser Aspekt der Vulnerabilität stellt im Schmerz eine große Herausforderung dar. Ich erlebe mich nicht nur gegenüber dem Schmerz und damit mir selbst, sondern auch gegenüber jeglichem anderen Menschen als maximal ausgeliefert. Hinzu kommt, dass laut Ridder „Bedrohung und Angewiesenheit [...] den Menschen seit eh und je [veranlassen], in *Kommunikation mit anderen* [Hervorheb. i. Orig. unterstrichen] einzutreten"[76]. Natürlich ist man als Hilfe- und Schutzbedürftige:r gewillt, in Kontakt mit anderen zu treten, doch man ist letztlich immer darauf angewiesen, dass diese Anderen der eigenen Bestrebung nach Zuwendung folgen, um die schmerzverursachte Vereinzelung aufzubrechen.

Mein Leib stellt also im Schmerz sowohl das Medium meines Rückzugs in mich selbst dar als auch das Medium meiner Ausgesetztheit an andere oder, um es mit den Worten Meyer-Drawes zu sagen, „[s]o wie unser Leib unser Selbst dem Anderen öffnet, so verschließt er es gleichzeitig auch immer"[77]. Ludwig Binswanger schreibt über die Möglichkeit, sich in den eigenen Leib zurückzuziehen, dass dieser zum „Schlupfwinkel" des eigenen Seins werden kann.[78] Der Leib bleibt allerdings stets Ausdrucksmedium der eigenen Existenz. Auf den Schmerz gewendet, bedeutet dies, dass selbst, wenn ich zurückgezogen in meinen eigenen Leib, abgeschottet von der Welt und anderen Menschen lebe und Stillschweigen über meinen Schmerz bewahre, mein Leib bzw. mein leiblicher Ausdruck dennoch Schmerzensqual bezeugt. Gerade am Schmerzausdruck zeigt sich, dass der Schmerz nicht zunächst eine Art *innerliches Ereignis* ist, welches sodann kausal bedingt in leiblichen Ausdruck des

---

75   Fuchs, Leib, Raum, Person, 263.
76   Ridder, Sprache des Schmerzes, 15.
77   Käte Meyer-Drawe: Leiblichkeit und Sozialität. Phänomenologische Beiträge zu einer pädagogischen Theorie der Inter-Subjektivität, München: Fink ²1987 (Übergänge 7), 134.
78   Vgl. Binswanger, Ausgewählte Vorträge, 147.

Schmerzes übergeht, sondern dass ich mein Leib selbst bin und den Schmerz unmittelbar und unweigerlich *zum Ausdruck* bringe. Sehr bildhaft spricht auch von Weizsäcker davon, indem er schreibt:

> Heftiger Schmerz kann die gesamte Muskulatur und vielleicht sämtliche Sinne in Mitleidenschaft ziehen (es wird grün und blau vor Augen und wir ‚hören die Engel singen'); Schweiß und Röte des Gesichts, Beschleunigung von Puls und Atmung, lauter Schrei und Verwünschung und Hilferuf sind allein die äußerlich sichtbaren Zeichen organischen Aufruhrs. Sie sind zugleich Zeichen der Schmerz*arbeit*.[79]

Diese Schmerzarbeit ist zumindest bei sehr heftigen und plötzlichen oder den Bewegungsapparat stark einschränkenden Schmerzen sichtbar und offenkundig.

Leiblicher Ausdruck stellt zugleich die Grundlage dafür dar, dass ich einem:r Anderen als zuwendungs- und hilfsbedürftiges Subjekt erscheinen kann. Nur auf Grundlage der Zwischenleiblichkeit kann man jemandes Empathie wecken. Natürlich ist es auch das Wissen um meinen leiblichen Schmerzausdruck, der mich unter Umständen dazu veranlasst, Schmerzen bewusst zu verbergen, mich bewusst darauf achten lässt, dass meine Körperhaltung, Mimik und Gestik nicht verraten, dass ich gerade von Schmerzen gepeinigt werde. Der Fähigkeit zur Repression des Schmerzes sind freilich Grenzen gesetzt, doch wird ihr situativ große Bedeutung zugesprochen, was sich etwa an Sprichwörtern wie „Big boys don't cry" oder, fernab bloßer Sprüche, an so manchem schmerzhaften Ritual zeigt, durch welches, mehrheitlich junge Männer, zu vollwertigen Mitgliedern einer bestimmten Gesellschaft werden sollen. In der verbalen Ermutigung, einen Schmerz tapfer auszuhalten, aber auch in zahlreichen schmerzhaften Initiationsriten repräsentieren jeweils die Anderen die soziale Forderung, Herr über den eigenen Schmerz sein zu können, obwohl einen dieser in eine Distanzlosigkeit zwingt, die eine solche Herrschaft schier verunmöglicht. Das Ertragen des Schmerzes soll die Leiblichkeit des Subjekts transformieren. Aus einem Kinderkörper soll etwa ein Männer- oder Frauenkörper werden – der Leib soll „Härte" erlangen.[80] Die Zufügung von Schmerz bedeutet eine „gewaltsame Verwandlung in ein vollwertiges Mitglied der Gruppe"[81].

---

79 Weizsäcker, Die Schmerzen, 39.
80 Vgl. Thomas Fuchs: Zur Phänomenologie des Schmerzgedächtnisses, in: Marcus Schiltenwolf / Wolfgang Herzog (Hg.): Die Schmerzen, Würzburg: Königshause & Neumann 2011 (Beiträge zur medizinischen Anthropologie 7), 73–84, 76.
81 Fuchs, Phänomenologie des Schmerzgedächtnisses, 76.

Schmerz hat, so Ridder, auch immer etwas von Nacktsein und Scham.[82] Damit ist nicht nur angesprochen, dass ich im Schmerz über meinen eigenen Leib die Kontrolle verlieren kann, sondern auch, dass dieser Kontrollverlust an meiner Beziehung zu anderen rührt. Gerade im Schmerz wird mir bewusst, dass „ich nicht nur einen ‚Leib für mich', sondern auch einen ‚Leib für andere' [habe], wie es meine Wahrnehmung des Anderen bezeugt"[83]. Im Schmerz geht mir nicht nur meine Leiblichkeit auf eigentümliche Weise auf, sondern er lässt mich meinen Leib als *sozialen Leib* bewusst erfahren. Die Scham ist im Schmerz v. a. dadurch ausgelöst, dass mich *der Blick* der Anderen trifft.[84] „[D]er Versuch, sich der sozialen Begegnung zu entziehen"[85], scheitert im Schmerz auf dramatische Weise, da ich gerade durch diesen Versuch in Gefahr gerate, *„Objekt für Andere"*[86] zu werden. „Die Scham aber ist [...] Scham über *sich selbst*, sie ist *Anerkennung* des Tatbestandes, daß ich wirklich jenes Objekt *bin*, das der Andere ansieht [...]."[87] Dem:Der Anderen, seinem:ihrem Blick erschließt sich das Zugleich von Distanzlosigkeit und Entzogenheit des eigenen Leibes, die den Kern der Schmerzensqual bilden. Dass der:die Andere immerzu *Interpret meines Leibes* ist, ja mein Schmerz zur *Interpretationssache* für andere werden kann, leistet dieser Dynamik zusätzlichen Vorschub.

> Da nun auf beiden Seiten einer Kommunikationsbeziehung jedes Individuum gleichzeitig sowohl Subjekt als auch Objekt ist, folgt, daß jeder sich als Aktor an sich selbst als auch an anderen orientiert, daß er Sinnträger ist für sich und für andere, auch als Interpret des Leibes von anderen *und* [Hervorheb. i. Orig. unterstrichen] in seiner Leiblichkeit Symbol für andere![88]

Die Interpretationsoffenheit, die mit dem Umstand verknüpft ist, dass man als Subjekt stets von anderen interpretiert wird, stellt einen bedeutsamen Teilaspekt der Vulnerabilität, aber auch des subjektiven Schmerzempfindens dar. Besonders Menschen, die an chronischen Schmerzen leiden, laufen Gefahr, Hilfsbereitschaft und Verständnis zu verlieren, welche Schmerzbetroffenen üblicherweise zuteilwerden. „Wer von jemandem, dem unmittelbar nur seine Beherrschtheit anzumerken ist, gesagt bekommt, er habe starke Schmerzen, und zwar ständig, wird früher oder später tatsächlich an der Wirklichkeit

---

82 Vgl. Ridder, Sprache des Schmerzes, 14.
83 Ridder, Sprache des Schmerzes, 15.
84 Vgl. Sartre, Sein und das Nichts, 338.
85 Ridder, Sprache des Schmerzes, 14–15.
86 Sartre, Sein und das Nichts, 347.
87 Sartre, Sein und das Nichts, 348.
88 Ridder, Sprache des Schmerzes, 15.

dieser Schmerzen zweifeln."[89] Gerade der Mangel an Mitgefühl intensiviert die Erfahrung der Einsamkeit und Machtlosigkeit auf drastische Weise. Der Entzug des Anderen, der sich im Schmerz ereignet, wird durch die teils selbstgewählte Distanz und Verständnislosigkeit des:der Anderen verstärkt.

Helmuth Vetters Einsicht, dass der Schmerz eine Situation der Nichtvertrautheit schafft,[90] ist hinzuzufügen, dass dies auch die Nichtvertrautheit meiner mit mir selbst meint. Im Schmerz werde ich mir selbst zu einer:m Anderen, weshalb bereits klargemacht wurde, dass Schmerz als Alteritätserfahrung und als Erfahrung meiner selbst als einer:s Fremden zu begreifen ist. Dieser Gedanke ist nun im Kontext der Leiblichkeit von Schmerzerfahrung erneut hervorzuheben, da an den Leib auch die Gabe und der Entzug meiner selbst geknüpft ist. Mit Rekurs auf Levinas erklärt Thomas Bedorf, dass das Ich natürlicherweise vom *Anderen* heimgesucht wird, wie beispielsweise von der leiblichen Erfahrung des Schmerzes.

> [I]m leiblichen Dasein [zeigt sich] eine Heimsuchung durch etwas, das das Selbst nicht allein in der Hand hat. Levinas schließt [...] diese leibliche Erfahrung des Entzugs oder der Anderheit-im-Selben mit der Erfahrung des Anderen kurz. Diese Erfahrung zu machen, bedeutet demnach keine intentionale, bewusste *Übernahme des Anderen* in das Selbst, sondern eine Erfahrung des Anderen (oder allgemein formuliert: der Alterität) *im Selbst*.[91]

Im Schmerz ist mir also nicht bloß ein *Gegenüber*, d. h. andere Subjekte als solche, gegeben, sondern ich bin mir selbst als Andere:r gegeben. Auch Bernhard Waldenfels vertritt die These, dass eine „*Andersheit meiner selbst*"[92] anzunehmen ist. „Fremdheit [...] beginnt im eignen Haus als *Fremdheit meiner selbst*"[93], so Waldenfels, welcher in diesem Zusammenhang auch zwischen der *intersubjektiven* und der *intrasubjektiven* Fremdheit unterscheidet.[94] Laut Waldenfels bedeutet das Anerkennen dieser Fremdheit – des Anderen in mir – die Anerkennung des Umstandes, dass ich mir selbst in gewisser Weise entzogen bin. Wenn also von der Gabe bzw. dem Entzug meiner selbst im Schmerz die

---

89 Grüny, Zerstörte Erfahrung, 169.
90 Vgl. Vetter, Der Schmerz, 95.
91 Thomas Bedorf: Emmanuel Levinas – Der Leib des Anderen, in: Emmanuel Alloa u. a. (Hg.): Leiblichkeit. Geschichte und Aktualität eines Konzepts, Tübingen: Mohr Siebeck 2012 (UTB 3633), 68–80, 76.
92 Bernhard Waldenfels: Der Stachel des Fremden, Frankfurt/M.: Suhrkamp ³1998 (stw 868), 67.
93 Waldenfels, Topographie des Fremden, 27.
94 Vgl. Waldenfels, Topographie des Fremden, 27.

Rede ist, so ist hinzuzufügen, dass diese Erfahrung durchwoben ist von der Erfahrung meiner selbst als einer:s Fremden.

Zusammenfassend kann gesagt werden, dass einem der Schmerz zwei bedeutsame Facetten der persönlichen Intersubjektivität aufzeigt. Einerseits geht mir im Schmerz die Besonderheit auf, dass ich nicht nur leiblich bin und einen Leib habe, sondern dass mein Leib auch ein Leib *für andere* ist. Sofern ich meinen Schmerz auf diese oder jene Weise mitteile, kann mir ein anderes Subjekt zwar empathisch begegnen und versuchen, mir in meinem Schmerz tröstend beizustehen, doch es ist auch möglich, dass das Gegenüber meinen Schmerz überhaupt nicht wahrnimmt, ignoriert oder gar verstärkt. Andererseits wird im Schmerz *intrasubjektive* Fremdheit erfahrbar, d. h. im Schmerz erkenne ich, dass der:die Andere nicht bloß ein Subjekt im Außen ist, zu dem:der ich mich stets verhalte, sondern dass ich selbst der:die Andere bin, welche:r mir im Schmerz begegnet. Gerade für die Frage nach der Bedeutung der Intersubjektivität von Schmerzerfahrung ist diese Einsicht weiter präsent zu halten.

3.2   Räumlichkeit der Schmerzerfahrung

Eine weitere Facette subjektiver Schmerzerfahrung erschließt sich durch den Leib, genauerhin der Räumlichkeit des Leibes. Der Leib des Subjekts nimmt nicht bloß einen Ort in einem Raum ein, wie dies etwa körperliche Gegenstände tun, vielmehr eröffnet der Leib selbst seinen Raum. Laut Fuchs kann man den Leib auch als *Leibraum* bezeichnen.[95] Schmitz definiert den Leib deshalb auch als einen „absoluten Ort"[96], der nicht durch Lage- und Abstandsverhältnisse zu bestimmen ist.[97] Insbesondere der Schmerz macht erfahrbar, dass der Leib als leiblicher Raum zu begreifen ist. Umgekehrt ist subjektives Schmerzerleben nur verstehbar, wenn man den Leib in seiner Räumlichkeit denkt, denn nur so wird begreiflich, wie ein Schmerz beispielsweise *ausstrahlen* kann oder man spürt, dass Schmerz den ganzen Leib vereinnahmt. Zunächst ist die Räumlichkeit des Leibes näher zu bestimmen, um sodann mithilfe der von Schmitz eingeführten Begriffe *Enge* und *Weite* die Räumlichkeit der Schmerzerfahrung zu erläutern. Für Schmitz ist der Schmerz nämlich

---

95   Vgl. Fuchs, Leib, Raum, Person, 89.
96   Schmitz, System der Philosophie, 6.
97   Vgl. Schmitz, Der unerschöpfliche Gegenstand, 118.

ebenfalls weder ein Gefühl noch eine Empfindung, sondern ein „Konflikt zwischen Engung und Weitung"[98].

Zunächst muss auf die Bedeutung des eigenleiblichen Spürens verwiesen werden. Unter dem Leib versteht Schmitz das, was man in der *Gegend* des eigenen Körpers von sich spürt, „ohne über ein ‚Sinnesorgan' wie Auge oder Hand zu verfügen, das man zum Zweck dieses Spürens willkürlich einsetzen könnte"[99]. Was den Leib also auszeichnet, ist, dass er gespürter Leib ist. Zudem betont Schmitz, dass das eigenleiblich Gespürte stets *räumlich ausgedehnt* ist. Die Ausdehnung des Leibes ist laut ihm allerdings nicht mit der Ausdehnung eines räumlichen Gegenstandes vergleichbar, vielmehr zeichnet den Leib eine Flächenlosigkeit aus. Die wichtigsten Charakteristika der Räumlichkeit des Leibes stellen, auch laut Fuchs die „Voluminosität", die „absolute Örtlichkeit" und die „Meinhaftigkeit" im Sinne der Selbstaffektion des Leibes dar.[100] Mit dem Begriff der *Voluminosität* ist ausgesagt, dass der Räumlichkeit des Leibes zwar ein Volumen und damit eine gewisse Ausdehnung zuzuschreiben ist, allerdings meint dieses Volumen ein flächenloses Volumen. Laut Schmitz ist es als ein *prädimensionales* und *unteilbares* Volumen zu verstehen.[101] Der Leib als *absoluter Ort* zeichnet sich für Schmitz dadurch aus, dass er „unabhängig von räumlicher Orientierung bestimmt oder identifizierbar ist"[102]. Dass mir mein Leib als absoluter Ort gegeben ist, zeigt sich laut Schmitz an der Unmittelbarkeit jeglichen eigenleiblichen Spürens. Jedes Behagen oder Unbehagen spüre ich leiblich, und eben dieses Spüren vermittelt mir, dass ich selbst an einem Platz im Raum abgehoben bin. Der genuine Ort des Spürens kann, so Schmitz, kein relativer Ort sein, sondern ist der Leib selbst.[103] Mit *Meinhaftigkeit* ist laut Fuchs gemeint, dass alle leiblichen Empfindungen „als ‚zu mir gehörig' oder ‚meinhaft' erlebt [werden]"[104].

Wirkt die genannte Charakteristik des Leibraums vorerst abstrakt, so erschließt sie sich sehr deutlich, wenn man sie auf das Schmerzphänomen überträgt. Es wurde bereits erwähnt, dass der Schmerz einen *Schmerzraum* eröffnet und dieser Raum mit dem Leib zu identifizieren ist. Laut Fuchs wird gerade am Phänomen des Schmerzes die *Sonderräumlichkeit* des Leibes erfahrbar,[105] da

---

98 Herman Schmitz: Leib und Gefühl. Materialen zu einer philosophischen Therapeutik, Bielefeld: Aisthesis ³2008, 157.
99 Schmitz, Der unerschöpfliche Gegenstand, 115.
100 Vgl. Fuchs, Leib, Raum, Person, 97–98.
101 Vgl. Schmitz, Der unerschöpfliche Gegenstand, 117.
102 Schmitz, System der Philosophie, 6.
103 Vgl. Schmitz, Der unerschöpfliche Gegenstand, 117–118.
104 Fuchs, Leib, Raum Person, 98.
105 Vgl. Fuchs, Leib, Raum, Person, 64.

„[d]ie paradigmatische Erfahrung absoluter Räumlichkeit und damit leiblicher Existenz überhaupt [...] in den Erlebnissen der Angst und des Schmerzes [besteht]"[106]. Subjektive Schmerzerfahrung verdeutlicht die Bedeutung des Leibes in seiner Räumlichkeit. Zur Voluminosität des Leibraumes erklärt Fuchs, dass die Empfindung von Schmerz den Leibraum erfüllt, sich in ihm ausdehnt. Er meint außerdem, dass man ursprünglich nur durch das leibliche Empfinden, etwa von Völle, darum weiß, was *erfüllter Raum* ist.[107] Wenn ich also spüre, wie sich ein Schmerz stärker werdend in mir ausdehnt, wie etwa ein Zahnschmerz zunehmend den gesamten Bereich meiner Halswirbelsäule einnimmt und gefühlt meinen ganzen Kopf auf einen schmerzhaften Punkt im Kiefer zusammenzieht, dann handelt es sich hierbei um eine Empfindung, die auf der Voluminosität des Leibraumes beruht.

Auch wird die Bedeutung *absoluter Örtlichkeit* durch die Betrachtung von Schmerzerfahrung klar. Fuchs konstatiert hierzu, dass „dem Schmerz seine Örtlichkeit inhärent [ist], als unabweisbar gespürtes ‚Hier'"[108]. So zeigt ein Schmerz, egal, wo man ihn spürt, „selbst seinen Ort an, er konstituiert einen ‚Schmerzraum'; ich muss seine Stelle nicht erst suchen wie etwa die Herkunft eines Schalls"[109]. Schmerz und Leibraum bedingen sich gegenseitig, da jegliche Schmerzerfahrung das Erleben meines Leibes als eines absoluten Ortes, d. h. als eines absoluten Hier eröffnet. „Den Ort meines Schmerzes im Fuß muss ich nicht erst sehen, tasten oder mir auf andere Weise bewusst machen; ich spüre den Schmerz unmittelbar ‚da'."[110] Zugleich wäre es unmöglich, die Selbstbezüglichkeit und unmittelbare Betroffenheit, die den Schmerz wesentlich ausmachen, zu erfahren, wenn mein Leib nicht absoluter Ort wäre. Wäre mein Leib nicht mein absoluter Ort, von dem ich mich nicht wegbewegen kann, an den ich unabwendbar gebunden bin, dann wäre es möglich, mich von meinem Schmerz loszulösen. Gerade die Distanzlosigkeit stellt aber das zentrale Leidensmoment am Schmerz dar. Am Schmerz zeigt sich aus diesem Grund auch, was unter der *Meinhaftigkeit* des Leibes zu verstehen ist. Mein schmerzender Fuß etwa präsentiert sich, anders als Objekte der Außenwelt, als unmittelbar zu mir selbst gehörig.[111] *Meinhaftigkeit* beschreibt damit auch die Tatsache der kontinuierlichen Selbstaffektion,[112] die durch den Leib möglich ist und mir als solche den eigenen Leibraum als Empfindungsraum eröffnet.

---

106   Fuchs, Leib, Raum, Person, 75.
107   Vgl. Fuchs, Leib, Raum, Person, 97.
108   Fuchs, Leib, Raum, Person, 98.
109   Fuchs, Leib, Raum, Person, 65.
110   Fuchs, Leib, Raum, Person, 74.
111   Vgl. Fuchs, Leib, Raum, Person, 65.
112   Vgl. Fuchs, Leib, Raum, Person, 98.

Erfahrungsqualitäten des subjektiv erlebten Schmerzes, die sich etwa in den Begriffen *pochend, ziehend, bohrend, hämmernd* abbilden, haben ihre Grundlage in der Räumlichkeit des Leibes. Diese Begriffe werden nicht nur herangezogen, um anderen begreiflich zu machen, wie sich der Schmerz anfühlt, sondern durch sie drückt sich eine reale Bewegung im eigenen *Leibraum* aus. Der leibliche Raum ist ein gespürter Raum, der mir im Schmerz tatsächlich als pochender, ziehender, hämmernder Leibraum erfahrbar wird. Die Anerkennung der Räumlichkeit des Leibes erschließt sogleich die Räumlichkeit des Schmerzes und ist erforderlich, um das Erleben bestimmter Schmerzen nicht als bloße Metaphern zu verstehen.[113] Im Folgenden sollen zwei Kategorien expliziert werden, die Schmitz für seine Beschreibung des Schmerzphänomens heranzieht und deren Bedeutung sich auf Basis des bislang über den *Leibraum* Gesagten erschließt, nämlich die Kategorien *Enge* und *Weite*.

3.2.1 *Enge und Weite*
Nach Schmitz sind Enge und Weite die wichtigsten Dimensionen des leiblichen Befindens,

> besetzt mit gegen einander strebenden, aber mehr oder weniger aneinander gebundenen Tendenzen der Engung und Weitung. Leiblichsein bedeutet in erster Linie: zwischen Enge und Weite in der Mitte zu stehen und weder von dieser noch von jener ganz loszukommen, wenigstens so lange, wie das bewusste Erleben währt.[114]

Wichtig scheint Schmitz zu sein, dass Engung und Weitung in ständiger wechselseitiger Konkurrenz stehen und sich gegenseitig als zwei Pole einer natürlichen leiblichen Dynamik anstacheln. Als zwei Modi leiblicher Bewegungstendenzen bezeichnet Schmitz die Engung auch als *Spannung*, die Weitung auch als *Schwellung*. Das Wechselspiel von Engung und Weitung bzw. von Spannung und Schwellung ist Teil der sog. „leiblichen Ökonomie"[115]. Während Spannung und Schwellung die extreme Ausprägung der einen oder der anderen Tendenz zum Ausdruck bringen, verweist der Begriff der *leiblichen Ökonomie* darauf, dass das wechselseitige Changieren dieser beiden Tendenzen einen natürlichen Teil leiblichen Selbsterlebens darstellt. Schmitz sagt, dass beide Tendenzen gegebenenfalls dominieren, aber auch das Gleichgewicht halten könnten. Er nennt das Einatmen vielfach als Beispiel für die

---
113 Vgl. Fuchs, Leib, Raum, Person, 89.
114 Schmitz, Der unerschöpfliche Gegenstand, 122–123.
115 Schmitz, Der unerschöpfliche Gegenstand, 123.

Erfahrung der Ausgeglichenheit von Engung und Weitung, da es eben leiblich spürbar zugleich engt und weitet.[116]

Der Schmerz ist nach Schmitz eine leibliche Regung und als solche eine „Weise des Zusammenspiels von Enge und Weite des Leibes"[117]. Das „Schwierige am Schmerz" kann man laut Schmitz nur verstehen, wenn man den Schmerz unter den Gesichtspunkten von Engung und Weitung als „grundlegende Dimension[en] der leiblichen Dynamik"[118] in den Blick nimmt. Laut Schmitz haben „alle leiblichen Regungen [...] in der Dimension von Enge und Weite wie auf einer Skala ihren Platz"[119]. So auch der Schmerz: „An der Stelle der Skala, wo die Engung im vitalen Antrieb so stark wird, daß dieser bei wachsender Stärke der Regung zur Enge hin zu reißen droht, haben Angst und Schmerz ihren Platz."[120] Gerade am Phänomen des Schmerzes wird also ersichtlich, was leiblich gespürte Enge bedeutet, denn, ihn spürend, ist man „in die paradoxe Einseitigkeit gebannt, mit ihm und zugleich gegen ihn vergebens das Weite zu suchen, weil mein Schmerz [...] mein eigener gehemmter Drang, mein aufgehaltener Impuls ‚Weg!' ist"[121]. Ein wichtiger Hinweis liegt meines Erachtens im Ausdruck der „paradoxen Einseitigkeit". Den Schmerz gänzlich einseitig, von der leiblichen Tendenz der Engung her verstehen zu wollen, möchte Schmitz vermeiden. Er weist darauf hin, dass im Schmerz zwar eine „Dominanz der Spannung" vorliegt, diese aber erst gepaart mit der Schwellung den Schmerz als gehemmten leiblichen Drang erleben lassen,

> der übermächtig aufgehalten ist, so daß ein Konflikt entsteht, den der[:die] Betroffene auf zwei konträre Weisen sich ersparen oder lindern kann: immobilisierend durch Abschalten des Dranges [...] und mobilisierend im Durchbrechen der Hemmung, symbolisch vollzogen durch den Schrei, ein Sich-Luft-machen, das Ersatz für ein Aus-der-Haut-fahren, für Entkommen in Weite ist.[122]

An diesen Punkt knüpft sich meines Erachtens die wichtige Erkenntnis, dass leibliche Schmerzausdrücke dem antagonistischen Wechselspiel von Engung und Weitung, Spannung und Schwellung entsprechen bzw. dieses offensichtlich machen. Wenn mich der Schmerz zusammenfahren lässt, ich unkontrolliert auf und ab springe oder schmerzgebannt den Atem anhalte, dann entsprechen

---

116 Vgl. Schmitz, Der unerschöpfliche Gegenstand, 123.
117 Schmitz, System der Philosophie, 74.
118 Schmitz, Epigenese der Person, 81.
119 Schmitz, Der unerschöpfliche Gegenstand, 135.
120 Schmitz, Epigenese der Person, 81.
121 Schmitz, Der unerschöpfliche Gegenstand, 135.
122 Schmitz, Der unerschöpfliche Gegenstand, 123.

diese Handlungen völlig unmittelbar der realen Engung und Weitung meines Leibraumes – dem Widerstreit von Spannung und Schwellung. Buytendijk betont deshalb, dass sich im Schmerz eine leibliche „Innervations*umkehr*"[123] ereignet, die sich an schmerztypischen Bewegungen zeigt. „Wer steht, fällt in sich zusammen, wer sitzt, fliegt hoch. Schlaff herabhängende Arme werden angezogen, selbst gehoben. Die geöffnete Hand schließt sich und packt etwas."[124] Dieses Entsprechungsverhältnis von meinem Schmerz und meinem Leib ist, wie schon zu zeigen versucht wurde, kein kausales, sondern vielmehr eine „sinnhafte Gleichordnung"[125], d. h. insofern ich mein Leib bin, habe ich nicht nur einen Schmerz, sondern ich bin zugleich mein Schmerz.

Gerade die Auseinandersetzung mit konkreten Schmerzerfahrungen lässt meines Erachtens die Rede von Engung und Weitung des Leibraumes plausibel erscheinen. Das sprachliche Repertoire der Schmerzbeschreibung deutet von sich her auf das Wechselspiel von Engung und Weitung. Begriffe wie *pochen, hämmern* oder *stechen* sind durchwoben von der Vorstellung und dem dazugehörigen Gefühl, dass sich im Schmerz tatsächlich etwas in oder an mir engt und weitet – manche Schmerzen weisen hierin nicht bloß einen statischen, sondern rhythmischen Charakter auf. Neben Begriffen, die unmittelbar an das Wechselspiel von Engung und Weitung gebunden sind, gibt es auch solche, die auf eine weitere leibräumliche Kategorie verweisen, nämlich die Tiefe. Zumindest in seinen Beschreibungen über den Schmerz bleibt sie von Schmitz unerwähnt.

3.2.2 Tiefe

Schmitz bringt den Begriff der Tiefe zwar zur Anwendung, doch ausschließlich in Zusammenhang mit Gefühlsbeschreibungen, zumal er die Tiefe als eine Dimension der Gefühle in Bezug auf den leiblichen Raum versteht.[126] Gefühle wie Freude und Trauer können nach Schmitz *flach* oder *tief* vorkommen, „während die Stille als Gefühl [...] als ergreifende Atmosphäre [...] von sich aus tief ist"[127]. Meines Erachtens muss der Begriff der Tiefe für eine Analyse der Räumlichkeit des Leibes allgemein in den Blick gerückt werden, da der Leibraum nämlich selbst durch Tiefe charakterisiert ist. Dies zeigt sich gerade am Phänomen des Schmerzes in besonderer Weise.

---

123 Buytendijk, Schmerz, 129.
124 Buytendijk, Schmerz, 129.
125 Fuchs, Leib, Raum, Person, 65.
126 Vgl. Schmitz, Der unerschöpfliche Gegenstand, 123.
127 Schmitz, Der unerschöpfliche Gegenstand, 307.

Zum einen scheint mir der Begriff der Tiefe insbesondere in Hinblick auf die Beschreibung von Schmerzintensitäten relevant zu sein. Die Beschreibung eines Schmerzes als *tief* oder *tiefsitzend* verrät etwas über das Ausmaß der Zudringlichkeit, in dem man den Schmerz erlebt, und zwar für die Dauer seines konkreten Daseins bzw. auch über die Dauer seiner Präsenz hinaus. Ein sehr starker und plötzlicher Rückenschmerz kann auch Tage, nachdem er bereits wieder aufgehört hat, noch Teil meines gespürten Leibes sein. Grund dafür ist u. a., dass mit dem Schmerz das Erleben leiblicher Tiefe einhergegangen ist bzw. eine sehr intensive Sensibilisierung für die Wahrnehmung leiblicher Tiefe. Die Tiefe des Schmerzes zeigt also auch eine zeitliche Dimension des Schmerzes auf, die in nachstehendem Kapitel noch eingehend thematisiert wird. Zum anderen scheint mir gerade die Rede von der Tiefe eines Schmerzes die Perspektive dafür zu schärfen, dass die Räumlichkeit des Leibes nicht nur durch eine *prädimensional horizontale* Ausdehnung charakterisiert ist, sondern auch durch eine *prädimensional vertikale* Ausdehnung. Das Gegensatzpaar Enge und Weite muss um das Gegensatzpaar Tiefe und Oberflächennähe ergänzt werden. Zudem kommt, dass auch Enge und Weite auf die leibliche Tiefe hin reflektiert werden müssen. Extreme Enge ist meines Erachtens nämlich mit extremer Tiefe, extreme Weite mit extremer Ausdehnung in Richtung Oberfläche gleichzusetzen. Für individuell erlebten Schmerz bedeutet dies, dass ein Schmerz, der mich naturgemäß in die Enge treibt, auch bestimmten Grades tief geht. Schmerz, der einen wiederum nur oberflächlich tangiert, kann nicht verursachen, dass sich die Ausgeglichenheit von Enge und Weite im Schmerz einseitig auflöst.

Erneut sind es die sprachlichen Ausdrücke unterschiedlicher Schmerzempfindungen, die verraten, dass Schmerzen etwa als *bohrend, ziehend, drückend* oder *beißend* erlebt werden. Auch für die Verwendung dieser Begriffe gilt, dass wir es hier nicht mit bloßen Metaphern zu tun haben, sondern um Ausdrücke von tatsächlichem, leibräumlichem Erleben. Alle diese Ausdrücke zeigen auf, dass durch das Empfinden bestimmter Schmerzen der Leibraum in seiner Tiefe erfahrbar wird. Die leib-räumliche Tiefe darf freilich nicht mit der auf Haut- oder Körperschichten bezogenen Tiefe gleichgesetzt werden. Sehr oberflächliche Verletzungen können nämlich beispielsweise mit sehr *tiefgehenden* Schmerzen verbunden sein. Gleich ist jedoch allen Schmerzen, dass sie, wie sie Engung oder Spannung bedeuten, auch in variierendem Ausmaß in die Tiefe gehen. Das In-sich-Zusammensacken und Sich-Zusammenziehen bei heftigem Schmerz ist nicht nur ein Ausdruck der extremen Enge, die in diesem Schmerz erlebt wird, sondern ist auch Ausdruck extremer Tiefe, in welche der Schmerz vorgedrungen ist. Wie man durch Schmerz in die Enge getrieben wird und man diese Enge leiblich spürt, wird man von ihm auch in die Tiefe gedrückt.

Auch diese Tiefe ist leiblich spürbar. Ein vor Schmerz zusammengekauerter Mensch stellt das Sinnbild eines Subjekts dar, welches gefangen in der Enge und Tiefe seines Leibraumes nicht mehr in der Lage ist, diese leibliche Dynamik zu durchbrechen. Der Ort seiner Gefangenschaft ist sein eigener Leib.

Eine Rekapitulation der hier angestellten ersten Überlegungen über subjektive Schmerzerfahrung ergibt, dass der Schlüssel zu ihrem Verständnis der Leib darstellt. Als leibliche Regung ist Schmerz als extreme Form der gespürten Engung zu charakterisieren. Außerdem rückt mit der Tiefe ein weiterer Aspekt gespürter Leiblichkeit in den Fokus der Aufmerksamkeit. Der Erkenntnis, dass mit der Tiefe eines Schmerzes auch die Zeitlichkeit von Schmerzerfahrung zur Frage wird, ist nun weiter nachzugehen.

3.3   Zeitlichkeit der Schmerzerfahrung

Schmerz kann, wie erläutert, sehr *tief sitzen*. Damit ist auch ausgedrückt, dass es Schmerzen gibt, die sich in mehrfacher Weise intensiv und wirksam ins Gedächtnis einprägen können. Olivier betont allerdings, dass jeder Schmerz, egal wie tief oder oberflächlich er ist, eine wirksame Unterbrechung des Lebens darstellt.[128] Diese Unterbrechung hat nämlich zur Folge, dass sich im Schmerz nicht nur jegliches Zeiterleben verändert, sondern dass das veränderte Zeiterleben wiederum eine Auswirkung auf erlebten Schmerz hat.[129] Die Untersuchung subjektiver Schmerzerfahrung erfordert nicht nur den Blick auf die Räumlichkeit, sondern auch auf die Zeitlichkeit der Schmerzerfahrung, da „jeder Schmerz [...] eine zeitliche Dimension auf[spannt]"[130]. Nicht nur deshalb, weil der Schmerz jedes subjektive Zeitgefühl transformiert oder einen gar jegliche Zeit vergessen lassen kann, ist es naheliegend, die Zeitlichkeit der Schmerzerfahrung zu thematisieren, sondern vor allem auch deshalb, weil meines Erachtens jeder Schmerzerfahrung selbst eine zeitliche Struktur inhäriert. Die vielschichtige Bedeutung der Zeitlichkeit im Schmerz klingt in folgenden Worten Buytendijks an:

> [Das Schmerzgefühl] ist innig mit Vorstellungen und Gedanken, Erinnerungen und Erwartungen verbunden, die ihm auch in der Unmittelbarkeit des Erlebens eine sinnvolle Struktur verleihen. Schmerz allein als ein schmerzhaftes Jetzt ist jedoch ohne jegliche Perspektive. Die Schmerzempfindung als solche ist zu

---

128   Vgl. Olivier, Being in pain, 113.
129   Vgl. Olivier, Being in pain, 126.
130   Roland Borgards: Schmerz/Erinnerung. Andeutung eines Forschungsfeldes, in: Roland Borgards (Hg.): Schmerz und Erinnerung, München: Fink 2005, 9–24, 16.

undifferenziert, um darüber zu sprechen, und weder Denken noch Erwartung oder Hoffnung können auch nur das mindeste daran ändern.[131]

Buytendijks Beschreibung legt nahe, dass in der Schmerzerfahrung zwei unterschiedliche Zeitaspekte relevant sind. Einerseits können mit Schmerzen konkrete Erinnerungen und Erwartungen verbunden sein, die dem Schmerz eine *sinnvolle Struktur* verleihen, andererseits zeichnet sich das *schmerzhafte Jetzt* gerade durch eine Perspektivenlosigkeit und damit eine Zeitlosigkeit aus, die ein Subjekt auf seine Gegenwart festnagelt. Um das Zugleich von Eröffnung und Verschließung, Gabe und Entzug des subjektiven Zeithorizonts im Schmerz nachvollziehen zu können, müssen zwei Formen subjektiver Zeit angenommen werden. Zum einen handelt es sich hier um die Bewusstseinszeit, zum anderen um die Leibzeit. Wie noch zu zeigen sein wird, kann man aber den beiden Formen nicht einseitig entweder die genannte verschließende Tendenz oder die eröffnende Tendenz zuschreiben. Sowohl in Bezug auf die Bewusstseinszeit als auch auf die Leibzeit können unterschiedliche Schmerzen entweder als eine Verengung auf einen Jetztpunkt, der jegliche bewusstseinsmäßige, aber auch jegliche leibliche Intentionalität auf Vergangenes oder Zukünftiges streng unterbindet, festgemacht werden oder eine Öffnung des subjektiven Zeithorizontes bedeuten.

3.3.1 *Bewusstseinszeit und Leibzeit*

Bevor auf konkrete Beispiele eingegangen wird, welche die Bedeutung der Bewusstseinszeit und der Leibzeit verdeutlichen sollen, werden zunächst beide Begriffe näher erläutert. Das traditionsprägende Verständnis von Zeit als Maß für Bewegung und Veränderung entspricht dem Verständnis von Zeit als Zeitfluss.[132] Von einem Zeitfluss kann allerdings nur ein Subjekt sprechen, welches, eingebettet in diesen Zeitfluss, die Zeit nach Entstehen und Vergehen, Gewesenem, Aktuellem und noch Ausständigem ordnen kann. Sich auf vergangene, gegenwärtige und zukünftige Ereignisse zu beziehen geschieht bekanntermaßen durch das Bewusstsein. Wird folglich behauptet, dass die Zeit im Bewusstsein sei, so ist dies nicht falsch, schließlich ist man durch das Bewusstsein überhaupt erst in der Lage, die Zeitspanne oder Dauer einzelner Ereignisse wahrzunehmen oder diese in chronologischer Abfolge zu ordnen. Gerade weil man ein Bewusstsein hat, kann einem etwas als vergangen,

---

131 Buytendijk, Schmerz, 137.
132 Vgl. Jörg Zimmer: Differenzierungen im Begriff ‚Gegenwart' bei Husserl und Merleau-Ponty, in: Phänomenologische Forschungen H. 2 (2017) 39–45, 40.

gegenwärtig oder zukünftig erscheinen. Ohne das Bewusstsein wäre auch das Bewusstsein von einem Zeitfluss ausgeschlossen.

Die enorme Wichtigkeit der Verbindung von Zeit und Bewusstsein erschließt sich allerdings erst, wenn man hierbei einen weiteren Aspekt beachtet. Edmund Husserl hat diesen in seiner „Phänomenologie des inneren Zeitbewußtseins" aufgezeigt. Für Husserl ist das Zeitbewusstsein die Bedingung der Möglichkeit jeglicher Wahrnehmung und Gegenstandskonstitution. So zeigt er die Bedeutung des Zeitbewusstseins etwa am Beispiel der Wahrnehmung von einer Melodie auf. „Mit der Auffassung des jetzt erscheinenden, gleichsam jetzt gehörten Tones, verschmilzt die primäre Erinnerung an die soeben gleichsam gehörten Töne und die Erwartung (Protention) der ausstehenden."[133] Erst dadurch, dass das Bewusstsein einen Zusammenhang zwischen den einzelnen Tönen einer Melodie, dabei sowohl der vergangenen, der aktuell wahrgenommenen als auch der noch ausständigen, herstellt, ist man imstande, eine Melodie als Melodie zu vernehmen.[134] Der Zusammenhang einzelner Wahrnehmungen wird durch das Bewusstsein hergestellt, welches bereits verklungene Töne präsent hält, aktuell erklingende Töne mit diesen verbindet und einen auf künftige Töne gerichtet sein lässt. Das bedeutet, dass durch das Bewusstsein nicht nur Dinge zeitlich geordnet werden, ich also etwas als vergangen, gegenwärtig oder zukünftig erfassen kann, sondern dass das Bewusstsein selbst zeitlich strukturiert ist und dass dieses Zeitbewusstsein jeglicher Wahrnehmung zugrunde liegt.

Husserl hat mit seiner Ausformulierung des inneren Zeitbewusstseins deutlich gemacht, dass sowohl jede Gegenstandskonstitution als auch jegliche zeitliche Ordnung von Ereignissen durch das Bewusstsein eines Subjekts ermöglicht werden. Mit Verweis auf die Bewusstseinszeit kann erklärt werden, wie und weshalb Schmerzen einen bewusstseinsmäßigen Zeithorizont aufspannen bzw. wie es möglich ist, vergangenen Schmerz zu erinnern oder kommende zu erwarten, und wie diese Erinnerungen und Erwartungen in gegenwärtigem Schmerz im Bewusstsein präsent sind. Der Blick auf die Bewusstseinszeit macht aber auch verständlich, weshalb der Schmerz einen starken Bruch in jeglichem bewussten Zeithorizont darstellt. Ein sehr plötzlicher Schmerz kann bewirken, dass Vergangenes und Künftiges aus dem Bewusstsein verdrängt werden. Damit ist allerdings noch nicht geklärt, weshalb der Schmerz als perspektivenloses Jetzt, als ein Jetzt, in dem ich nichts bewusst erinnere oder erwarte, dennoch einen Zeithorizont aufspannt, wie

---

133   Edmund Husserl: Zur Phänomenologie des inneren Zeitbewusstseins (1893–1917). Hrsg. v. Rudolf Böhm, Den Haag: Nijhoff 1966 (Hua X), 35.
134   Vgl. Husserl, Hua X, 23.

es Buytendijk beschreibt. Hierbei handelt es sich um einen Zeithorizont, der unabhängig vom Bewusstsein Bestand hat und logisch vor der Konstitutionsleistung des Bewusstseins angesiedelt ist,[135] nämlich dem Zeithorizont, den der Leib konstituiert. Die Bewusstseinszeit nimmt ihren Ausgang in der Leiblichkeit, denn durch die leibliche Bezogenheit auf die Welt und uns selbst ist der Bezug zu Vergangenem, Gegenwärtigem und Zukünftigem erst möglich.

Der Einbezug der Leibzeit fordert gewiss noch stärker als die Bewusstseinszeit ein Abrücken von der Idee einer *objektiven Weltzeit*. Zwar hat auch Husserl für seine Analysen klar dargelegt, dass eine phänomenologische Betrachtung der Zeit, die „Ausschaltung der objektiven Zeit" fordert,[136] doch hat Husserl noch nicht in der Weise wie später Merleau-Ponty aufgezeigt, dass alles Bewusstsein auf das leibliche Präsenzfeld verweist, in dem einem die Zeit leibhaftig erscheint.[137] Die Leibzeit meint schlicht jene Zeit, die ich selber bin. Günther Pöltner drückt diesen Gedanken pointiert aus, wenn er schreibt: „Leibzeit, das ist die Zeit des Leibes, jene Zeit, die es erlaubt, vom Leib *als Leib*, von einem lebendigen Leib zu reden. [...] *Leibzeit*, d.i. *Lebenszeit*, bedeutet mein eigenes Sein im Werden."[138]

Merleau-Ponty spricht von einer „Zeitstruktur unseres Leibes"[139]. Motorische Lernprozesse demonstrieren die Zeitstruktur des Leibes auf eindrückliche Weise. Möchte man etwa Fahrradfahren erlernen, so bedarf es zunächst der theoretischen Einführung in die Grundlagen dieser Fähigkeit, wie etwa, dass dazu das gleichmäßige Treten der Pedale bei gleichzeitigem Stabilhalten der Lenkstange erforderlich ist. Während man bei den ersten Übungsversuchen intensiv damit beschäftigt ist, diese theoretischen Grundlagen ständig im Bewusstsein präsent zu haben, und angestrengt bemüht ist, diese in entsprechende Bewegungen umzusetzen, scheint die Koordination des Bewegungsablaufs zunehmend leichter zu fallen und sich nach und nach zu verselbstständigen. So unterscheidet sich der hundertste Versuch vom ersten dadurch, dass man sich nicht mehr bewusst auf das Fahrradfahren konzentrieren muss. Mein Leib scheint ganz *von selbst*, ohne bewusste Bezugnahme auf bereits getätigte Versuche, auf alle vorhergegangenen Versuche

---

135 Vgl. Reinhold Esterbauer: Warum brauchen Menschen strukturierte Zeit? Bemerkungen zu einer leibzeitlichen Anthropologie, in: ThPQ 169 (2021) 4–12, 7.
136 Vgl. Husserl, Hua X, 4.
137 Vgl. Merleau-Ponty, PhdW, 473.
138 Günther Pöltner: Leibzeit – Lebenszeit, in: Reinhold Esterbauer / Andrea Paletta / Julia Meer (Hg.): Der Leib und seine Zeit. Temporale Prozesse des Körpers und deren Dysregulationen im Burnout und bei anderen Leiberfahrungen, Freiburg/Br.: Alber 2019, 188–201, 188.
139 Merleau-Ponty, PhdW, 169.

zurückzugreifen und ermöglicht mir, im Fahrradfahren immer geschickter zu werden. Beherrsche ich das Fahrradfahren schlussendlich, ist diese Tätigkeit, wie man in der deutschen Sprache zu sagen pflegt, *in Fleisch und Blut übergegangen*. Wie diese *Verselbstständigung* funktioniert, erklärt schon Henri Bergson in seinem Werk „Materie und Gedächtnis", wenn er meint, dass das Vergangene in „motorischen Mechanismen" fortexistiere. „Der Leib vermag [...] Taten der Vergangenheit in Form [...] motorischer Vorrichtungen [...] aufzuspeichern."[140] Für Bergson stellt offenbar der Leib selbst den Schlüssel zum Verständnis eines solchen Lernprozesses dar.

Neben dem bewussten Erinnern vergangener Ereignisse, stellt also der Leib eine weitere, eigenständige Form des Gedächtnisses dar. Der Leib eines jeden Subjekts erinnert sich an vergangenes Geschehen oder oftmalig wiederholte Bewegungsabläufe. Er erinnert sich aber nicht nur. Der Leib entwirft sich vielmehr zugleich stets in die Zukunft und stellt ein Repertoire noch ausstehender Bewegungen bereit, was bedeutet, dass im Leib auch eine nahe Zukunft angezeigt ist. Durch meinen habitualisierten Leib sind mir Bewegungsabläufe- und Bewegungsmöglichkeiten vorgegeben, die die Basis für jede nachfolgende Bewegung darstellen. Wie das Bewusstsein in der Lage ist, bereits Geschehenes gegenwärtig präsent zu halten oder sich auf ein in der Zukunft liegendes Ereignis zu richten, hält auch der Leib Wahrnehmungs- und Bewegungserinnerungen präsent, ruft sie gegebenenfalls ab und gibt durch eine *leibliche Erwartungshaltung* Orientierung für künftige Bewegungen.

Dem Leib inhäriert also eine zeitliche Struktur. Jeder Leib ist durchwoben und geprägt von leiblichem Erinnern und Erwarten. Auf die Wichtigkeit der Leibzeit für die Analyse subjektiver Schmerzerfahrung wird unter der Betrachtung des vergangenen, gegenwärtigen und zukünftigen Schmerzes noch näher eingegangen. Wie eingangs angekündigt, wird zunächst anhand von zwei Beispielen gezeigt, dass sowohl die Bewusstseinszeit als auch die Leibzeit in jeder Schmerzerfahrung wirksam sind, wenn auch auf unterschiedliche Weise.

Die Bedeutung der Reduktion auf einen Jetztpunkt zeigt das Beispiel des Hexenschuss-Schmerzes auf. Durch das abrupte „Einfahren" des Schmerzes reißt jeder intentionale Bezug zu Gegenständen oder Gefühlen außerhalb dieses Schmerzes ab. Im Moment des Schmerzeintritts wird die Welt plötzlich inapparent. Der eingefahrene Schmerz beschränkt den Bezug zu einem selbst auf die eigene Schmerzwahrnehmung, weshalb der:die von Schmerz Betroffene sodann zusammenzuckt oder in völlige Starre sinkt, was wiederum

---

140 Bergson, Materie und Gedächtnis, 66.

mit einem potentiellen Kontrollverlust einhergeht. Die Starre verweist auf den genannten Aspekt der absoluten Reduktion auf das Jetzt des:der Gepeinigten. Dass man auch leibzeitlich erbarmungslos an sein Hier und Jetzt gebunden ist, zeigt sich daran, dass keine der leiblich habitualisierten oder intendierten Leibesbewegungen mehr möglich sind. Gerade dieses Nicht-anders-Können und die unterjochende Dominanz des leiblichen Jetzt treten auf als unkontrollierte Bewegungen. Diese zeigen an, dass mein Leib buchstäblich *ausgreifen* möchte in ein zeitliches *Nicht-Jetzt*, dass mir dieses aber verwehrt bleibt.

Die Weitung und Öffnung des subjektiven Zeithorizontes geschieht bei anderer Schmerzerfahrung ebenfalls sowohl auf der Ebene des Bewusstseinszeit als auch auf der Ebene der Leibzeit, was am Beispiel des Kopfschmerzes deutlich wird. Anders als der Hexenschuss-Schmerz überfällt einen der Kopfschmerz nicht plötzlich und abrupt, sondern schwillt meist, stärker werdend, an. Er kommt schleichend über einen und erobert eine Leibeszone um die andere. Vom Kopf ausgehend, den man anfänglich oft nur durch seine gesteigerte Schwere oder durch leicht erhöhten Druck am Stirnbein und entlang der Schläfen spürt, breitet sich der Schmerz oftmals über den Kiefer in Richtung Nacken, zu den Schulterblättern, entlang der Wirbelsäule aus und bewirkt, dass man auch andere Teile des eigenen Leibes immer stärker spürt oder manche Leibpartien zunehmend gar nicht mehr spürt, da sie gegenüber den bereits vom Schmerz besetzten Partien allmählich verstummen. Der Schmerz erlaubt es dann nicht nur, sondern zwingt einen regelrecht dazu, sich intentional auf ihn zu beziehen. Die Steigerung und das Anschwellen des Schmerzes haben zur Folge, dass sich meine Wahrnehmung immer deutlicher auf den Schmerz konzentriert, so dass ich bald mit nichts anderem mehr beschäftigt bin als mit ihm. Vergangene Schmerzfreiheit, das Jetzt und das Nicht-Mehr des Schmerzes werden immer mehr intentionale Gegenstände meines Bewusstseins. Das gespürte Zugleich der Anwesenheit und Unabwendbarkeit meines Schmerzes ist begleitet vom Herbeisehnen eines schmerzfreien Zustandes. Dieses Sehnen ist getragen von der bewussten Erinnerung an einen Zustand, in dem es mir möglich war, mich auf Gegenstände und Tätigkeiten außerhalb dieses Schmerzes zu richten. Bald ist der einzige Gegenstand, auf den ich intentional gerichtet bin, mein eigener Schmerz, der Umstand, dass ich Schmerzen habe und wie er sich über mich und, immer tiefer werdend, in mich hinein ausbreitet. Ohne dass man sich vielleicht gewollt an vergangene Male erinnern mag, an denen man schon an Kopfschmerzen gelitten hat, drängen sich zuweilen vermehrt vergangene Schmerzerfahrungen ins Bewusstsein. Nur dadurch können schmerzunterbindende Maßnahmen erwogen werden, die einem vielleicht schon einmal geholfen haben. Sei es die frische

Luft, die man in dem Wissen sucht, dass sie schon so manch anderen Kopfschmerz zurückzudrängen vermochte, sei es die gezielte Mobilisierung des Nackens, die Abhilfe verschaffen soll, oder der Griff zur wohlerprobten Arznei, die Schmerzlinderung verspricht. Alle diese Strategien, den Schmerz einzudämmen, verweisen auf die bewusste Befassung mit dem gegenwärtigen, bereits vergangenen und künftig nicht mehr vorhandenen Schmerz.

Was die Leibzeit betrifft, unterscheidet sich der schleichende Schmerz sehr deutlich von einem plötzlich einfahrenden Schmerz. In jedem stärker werdenden Kopfschmerz werden vergangene Kopfschmerzen zwar potentiell auch bewusst erinnert, zuallererst aber drängen sich vergangene Schmerzen in die leibliche Präsenz. Man ist leiblich auf den immer stärker werdenden Schmerz gerichtet. Die Aktualisierung der Vergangenheit bewirkt, dass ich mich gebärde und bewege, wie es nicht nur mein aktueller Schmerz zulässt, sondern auch, wie es leiblich erinnerte Schmerzen in mir vorzeichnen und vergegenwärtigen. Diese leibliche Vergegenwärtigung vergangener Schmerzen, lässt einen auch erkennen, wenn andere Menschen von Schmerz geplagt sind. Ein veränderter Gang oder die eingeschränkte Beweglichkeit eines anderen Menschen sind oftmals Indizien der umfassenden leiblichen Zurückhaltung, in die der Schmerz ihn zwingt. Zwar wird einem in Bezug auf so manchen Schmerz der medizinisch-therapeutische Rat erteilt, sich vom Schmerz in der eigenen Bewegung möglichst wenig einschränken zu lassen, doch es ist oft der Fall, dass der Schmerz jegliche leibliche Ausrichtung auf schmerzfreies Agieren hartnäckig unterbindet. Erfüllt sich der leiblich protentierte schmerzfreie Zustand allzu oft nicht, kann es sein, dass der Schmerz diese Erwartung gänzlich zunichte macht. Dies führt unweigerlich dazu, dass man leiblich gar nichts anderes mehr erwartet als das Kommen und das immerwährende Bleiben des Schmerzes, was insbesondere in der Behandlung chronischer Schmerzen eine große Herausforderung darstellt.

Die Schmerzbeispiele sollten zeigen, dass in beiden Formen sowohl die Bewusstseinszeit als auch die Leibzeit ihre Wirkung entfalten. Eines sollte aber durch die Beschreibung der Leibzeit ebenfalls klar geworden sein, nämlich dass die Leibzeit als diejenige Zeit, die man selber ist, die Grundlage für jeglichen bewussten Schmerzbezug darstellt. Die Frage der Intentionalität der Schmerzerfahrung wurde bereits in Bezug auf Husserls Definition des Schmerzes als „Gefühlsempfindung" behandelt. An dieser Stelle ist in Erinnerung zu rufen, dass Schmerzerfahrung keine bewusstseinsmäßige Bezogenheit auf den Schmerz erfordert. Die Vorrangigkeit der Leibzeit vor der Bewusstseinszeit lässt sich meines Erachtens sehr eindrücklich an Phänomenen zeigen, in denen das Bewusstsein eines Subjekts nur eingeschränkt vorhanden ist, wie etwa im Schlafzustand. Auch während des Schlafes ist man in der Lage,

Schmerzen zu empfinden bzw. durch Schmerzen aus dem Schlaf geweckt zu werden. Husserl konstatiert, dass der Schlaf ein Zustand sei, in dem das Ich „nun überhaupt keine spezifische Richtung mehr auf etwas hin [hat], [...] es ist ohne spezifisches ‚Bewusstsein-von' (Intentionen)"[141]. Das bedeutet, dass sich im Schlaf zunächst gar keine intentionale Bezogenheit auf den Schmerz ereignet. Die Synthesis-Leistung des Zeitbewusstseins bildet die Voraussetzung dafür, überhaupt irgendetwas in der Welt, so auch mich selbst, meinen Leib und meinen Schmerz wahrnehmen zu können. Doch dass einen der Schmerz auch ohne diese bewusste Bezogenheit überkommen kann, zeigt, dass man Schmerz in erster Linie als eine Form der affektiven leiblichen Betroffenheit erachten muss. Nur weil der Leib als das Feld originärer Erfahrung fungiert,[142] kann Schmerz mich auch im Zustand verarmten Bewusstseins betroffen machen und sogar aus dem Schlaf holen.

Die Vorrangstellung der Leibzeit gegenüber der Bewusstseinszeit bildet die Voraussetzung für die nun folgenden Erläuterungen zu vergangenem, gegenwärtigem und zukünftigem Schmerz. Ergründet man die zeitliche Struktur des Schmerzes, so erkennt man deutlich, dass man die Zeitekstasen *Vergangenheit*, *Gegenwart* und *Zukunft* nicht als getrennte Instanzen betrachten kann, sondern dass diese ineinandergreifen und sich in ihrer Erscheinungsweise gegenseitig bedingen. So ist etwa die Intensität von Schmerz kaum zu verstehen, wenn man nicht berücksichtigt, welche individuelle *Schmerzgeschichte*, im Sinne aller bereits gemachten Schmerzerfahrungen, sich in den Leib eines:r Schmerzbetroffenen bereits eingeschrieben haben. Borgards stellt fest, dass sich Erinnerung nicht lediglich aus vergangenen Wahrnehmungen speist, sondern dass auch „jede schmerzhafte Wahrnehmung schon vorab in ein Erinnerungsmuster eingebunden [ist]"[143]. Diese Erinnerungsmuster geben freilich in begrenztem Rahmen vor, welcher Umgang mit Schmerzen, aber auch welche Erwartungen und Ängste sich mit Schmerzen verbinden. Wenn also klar ist, dass die Dimensionen bereits erlebten, aktuellen und zukünftigen Schmerzes ineinandergreifen, müssen diese zum genaueren Verständnis dennoch getrennt voneinander analysiert werden.

---

141   Edmund Husserl: Grenzprobleme der Phänomenologie. Analysen des Unbewusstseins und der Instinkte. Metaphysik. Späte Ethik. Texte aus dem Nachlass (1908–1937). Hrsg. v. Rochus Sowa und Thomas Vongehr, Dordrecht: Springer 2014 (Hua XLII), 14.
142   Vgl. Merleau-Ponty, PhdW, 473.
143   Borgards, Schmerz/Erinnerung, 11.

3.3.2 Vergangener Schmerz

Schmerz, der in der Vergangenheit liegt, hat seine Bedrohlichkeit augenscheinlich verloren, schließlich tut vergangener Schmerz aktuell nicht mehr weh. Er kann vergessen oder aus dem Bewusstsein verdrängt werden. Erinnert man vergangene Schmerzen auch nicht bewusst, gibt es allerdings dennoch einen *Erinnerungsträger*, der bereits erlebten Schmerz niemals gänzlich vergessen lässt, nämlich der Leib. Vergangener bzw. bereits erlebter Schmerz bleibt insofern präsent, als er Teil des eigenen Leibgedächtnisses ist und vom Leib, der die Vergangenheit des Subjekts stets repräsentiert, aktuell gehalten wird.

> Der Leib repräsentiert die Zeit, die jemand durchlebt hat und deren Spuren er trägt [...]. Der eigene Leib [...] repräsentiert insofern die eigene Vergangenheit, als er Erlebtes und Durchlittenes physisch sichtbar macht. Die persönliche Geschichte hat sich in ihm sedimentiert, sodass er die eigene Vergangenheit gleichsam selbst ist.[144]

Dass der Leib gleichsam die eigene Vergangenheit ist, spielt im Schmerz eine zentrale Rolle, da oftmals ausschließlich das Leibgedächtnis Aufschluss darüber gibt, welche Schmerzen man bereits erlebt hat und weshalb man an Schmerzen leidet, für die gegenwärtig keine schmerzauslösenden Ereignisse auszumachen sind.[145] Ein Ernstnehmen des leiblichen Schmerzgedächtnisses verbietet es also, vergangenem Schmerz vorschnell jedes Vorhandensein und jede Aktualität abzusprechen.

Um den Zusammenhang zwischen leiblicher Vergangenheitsrepräsentation und Schmerz verstehen zu können, ist insbesondere auf Thomas Fuchs' Begriff des „impliziten Gedächtnisses" hinzuweisen. Während das explizite Gedächtnis einzelne Erinnerungen bewusst vergegenwärtigt, bezeichnet das implizite Gedächtnis das leibliche Gedächtnis, welches die Vergangenheit nicht vergegenwärtigt, sondern die Vergangenheit latent enthält,[146] „als *gegenwärtig wirksame Erfahrung* in sich. Es ist unsere gelebte Vergangenheit."[147]

Besonders wichtig erscheint, dass es sich beim *impliziten Gedächtnis* um ein unabhängig agierendes Gedächtnis handelt. Das bedeutet, dass man sich nicht bewusst an Schmerz erinnern muss, um das leibliche Schmerzgedächtnis

---

144 Esterbauer, Menschen strukturierte Zeit, 7.
145 Vgl. Stefanie Gamsjäger: Die Erinnerung des Leibes. Zur Rolle des Schmerz- und des motorisch-leiblichen Gedächtnisses bei amnestischen Personen, Graz 2013 (Diplomarbeit Universität Graz), 47.
146 Vgl. Thomas Fuchs: Leibgedächtnis und Lebensgeschichte, in: Existenzanalyse 26 / H. 2 (2009) 46–52, 47.
147 Fuchs, Leibgedächtnis und Lebensgeschichte, 47.

so erst zu aktvieren und vergangenen Schmerz zu „reinszenieren"[148]. Die unabhängige Aktivität des Schmerzgedächtnisses lässt sich an mehreren Beispielen gut zeigen. Fuchs verweist etwa auf den französischen Neurologen Claparède, welcher sich einer seiner Patient:innen tagtäglich erneut vorstellen musste. Diese Patientin konnte aufgrund einer Hirnschädigung keine neuen Informationen im Gedächtnis behalten. So konnte sie sich von einem auf das nächste Treffen nie an die bereits geschlossene Bekanntschaft mit dem Arzt erinnern. Claparède versteckte eines Tages bei der Begrüßung der Patientin einen Reißnagel in seiner Hand, was bei der Frau selbstverständlich einen Schmerz an der Handinnenseite verursachte. Bei ihrer darauffolgenden Begegnung wollte die Patientin Claparède ihre Hand nicht mehr reichen, obwohl sie sich nicht bewusst an die schmerzhafte Szene erinnern konnte.[149] Das leibliche Schmerzgedächtnis dieser Frau bewirkte, dass sie ein schmerzhaftes Ereignis, in diesem Fall eine spezifische Berührung, künftig vermied – nicht, weil sie dazu eine bewusste Erinnerung veranlasste, sondern weil ihre leibliche Erinnerung ihr fortan *Zurückhaltung* gebot.

Ein weiteres Beispiel führt ins Feld, dass das leibliche Schmerzgedächtnis auch bewusst instrumentalisiert werden kann, um jemanden auf ein bestimmtes Verhalten hin zu konditionieren. Körperliche Züchtigung und damit verbundene Schmerzen haben zur Folge, dass sich bestimmte Gedächtnisinhalte leiblich sedimentieren und gegebenenfalls auch ohne bewusstes Zutun abgerufen und aktualisiert werden. Durch die absichtsvolle Zufügung von Schmerz kann erzielt werden, dass Menschen bestimmte Verhaltensweisen und Normen *inkorporieren*.[150] Doch das Geschehen der Inkorporation ereignet sich freilich auch unabhängig von jeder üblen oder konditionierungsbezogenen Absicht. Ein Schmerz, den sehr viele Menschen einmal erfahren, ohne dass er ihnen absichtsvoll zugefügt wird, ist der Verbrennungsschmerz, der sich durch den Griff auf eine heiße Herdplatte ereignet. Der ins Leibgedächtnis eingegangene Schmerz lehrt eindrücklich das Gebot, die leibliche Nähe zu heißen Gegenständen zu vermeiden. Auch hier wird das leibliche Schmerzgedächtnis jedes Mal dann aktiv, wenn der Schmerz erneut droht. Bei einer alltäglichen Handlung wie Kochen zeigt der Leib durch seine vorsichtigen und

---

148 Im Artikel „Leibgedächtnis und Lebensgeschichte" weist Fuchs darauf hin, dass das Leibgedächtnis nicht repräsentiert, sondern das Erlernte im leiblichen Vollzug „reinszeniert" und „verkörpert". Vgl. Fuchs, Leibgedächtnis und Lebensgeschichte, 47.
149 Vgl. Fuchs, Phänomenologie des Schmerzgedächtnisses, 73.
150 Vgl. Thomas Fuchs: Leib und Lebenswelt. Neue philosophisch-psychiatrische Essays, Zug: Die Graue Edition 2008 (Die Graue Reihe 51), 69.

kontrollierten Bewegungen in der Nähe heißer Platten meist die Erinnerung an einen vergangenen Schmerz an.

Chronisch gewordener Schmerz offenbart die Wirkmacht des Leibgedächtnisses in besonders dramatischer Weise. Dramatisch ist der chronische Schmerz vor allem deshalb, weil sich für diesen meist keine physiologischen Ursachen mehr festmachen lassen, was den Zweifel anderer an der tatsächlichen Existenz dieser Schmerzen nach sich ziehen kann.[151] Die Näherbestimmung eines Schmerzes als *chronisch* verweist darauf, dass dieser eine Zeitstruktur offenbart. Diese subjektive Zeitstruktur bedeutet dabei in erster Linie nicht, dass ein vergangener Schmerz bewusst erinnert wird, sondern, dass dieser vergangene Schmerz leiblich erinnert und deshalb auch aktuell gespürt wird. Der Schmerz selbst erfährt dabei laut Grüny eine kategoriale Veränderung, „indem er von einem unangenehmen, aber doch vorübergehenden Ereignis zu einem Strukturmerkmal der Leiblichkeit selbst wird"[152]. Grüny spricht deshalb auch von einer „Umstrukturierung des habituellen Leibes"[153]. Wie bereits erläutert wurde, verankert sich jeder Schmerz im impliziten Gedächtnis. Im chronischen Schmerz aktualisiert der Leib permanent die Erinnerung an einen bereits vergangenen Schmerz, was wiederum zur Folge hat, dass der Schmerz in den leiblichen Habitus übergeht. So wird das Leiden an Schmerzen zur alltäglichen Weise, sich selbst leiblich zu erfahren – leiblich spüre ich mich dann nur mehr als von Schmerz Heimgesuchte:r.

Um die Bedeutung des leiblichen Schmerzgedächtnisses hervorzuheben, soll abschließend auf den Zusammenhang von Traumatisierung und Schmerzgedächtnis eingegangen werden. Laut Fuchs stellt das Trauma die gravierendste Form der Inkorporation von Schmerz in das Leibgedächtnis dar. Auf die Frage, was ein Trauma sei, erklärt Böhme pointiert:

> Traumatisierungen sind in der Regel verletzende Erfahrungen, die – häufig verdrängt – die Biographie eines Menschen prägen. [...] [S]ie sind Formen von betroffener Selbstgegebenheit. Man findet sich in diesen Wunden als sich selbst gegeben vor, und zwar so, dass diese Gegebenheiten bzw. Begebenheiten einen zwingend angehen.[154]

Wichtig ist der Hinweis, dass es sich bei Traumata häufig um verdrängte Erfahrungen handelt. Die Verdrängung erlebten Schmerzes betrifft allerdings nur die Ebene des expliziten Gedächtnisses, denn das traumatisierende

---

151 Vgl. Scarry, Körper im Schmerz, 12.
152 Grüny, Zerstörte Erfahrung, 169.
153 Grüny, Zerstörte Erfahrung, 168.
154 Böhme, Leibsein als Aufgabe, 85.

Ereignis, „entzieht sich wie ein Fremdkörper der bewussten Erinnerung"[155]. Diejenige Gedächtnisform, die das Trauma hingegen stets in Erinnerung hält, stets für „[das] Trauma *ähnliche* Situationen sensibilisiert"[156], ist das Leibgedächtnis. In diesem Zusammenhang besonders spannend ist, dass das implizite Leibgedächtnis, welches schmerzhafte Erfahrungen unabhängig vom expliziten Gedächtnis speichert, die explizite Erinnerung an diese schmerzhaften Erfahrungen zu aktivieren vermag. So kann eine gegenwärtige Schmerzempfindung Anlass sein, sich unverhofft an einen vergangenen Schmerz, ja sogar an ein traumatisierendes Ereignis plötzlich auch bewusst zu erinnern. Oft ist diese explizite Erinnerung freilich tief vergraben und es obliegt therapeutischem Feingefühl und Geschick, diese Erinnerungen ins Bewusstsein zu heben. Erstaunlich ist in jedem Fall, dass der Leib, welcher „Erlittenes physisch sichtbar macht"[157], Aufschluss über vergangene Schmerzen und Traumatisierungen gibt. Der bereits in der Vergangenheit liegende Schmerz geht einem, wie gezeigt wurde, auch gegenwärtig zwingend an. Was gegenwärtigen Schmerz außerdem auszeichnet, soll nun weiter dargelegt werden.

3.3.3 *Gegenwärtiger Schmerz*

Laut Wolfang Fasching ist das Jetzt der „Urpunkt der Wirklichkeit", da „das Jetzt, an dem Wirklichkeit je geschieht, [...] in gewisser Weise nichts anderes [ist] als das Sein des Subjekts selbst"[158]. Dass dieses Subjekt als *Urpunkt der Wirklichkeit* und insbesondere als leibliches Subjekt zu verstehen ist, wurde bereits hinlänglich beschrieben. Was aber bedeutet es für dieses Subjekt, wenn es gegenwärtig Schmerz erfährt?

Aktuell erlebter, gegenwärtiger Schmerz kann nur vor dem Hintergrund der eben erklärten Bedeutung des Leibgedächtnisses verstanden werden. Bereits erlebter Schmerz hält sich als Erfahrung nicht allein in unserer bewussten Erinnerung lebendig, sondern auch – ja sogar manchmal ausschließlich – als inkorporierte oder leibliche Erinnerung. Jeder gegenwärtig erfahrene Schmerz, die Art und Weise, wie sich dieser Schmerz anfühlt, ereignet sich als Anknüpfung an bereits gemachte Schmerzerfahrungen. Auch der Umgang mit

---

155 Fuchs, Phänomenologie des Schmerzgedächtnisses, 79.
156 Fuchs, Phänomenologie des Schmerzgedächtnisses, 79.
157 Esterbauer, Menschen strukturierte Zeit, 7.
158 Wolfgang Fasching: Ich und Jetzt. Von der Ständigkeit der Erlebnisgegenwart, in: Reinhold Esterbauer / Martin Ross: Den Menschen im Blick. Phänomenologische Zugänge. Festschrift für Günther Pöltner zum 70. Geburtstag, Würzburg: Königshausen & Neumann 2012, 505–526, 511.

Schmerzen resultiert mitunter aus leiblich habitualisierten Mustern. Gegenwärtiger Schmerz ist in diesem Sinn niemals ein von anderen Schmerzen isolierter, geschichtsloser Schmerz. Jeder gegenwärtig erfahrene Schmerz ist durchwoben von Erinnerungen an bereits gemachten Schmerz.

Gegenwärtiger Schmerz spannt aber nicht nur einen Erinnerungshorizont auf, sondern zwingt das schmerzgeplagte Subjekt auch unweigerlich in seine:ihre Gegenwart, was Hermann Schmitz eindrücklich aufzeigt. Für ihn ist Schmerz ein Phänomen, bei welchem elementar-leibliches Betroffensein offenbar wird und in welchem die „Entfaltung der Gegenwart" schwindet. Eine wichtige Unterscheidung, die Schmitz in Bezug auf den Gegenwartsbegriff trifft, ist die zwischen „primitiver" und „entfalteter" Gegenwart. Während die *entfaltete Gegenwart* diejenige Gegenwartsform beschreibt, in der wir üblicherweise leben, stellt sich die *primitive Gegenwart* in Extremsituationen ein, wie etwa in Schreck, Angst, Scham und vor allem im Schmerz. Schmerz steht paradigmatisch für das Versinken in die primitive Gegenwart.[159] Hier kommt auch die Leiblichkeit und die bereits vorgestellten Kategorien leiblichen Empfindens, Engung und Weitung, ins Spiel. „Als Spannung leistet die Engung der schwellenden Weitung bloß Widerstand, indem sie diese an die Enge bindet; als privative Engung bricht sie aus dem Verband mit der Weitung aus, namentlich im plötzlichen Zusammenschrecken."[160] Nicht nur im Zusammenschrecken, sondern auch im Schmerz geschieht eine leibliche Engung, die zugleich eine absolute Bindung an die primitive Gegenwart bedeutet. Alles elementar-leibliche Betroffensein hat etwas Bestürzendes, womit auch das Bewusstsein schwindet. Zeitlich gesehen, bedeutet elementar-leibliches Betroffensein, wie es einem im Schmerz widerfährt, dass Vergangenheit und Zukunft noch nicht durch Daten sekundär vergegenwärtigt sind,[161] wie Schmitz verdeutlicht. „Das elementar-leibliche Betroffensein [im] [...] Schmerz [...] exponiert diese primitive Gegenwart [...]."[162] Schmitz macht klar, dass Schmerzerfahrungen dadurch ausgezeichnet sind, dass sie sowohl eine leibliche als auch eine bewusstseinsmäßige Zäsur bedeuten, die das Subjekt in seine:ihre Gegenwart zwingt. Thomas Fuchs fasst Schmitz' Schmerzverständnis trefflich zusammen, und sagt:

---

159 Vgl. Schmitz, Leib und Gefühl, 75–76.
160 Schmitz, Leib und Gefühl, 75.
161 Vgl. Schmitz, Leib und Gefühl, 75.
162 Schmitz, Leib und Gefühl, 75.

> [S]olche [...] Erfahrungen [sind] das ‚Urereignis' einer ‚primitiven Gegenwart', die sich durch ihre Plötzlichkeit vom ‚Kontinuum vager Dauer pflanzenhaften Dahinlebens und Dahinwährens' abhebt [...]. In ihr konstituiert sich das Dasein als noch unentfaltetes ‚Ich-Hier-Jetzt'. Die menschliche Grundsituation ist nach Schmitz geprägt durch das Wechselspiel zwischen Emanzipation aus dieser primitiven Gegenwart und wiederkehrender Regression auf sie hin.[163]

Gegenwärtig Schmerz zu erfahren bedeutet eine Regression in die primitive Gegenwart und zwingt das Schmerzsubjekt dazu, sich leiblich und vermittels des Bewusstseins mit diesem Schmerz auseinanderzusetzen.

> Das personale Subjekt sinkt dann in sein Hier und Jetzt ein, die miteinander und mit ihm verschmelzen, und die Wirklichkeit packt den Betroffenen unmittelbar, ohne ihm seine Distanzierungsfähigkeit zu lassen; alle Eindeutigkeit schrumpft auf die Spitze des Plötzlichen zusammen, dem er ausgesetzt ist.[164]

Obwohl also jeder Schmerz eine leibzeitliche Dimension aufspannt, stellt sich mit gegenwärtigem Schmerz zugleich eine Art zeitlicher Stillstand ein. Der Schmerz bewirkt, dass das Subjekt in sein Jetzt versinkt – jeglicher Bezug zu Vergangenheit und Zukunft scheint versperrt –, der Schmerz zwingt mich in meine Gegenwart, lässt das Gewesene und das noch Ausständige in den Hintergrund rücken. Mag es vielleicht so scheinen, als schlössen diese beiden Tendenzen einander aus, ist tatsächlich das Gegenteil der Fall. Gegenwärtiger Schmerz offenbart zum einen bereits vergangenen Schmerz, er bedeutet aber zugleich auch eine starke Verankerung und Bindung an das Hier und Jetzt. Gegenwärtiger Schmerz ist kein geschichtsloser Schmerz und dennoch wird man durch den Schmerz, als intensive Erfahrung der Gebundenheit an das Jetzt, in eine Situation zeitlicher Ausdehnunglosigkeit geworfen, in der alles Selbst- und Welterleben in diesem Jetzt aufzugehen scheint. Der Leib stellt dabei das Medium beider Tendenzen dar. Er repräsentiert zugleich das elementar-leibliche Betroffensein im Schmerz, „das Jetzt, an dem Wirklichkeit je geschieht"[165], und den individuellen Zeithorizont, der die Geschichte jeder Schmerzerfahrung offenbart.

3.3.4 Zukünftiger Schmerz

Das Schreckliche am Schmerz ist nicht vollends erfasst, wenn man außer Acht lässt, was Olivier pointiert beschreibt: „What we perhaps fear most about pain is that it will not stop."[166] Jeder gegenwärtig erlebte Schmerz spannt

---

163   Fuchs, Leib, Raum, Person, 75.
164   Schmitz, Der unerschöpfliche Gegenstand, 49.
165   Fasching, Ich und Jetzt, 511.
166   Olivier, Being in pain, 100.

einen zeitlichen Bogen in Richtung Zukunft und zukünftiger Schmerz. Auf der Grundlage bisheriger Erläuterungen zu vergangenem und gegenwärtigem Schmerz ist weiter darauf einzugehen, dass alle bereits verspürten und alle gegenwärtig erlebten Schmerzen den Boden für zukünftigen, unmittelbar bevorstehenden, erwarteten und noch ausständigen Schmerz bilden. Schonhaltung, bewusste Schmerzvermeidung, jede leibliche Ausweichbewegung, die mit drohendem Schmerz in Verbindung steht, aber eben auch jede von Olivier erwähnte Form der Schmerzangst – bis hin zur Algophobie, also der krankhaften Angst vor Schmerz – ist getragen und durchwoben von allen bereits gemachten Schmerzerfahrungen.

Wieder ist es die spezifische Zeitstruktur des Leibes, welche der Bedeutung zukünftiger Schmerzen auf die Spur kommen lässt. Meines Erachtens muss angenommen werden, dass der Leib nicht nur die Gegenwart und Vergangenheit inkorporiert, sondern auch die je eigene Zukunft vorzeichnet. Wie das zu verstehen ist, zeigt Fuchs am Beispiel der Bewegung. Der Leib antizipiert Bewegung, die eine im motorischen Körperschema bereitstehende Vorgestalt in Richtung, Maß und Verlauf der Bewegung vorzeichnet. „Richtung ist selbst ein raumzeitliches Phänomen, nämlich ein Gerichtet-sein auf, also ein Sich-Entwerfen in die Zukunft."[167] Der Leib des Subjekts entwirft also seine Zukunft. Auf den Schmerz gewendet, bedeutet dies, dass Schmerz, welcher mittels des Leibgedächtnisses in das individuelle Körperschema übergegangen ist, durch den Leib antizipiert wird. Um die Verbindung der leibzeitlichen Vergangenheit und Zukunft verstehen zu können, ist wiederum das Beispiel des chronischen Schmerzes heranzuziehen. Chronische Schmerzen können auf keine physiologischen Ursachen mehr zurückgeführt werden, d. h. ihnen entspricht kein organischer Befund.[168] Das Schmerzempfinden hat sich leiblich eingeprägt und wird vom Leib eines:r Betroffenen permanent antizipiert. Der vergangene Schmerz aktualisiert sich leiblich unentwegt, d. h. er wird stets durch den Leib vergegenwärtigt. So leidet man bei chronischem Schmerz stets aktuell an einem Schmerz, dessen Ursache in der Vergangenheit liegt. Grüny erklärt sehr trefflich, dass man leiblich darauf eingestellt ist, dass jede Empfindung vorübergeht – auch wenn sich der eigene leibliche Spielraum einschränkt – man rechnet leiblich damit, dass es wieder anders wird. Beim Schmerz ist das natürlich ebenso, weshalb Grüny den chronischen Schmerz in seiner Dramatik festhält und sagt: „Die Zukunft ist im chronischen Schmerz verschwunden bzw. ebenfalls durch Schmerz besetzt: ‚It has no future – but itself' [...]. Allein dieser Wegfall einer über den aktuellen Zustand hinausgehenden Antizipation

---

167 Fuchs, Leib, Raum, Person, 185.
168 Vgl. Joachim Bauer: Das Gedächtnis des Körpers. Wie Beziehungen und Lebensstile unsere Gene steuern, Frankfurt/M.: Eichborn 2002, 162.

von Veränderung ist von großer Bedeutung, indem er den Leidenden in dieser Gegenwart festhält, die selbst die Zukunft ist."[169] Im chronischen Schmerz ist alles, was mein Leib antizipiert, schmerzbesetzt.

Im Zusammenhang mit dem chronischen Schmerz ist auch die Schmerzangst zu thematisieren, denn auch sie ist ein herausragendes Beispiel dafür, dass eine bestimmte Erwartung, die als leibliche und bewusste Erwartung zu verstehen ist, das Schmerzerleben massiv beeinflussen kann. Joachim Bauer spricht davon, dass chronische Schmerzpatient:innen sehr häufig davon berichten, dass der Schmerz im Alltag manchmal zurückgeht – zunächst ohne, dass es ihnen auffällt. Sobald den Betroffenen bewusst wird, dass sie gerade keine Schmerzen empfinden, überfällt sie eine Angst vor dem Schmerz, der sie üblicherweise quält. Mit dieser Angst kommen auch die Schmerzen wieder zurück. Bauer erklärt, dass Angst vor Schmerzen, Erwartungen bevorstehender Schmerzen und sogar bloß vorgestellte Schmerzen das Schmerzgedächtnis aktivieren.[170] Neben der Wichtigkeit des „cingulären Cortex", des Sitzes des emotionalen Schmerzgedächtnisses im Gehirn,[171] ist meines Erachtens hierbei die Rolle des Leibgedächtnisses hervorzuheben.

Das Leibgedächtnis stellt einen Entwurf des noch ausständigen Schmerzes dar. Das implizite Wissen um die Art und Weise, wie ein Schmerz sich anfühlt, bewirkt eine dementsprechende Erwartung zukünftigen Schmerzes. Dass diese Erwartungshaltung in der Lage ist, Schmerzen zu aktivieren, ist besonders interessant, denn sie verleiht dem inneren Zusammenhang von implizitem und explizitem Gedächtnis Nachdruck. Stefanie Gamsjäger erläutert in ihrer Arbeit, dass implizites Gedächtnis das explizite Gedächtnis zu induzieren vermag und umgekehrt.[172] Chronische Schmerzpatienten, denen schlagartig bewusst wird, dass sie schmerzfrei sind, erinnern sich nicht nur bewusst an den wohlbekannten Schmerz. Die explizite Erinnerung an ihren bereits vergangenen Schmerz ist mit einer Angst vor der Wiederkehr des Schmerzes vermischt und aktiviert so das implizite Gedächtnis, ja aktualisiert den vergangenen Schmerz. Der sich erinnernde Leib forciert das Wiedereintreten vergangener Schmerzen. So wird die leibliche Vergangenheit zur leiblichen Zukunft – vergangener Schmerz zum Vorboten zukünftiger Schmerzen. Der Leib ist also nicht nur das Medium memorierten Schmerzes, sondern auch das Medium jedes zukünftigen Schmerzes. Sehr eindrücklich zeigt sich dies auch am Phantomschmerz. Breyer verweist beispielgebend auf die Geschichte

---

169   Grüny, Zerstörte Erfahrung, 172.
170   Vgl. Bauer, Gedächtnis des Körpers, 178.
171   Vgl. Bauer, Gedächtnis des Körpers, 179.
172   Vgl. Gamsjäger, Erinnerung des Leibes, 41–46.

einer Frau, der einige Finger amputiert werden mussten. Vor der Amputation litt sie besonders bei feucht-kaltem Wetter an arthritischen Schmerzen in den Fingern. Nach der Amputation verschlechterten sich die Schmerzen in ihren Phantomfingern bei gleichen Wetterverhältnissen wie zuvor.[173] Es ist offenbar der Leib der Patientin, der das Kommen des Schmerzes in bestimmten Situationen erwartet.

Der Leib ist ein ständig antizipierender Leib – er bildet das Noch-Ausständige permanent vor, freilich ohne dass sich dies ausnahmslos und zwingend erfüllt. Diese leibliche Antizipation ist teilweise lebensnotwendig, da man nur durch sie in der Lage ist, sich vor möglichen Gefahrensituationen zu schützen bzw. diesen auszuweichen. Jeder Mensch ist im Alltag also massiv auf sie angewiesen. Das Leben von Menschen, die unter Analgesie – also Schmerzunempfindlichkeit – leiden, kann sich als äußerst gefährlich erweisen, denn dort, wo der Schmerz sich nie ins Leibgedächtnis eingeschrieben hat, kann er einen auch nicht vor zukünftigem Schmerz warnen bzw. diesen antizipieren. Jede Habitualisierung, jede Erfahrung, in welcher der Leib schier „von selbst" und intuitiv agiert, setzt die leibliche Antizipation voraus. Doch diese hat eben auch eine dramatische Kehrseite, was sich am subjektiven Schmerzerleben zeigt. Sie kann zur Folge haben, dass man sich übertrieben zurückhaltend gebärdet oder in bestimmten Interaktionsweisen gehemmt ist, weil Schmerz mit ihnen verbunden sein kann. Die Antizipation kann auch bewirken, dass man Schmerz derart fürchtet, dass alleine die Nähe zu schmerzverdächtigen Situationen, Gegenständen oder Personen schmerzauslösend ist. In allen Fällen ist es der Leib, der die gefürchteten Schmerzen ankündigt und entsprechende Vermeidungsstrategien offenbart.

Auch der Blick auf zukünftigen Schmerz hat verdeutlicht, dass Leibzeit als eine von der Bewusstseinszeit unabhängige Instanz anzuerkennen ist. Die Auseinandersetzung mit der Zeitlichkeit der Schmerzerfahrung hat Aufschluss gegeben über die für die subjektive Schmerzempfindung bedeutsame Verhältnisbestimmung von Leib und Bewusstsein. Diese soll nun ein Stück weiterverfolgt werden, hängt mit ihr doch auch die Frage nach dem Leiden am Schmerz zusammen.

---

173   Vgl. Thiemo Breyer: Das Phantom im Spiegel: Ein phänomenologischer Versuch über somatosensorische Plastizität und Leibgedächtnis, in: IZPP 7 / H. 2 (2012) 1–12, 7, in: [http://www.izpp.de/fileadmin/user_upload/Ausgabe_7_2-2012/IZPP_22012_Breyer.pdf] [abgerufen am 18.1.2021].

3.4 Leiden am Schmerz

Wenn Fuchs feststellt, dass man „[i]m Leiden [...] die Zeitlichkeit [...] [der eigenen] Existenz in einer besonderen, aufdringlichen und schärfer konturierten Weise"[174] erlebt, ist man unweigerlich an die zuvor dargestellte Zeitlichkeit des Schmerzes erinnert, und es ist naheliegend, Schmerz als eine Form des Leidens zu verstehen. Eine Beschreibung subjektiver Schmerzerfahrung bleibt meines Erachtens unvollständig, wenn nicht das Leiden thematisiert wird, das mit Schmerz in den meisten Fällen verbunden ist. Der Begriff des *Leidens* zeigt an, dass „der Schmerz vom Leib her auf das Erleben des Betroffenen, auf sein Ich, eindringt und kein Vollzugsgeschehen, kein Akt des Betroffenen selbst ist"[175]. Auch wenn sich der Begriff *Leiden* etymologisch vom althochdeutschen Begriff *lîdan*, was mit „in die Fremde/Ferne ziehen", „reisen" oder „fahren" übersetzt werden kann,[176] ableitet und diese Wortwurzel einen aktiven Vollzug suggeriert, bedeutet Schmerzerfahrung nicht in erster Linie aktiv *an* etwas zu leiden, sondern etwas zu *erleiden*, d. h. etwa im Schmerz Leid ausgesetzt zu sein. Diese Behauptung mag etwas voreilig erscheinen, denkt man etwa an Menschen, die von sich sagen, sie würden bestimmte Formen von Schmerz als angenehm oder gar lustvoll empfinden. Welches Verhältnis zwischen Leiden und Schmerz besteht, ist eine bislang offene Frage. Auf sie Antwort zu geben, soll versucht werden.

Vorweg ist darauf hinzuweisen, dass die Bedeutung des Begriffes *Leiden* nicht einheitlich ist. Ich möchte im Folgenden zwei seiner Bedeutungsnuancen besonders hervorheben. Zum einen meint Leiden ein leiblich affektives Betroffensein, welches für das Verständnis des Schmerzphänomens wesentlich ist. Zum anderen bezeichnet man mit diesem Begriff eine bewusste Erfahrungsweise des eigenen Schmerzes. Als solcher stellt er den Gegenbegriff zur Lust dar, die, wie noch zu zeigen ist, ebenfalls eine mögliche Form der Bezogenheit auf den eigenen Schmerz ist. Natürlich muss an dieser Stelle auch festgehalten werden, dass man nicht ausschließlich am Schmerz leiden kann. So weist etwa auch Huth darauf hin, dass „Schmerz [...] nur ein bestimmter Modus des Leidens [ist], bei dem ferner immer weitreichende Synergien am

---

174 Thomas Fuchs: Die Zeitlichkeit des Leidens, in: Phänomenologische Forschungen H. 1 (2001) 59–77, 59.
175 Boris Wandruszka: Philosophie des Leidens. Zur Seinsstruktur des pathischen Lebens, Freiburg: Alber 2009 (Kontexte 20), 109.
176 Vgl. Duden, Art. Leiden, in: Der Duden in 12 Bänden: Das Standardwerk der deutschen Sprache. 7. Das Herkunftswörterbuch. Etymologie der deutschen Sprache. Hrsg. v. d. Dudenredaktion, Berlin: Dudenverlag [7]2020, 430.

Werk sind"[177]. Das Leiden haftet nicht nur der Schmerzerfahrung an, sondern etwa auch der Kränkung, der Angst oder der Scham. In dieser Arbeit soll das *Leiden am Schmerz* fokussiert werden.

3.4.1 *Leiden – leiblich affektives Betroffensein*

Einleitend soll an die bereits erläuterte These, dass Schmerz eine negative Erfahrung leiblich affektiver Betroffenheit bedeutet, erinnert werden. Schmerz ist zugleich auch immer eine Leiderfahrung, d. h. eine „Grundform leiblichen Leidens"[178], wie Wandruszka hervorhebt. Allerdings führt Wanduszka noch eine genauere und wichtige Begriffsdifferenzierung ein. Für ihn ist der leibliche Schmerz „weder das Leiden selbst noch eine Komponente des Leidens, sondern [...] ein bestimmter Gegenstand des Leidens, also ein Leid"[179]. Schmerz ist also wesentlich Leid. Darüber hinaus definiert Wandruszka das Leiden wie folgt:

> Leiden ist der reaktiv-antwortende und damit reaktiv-synthetische Akt oder Selbstvollzug eines individualen [...] Subjekts im Angesicht einer kollisiv-erlittenen, darum hemmenden, im Augenblick des Erleidens und Leidens nicht integrierbaren, ‚fremden', in diesem Sinne ‚störenden', aber doch vom Subjekt zu integrieren (oder loszuwerden) bestrebten Wirklichkeit, dem sogenannten ‚Leid' oder ‚Übel'.[180]

In dieser Definition klingt zum einen die Differenzierung von *Leid* und *Leiden* explizit an, zum anderen findet man darin einige wichtige Charakteristika des Schmerzes, die bereits beschrieben wurden und offenkundig auch dem entsprechen, was *Leiden* meint. Leiden ist eine Form des Selbstvollzugs, durch welchen das Subjekt gezwungen ist, etwas Fremdes oder Störendes zu integrieren oder abzuwehren. Das Fremde oder Störende ist eben der Schmerz bzw. das Leid. Da der Schmerz selbst als das Fremde zu erachten ist, als die „Negation des puren Seins"[181], welches oftmals plötzlich und unerwartet über einen hereinbricht, kann das Leiden selbst als Form des Selbstvollzugs im Schmerz erachtet werden. Leiden ist, kurz gesagt, die Art und Weise, wie ich mir in der affektiven Betroffenheit des Schmerzes selbst gegeben bin.

---

177 Martin Huth: Den Anderen behandeln und betreuen. Phänomenologische Ansätze zu Grundfragen der Medizin, Freiburg/Br.: Alber 2011, 176–177.
178 Wandruszka, Philosophie des Leidens, 294.
179 Wandruszka, Philosophie des Leidens, 113.
180 Wandruszka, Philosophie des Leidens, 165.
181 Fuchs, Zeitlichkeit des Leidens, 61.

Bernet, der ebenfalls die leibliche Unmittelbarkeit des Schmerzes verdeutlichen möchte, sagt, dass der Schmerzempfindung ursprünglich „jeder ausdrückliche Bezug auf ein ichliches Subjekt"[182] fehle.

> Die Rede davon, dass ich oder ein anderer Schmerzen ‚hat', ist somit eine unangemessene Beschreibung der ursprünglichen Schmerzempfindungen. [...] [S]ie entstammt einer nachträglichen, objektivierenden Außenbetrachtung, welche die Schmerzen einem Ich zurechnet, das neben den Schmerzen auch noch andere Zustände hat.[183]

Der Ausdruck „Schmerz haben", aber auch die Aussage, dass man selbst an „Schmerzen leide", entsprechen einer Selbstzuschreibung des Schmerzes, den man zunächst unmittelbar und affektiv empfindet. *Schmerzen haben* oder an *Schmerzen leiden* entspricht dem *Leibhaben* und einer bewussten, ichlichen und reflexiven Aussageweise über das leiblich affektive Betroffensein im Schmerz. Besonders wichtig ist allerdings, dass sich Leiden am Schmerz nicht erst durch die bewusste Bezugnahme auf ihn einstellt. „Es ist nicht erst die Stellungnahme zum Leid, die es vergehen lassen will; sondern dem Leid ist die Ablehnung, die Negation seiner selbst *inhärent*."[184] Das bedeutet, dass das Leiden am Schmerz schon elementar zum Schmerz dazugehört, ja den Schmerz in gewisser Weise auszeichnet. Es ist offenkundig, dass zwei Leidensbegriffe voneinander unterschieden werden müssen. Einmal bezeichnet *Leiden* eine Form des Selbstvollzugs – eine Weise, mir selbst im Leid d. h. im Schmerz gegeben zu sein. Dieser Begriff drückt aus, dass es keines bewussten oder ichlichen Bezugs zum eigenen Schmerz bedarf, um ihn zu erleiden. Daneben bezeichnet *Leiden* gerade diese Bezüglichkeit zu mir selbst, zum eigenen Schmerz. Leiden meint dann ein bestimmtes Verhältnis, das ich zu meinem Schmerz einnehme – dass ich eben *an* ihm leide.

Dem an erster Stelle genannten Leidensbegriff entspricht, wie gesagt, dass „Schmerz bereits auf der elementaren Ebene ein affektives Ereignis ist. Nichts anderes bezeichnet die Rede vom Wehtun."[185] Die Tatsache, dass Leiden elementar zum Schmerz dazugehört, ist insbesondere deshalb wichtig, weil es neben dem Schmerz auch andere Formen affektiver leiblicher Betroffenheit gibt, allerdings hebt der Schmerz sich von diesen anderen Formen gerade dadurch ab, dass *Leiden* diese Form der Betroffenheit wesenhaft auszeichnet. Dieses basalere und grundlegendere Verständnis von Leiden

---

182   Bernet, Das Subjekt des Leidens, 17.
183   Bernet, Das Subjekt des Leidens, 17.
184   Fuchs, Zeitlichkeit des Leidens, 60.
185   Grüny, Zerstörte Erfahrung, 20.

hervorzuheben, dient nicht nur der Begriffsklärung, sondern entfaltet seine Bedeutung besonders in Hinblick auf die Frage, ob Schmerzen, an denen niemand bewusst leidet, überhaupt als solche gelten können. Bislang wurde nur behauptet, dass Schmerzen, die niemandem weh tun, keine Schmerzen sind. Die Behauptung hingegen, dass Schmerzen, an denen niemand bewusst leidet, gar keine Schmerzen sind, hebt sich von der ersten Aussage ab und ist meines Erachtens zu bestreiten. Vielmehr soll die entgegengesetzte These vertreten werden. Insofern man nämlich das leiblich affektive Betroffensein im Schmerz wesentlich als Leiden versteht, ist man gezwungen, etwa auch Komatösen, Bewusstlosen oder Neugeborenen nicht nur eine Schmerzfähigkeit, sondern zugleich eine Leidensfähigkeit zuzuschreiben. Hebt man dagegen die unmittelbare Verbindung von Leiden und Schmerz auf, so wird der äußerst fragwürdigen Position, man könne nur an Schmerzen leiden, wenn man diese bewusst erlebt, Vorschub geleistet.

3.4.2 *Leiden – intentionales Geschehen*

Leiden als bewusstes Leiden *an* einem Schmerz zu verstehen, hebt sich von soeben beschriebenem Leidensbegriff ab, stellt aber die nicht minder wichtige zweite Bedeutungsnuance dar, die hier aufgegriffen werden soll. Leiden in diesem Sinn bedeutet, dass man sich bewusst auf den eigenen Schmerz als etwas Negatives oder Abzulehnendes beziehen kann, und meint damit ein intentionales Geschehen. Der Schmerz wird dann bewusst als etwas Fremdes erlebt, das man nicht an sich selbst spüren möchte. Dieser Leidensbegriff berücksichtigt auch, dass mit dem von Schmerz betroffenen Subjekt in seinem Bewusstaben des Schmerzes und seines Leides auch Varianten des Umgangs mit dem Leid verbunden sind. Laut von Weizsäcker etwa muss das Leiden am Schmerz gar nicht immer sichtbar sein, obschon uns der Schmerz dazu drängt, eine *Entscheidung* darüber zu treffen, ob unser Leiden an ihm sichtbar werden soll oder nicht.[186] Leiden als Weise der intentionalen Bezogenheit auf den Schmerz ermöglicht es, nicht nur das Leiden auf diese oder jene Weise zu erfahren, sondern auch bewusste Entscheidungen darüber zu treffen, wie man mit dem Leiden umgehen will, ob man, sofern dies möglich ist, das eigene Leiden zu verbergen oder mitzuteilen versucht. Meines Erachtens ist man freilich nicht immer in der Lage, dieser Entscheidungsmöglichkeit gewahr zu werden, geschweige denn tatsächlich entscheiden zu können, dass man das eigene Leid verbergen will. Wenn der Schmerz zu groß wird, entscheidet alleine der habitualisierte Leib, ob der Schmerz einen starr und bewegungslos sein lässt

---

186 Vgl. Weizsäcker, Die Schmerzen, 40.

oder, dem Wortsinn nach, „motiviert"[187], d. h. in die Bewegungsdynamik des Schmerzes einsteigen lässt. Insofern entscheidet der habitualisierte Leib auch, ob mein Schmerz für andere sichtbar wird.

Leiden als etwas zu verstehen, das sich durch die Selbstwahrnehmung des eigenen Leids ereignet, entspricht meines Erachtens der gängigeren Verwendung des Leidensbegriffes. Leiden kann sich als Ergebnis der Selbstwahrnehmung unterschiedlich zeigen. Ein Ausdruck des Leidens ist beispielsweise das Weinen, was sich unter Bezugnahme auf Helmuth Plessners Untersuchungen über das Lachen und Weinen zeigen lässt. Plessner konstatiert, dass Weinen nicht etwa Ausdruck des Schmerzes ist, sondern, und in diesem Punkt folgt er den Einsichten Schopenhauers, dass man nur weint, wenn der Schmerz als fremdes Leid vorgestellt wird, in das man sich einfühlt und erst dadurch zum eigenen Leid wird. Erst das Gefühl des *Sich-leid-Tuns* bewirkt im Menschen das Weinen.[188] „[Der Mensch] weint, weil er sich als Leidenden beweint."[189] In der bewussten Bezugnahme auf den Schmerz wird der Schmerz, den ich freilich auch zuvor schon gespürt habe, erst zu *meinem* Schmerz, an dem ich bewusst leide und der mich sodann veranlasst zu weinen.

Buytendijk, der meines Erachtens ebenfalls einen differenzierten Leidensbegriff vertritt, sagt, dass ein zentraler Unterschied darin liege, ob man verletzt ist oder an einem Schmerz leidet. Diese Differenzierung scheint den soeben explizierten doppelten Leidensbegriff zu konterkarieren, da es so scheint, als könnte man laut Buytendijk verletzt sein ohne zugleich zu leiden. Dabei nimmt er meines Erachtens nur eine sprachliche Vereinseitigung des Leidensbegriffes vor, inhaltlich unterstreicht seine Differenzierung von „Verletztsein" und „Leiden" durchaus, dass es tatsächlich zwei unterschiedliche „Leidensformen" gibt. An der bislang vorgenommenen Differenzierung des Leidensbegriffes soll festgehalten werden, weshalb tatsächlich sowohl der:die *Verletzte* als auch der:die *Leidende* am Schmerz leiden. Wichtig ist, dass nach Buytendijk das Empfinden immer ein subjektives „In-die-Situation-verstrickt-Werden"[190] ist. Buytendijks Differenzierung verleiht aber der Annahme Nachdruck, dass diese beiden „Leidensformen" sich gewiss in unterschiedlicher Weise ereignen.

---

187   Vgl. Duden, Art. Motiv, in: Der Duden in 12 Bänden: Das Standardwerk der deutschen Sprache. 7. Das Herkunftswörterbuch. Etymologie der deutschen Sprache. Hrsg. v. d. Dudenredaktion, Berlin: Dudenverlag [7]2020, 471. Das Wort „motivieren" geht auf den frz. Begriff „motiver" zurück und bedeutet „zu etwas bewegen" oder „Antrieb geben".
188   Vgl. Plessner, Lachen und Weinen, 129.
189   Plessner, Lachen und Weinen, 130.
190   Buytendijk, Schmerz, 127.

> Den ersten Typ demonstriert der Mensch, der aufschreit [...], das Gesicht verzieht, die verletzte Extremität anzieht oder, falls er am Rumpf oder Kopf getroffen ist, mit der Hand danach greift. Der Leidende zeigt ein ganz anderes Bild. Er seufzt, stöhnt, lamentiert jammernd und heulend. Er dreht und windet sich, bewegt den Kopf hin und her, ballt die Fäuste und klemmt die Zähne aufeinander.[191]

Das Bild des Verletzten drückt das *Getroffen-Werden* aus, das Bild des Leidenden dagegen das *Getroffen-Sein*.[192] Obwohl Buytendijk nur den Typ des Getroffen-Seins mit dem Begriff „Leiden" in Beziehung setzt, unterstreicht er mit seiner Differenzierung zwei feststell- und differenzierbare Leidensmomente. Buytendijk bestätigt also indirekt, dass es zwei Formen des Leidens gibt, auch wenn er diesen Unterschied sprachlich anders fasst und dafür den Begriff des *Verletztseins* einführt. Leiden als leiblich affektives Betroffensein entspricht meines Erachtens Buytendijks Begriff des *Getroffen-Werdens*, Leiden als intentionaler Akt entspricht seinem Begriff des *Getroffen-Seins*.

Dass das Leiden als intentionales Geschehen und das Leiden als leiblich affektives Betroffensein einem zeitlichen Nacheinander entspricht, zeigt sich u. a. daran, dass der Moment plötzlichen Schmerzeinbruchs eher einer schockartigen Starre oder Gelähmtheit entspricht, welche den bewussten Bezug auf den Schmerz, durch den man realisiert, dass man selbst der:die Schmerzleidende ist, zunächst ausschließt. Das gewaltsame Hereinbrechen des Schmerzes in die leibliche Integrität nimmt einen zunächst derart gefangen, dass weder die bewusste Realisierung der eigenen Gefangennahme noch eine entsprechende Reaktion wie etwa das Weinen möglich wären. Zeitlich ist das Leiden als intentionales Geschehen dem Leiden als leibliche Betroffenheit also nachgeordnet. Auch diese Feststellung erweist sich mit Blick auf reales Schmerzgeschehen als äußerst bedeutsam, denn es eröffnet ein Verständnis dafür, dass Schmerz zwar jedem Menschen weh tut, aber nicht jeder Mensch an jedem Schmerz in gleicher Weise leidet. Den Menschen zeichnet eine individuell unterschiedliche Schmerzempfindlichkeit aus – *wie weh* etwas tut, hängt nicht unmittelbar am Schmerz als Leiderfahrung, sondern entscheidet sich mit dem individuellen Leiden *am* Schmerz. Auch Buytendijk greift diesen Aspekt des Leidens auf und sagt:

> Der Leidcharakter verwirklicht sich erst in der persönlichen Reaktion, in der Art, wie die Person an ihren Erlebnissen teilnimmt. [...] Schmerzüberempfindliche Menschen haben [...] keine kleinere Reizschwelle, sondern eine stärkere

---

191 Buytendijk, Schmerz, 128.
192 Vgl. Buytendijk, Schmerz, 128.

Reaktion, eine stärkere Abwehr und ein tieferdringendes Leiden an der Ohnmacht, sich gegen den Schmerz wehren zu können.[193]

Buytendijk spricht davon, dass sich der Leidcharakter in der persönlichen Reaktion des:der Schmerzgeplagten realisiert. Das Leiden, das zugleich Schmerz als affektive Betroffenheit ist, entfaltet seinen Leidenscharakter also auf je unterschiedliche Weise, weshalb der Schmerz auch in unterschiedlicher Qualität und Intensität erlebt wird. Wie gezeigt, bedeutet dies aber nicht, dass sich der Leidcharakter eines Schmerzes damit aufhebt, dass jemand nicht bewusst oder intensiv an ihm leidet.

Eine wichtige Unterscheidung, die im Zusammenhang mit dem Begriff des Leidens als intentionalen Geschehens ebenfalls immer wieder genannt wird, ist diejenige zwischen *psychischem* und *physischem* bzw. *körperlichem* und *seelischem* Schmerz oder Leid. Zu Recht weist Wandruszka darauf hin, dass leibphänomenologische Ansätze mit diesen Begrifflichkeiten Probleme haben bzw. sie tendenziell ablehnen, zumal eine solche Ablehnung ihrem „starke[n] Wunsch, jedem anthropologischen Dualismus a priori den Weg abzuschneiden"[194], entspricht. Er vertritt zwar die „innige Einheit der beiden Phänomene"[195], also des *psychischen* und *physischen* Schmerzes, trennt sie aber dennoch voneinander und ermöglicht so einen noch etwas differenzierteren Leidensbergriff. Wandruszka stellt ebenfalls klar, dass Schmerz in erster Linie kein *Vollzugsgeschehen* ist, kein Geschehen also, in dem ein Subjekt aktiv an einem Schmerz leidet, sondern passiv von diesem heimgesucht wird. Dies gilt seines Erachtens allerdings vorranging für den physischen Schmerz.[196] Dagegen entspreche der *seelische Schmerz*, wie er sagt, „dem Erleiden des Betroffenen, seinem Selbstgefühl und muss von ihm subjektiv als echter eigener Akt vollzogen werden"[197]. Schenkt man dieser, auch umgangssprachlich sehr geläufigen Differenzierung Aufmerksamkeit, so zeigt sich meiner Ansicht nach, dass sich in ihr die soeben erklärte Differenzierung des *Leidens* widerspiegelt. Bernhard Fabian, der auch von zwei Arten des Schmerzes spricht, sagt: „Der zentrale Unterschied zwischen körperlichen und psychischen Schmerzen besteht darin, dass erstere keine intentionale Struktur aufweisen, also nicht auf ein Objekt oder einen Sachverhalt in der Welt bezogen sind, letztere hingegen schon."[198] Der Grund für die Differenz, die Fabian festmacht, liegt in der

---

193 Buytendijk, Schmerz, 141.
194 Wandruszka, Philosophie des Leidens, 106–107.
195 Wandruszka, Philosophie des Leidens, 110.
196 Vgl. Wandruszka, Philosophie des Leidens, 109–110.
197 Wandruszka, Philosophie des Leidens, 110.
198 Bernhardt, Der eigene Schmerz, 15–16.

intentionalen Struktur des Schmerzes. Eben diese Differenz unterstreicht die notwendige Nuancierung des Leidensbegriffes. Fabian weist aber zu Recht auch darauf hin, dass sich die Differenz von „körperlichem" und „psychischem" Schmerz verflüchtigt, „sobald es nicht mehr nur um den Schmerz an sich geht, als isolierte Empfindung, sondern um das umfassendere Affizierungsgeschehen, in das er jeweils eingebettet ist"[199]. Der Hinweis erscheint mir sehr wichtig, da sich hierin zeigt, dass zwischen beiden Schmerzformen keine scharfe Trennlinie gezogen werden kann, ja ihre *komplexe Wechselwirkung* nicht ausgeschlossen werden darf.[200] Selbiges gilt für den Leidensbegriff – auch seine Ausdifferenzierung verflüchtigt sich, wenn es nicht mehr um den Schmerz als isolierter Empfindung geht.

Bei aller begrifflichen Differenzierung gilt es festzuhalten, dass aus leibphänomenologischer Sicht kein psychisches Leiden vorstellbar ist, das sich nicht auch in leiblicher Betroffenheit zeigt. Demnach gibt es kein *rein psychisches Leiden*. Nicht einmal das *Mitleiden*, also das Leiden am Schmerz bzw. am Leid eines:r Anderen kann als rein psychisches Leiden erachtet werden. Margaretha Hackermeier, die sich eingehend mit Edith Steins Einfühlungstheorie beschäftigt, sieht im Mitleid ein Gefühl, das man selber hat, wenn ein anderes Subjekt leidet.[201] Selbstverständlich fühlt man mitleidend nicht selbst den Schmerz, den jemand anderer erleidet, doch das Mitleid, welches eine „hochgradig komplexe intentionale Leistung"[202] darstellt, ereignet sich als ein Gefühl, das man wiederum selbst am eigenen Leib verspürt. Leiden als intentionales Geschehen oder, anders gesagt, das Erleiden eines „psychischen Schmerzes" erweist sich immer auch als leibliches Geschehen.

3.4.3 *Lust am Schmerz*

Die Betonung der engen Verbindung von Schmerz und Leiden drängt die Möglichkeit, Schmerz als etwas Lustvolles erfahren zu können, aus dem Blickfeld. Zu Beginn dieses Kapitels wurde erklärt, dass der Leidensbegriff sich nicht im Schmerzbegriff erschöpft. Es gibt Leiderfahrungen, die nicht zwingend mit Schmerzen verbunden sein müssen. Daher wird erneut festgehalten, dass es zwar Leiden ohne Schmerzen gibt, jedoch keinen Schmerz ohne

---

199 Bernhardt, Der eigene Schmerz, 16.
200 Vgl. Wandruszka, Philosophie des Leidens, 110.
201 Vgl. Margaretha Hackermeier: Mitleid und Einfühlung, in: Malgorzata Bogaczyk-Vormayr / Elisabeth Kapferer / Clemens Sedmak (Hg.): Leid und Mitleid bei Edith Stein, Salzburg: Pustet 2013, 74–83, 79.
202 Dieter Lohmar: Zur Intentionalität sozialer Gefühle: Beiträge zur Phänomenologie der Scham unter dem Gesichtspunkt des menschlichen und tierischen Denkens und Kommunizierens ohne Sprache, in: Phänomenologische Forschungen (2013) 129–144, 129.

Leiden. Subjektiv erlebter Schmerz kann also ohne den Leidensbegriff nicht erklärt werden, da ihm das Leidensmoment wesenhaft inhäriert. Auch Scarry vertritt diese Meinung sehr strikt und betont: „Wenn ein Mensch die eigenen Schmerzen nicht als unangenehm empfindet, wenn seine Schmerzen keine Abscheu in ihm erwecken, dann können sie weder nach philosophischem Verständnis noch nach psychologischer Definition als Schmerzen bezeichnet werden."[203] Wie man am Schmerz leidet, ist individuell, d. h. subjektabhängig, doch dass man an ihm leidet, ist unvermeidbar. Folgt man dieser Annahme, bleiben die Fragen offen, weshalb man auch Lust am Schmerz empfinden kann und ob das Lusterleben, beispielsweise eines:r Masochisten:in, zu dem bisher Gesagten nicht völlig im Widerspruch steht. Um Lust am Schmerz nicht vorschnell als etwas Widersprüchliches abzutun, vertrete ich die These, dass in der Schmerzenslust das Leiden selbst als etwas Lustvolles erfahren wird. Dieser Annahme folgend, muss zunächst der Lustbegriff genauer differenziert werden.

Zum einen meint der Begriff *Lust* das Bedürfnis nach *etwas*, ein auf Befriedigung ausgerichtetes Verlangen. Zum anderen bezeichnet Lust ein angenehmes Gefühl, eine gesteigerte Freude oder ein Vergnügen, welches sich daraus ergibt, dass eine ersehnte Befriedigung bereits eingetroffen ist – d. h. in zweiter Bedeutung bereitet die Wunscherfüllung ein angenehmes Gefühl.[204] Ebenso wie der Begriff *Leiden* bezeichnet Lust meines Erachtens außerdem eine Weise des affektiven leiblichen Betroffenseins sowie eines intentionalen Geschehens. Darauf, dass Lust affektives Betroffensein ist, weist etwa Böhme hin. Mit Bezug auf Schmitz betont Böhme, dass die Lust kein *Grundgefühl* neben der Unlust sei, sondern vielmehr eine Weise des *affektiven Betroffenseins*. Damit scheint die Lust ein dem Schmerz verwandter, wenngleich entgegengesetzter Begriff zu sein. „Wie der Schmerz eignet der Lust als affektivem Betroffensein die Subjektivität im Sinne von Schmitz, also das Spüren, dass es um mich geht. Das ist bei Gefühlen nicht notwendig der Fall."[205] Auch Husserl betont die affektive Betroffenheit in der Lust, obwohl er, im Gegensatz zu Schmitz, Lust als Gefühl versteht. Laut Husserl ist Lust ein Zustand, in dem sich das Subjekt vorfindet. Anders als beispielsweise im Akt des Wollens, in

---

203   Scarry, Körper im Schmerz, 79.
204   Vgl. Duden, Art. Lust, in: Der Duden in 12 Bänden: Das Standardwerk zur deutschen Sprache. 7. Das Herkunftswörterbuch. Etymologie der deutschen Sprache. Hrsg. v. d. Dudenredaktion, Mannheim: Dudenverlag ^{4}2007, 497.
205   Böhme, Leibsein als Aufgabe, 145.

dem sich das Subjekt aktiv auf das Gewollte bezieht, ist die Lust ein Zustand, in den man passiv versetzt wird.²⁰⁶

> Der Wille [...] ist ein Akt, er richtet sich auf ein Gewolltes und ist ohne solches undenkbar. Zugleich werden wir das Gewollte als Grund des Wollens bezeichnen, als Motiv desselben, d. i. als Ursache. [...] Die Lust wird durch den Gegenstand erregt und füllt nun meine Seele, die sich passiv, nicht aktiv, empfangend, nicht gebend verhält. Der Gegenstand ist Grund des Gefühls, er macht uns Lust, sie strahlt von ihm aus, und nicht wende ich mich wie beim Willen tätig dem Objekt zu.²⁰⁷

Anders als intentionale Akte haben Gefühle – und auch die Lust stellt für ihn ein Gefühl dar – keinen intentionalen Gehalt.²⁰⁸ In den weiterführenden Überlegungen schließe ich mich der Terminologie von Hermann Schmitz an und fasse Lust nicht als Gefühl, sondern als affektives leibliches Betroffensein, eine Bezeichnung, die sich in Husserls Begriff des *Zustandes* widerspiegelt.

Wie der Schmerz bzw. das Leiden am Schmerz bezeichnet Lust ein unmittelbares leibliches *Getroffen-Werden*. Über Schmitz und Husserl hinaus ist eine zweite Bedeutungsfacette des Lustbegriffes zu beachten, der zufolge Lust ein intentionales Geschehen benennt. Wie man sich intentional auf das Schmerzensleid richten kann, kann man auch in lustvollem Bezug zu etwas stehen. Man kann etwa auf die Berührung mit einem Gegenstand oder das Empfinden einer Sinnesqualität intentional lustvoll gerichtet sein. Analog dazu kann man auch auf Schmerz lustvoll bezogen sein. Wie sich dieser intentionale Akt allerdings vollzieht, ist nur damit zu klären, dass man zu verstehen sucht, wie die affektive Betroffenheit und der intentionale Akt miteinander in Beziehung stehen. Dafür ist erneut auf die doppelte Begriffsbedeutung von *Leiden* hinzuweisen. Leiden bezeichnet zum einen die affektive leibliche Betroffenheit im Schmerz, zum anderen bezeichnet sie die intentionale Bezogenheit auf etwas Unangenehmes wie etwa den Schmerz. Bislang weitgehend ungeklärt blieb das Verhältnis dieser beiden Geschehen zueinander, zumal zwar von der engen Verflechtung und komplexen Wechselwirkung der Leidensfacetten im Schmerz ausgegangen, dieses Verhältnis aber noch nicht näher bestimmt wurde.

---

206 Vgl. Edmund Husserl: Wahrnehmung und Aufmerksamkeit. Texte aus dem Nachlas (1893–1912). Hrsg. v. Thomas Vongehr u. Regula Giuliani, Dordrecht: Springer 2004 (Hua XXXVIII), 179.
207 Husserl, Hua XXXVIII, 179.
208 Vgl. Husserl, Hua XXXVIII, 179–180.

In Bezug auf das Verhältnis von Leib und Bewusstsein hebt Husserl hervor, dass Bewusstsein, „soweit unsere Erfahrung reicht, an den Leib gebunden [ist]"[209]. Erst die leibliche Betroffenheit macht es überhaupt möglich, sich in irgendeiner Weise intentional auf dieses leibliche Geschehen zu beziehen. Außerdem bedingt die Art der leiblichen Selbstgegebenheit auch das Bewusstsein bzw. jeglichen intentionalen Akt mit. Husserl formuliert hierzu:

> [H]eißt es ‚Der Leib wird verstümmelt oder sein Nervensystem erkrankt und dgl.', so heißt das: In diesem Bewusstseinsverlauf (und dem mit ihm in Kommerz stehenden) bestehen gewisse koordinierte Erlebnismöglichkeiten, vermöge deren in diesem Bewusstsein nun gewisse Erlebnisgruppen nicht mehr bestehen [...].[210]

Die affektive leibliche Betroffenheit, die Leiden vorrangig verursacht, steht meines Erachtens zum intentionalen Geschehen in einem fundierenden Verhältnis. Dabei existiert etwas, das „wesensgesetzlich" nur in einer „umfassenden Einheit" mit dem steht, was es fundiert.[211] Leiden als intentionales Geschehen kann sich nur basierend auf einer leiblich affektiven Betroffenheit ereignen. Die leibliche Betroffenheit lässt im Schmerz den intentionalen Akt gewissermaßen aus sich entstehen. Diese Ordnung spiegelt sich auch in dem Versuch einer intentionalen Distanzierung von der schmerzhaften Betroffenheit, denn eine solche lässt sich immer nur begrenzt realisieren, da die leiblich affektive Betroffenheit das intentionale Geschehen lenkt. Die leibliche Autorität kann einen zwingen, sich intentional auf das leibliche Geschehen zu richten, sodass Versuche, das Bewusstsein in eine andere Richtung zu lenken, an der eigenen leiblichen Realität scheitern können. „Zwar gelingt es dem Bewusstsein, den Schmerz bis zu einem gewissen Grad auf Distanz zu halten und ihn nicht übermächtig werden zu lassen, es ist aber zugleich durch den Schmerz gefährdet, insofern es des Schmerzes nicht Herr wird."[212]

Leiden am Schmerz als intentionales Geschehen ist leiblich fundiert, die Lust am Schmerz ebenfalls, aber in zweifacher Weise. In der Schmerzenslust sind Lust und Leiden als zwei Formen des affektiven leiblichen Betroffenseins für das Schmerzsubjekt spürbar, die zugleich auftreten. Auf dem Fundament dieser leiblich spürbaren Realität, ist das Subjekt gleichermaßen intentional

---

209   Husserl, Hua XLII, 138.
210   Husserl, Hua XLII, 140.
211   Vgl. Husserl, Hua XIX/1, 261.
212   Reinhold Esterbauer: Der Leib und seine Zeit. Anleihen bei Schopenhauer und Levinas, in: Reinhold Esterbauer u. a. (Hg.): Bodytime. Leib und Zeit bei Burnout und in anderen Grenzerfahrungen, Freiburg/Br.: Alber 2016, 90–105, 100.

leidend und lustvoll auf seine Betroffenheit im Schmerz gerichtet. Wie das Leiden am Schmerz, kann sich auch die Lust nicht rein intentional ereignen, ohne zugleich leiblich betroffen zu sein. Auch in der Lust ist der Mensch, wie Ute Gahlings konstatiert, „vor die Tatsache leiblicher Autorität gestellt"[213]. Dass Schmerzenslust folglich das Zugleich zweier intensiver Formen von leiblicher Affektion ist, zeigt sich gerade am Phänomen des Masochismus, in dem das Leiden am Schmerz und die Lust am Schmerz – als zwei Formen affektiven Betroffenseins – den:die Masochisten:in gleichermaßen in leibliche Aufruhr versetzen. Auch die Definition von Masochismus betont das simultane Ergriffensein in Lust und Leiden. Der Masochismus, den erstmals der Psychiater Richard von Krafft-Ebing in seiner „Psychopathia sexualis" so bezeichnete, bedeutet nämlich die „krankhafte Neigung, körperliche oder seelische Schmerzen zu erleiden, um daraus eine spezielle sexuelle oder allgemein seelische Befriedigung zu beziehen"[214]. In dieser Definition klingt allerdings nicht bloß das Zugleich von Lust und Leiden an, sondern auch, dass die masochistische Lust den Schmerz gewissermaßen voraussetzt. Die masochistische Lust relativiert den Schmerz aber nicht, noch hebt sie ihn auf. Masochist:innen spüren Lust gerade wegen des empfundenen Schmerzes. Würde die Lust den Schmerz abtöten oder relativieren können, würde sogleich das Fundament der empfundenen Lust verschwinden.

Wie man im Schmerzensleid neben dem leidenden Betroffensein auch an etwas leidet, d. h. intentional auf das Leiden im Schmerz gerichtet ist, so ist man auch in der Schmerzenslust – neben dem lustbringenden Betroffensein – intentional auf diese leiblich affektive Betroffenheit bezogen. Man ist von Leid und Lust am Schmerz zugleich betroffen. Intentional lustvoll auf den eigenen Schmerz gerichtet zu sein, setzt also voraus, dass einen zugleich das Leiden leiblich betroffen macht. Neben dem Leiden als einem leiblich affektivem Betroffensein, bleibt in der Schmerzenslust auch das Leiden als intentionales Geschehen erhalten, denn auch dieses gehört untrennbar zum Schmerzerleben dazu, vorausgesetzt jemand ist nicht bewusstlos oder komatös. Schmerzenslust und Schmerzensleid als intentionale Vorgänge ereignen sich parallel zueinander. Freilich gibt es keine Lust am Schmerz ohne Leid am Schmerz, wohl aber umgekehrt.

Offensichtlich können Lust und Leid am Schmerz jeweils in unterschiedlicher Intensität auftreten, sodass ihr Verhältnis zueinander variieren kann.

---

213 Ute Gahlings: Phänomenologie der weiblichen Leiberfahrung, München: Alber ²2016, 239.
214 Heinz Häfner: Art. Masochismus, in: Joachim Ritter (Hg.): Historisches Wörterbuch für Philosophie. 5. L–Mn. Überarb. v. Rudolf Eisler, Basel: Schwabe 1980, 804–806, 804.

Die eine Seite kann die andere auch zurückdrängen und selbst in den Vordergrund treten. Solange es sich um das Betroffensein durch einen Schmerz handelt, kann allerdings das Leid nicht verschwinden, wohl aber die Lust. Wenn sich beispielsweise das Leiden am Schmerz durch das hinzukommende Gefühl des Kontrollverlustes über das Geschehen steigert, kann es jederzeit als dominierendes intentionales Geschehen hervortreten und den lustvollen Bezug verdrängen. Aus diesem Grund gibt es in Zusammenhang mit masochistischen Sexualpraktiken oft ein zuvor abgesprochenes *Codewort*, das der schmerzzufügenden Person befiehlt, eine bestimmte Handlung, durch die das Schmerzensleid für das Schmerzsubjekt überhandnimmt, einzustellen.[215] Steinbach weist darauf hin, dass nach Krafft-Ebing das zentrale Merkmal des Masochismus der Wunsch ist, sich dem Willen einer anderen Person unterzuordnen und weniger der Schmerz selbst.[216] Dieser Hinweis verstärkt die Annahme, dass es im Fall masochistischer Neigung nicht darum geht, den Schmerz zu überwinden, sondern neben dem Leiden am Schmerz zugleich Lust zu erleben. Das Ausgeliefertsein an den Schmerz, welches sich beispielsweise im sexuellen Kontext durch die Selbstauslieferung an einen anderen Menschen steigern lässt, bereitet dem:der Masochisten:in die ersehnte Lust, solange das Leid nicht überhandnimmt.

Diese Deutung der Schmerzenslust drängt die Frage auf, ob es neben Leid und Lust am Schmerz nicht auch noch andere Formen der negativen leiblichen Affektion gibt. Ich meine, dass einen parallel zum Schmerzensleid durchaus noch weitere Gefühle oder Empfindungen betroffen machen können, die entsprechende intentionale Akte auslösen. So kann einen simultan zum Schmerz auch Angst vor weiteren Schmerzen plagen. Intentional ist man in der Schmerzensangst auf die Angst auslösende Betroffenheit durch den Schmerz gerichtet.

Festzuhalten ist, dass es die Lust als leiblich affektive Betroffenheit im Zusammenhang mit Schmerz gibt, dass sie aber nur im Verbund mit Leid am Schmerz, aber nicht ohne solches Leid auftreten kann. Leid tritt im Schmerz mitunter zugunsten der Lust in den Hintergrund, erlischt allerdings im Schmerz niemals gänzlich. Für den:die Masochisten:in erweitert sich in der Schmerzenslust also das Spektrum der leiblichen Selbstgegebenheit und der Möglichkeit, intentional auf den eigenen Schmerz bezogen zu sein. Jeder

---

215 Vgl. Theodor Schaarschmidt: Tu mir weh!, in: https://www.spektrum.de/news/bdsm-wie-sadomaso-fans-ticken/1437565 [abgerufen am 02.2.2022].

216 Vgl. Cora C. Steinbach: Masochismus – Die Lust an der Last? Über Alltagsmasochismus, Selbstsabotage und SM. Mit einem Geleitwort von Wolfgang Mertens, Gießen: Psychosozial-Verlag ²2018, 23–24.

Schmerz ist zwingend mit Leiden verbunden. Doch kann die Selbst- oder Fremdzufügung von Schmerz gegebenenfalls parallel dazu auch Lust auslösen.

3.5 Exkurs: Geschlechtlichkeit der Schmerzerfahrung

Aus der Verhältnisbestimmung von Schmerz und Leid geht hervor, dass die differierende Bezugnahme auf den Schmerz auch unterschiedliche Schmerzerfahrungen ergibt, weshalb man Schmerz leid-, aber auch lustvoll erfahren kann. Die individuelle Biographie nimmt in der Frage, wie sich entscheidet, ob man an einem Schmerz leidet oder nicht bzw. wie genau sich dieses Leiden am Schmerz zeigt, eine zentrale Rolle ein. Das Verhältnis zum eigenen Leib bestimmt wesentlich, ob man zu einem aktuellen Schmerz, der einem selbst widerfährt, Distanz gewinnen möchte, d. h. ob man ihn als Leiderfahrung ablehnt oder ihn beispielsweis als Lusterfahrung herbeisehnt. Auch ob man einen bestimmten Schmerz als tiefgehend oder oberflächlich erfährt, ist wesentlich durch das Verhältnis zum eigenen Leib beeinflusst bzw. davon, welches Verhältnis man in potentiell schmerzhaften Situationen zum eigenen Leib einnehmen kann.[217] Wie man Schmerz subjektiv erfährt, ist außerdem von einer weiteren wichtigen leiblichen Dimension geprägt, nämlich vom Geschlecht. Ute Gahlings konstatiert, dass „das Geschlecht eines Menschen mit verantwortlich dafür [ist], wie er Schmerz [...] erlebt"[218]. Diese Behauptung, aber auch der Eindruck, dass Männer und Frauen Schmerzen teilweise unterschiedlich wahrnehmen, veranlassen mich dazu, Geschlechtlichkeit in Bezug auf die subjektive Schmerzerfahrung näher zu beleuchten.

Eine umfassende Phänomenologie der Geschlechterdifferenz, welche „vielerlei voraus[setzt], eine Erforschung des Leibes, der Zeit, der Anderen, des Ausdrucks, eine Berücksichtigung kultureller und symbolischer Institutionen, eine Unterscheidung von Normalitäten und Anomalien und anderes mehr"[219], kann an dieser Stelle nicht geleistet werden, obwohl vermutlich erst eine

---

217 Das „kann" an dieser Stelle deutet darauf hin, dass etwa eine tiefe körperliche Verletzung aufgrund der leiblich-biographischen Disposition nicht zwingend mit großen Schmerzen verbunden sein muss. So lösen etwa sich selbst zugefügte tiefe Schnittwunden bei so manchen Menschen nicht zwingend große Schmerz- und Leiderfahrungen aus. Umgekehrt kann das leiblich bestimmte Selbstverhältnis derart disponiert sein, dass man schon eine oberflächliche Verletzung, ja oftmals gar eine Berührung als sehr schmerzhaft empfindet.
218 Gahlings, Phänomenologie der weiblichen Leiberfahrung, 106.
219 Bernhard Waldenfels: Fremdheit des anderen Geschlechts, in: Silvia Stoller / Helmuth Vetter (Hg.): Phänomenologie der Geschlechterdifferenz, Wien: WUV 1997, 61–86, 61.

solche die Bedeutung der Geschlechterdifferenz für die Schmerzerfahrung hinreichend erhellen könnte. Allerdings sollen zumindest das Problembewusstsein für diese Fragestellung geschaffen und einige geschlechterbezogene, für die subjektive Schmerzerfahrung relevante Aspekte angesprochen werden. Dafür stehen zwei Interessen im Fokus. Zum einen wird der Frage nachgegangen, ob Männer und Frauen Schmerzen tatsächlich unterschiedlich empfinden, d. h. der Frage, ob die Geschlechtlichkeit das subjektive Schmerzempfinden beeinflusst. Diese Frage inkludiert die Relevanz des subjektiven Zugehörigkeitsgefühls zu einem bestimmten Geschlecht, auch jenseits der Binarität, für das eigene Schmerzempfinden. Zum anderen ist fraglich, inwiefern die subjektive Schmerzerfahrung intersubjektiv konstituiert ist, d. h. *ob* und *wie* der:die Andere, der:die ebenfalls stets ein:e geschlechtliche:r Andere:r ist, Einfluss auf die subjektive Schmerzwahrnehmung nimmt. Um möglichen Fehlschlüssen vorzubeugen, muss für die folgenden Ausführungen jedenfalls stets zwischen drei gedanklichen Ebenen unterschieden werden. Die erste Ebene betrifft den Schmerz selbst. Schmerz bedeutet meines Erachtens immer affektives leibliches Betroffensein, und zwar unabhängig vom Geschlecht des betroffenen Subjekts. Der Blick auf diese erste Ebene zeigt, dass daran noch kein geschlechterspezifischer Unterschied festzumachen ist. Männer und Frauen macht Schmerz gleichermaßen leiblich affektiv betroffen. Eine zweite Ebene, die in den Fokus der folgenden Ausführungen rückt, ist diejenige des bewussten Schmerzerlebens, d. h. der Wahrnehmung des affektiven Betroffenseins als eines Schmerzes, der ein Subjekt betrifft. Auf dieser Ebene ist die schon erwähnte Frage angesiedelt, ob und inwiefern das Schmerzerleben vom Geschlecht des:der Betroffenen beeinflusst ist. Eine dritte Ebene betrifft den individuellen Umgang mit Schmerzempfinden. Diese ist zugleich die Ebene, auf welcher der Einfluss sozialer Geschlechterrollen bedeutsam und zu hinterfragen ist. Hinführend wird auf die Relevanz der Geschlechtlichkeit für das Selbst- und Fremderleben eingegangen.

Die Frage, wie sich Mann- und Frau-Sein bestimmen lassen, wird oft mit dem Hinweis auf die biologische Ausstattung der Geschlechter beantwortet. Eine wichtige Voraussetzung für die Klärung der Geschlechtlichkeit der Schmerzerfahrung ist, dass es, neben der möglichen biologischen Zuordnung zu einem Geschlecht, generell kein *geschlechtsneutrales* Subjekt gibt, sondern dass man aufgrund der geschlechtlichen Verfasstheit des eigenen Leibes jede Erfahrung und insofern auch jeden Schmerz aus einer spezifisch geschlechtlichen Selbstgegebenheit heraus erlebt. Wie bereits festgehalten, bedeutet der Schmerz für alle Menschen, gleich welchen Geschlechts, ein leiblich-affektives Betroffensein, weshalb der geschlechterspezifische Unterschied in der Schmerzerfahrung nicht an dieser Betroffenheit festzumachen ist, sondern meines Erachtens in der Art und Weise, wie man auf den Schmerz Bezug nimmt. Anders formuliert, macht das Geschlecht für die Erfahrung der leiblich-affektiven Betroffenheit im Schmerz keinen Unterschied, sondern das Geschlecht ist für die Weise der Bezogenheit auf diese Erfahrung relevant.

Die besondere Bedeutung der Geschlechtlichkeit für jede Erfahrung betont auch Merleau-Ponty, indem er zum einen festhält, dass der Leib „jederzeit Ausdruck der Modalitäten der Existenz überhaupt"[220] ist, und zum anderen die Geschlechtlichkeit als zentralen Aspekt der menschlichen Existenz – als „‚Ausdruck' der Existenz im Sinne ihrer Realisierung'"[221] – versteht. Der Leib bringt ununterbrochen zum Ausdruck, *wie* jemand in der Welt existiert, wobei die Geschlechtlichkeit als Realisierung der Existenz ein unabtrennbarer Aspekt der Leiblichkeit ist. Damit erlebt man auch Schmerzen, genauer die Bezugnahme auf den Schmerz, vor dem Horizont des eigenen Geschlechtsleibes, beispielsweise *als Frau* oder *als Mann*. Dabei ist laut Landweer das

> Geschlecht [...] in den Habitus von allen und insbesondere in die leibliche Hexis dermaßen selbstverständlich eingegraben, daß es keinen neutralen Punkt der Selbstdistanzierung gibt, von dem aus objektiv beschreibbar würde, was im eignen Selbstverständnis geschlechtlich getönt ist und was nicht, da es eben nicht nur um sprachlich explizierte Geschlechtsnormen geht, sondern gerade auch um solche, die sich szenisch und in Bildern vermitteln und durch schieres, oft unbemerktes Nachahmen reproduziert werden.[222]

Sie macht in dieser Bemerkung auf zwei zentrale Aspekte aufmerksam, die für die Analyse von Schmerzerfahrung bedeutsam sind. Zum einen gibt Landweer zu verstehen, dass das eigene Geschlecht eine alle Erfahrungen durchdringende leibliche Dimension darstellt. Zum anderen verweist sie durch die Worte *Nachahmen* und *Reproduktion* darauf, dass man als Subjekt niemals bloß für sich existiert, sondern dass man stets in eine intersubjektive und zwischenleibliche Sphäre eingebunden ist und diese Einbindung das leibliche Dasein prägt. Auch das eigene Schmerzempfinden ist von dieser Sphäre unweigerlich durchdrungen.

Obwohl Geschlecht nicht auf biologische Faktoren reduzierbar ist, kann die Relevanz der biologischen Geschlechterdifferenz für das Schmerzempfinden nicht geleugnet werden. Die biologische Geschlechterdifferenz veranlasst

---

220 Merleau-Ponty, PhdW, 193.
221 Merleau-Ponty, PhdW, 192.
222 Hilge Landweer: Fühlen Männer anders? Überlegungen zur Konstruktion von Geschlecht durch Gefühle, in: Silvia Stoller / Helmuth Vetter (Hg.): Phänomenologie und Geschlechterdifferenz, Wien: WUV 1997, 249–273, 264.

mich, den Begriff *Körper* aufzugreifen. Die Zuordnung zu einem bestimmten Geschlecht erfolgt nämlich von Geburt an über die Feststellung des Vorhandenseins bestimmter Körpermerkmale, sodass beispielsweise ein Neugeborenes mit äußerlich sichtbarem Penis mehr oder weniger selbstverständlich dem männlichen Geschlecht zugeordnet wird. Die biologische Geschlechterdifferenz, die auch eine bestimmte phänotypische Erscheinung des Körpers bedingt, trägt zudem zur Entwicklung des subjektiven Körpergefühls bei. Bilden sich etwa Hoden oder Brüste am Körper aus, prägen diese äußerlichen Merkmale die körperliche Selbstwahrnehmung eines Subjekts maßgeblich, zumal sie auch Merkmale der Unterscheidung vom andersgeschlechtlichen Körper sind. Auch die eigene Leiblichkeit ist davon geprägt, dass man beispielsweise Brüste hat, die die Empfindlichkeit in einer bestimmten Leibregion bedingen. Das bedeutet, dass der Körper eines Menschen die Möglichkeit, eine spezifische Schmerz- und damit Leiberfahrung zu machen, bestimmt und begrenzt. Insofern kann auch in Bezug auf körperlich bestimmte, geschlechterspezifische Schmerzen gesagt werden, dass es tatsächlich Frauen- und Männerschmerzen gibt. Die Leiberfahrung geht mit solcherlei körperlich bedingten Schmerzen einher, weshalb Gugutzer konstatiert:

> Der männliche Geschlechtsleib zeigt sich [...] entweder in der Wahrnehmung einzelner ‚Leibesinseln', die mit bestimmten Körperteilen mehr oder weniger zusammenfallen, oder als ganzheitliche Leiberfahrung, die mit dem Männerkörper zu tun haben kann, aber nicht notwendigerweise zu tun haben muss. Hodenschmerzen etwa sind Empfindungen, die einen Körper mit der Leibinsel Hoden voraussetzen, und das ist – sieht man vom Grenzfall Hermaphroditismus ab – der Männerkörper.[223]

Mit der körperlichen Beschaffenheit, also etwa dem Vorhandensein von Hoden oder Eierstöcken, aber auch mit der Möglichkeit, körperspezifische Erfahrungen zu machen, wie beispielsweise Kindergebären, ist auch die Möglichkeit geschlechterspezifischer Schmerz- und damit Leiberfahrung gegeben. So ist es etwa für eine Frau, die naturgemäß keine Hoden hat,

---

223 Robert Gugutzer: Phänomenologie männlicher Leiberfahrungen, in: Hilge Landweer / Isabella Marcinski (Hg.): Dem Erleben auf der Spur. Feminismus und die Philosophie des Leibes, Bielefeld: transcript 2016 (Edition Moderne Postmoderne), 113–134, 121. Zum Begriff der *Leibinseln*: Der spürbare Leib ist normalerweise durchzogen von einer Leibinselbildung und -auflösung. „[Der] Leib ist im Gegensatz zum sicht- und tastbaren Körper kein stetig zusammenhängendes Ganzes, sondern ein Gewoge verschwommener Inseln in wechselnder Besetzung und Anordnung [...]." Hermann Schmitz: Der Leib, Berlin: De Gruyter 2011 (Grundthemen Philosophie), 8.

biologisch unmöglich, Hodenschmerzen zu verspüren. Ebenso unmöglich ist es für einen Mann, Menstruations- oder Geburtsschmerz zu empfinden.

Neben der von anderen Menschen getroffenen Zuordnung, nach der ein Mensch meist entweder mit dem männlichen oder weiblichen Geschlecht identifiziert wird, prägen die zunehmende Bewusstwerdung über die Form und Beschaffenheit des eigenen Körpers sowie die eigene Leibwahrnehmung das subjektive Zugehörigkeitsgefühl zu einem Geschlecht. Trotz des hier beschriebenen Zusammenspiels von Selbstwahrnehmung und von außen erfolgter Zuschreibung kann sich das Gefühl der Geschlechtszugehörigkeit bekanntermaßen auch von der phänotypischen Selbst- oder Fremdwahrnehmung entkoppeln und unabhängig davon entwickeln, sodass es Personen gibt, die sich etwa dem weiblichen Geschlecht zugehörig fühlen, ihren gespürten Leib als weiblichen Leib erleben, obwohl ihr Körper für sich und andere äußerlich dem männlichen Phänotypus entspricht. Abgesehen von analogen Möglichkeiten lässt sich zusammenfassend feststellen, dass sich Menschen unterschiedlichen Geschlechts in ihrer körperlichen Beschaffenheit sowie in ihrer Leibwahrnehmung voneinander unterscheiden.

Das eigene, u. a. biologisch bedingte, Geschlecht eröffnet jedenfalls ein begrenztes Spektrum an Erfahrungsmöglichkeiten. Simone de Beauvoir, die sich v. a. in ihrem Werk *Das andere Geschlecht*[224] intensiv mit den körperlichen sowie gesellschaftlichen Dimensionen, aber insbesondere auch mit der *gelebten Erfahrung*[225] der weiblichen Geschlechtlichkeit auseinandersetzt, bemerkt nicht zuletzt aufgrund der körperlich-leiblichen Disposition der Frau, dass beispielsweise die Menstruation – dem ist gewiss der mit der Menstruation oftmals einhergehende Menstruationsschmerz hinzuzufügen – einen „brutalen Rückfall in die Weiblichkeit darstellt"[226]. Jeder Schmerz, der einen an die geschlechtsspezifische Disposition des eigenen Körpers erinnert, erinnert zugleich an das eigene Frau- bzw. Mannsein. Jemand ist also als Frau bzw. als Mann nicht in der Lage, die geschlechtsspezifischen Schmerzen des je anderen Geschlechts zu empfinden. Damit einher geht selbstverständlich auch die begrenzte Möglichkeit, den Schmerz eines:r Anderen, dessen:deren Geschlecht man selbst nicht angehört, nachvollziehen zu können. „[G]eschlechterdifferente leibliche Erfahrungen wie Stillen, Erektion, Menstruation

---

224 Der Titel des erstmals 1949 in zwei Bänden erschienenen franz. Originals lautet *Le deuxième sexe* (dt. Das zweite Geschlecht).

225 Der Bezeichnung *gelebte Erfahrung* entspricht dem deutschsprachigen Titel des zweiten Bandes von Beauvoirs Werk *Das andere Geschlecht*. Im franz. Original lautet der Bandtitel *L'expérience vécue*.

226 Simone de Beauvoir: Das andere Geschlecht. Sitte und Sexus der Frau. Übers. a. d. Französischen v. Uli Aumüller u. Grete Osterwald, Reinbek b. Hamburg: Rowohlt ⁶2006, 893–894.

oder Orgasmen [können] eigenleiblich evident nur von [...] Angehörigen desselben Geschlechts ‚nachvollzogen' werden, die die jeweilige Erfahrung selbst gemacht haben."[227] Diese Erkenntnis gilt freilich auch für den Schmerz und ist wenig überraschend. Vor dem Hintergrund der biologischen Geschlechterdifferenz wird die Frage nach der Relevanz von Geschlechtlichkeit für das Schmerzempfinden virulent. Doch damit sind die zu Beginn des Abschnitts gestellten Fragen nicht hinlänglich beantwortet. Ob Männer und Frauen Schmerzen grundsätzlich unterschiedlich erleben und woran sich ein solcher Unterschied festmachen lässt, bleibt offen, denn diese Frage übersteigt die Tatsache, dass ich aufgrund meiner physiologischen Voraussetzungen nur als Frau Menstruationsschmerzen empfinden kann. Vielmehr zielt sie darauf ab, welche Bedeutung dem Frau- bzw. Mannsein und dem Gefühl geschlechtlicher Zugehörigkeit, durch welches ich mich als Mann oder Frau begreife, im Schmerzempfinden zukommt. Laut Gahlings ist „[mit] Blick auf den geschlechtlichen [...] Leib [...] zu fragen, wann und in welcher Weise Schmerz[en] über die generische Perspektive hinaus vom [...] Subjekt erfahren werden"[228]. Es ist also weiterhin fraglich, was es in Bezug auf den Schmerz bedeutet, dass das Geschlecht immer Ausdruck der eigenen Existenz ist,[229] d. h. inwiefern das Frau- und Mannsein für jegliche subjektive Schmerzerfahrung relevant ist.

Man muss sich dieser Frage vielleicht über die am Beginn genannte dritte Ebene des Umgangs mit Schmerz nähern, welche nun genauer beleuchtet wird. Stand bislang die biologische Disposition des Schmerzsubjekts und die Frage, inwiefern diese Disposition Schmerzerfahrung beeinflusst, im Fokus, ist nun der geschlechtergeprägte Umgang mit dem Schmerz bzw. dessen Auswirkungen auf das Schmerzempfinden im Blick. Das Empfinden eines Schmerzes bedeutet immer etwas Bestimmtes *für* das schmerzbetroffene Subjekt, wie beispielsweise der Menstruationsschmerz, der nach Beauvoir einen „Rückfall in die Weiblichkeit"[230] bedeutet. Die Bedeutung eines Schmerzes, die sich dem:der Schmerzbetroffenen mit der Schmerzempfindung aufdrängt, ist vom intersubjektiv geprägten Umgang mit Schmerz bestimmt. Das Verhältnis zum eigenen Schmerz kann beispielsweise derart beschaffen sein, dass man sich aufgrund der eigenen Männlichkeit bzw. dem sozial vermittelten Bild von Männlichkeit dazu aufgefordert fühlt, Schmerz heroisch zu ertragen, d. h. einen speziellen Umgang mit Schmerz zu pflegen. Das Gefühl, sich im Schmerz auf diese oder jene Weise *als Mann* oder *als Frau* verhalten zu müssen, nimmt,

---

227 Landweer, Fühlen Männer anders, 256.
228 Gahlings, Phänomenologie der weiblichen Leiberfahrung, 240.
229 Vgl. Merleau-Ponty, PhdW, 192.
230 Beauvoir, Das andere Geschlecht, 893–894.

so meine These, erheblichen Einfluss darauf, wie man die Auslieferung an den Schmerz erfährt. Auch wenn der Umgang mit Schmerz an „soziale Rahmenbedingungen und kulturelle Werte gebunden"[231] ist, d. h. hier eine Variable zum Tragen kommt, die einheitliche Beschreibungen des geschlechterspezifischen Umgangs mit Schmerz vereitelt, sind Geschlechternormen meines Erachtens in jedem Fall mitbestimmend dafür, welche Empfindung schmerzhaft erlebt wird bzw. ab welcher Empfindungsintensität diese als schmerzhaft empfunden wird bzw. werden darf.

Soziale Geschlechternormen, die beispielsweise vorgeben, dass es Geburtsschmerz als sog. *natürlichen* Schmerz ohne Anästhetikum für Frauen auszuhalten gilt oder dass die freiwillige Selbstzufügung von Schmerz im Zuge eines Initiationsritus die Männlichkeit zum Ausdruck bringt, prägen den männlichen und weiblichen Umgang mit Schmerzen und in weiterer Folge auch, wie Männer und Frauen auf ihre Schmerzen bezogen sind. Diese Bezogenheit prägt, wie bereits in Hinblick auf Schmerzensleid und -lust gezeigt wurde, jede Schmerzempfindung mit und divergiert geschlechtsabhängig nicht nur bei Schmerz, der – biologisch bedingt – nur einem einzigen Geschlecht widerfahren kann, sondern prinzipiell bei jedem Schmerz. Der Umgang mit Schmerz geht ein in den leiblichen Habitus eines Subjekts und prägt dadurch sein Schmerzempfinden. Wie Männer und Frauen ihre Schmerzen empfinden, wirkt wiederum zurück auf ihr jeweiliges Schmerzverhalten, d. h. ob sie eher dazu tendieren, einen spezifischen Schmerz zu verbalisieren oder zu verschweigen, ihn eher zu unterdrücken oder ihm frei Ausdruck zu verleihen. Das nach außen sichtbare Verhalten fördert wiederum geschlechterstereotype Zuschreibungen, wie z. B., dass Frauen allgemein sensibler und Männer *härter im Nehmen* wären. Die sozial vermittelten Geschlechternormen im Umgang mit Schmerz, wie etwa, dass Männer muskuläre Schmerzen gut aushalten könnten, beeinflussen die Bezogenheit auf den Schmerz und damit die Schmerzempfindung derart, dass diese unter gegebenen Umständen Männern weniger schmerzhaft erscheinen als Frauen. Der soziale Konsens, man habe als Mann bestimmte Schmerzen auszuhalten, und das subjektive Bedürfnis, wegen eines akuten Schmerzes aufzuschreien und zu lamentieren, können allerdings auch in Widerspruch zueinander geraten. Die damit einhergehenden, sich widerstrebenden und leiblich sichtbaren Tendenzen, zum einen über den eigenen Leib die Kontrolle behalten zu wollen und zum anderen vom eigenen Leib in Form schmerzhafter Betroffenheit *übermannt* zu werden, stellen dann ein zusätzliches Leidensmoment in der Schmerzerfahrung dar. Dasselbe gilt natürlich für Frauen. Als

---

231 Nina Degele: Schmerz erinnern und Geschlecht vergessen, in: Freiburger Zeitschrift für GeschlechterStudien 13 / H. 1 (2007) 121–140, 121.

bekanntes Beispiel ist hier etwa der Geburtsschmerz zu nennen. Der sozial vermittelte Umgang mit Geburtsschmerz prägt nicht nur die individuelle Vorbereitung und das Zugehen auf diese einschneidende Erfahrung, sondern auch das unmittelbare Schmerzempfinden der gebärenden Frau. Der Umgang mit diesem Schmerz hat Einfluss darauf, ob er beispielsweise als natürliche und willkommene Empfindung des Geburtsgeschehens ausgehalten wird oder ob er aus Angst bereits präventiv durch ein Anästhetikum unterdrückt wird. Trotz gewisser Konventionen im Umgang mit Schmerz, z. B. dass der Geburtsschmerz in einer aufrechten Position leichter zu ertragen wäre, erleben ihn manche Frauen ganz anders, denn sie empfinden gerade die körperliche Aufrichtung als zusätzliche Tortur.

Wichtig ist, dass der sozial vermittelte Umgang mit Schmerz dessen Empfindung beeinflusst. Es wäre aber völlig falsch, das Schmerzempfinden ausschließlich auf den subjektiven Umgang mit Schmerz zurückzuführen, denn damit würde es bloß als das Ergebnis des erlernten Umgangs mit Schmerz verstanden werden. Damit wäre aber der Widerstreit, d. h. ein Empfinden entgegen den Konventionen, geleugnet. Dies ist aber unmöglich, weil neben dem konventionellen Umgang mit Schmerz auch die individuelle leibliche Disposition für das konkrete Schmerzempfinden ausschlaggebend ist. Auch wenn die Geschlechtlichkeit einen bedeutsamen Aspekt der Leiblichkeit darstellt, umfasst diese noch weitere Dimensionen. Deshalb kann etwa darüber, ob Männer oder Frauen allgemein schmerzempfindlicher bzw. schmerzunempfindlicher sind, jedenfalls keine allgemeingültige Aussage getroffen werden. Soziale Normen und schmerzbezogene Umgangsformen können bewirken, dass die Betroffenen das Kommen bestimmter Schmerzen unterschiedlich wahrnehmen, weil sie auf die Empfindung derselben stärker sensibilisiert wurden. Die berühmte Schmerztoleranz-Grenze ist durchaus geschlechtsspezifisch unterschiedlich. Daneben werden aber immer auch die individuelle Geschichte, die individuelle Sensibilität usf., d. h. andere leibliche Aspekte, das Schmerzempfinden prägen. Jedes pauschalisierende Urteil über das geschlechterspezifische Schmerzempfinden ist damit unhaltbar. Trotz einer detaillierten Beschreibung aller sozialen bzw. geschlechterbezogenen Einflüsse auf den Umgang mit Schmerz könnten die Unterschiede zwischen männlichem und weiblichem Schmerzempfinden nicht endgültig festgemacht werden, da sie nicht die einzigen Schmerzeinflussfaktoren sind. Daher ist Degele zwar darin Recht zu geben, dass „Schmerz [...] eine Grenzerfahrung

[ist], die [auch] Aufschluss über die eigene soziale Positionierung und Identität in der Gesellschaft gibt"[232], aber darüber darf die subjektive Seite nicht vergessen werden.

Die eben explizierten Aspekte der biologischen Geschlechterdifferenz, der Bedeutung der Geschlechtlichkeit und der sozialen Einflussnahme auf den Umgang mit Schmerzerfahrung verstärken zwar das Anliegen, eine Geschlechterspezifik der Schmerzempfindung zu eruieren. Diese Aspekte verweisen allerdings zugleich auf die Schwierigkeit eines solchen Unterfangens. Die Frage, *wie* sich das männliche vom weiblichen Schmerzempfinden unterscheidet, ist aufgrund der genannten Einflussfaktoren und ihrer komplexen Wechselwirkungen meines Erachtens epistemologisch unentscheidbar. Zum einen bedeutet Schmerz in seinem Kern für die Angehörigen jeglichen Geschlechts affektives Betroffensein. Insofern könnte „Schmerz [...] ein Indikator dafür sein, dass Geschlecht nicht [...] immer und überall eine zentrale Kategorie für die Sortierung des gesellschaftlichen Personals sein muss."[233] Zum anderen wurde festgestellt, dass Geschlechtlichkeit eine entscheidende leibliche Kategorie ist, die man auch in Hinblick auf die Schmerzerfahrung nicht ignorieren darf. Die biologischen Voraussetzungen, die Selbst- und Fremdwahrnehmung des eigenen Körpers, die individuelle Leiblichkeit und das Zugehörigkeitsgefühl zu einem Geschlecht sowie die sozial vermittelten Geschlechterrollen nehmen derart Einfluss auf das Empfinden von Schmerz, dass das männliche und weibliche Schmerzempfinden nicht losgelöst von diesen Beeinflussungen erhoben werden kann. Obwohl damit die Kernfrage der Geschlechtlichkeit von Schmerzerfahrung unbeantwortet bleibt, gewinnt man durch die Auseinandersetzung mit der Thematik einen sensiblen Blick auf geschlechterbezogene Schmerzeinflussfaktoren, wie sie weiterführend insbesondere für die Analyse des Geburtsschmerzes relevant sind.

---

232 Degele, Geschlecht vergessen, 124.
233 Degele, Geschlecht vergessen, 135.

KAPITEL 4

Alterität des Schmerzes

Der Schmerz ist eine Alteritätserfahrung. Er ist aber nicht nur der Andere, sondern zugleich der Fremde. Das Hereinbrechen des Fremden in die leibliche Integrität, das Gefühl, sich diesem Fremden nicht entziehen oder erwehren zu können, bedeutet außerdem, dass man sich im Schmerz selbst als Fremde:r gegeben ist. Einige Facetten dieser doppelten Alteritätserfahrung wurden grob expliziert, wie beispielsweise, dass sich der Schmerz der eigenen Verfügungsmacht entzieht, dass man sich ihm und zugleich sich selbst gegenüber ausgeliefert fühlt, dass er sich einem sowohl ungewollt und unerwartet aufdrängt als auch, dass er ungefragt von einem abrückt. Die Grundlage dieser Alteritätserfahrung ist die Leiblichkeit des Subjekts. Seine „Exzentrizität"[1] erlaubt es ihm, zu sich in reflexivem Bezug zu stehen, den eigenen Leib zu haben. Nur die Fähigkeit, den eigenen Leib als solchen wahrzunehmen, sich mit ihm zu identifizieren, ermöglicht, Veränderung in der leiblichen Selbstwahrnehmung bewusst wahrzunehmen und Schmerz als etwas Fremdartiges, als den Anderen in mir zu erfassen.

Dieses Fremderleben ist dabei nicht nur eine leibgestiftete Fähigkeit, sondern zugleich eine absolut unausweichliche Art der Selbstgegebenheit.

> Ein ‚Subjekt', das aus einer Zwischensphäre zu sich findet, kann nicht hoffen, rein bei sich selbst zu enden. Die Andersheit des Anderen ist angelegt in der Andersheit eines Selbst, das sich selbst in zeitlicher Diastase immer schon vorweg ist und niemals in reiner Gegenwart mit sich selbst koinzidiert.[2]

Das bedeutet: Das Subjekt erfährt den eigenen Leib und fremdartige Einbrüche in die eigene leibliche Integrität immer schon auf der Grundlage der Andersheit seines Selbst. In der Schmerzerfahrung fallen die Andersheit des Selbst und die Erfahrung der Andersheit des Anderen zusammen. Im Schmerz wird man sich selbst ein Stück weit fremd. Das *Zu-sich-Finden* als eines:r Fremden im Schmerz, bedeutet nicht nur Selbstgegebenheit in der Weise, dass man sich spürt, sondern nach Buytendijk auch, dass man als Mensch darum weiß, dass man selbst derjenige:diejenige ist, der:die an einem Schmerz leidet. „Bewußtsein des eigenen Ichs als Wissen um das persönliche Sein entsteht [...] *nicht*

---

1 Plessner, Die Stufen des Organischen und der Mensch, 292.
2 Waldenfels, Stachel des Fremden, 77.

durch Schmerzerfahrungen allein, sondern durch die Art und Weise, wie diese […] in exzentrischer Stellungnahme als eigene erlebt werden."[3] Nicht bloß der Schmerz selbst ist maßgeblich für die menschliche Schmerzerfahrung – wie eigens betont, sind ja auch Tiere schmerzempfindsame Wesen –, sondern auch das Erleben dieses Schmerzes als eines Anderen, der mir fremd ist. Ichbewusstsein ist, so könnte man sagen, gleichursprünglich mit dem im Schmerz gegebenen Fremdbewusstsein.

Um die Vielschichtigkeit des Fremdheitserlebens im Schmerz und die damit zusammenhängenden Alteritätsmodi besser verstehen und sie analysieren zu können, wird zunächst auf das Andere oder Fremde bzw. das Eindringen dieses Fremden in die eigene Leiblichkeit eingegangen. Danach wird über die Analyse der Alteritätsmodi erhoben, wie einem die Fremdheit des Schmerzes konkret gegeben ist.

4.1 Entfremdung

Waldenfels benennt einige der unterschiedlichen sprachlichen Nuancen des Fremdheitsbegriffes, wobei *fremd* etwas bezeichnet, „was außerhalb des eigenen Bereichs vorkommt […]"[4]. Damit ist der Aspekt der Örtlichkeit genannt, welche im Zusammenhang mit dem Schmerz die leibliche Örtlichkeit meint. Das Wort *fremd* zeigt also ein Nicht-Hier oder ein Nicht-von-Hier an. Die Zuschreibung *fremd* kann aber auch ein bestimmtes possessives Verhältnis anzeigen und bringt dabei zum Ausdruck, dass einem etwas Bestimmtes nicht gehört. Als dritte Nuance des Fremdheitsbegriffs nennt Waldenfels die Fremdartigkeit.[5] Bislang wurden sowohl die Begriffe *Andersheit* als auch *Fremdheit* gebraucht, um das Spannungs- und Differenzerleben, welches die Schmerzerfahrung für das Subjekt auszeichnet, zu beschreiben. Dabei macht Waldenfels eine Unterscheidung zwischen dem Anderen und dem Fremden, da er meint, dass „Anderes […] durch Abgrenzung vom Selben entsteht"[6]. Andersheit ist ein Begriff, der es ermöglicht, die Unterscheidung zwischen Gegenständen, Personen etc. zu benennen. So sind zwei verschiedene Möbelstücke, wie ein Bett und ein Tisch, voneinander zu unterscheiden, sie sind jeweils als *das Andere des anderen* zu verstehen, doch man kann nicht behaupten, dass

---

3 Buytendijk, Schmerz, 132.
4 Waldenfels, Topographie des Fremden, 20.
5 Vgl. Waldenfels, Topographie des Fremden, 20.
6 Waldenfels, Topographie des Fremden, 20–21.

Tisch und Bett einander fremd sind.[7] „Fremdes [hingegen] ist nicht einfach ein Anderes."[8] Rekurriert man auf die vorhin genannte begriffliche Nuancierung des Fremdheitsbegriffes, wird deutlich, dass die Bezeichnung *fremd* immer schon eine Instanz, d. h. ein Subjekt oder mehrere, sich zu einer gemeinsamen Gruppe zusammengeschlossene Subjekte, voraussetzt, aus deren Perspektive und konkreter Situierung etwas als ihm oder ihnen *fremd* bezeichnet werden kann. Basierend auf dieser Unterscheidung kann gesagt werden, dass Fremdheit meint, dass man etwas nicht bloß als von einem selbst unterschieden erfährt, sondern genauerhin als *Nicht-Ich, mir nicht zugehörig* oder *nicht meiner:unserer Art entsprechend*. Die Zuschreibung *fremd* verdeutlicht eine Verhältnisbestimmung, die immer von einer konkreten Instanz ihren Ausgang nimmt. Dabei lässt sich das Fremde zunächst nicht näher charakterisieren, erst eine Auseinandersetzung mit seiner *Fremdartigkeit*, d. h. der genauen *Art* seiner Fremdheit, lässt seine *Zugehörigkeit* und sein „von woher" erfassen. Die Andersheit des Schmerzes inkludiert demensprechend seine Fremdartigkeit, da der Schmerz zunächst immer als ein Nicht-Ich, ein mir nicht Zugehöriger erfahren wird.

Ein wichtiger Aspekt für die Frage, wie die Fremdheit des Schmerzes näher zu bestimmen ist bzw. wie sich das Eindringen des Fremden in den Bereich des Eigenen bemerkbar macht, ist meines Erachtens, dass einem Teile des eigenen Leibes im Schmerz fremd werden. Um diesen Gedanken zu verdeutlichen, werden mit Rekurs auf Jean-Luc Nancys *Der Eindringling* Parallelen zwischen den beiden Erfahrungen Schmerz und Krankheit aufgezeigt. Für diesen Vergleich entscheidend ist die Art und Weise, wie sich die Fremdheit einer Krankheit zeigt, nämlich im Fremdwerden eines erkrankten Organes. Dasselbe gilt für die Fremdheit des Schmerzes – man erlebt seine Fremdheit dadurch, dass im Schmerz ein Teil des eigenen Leibes zum Fremdkörper wird. Natürlich ist es immer das Subjekt, welches erkrankt und nicht sein Organ, ebenso ist es nicht der Arm, der schmerzt, sondern das betroffene Subjekt erfährt Schmerz an seinem Bein, doch das Sprechen von einem *kranken Herzen* oder einem *schmerzenden Bein* bringt zum Vorschein, dass sich die Fremdheit des Schmerzes, an der Materialisierung und Fremdwerdung des eigenen Leibes zeigt. Der Schmerz erweist sich als Fremder nur über das Fremdwerden des Leibes, an den sich der Schmerz an einer Stelle haftet, die für einen selbst dadurch zum Körper wird.

---

7 Vgl. Waldenfels, Topographie des Fremden, 21.
8 Waldenfels, Topographie des Fremden, 20.

Jean-Luc Nancy schildert beispiellos, wie es sich anfühlt, wenn sich ein Fremder – er nennt ihn *Eindringling* – „gewaltsam Eintritt"[9] in die leibliche Integrität verschafft. Obwohl Nancy nicht seine *Krankheit* als Eindringling bezeichnet, sondern zunächst sein eigenes Herz als einen solchen erlebt, verweist er meines Erachtens gerade damit auf den Umstand, dass das Subjekt beim Einbruch des Fremden einen Teil seiner selbst in oder an sich als Eindringling erlebt. Über Nancy bricht eine Krankheit herein, womit ein Fremdwerden seines Herzens einhergeht, das von ihm zugleich als *Eindringling* erlebt wird. Dasselbe geschieht, wenn der Schmerz in einen eindringt und einen Teil des Leibes zum Körperteil werden und als *Eindringling* erscheinen lässt. Die Fremdartigkeit einer Krankheit offenbart sich in der von Nancy geschilderten Situation über das Fremdwerden seines Herzens, d. h. durch Nancys Herzerkrankung wird ihm sein Herz fremd. Auch die Fremdheit des Schmerzes offenbart sich für die:den Leidende:n in der Art und Weise, dass sie:er einen Teil des Leibes plötzlich als fremd erfährt, als Körperteil, den man besonders bei starken Schmerzen loshaben will. Natürlich verhält es sich nicht in jeder Krankheit und auch nicht in jedem Schmerz so, dass nur ein bestimmter Bereich des Leibes fremd wird. Vielmehr kann eine Erkrankung auch bedeuten, dass der Leib dadurch als ganzer fremd wird, zur Körperhülle, mit der man sich nicht mehr eins fühlt. Genauso kann auch Schmerz bewirken, dass einem der ganze Leib fremd, bedrohlich und ablehnungswürdig erscheint.

Nancy erläutert, wie er die Metamorphose des Eigenen zum Fremden erfährt, d. h. wie ihm sein eigenes Herz allmählich fremd wird, wobei er diese Fremdwerdung schon dadurch hervorhebt, dass er den Ausdruck *mein Herz* unter Anführungszeichen stellt.[10] „Es wurde mir fremd, gerade durch sein Ausbleiben, sein Abfallen, man könnte fast sagen: durch seine Abwehr, oder seine Abfuhr, drang es ein, wurde es zum Eindringling."[11] Die Fremdwerdung zeigt sich für ihn offenkundig darin, dass sein Herz nicht wie sonst unbemerkt bleibt, sondern dass es sich durch spürbares Pochen und Rhythmusstörungen aus der Sphäre der Unsichtbarkeit allmählich emporhebt. Nancy sagt, er habe sich dadurch plötzlich als Körper erfahren.[12] Auch im Schmerz ereignet sich diese Körperwerdung, indem sich meist ein bestimmtes Körperareal durch Ziehen, Pochen, Brennen usf. bemerkbar macht. Nancy beschreibt außerdem, dass er

---

9   Jean-Luc Nancy: Der Eindringling/L'Intrus, in: Jean-Luc Nancy: Der Eindringling/L'Intrus. Das fremde Herz. Übers. a. d. Französischen v. Alexander G. Düttmann, Berlin: Merve 2000 (Internationaler Merve Diskurs 226), 6–51, 7.
10 Vgl. Nancy, Eindringling, 13.
11 Nancy, Eindringling, 13.
12 Vgl. Nancy, Eindringling, 14–15.

sich aufgrund seines fremdgewordenen Herzens „mehr denn je als doppelt oder mannigfach"[13] erfahre, wobei meines Erachtens gerade das Gefühl, mit sich eins zu sein, den Zustand der Gesundheit und auch der Schmerzfreiheit auszeichnet. Nancy zeigt zudem auf, dass diese Vervielfältigung kein Prozess ist, der angeeignet werden kann, bzw. dass das Fremdheitserleben nicht so integriert werden kann, dass der Eindringling den Charakter des Fremden verlieren würde. Die unaufhebbare Distanz, die man dem Eindringling gegenüber verspürt, und seine Fremdheit, die er durch die Distanz bewahrt, hält Nancy unter dem *Gesetz des Eindringens* fest, nach welchem es kein singuläres Eindringen gebe.[14] „[S]obald es ein Eindringen gibt, vervielfältigt es sich bereits, bestimmt es sich in immer neuen immanenten Unterscheidungen."[15] Auch für den Schmerz bzw. den durch ihn fremd gewordenen Körperteil gilt, dass sich seine Fremdheit immer wieder neu erweist und sich dem leidenden Subjekt aufoktroyiert. Nicht nur innerhalb eines Schmerzes, der Facetten oder Alteritätsmodi im Plural aufweist, sondern auch ein und derselbe Schmerz kann niemals in der Weise wiedererfahren werden, dass er den Charakter des Fremden verliere bzw. dass man den schmerzhaften Körperteil als einem ganz und gar zugehörig erleben könnte. Auch wenn man einen Schmerz bereits kennt und daher weiß, wie er sich anfühlt, lässt sich seine Eindringlichkeit niemals derart überbrücken, dass er mir nicht als fremder *Eindringling* begegnete. Auch Huth betont diesen Aspekt und meint: „Das oder der Fremde ist niemals Fall einer allgemeinen Regel und kann niemals in einen Zirkel des allgemeinen Verstehens oder in eine Dialektik eingespannt werden – mit dem Fremden kann ich nicht rechnen wie mit mathematischer Wahrscheinlichkeit."[16] Fremdheit meint, dass sich das Fremde jeder Erwartbarkeit entzieht.

Nancy erlebt zunächst sein eigenes krank gewordenes Herz als fremden Eindringling – sein Herz wird ihm zum Fremdkörper. Allerdings setzt sich dieses Fremdheitserleben auch in der Beziehung zum neuen, ihm transplantierten Herzen fort. Er spricht davon, dass dieses Organ zwar „das Mittel [sei], das [...] [sein] Über- und Weiterleben ermöglich[e], [...] selber [aber] etwas ganz und gar Fremdartiges"[17] sei. Meines Erachtens zeigen diese Schilderungen, dass das bloße Wissen darum, dass etwas in einem nun nicht mehr *krank* ist – in Nancys Fall ist ihm ja ein gesundes Herz transplantiert worden –, nicht vermag, das Fremdheitserleben einzudämmen oder abzumildern. Ebenso verhält es

---

13 Nancy, Eindringling, 17.
14 Vgl. Nancy, Eindringling, 35.
15 Nancy, Eindringling, 35.
16 Huth, Den Anderen behandeln, 116.
17 Nancy, Eindringling, 27.

sich in Bezug auf den Schmerz. Die Fremdheit des Schmerzes, die sich an der Fremd- und Körperwerdung meines Leibes zeigt, bewirkt, dass ich den schmerzenden Körperteil entweder loshaben oder ihn als Teil meines Leibes wieder integriert haben will. Mit der Betäubung oder der Amputation des Körperteils ist man allerdings nicht automatisch von der Fremdheit des Schmerzes befreit. Obwohl die Fremdheit des Schmerzes sich an der Fremd- und Körperwerdung des Leibes zeigt, kann man den Schmerz nicht zwingend mit der *Behandlung* eines Körperteils loswerden. Der fremdartige Schmerz bleibt meinem Zugriff stets entzogen. Auch das Wissen darum, dass ein schmerzender Körperteil sediert oder amputiert wurde, d. h. der vermeintliche *Sitz* des Schmerzes ausgeschaltet wurde, tut dem Gefühl der Betroffenheit nicht zwingend Abbruch, d. h., man kann Schmerz an einem Körperteil spüren, der für einen selbst und andere gar nicht sichtbar sein oder real existieren muss. Das zeigt sich vor allem am Phänomen des Phantomschmerzes. Der Schmerz schafft es nicht nur, dass einem der eigene Leib fremd wird, sondern auch, dass er sich dem:der Betroffenen dort spürbar aufdrängt, wo er dem äußeren Anschein nach gar nicht mehr zu spüren sein dürfte.

Darüber hinaus kann die Fremdheit des Schmerzes spürbare Spuren hinterlassen, wenn man auch den Schmerz selbst nicht mehr spürt. Seine Präsenz zeigt die Fremdheit des Schmerzes dann oft in der Form, dass das Subjekt unter Schmerzangst leidet, d. h. die Fremdheit des Schmerzes entfaltet sich als Angst vor dem Fremden und als Angst davor, dass der Eindringling jederzeit wiederkehren kann. Die Uneinholbarkeit, das Versagen jeder Erwartung, macht zugleich den bedrohlichen Charakter des Fremden aus, der sich auch nicht durch nachträgliche Sinnzuschreibungen abmildern lässt. Weil das Fremde uns droht, uns „von uns selbst zu entfremden", erklärt Waldenfels es als etwas „nicht [U]ngefährliches", das einen „zu wiederholten Abwehrmaßnahmen, Rettungsversuchen und Aneignungsbemühungen"[18] veranlasst. Dieser Aneignungsversuch findet sich bei Nancy insofern, als er sich selbst immer wieder vor Augen führt, dass er ohne transplantiertes Herz, ohne diesen Fremdkörper, gar nicht mehr am Leben wäre.[19] Doch Nancys Schilderungen zeigen, dass mit derlei rationalen Überlegungen gegen den Eindringling, gegen die Fremdheit nicht anzukommen ist. Auch den Schmerz zeichnet diese Bedrohlichkeit aus, nämlich sowohl während seiner spürbaren Anwesenheit als auch im Moment seiner Abwesenheit. Der Schmerz selbst behält für den Leidenden stets seine Bedrohlichkeit. Besonders Menschen, die sehr oft oder

---

18   Bernhard Waldenfels: Grundmotive einer Phänomenologie des Fremden, Frankfurt/M.: Suhrkamp ⁶2018, 7.
19   Vgl. Nancy, Eindringling, 25.

über einen langen Zeitraum an Schmerzen leiden, müssen permanent Selbstentfremdung erleben und haben Schwierigkeiten damit, einen schmerzfreien Zustand zu imaginieren, geschweige denn, tatsächlich in ihn zurückzufinden, d. h. die Abwesenheit des Schmerzes als neue Realität anzuerkennen. Nancy setzt an einer Stelle selbst sein Fremdheitserleben mit dem Fremdheitserleben des Schmerzes parallel, nämlich genau da, wo die Selbstauflösung durch den Einbruch des Fremden droht: „Von Schmerz zu Schmerz, von Fremdheit zu Fremdheit ist – bin ‚ich' am Ende nichts als ein dünner Faden."[20] Der Schmerz kann derart an einem nagen, dass man das Gefühl hat, er ließe am Ende nichts von einem selbst übrig, das einem nicht fremd wäre.

Obwohl sich zwischen Nancys Schilderungen, laut denen er das eigene Herz als Eindringling erlebt, und der Schmerzerfahrung kein direkter Vergleich nahelegt, zeigen sich meines Erachtens dennoch wichtige Parallelen zwischen der Fremdartigkeit der Krankheit und der des Schmerzes. Vergleichbar werden beide Phänomene deshalb, weil sich beide als Eindringlinge bemerkbar machen, indem sie Areale des eigenen Leibes zu fremden oder einem nicht zugehörigen Körperteilen werden lassen. Sowohl der Schmerz als auch die Krankheit dringen ein in die leibliche Integrität, und zwar in der Weise, dass sie sich an einen bestimmten Punkt im leiblichen Raum anheften und sich sowohl in den Vordergrund des gespürten Leibes als auch der bewussten Wahrnehmung drängen. Dieses Erleben veranlasst Nancy zu fragen: „[W]ohin verschwindet die mächtige und stumme Selbstverständlichkeit, die einst alles zusammenhielt, ohne Aufhebens zu machen?"[21] Sowohl in Krankheit als auch im Schmerz ist das Abhandenkommen dieser *stummen* Selbstverständlichkeit wesentliches Merkmal von Leiderfahrungen.

Auch wenn jeder Schmerz als fremder Eindringling erlebt wird, gibt es ausgewählte Schmerzphänomene, an denen die einzelnen Alteritätsmodi, die es näher zu bestimmen gilt, im Vergleich zu anderen Schmerzerfahrungen stärker oder deutlicher hervortreten. Im Folgenden wird versucht, die Alteritätsmodi des Schmerzes näher zu bestimmen, wobei dieser Versuch vor allem über den Weg der Beschreibung konkreter Phänomene führt.

4.2 Alteritätsmodi des Schmerzes

Wie die Auseinandersetzung mit Nancys *Eindringling*, aber auch die Parallelen zur Schmerzthematik zeigen, ist Fremdheitserfahrung stets ein plurales

---

20 Nancy, Eindringling, 35.
21 Nancy, Eindringling, 15.

Phänomen. „Es gibt also nicht ‚das Fremde', es gibt vielmehr verschiedene Fremdheitsstile. Fremdheit bestimmt sich, wie Husserl sagen würde, okkasionell, bezogen auf das jeweilige Hier und Jetzt, von dem aus jemand spricht, handelt und denkt."[22] Wenn der Schmerz als ein Fremder, der über einen hereinbricht, bezeichnet wird, bestimmt sich die Art dieser Fremdheit vom jeweiligen Hier und Jetzt des:der Schmerzempfindenden, d. h. vom jeweiligen Subjekt, her. Mit Rekurs auf Husserl konstatiert Waldenfels, dass sich Fremdheit nicht in der Weise erfassen lässt, dass man danach fragen könnte, was das Fremde sei oder wie man das Fremde erkennen könne, sondern dass „sich die Fremdheit nach der Art ihrer *Zugänglichkeit* bestimm[e]"[23]. Dass der Zugang zur Fremdheit des Schmerzes nur über konkrete Schmerzerfahrungen führen kann, erscheint daher plausibel. In den folgenden Abschnitten wird jeweils auf einen Modus der Alterität des Schmerzes eingegangen. Der Begriff *Modus* meint, dass sich die Andersheit des Schmerzes u. a. abhängig von der konkreten Schmerzerfahrung jeweils in sehr unterschiedlicher Weise zeigen kann. So offenbaren die Phänomene Krankheitsschmerz, aber auch der plötzlich hereinbrechende Schmerz in extremer Weise den Alteritätsmodus der Entzogenheit. Die Entzogenheit des Schmerzes, die Unmöglichkeit ihn – umgangssprachlich ausgedrückt – *in den Griff zu bekommen*, lässt ihn für das Schmerzsubjekt als etwas wesenhaft Fremdes erscheinen. Ein Blick auf den chronischen Schmerz und den Phantomschmerz enthüllt eine weitere Facette der Andersheit des Schmerzes, nämlich diejenige der Grundlosigkeit. Diese haftet ebenfalls jeder Schmerzerfahrung an, jedoch tritt diese Facette besonders dann hervor, wenn der Schmerz gar nicht oder nicht mehr einem physisch feststellbaren Grund zuzuschreiben ist. Das Zermürbende am chronischen Schmerz und auch am Phantomschmerz ist, dass es nach selbst- und fremdobjektivierenden Maßstäben nichts im oder am Körper gibt, das Schmerzen bereitet, und dennoch werden diese von Betroffenen gespürt. Den Abschluss bildet die Machtlosigkeit, d. h. die Erfahrung, dass man dem Schmerz machtlos ausgeliefert ist.

Zur Verhältnisbestimmung der Alteritätsmodi ist zu sagen, dass sie alle den Schmerz wesenhaft auszeichnen, allerdings werden, je nach Schmerzerfahrung, die Modi jeweils stärker oder abgeschwächter erlebt. Unterschiedliche Schmerzphänomene offenbaren die Alteritätsmodi in je spezifischer Weise. Dass diese nicht strikt voneinander zu trennen, sondern vielmehr ineinander verwoben und aufeinander bezogen sind, hat zur Folge, dass es auch zu begrifflichen Überschneidungen kommt, sodass etwa im Zusammenhang mit der Entzogenheit auch von einer mangelnden *Verfügungsmacht* zu sprechen ist. Trotz ihrer grundlegenden Zusammengehörigkeit soll der

---

22   Waldenfels, Topographie des Fremden, 23.
23   Waldenfels, Topographie des Fremden, 26.

Versuch unternommen werden, die Modi systematisch und getrennt voneinander zu beleuchten und sie unter Bezugnahme auf unterschiedliche Schmerzerfahrungen vorzustellen.

4.3 Entzogenheit

Dass der Schmerz als der Andere, der Fremde erfahren wird, zeigt sich u. a. an seiner Entzogenheit. Schmerz entspricht einem Selbst-, Welt- und Fremdentzug, da das Zurückgeworfen-Sein auf sich selbst einen Bruch im leiblichen Selbstverhältnis bedeutet. Aber Schmerz entspricht nicht nur diesen Formen der Entzogenheit, sondern er selbst ist es, der als etwas Entzogenes erfahren wird, da man über seine An- und Abwesenheit kaum Verfügungsmacht besitzt. Schmerz ist dadurch zu charakterisieren, dass er sich entzieht bzw. abwesend ist. Dabei können diese Formulierungen irreführend sein. Waldenfels betont, dass sich in diesem Entzug niemals *etwas* entzieht, sondern „es gibt Sichentziehendes nur, *indem es sich entzieht*"[24]. Auf den Schmerz gewendet, bedeutet dies, dass Schmerz wesenhaft *Entzug* ist und ausschließlich in der Weise des Entzugs zutage tritt. Nicht die Frage, *was* sich entzieht, sondern der Umstand, dass der Schmerz eine Entzugserfahrung ist, ist demnach maßgeblich. „So etwas findet sich überall dort, wo wir von etwas getroffen sind, bevor wir es als etwas verstehen und zielgerecht behandeln, sei es der fremde Blick, ein Anruf, ein verletzender Schlag, ein überraschender Einfall, ein bohrender Schmerz oder die nagende Eifersucht."[25] Schmerz ist dadurch für jemanden erlebbar, dass er:sie die Erfahrung der Entzogenheit macht.

Obwohl sich die Entzugserfahrung im Schmerz nicht von seinem *Was* her bestimmen lässt, erscheint die Was-Frage nicht völlig sinnlos, insofern das Sich-Entziehende näher bestimmbar ist. Wieder ist mit Waldenfels darauf hinzuweisen, dass man selbst derjenige:diejenige ist, den:die man im Schmerz als entzogen erfährt.

> Was uns widerfährt und wovon wir getroffen werden, liegt nicht einfach außerhalb unserer Reichweite und unseres Vermögens, sondern in ihm gerät das erleidende Selbst außer seiner selbst. Nicht etwas ist draußen, sondern ich selbst. Dieses Anderswo wird nicht durch einen bloßen Orts- oder Standortwechsel herbeigeführt. Dieser Außenbezug, der nicht auf Ent-äußerung oder auf Ent-fremdung beruht, lässt sich kennzeichnen als Entzug [...].[26]

---

24   Waldenfels, Bruchlinien, 192.
25   Waldenfels, Bruchlinien, 192.
26   Waldenfels, Bruchlinien, 189.

Schmerz ist, wie an anderer Stelle angedeutet, Selbstentzug.[27] Die Erfahrung des Selbstentzugs realisiert sich dabei in unterschiedlichen Formen. Im Schmerzphänomen verschwindet vor allem die Selbstgegebenheit als schmerzfreier Leib. Das Gefühl leiblicher Ganzheit und Unversehrtheit sowie konkrete leibliche Vollzugsmöglichkeiten kommen abhanden. Umgekehrt gilt, dass mir mein schmerzfreier Leib nur in Form seiner Abwesenheit gegeben ist, d. h. erst im Schmerz erkenne ich, was es heißt, sich schmerzfrei zu fühlen, sich mittels eines schmerzfreien Leibes zu bewegen etc. Diese Erfahrung ist keine unmittelbare, sondern setzt das im Schmerz einsetzende Sehnen voraus, schmerzfrei zu sein.

Im schmerzfreien Zustand fungiert der Leib im stillen, unbemerkten Hintergrund. „Damit ich mich frei der Welt zuzuwenden vermag, muß mein Leib als Medium im Hintergrund bleiben."[28] Der Entzug leiblicher Vollzugsmöglichkeiten, d. h. der Möglichkeiten, sich zu bewegen, sich zu positionieren, sich zu gebärden etc., prägt das Schmerzerleben in erheblichem Maße. Günther Pöltner beschreibt das vergleichbare Phänomen des Älterwerdens ebenfalls als zunehmende Verschließung leiblicher Vollzugsmöglichkeiten.[29] „Leibliches Nicht-mehr-so-Können oder gar Nicht-mehr-Können bedeutet eine Einschränkung des Weltbezugs, des Bezugs zu seinesgleichen und zur umgebenden Natur."[30] Eine ähnliche Verschließung von Vollzugsmöglichkeiten ereignet sich auch im Schmerz, allerdings handelt es sich hierbei um ein reversibles Geschehen, zumal die leiblichen Vollzugsmöglichkeiten mit dem Nachlassen des Schmerzes meist allmählich wiedergewonnen werden, während sich im Älterwerden leibliche Vollzugsmöglichkeiten dauerhaft oder endgültig verschließen. Beide Erfahrungen provozieren den Versuch, die leibliche Einschränkung zu minimieren, oder noch besser, loszuwerden.

Eine derartige Bedrohung der leiblichen Ganzheit und Unversehrtheit entzieht einem die Sicherheit, sich selbst von den von außen hereinbrechenden Gefahren schützen oder bewahren zu können. Zur Verletzlichkeit gehört das Gefühl der Unsicherheit, womöglich über den eigenen Leib oder Teile des eigenen Leibes nicht mehr verfügen zu können. Fuchs erklärt, dass meine leiblichen Vollzüge, die sich gleichsam wie von selbst ereignen, letztlich niemals kontrolliert werden können und gerade deshalb, so etwa in der Schmerzerfahrung, zur

---

27 Vgl. dazu Kapitel 3.1.2.1.
28 Fuchs, Leib, Raum, Person, 130.
29 Vgl. Pöltner, Leibzeit – Lebenszeit, 196.
30 Pöltner, Leibzeit – Lebenszeit, 196.

Quelle des Leidens werden.[31] Ich erfahre dann Teile meines Leibes als solche, die sich meiner Kontrolle entziehen, sich abzuspalten drohen und sodann als fremd erlebt werden, d. h. für mich zu Körperteilen werden müssen. Dennoch lassen diese Körperteile keine Distanzierung von ihnen zu. Die Erfahrung der Entfremdung ist stets gekoppelt an die Erfahrung der Zugehörigkeit der schmerzenden Körperteile zu mir selbst. „Gerade das Sich-mir-Entfremdende aber wird in der Dialektik des Leiblichen zu meinem Eigenen; das ‚Sein' wird zum ‚Haben'. Ich ‚habe' jetzt einen schmerzenden Körperteil [...]."[32] Durch die Entfremdung scheinen mir die schmerzhaften Teile meiner Selbst unangenehm nahe zu rücken. Diese Nähe zum Entfremdeten eröffnet wiederum einen Spielraum, den so manche:r nützt. Fakire, aber auch Extremsportler:innen machen es sich zur Aufgabe, selbst über diese nun fremd gewordenen und gleichzeitig als zu einem gehörig empfundenen Körperteile die Kontrolle zu erlangen und die Erfahrung des leiblichen Entzugs durch gezielte Wiederholung zu überwinden. Der Desintegration im Schmerz wird versucht gegenzusteuern, anders gesagt, man möchte über den Schmerz Kontrolle gewinnen. Dieser Versuch mündet allerdings nicht selten in die Zerstörung der zu integrierenden Körperteile – überbeanspruchte Bänder oder Sehnen reißen, Knochen brechen.

Wie die Entzogenheit des Schmerzes erfahren wird, d. h. wie sich das, was im Schmerz *zur Abwesenheit kommt*, dem Schmerzbetroffenen zeigt, differenziert sich sowohl schmerz- als auch subjektabhängig aus. Dass Schmerz Entzogenheit bedeutet, d. h., dass Entzogenheit ein wesentlicher Alteritätsmodus von Schmerz darstellt, ist eine Erfahrungsqualität, die jeden Schmerz prägt. Eine Annäherung an die Entzogenheit im Schmerz soll in folgenden Abschnitten über andere, meines Erachtens ähnlich strukturierte Entzugserfahrungen gewonnen werden, nämlich über Krankheit und Genesung. Krankheit und Genesung können mit Schmerz und Schmerzbefreiung nicht gleichgesetzt werden, aber die Zusammenschau dieser Phänomene gibt Aufschluss über wichtige Aspekte der Entzogenheit des Schmerzes und konkrete Situationen, in denen diese sehr intensiv erlebbar ist. Ich sehe einen Vergleich von Schmerz und Krankheit vor allem deshalb als vielversprechend an, weil Betroffene sie ähnlich erleben. Krankheiten sind oft von Schmerzen begleitet und Schmerzen sind oft das Ergebnis einer Krankheit.

---

31   Vgl. Fuchs, Leib, Raum, Person, 133.
32   Fuchs, Leib, Raum, Person, 131.

4.3.1 *Krankheitsschmerz*

Zwischen den Phänomenen Krankheit und Schmerz besteht eine Ähnlichkeit. Der Begriff *Krankheit* kann allerdings nicht unkritisch mit Schmerz in Verbindung gesetzt werden. Die dabei notwendige Differenzierung erklärt Lisa Tambornino damit, dass beide Phänomene nicht zwingend zusammengehören und sie deshalb nicht miteinander identifiziert werden dürfen, da es beispielsweise die schwere Krankheit gibt, die schmerzfrei verläuft, wie z. B. ein medizinisch diagnostizierter Tumor, dessen Existenz nicht spürbar ist. Umgekehrt gibt es starke Schmerzen, die mit Krankheit nichts zu tun haben und etwa lediglich bezeugen, dass man sich körperlich verausgabt hat. Die intensiven Muskelschmerzen nach extremer sportlicher Betätigung, die keineswegs Anzeichen von Krankheit sind, bestätigen diese Einschätzung.[33]

Plötzliche Schmerzen und vor allem Schmerzen, die nicht mit einer Krankheit in Relation stehen, werden bezüglich ihrer Fremdheit und Unerwartbarkeit intensiver erlebt. Zu denken ist hier etwa an plötzliche Schmerzen, die von Stich- oder Schnittverletzungen herrühren. Zu denken ist auch an den Schmerz, den man verspürt, wenn einzelne Gliedmaßen „einschlafen". Das „eingeschlafene" Bein oder der „eingeschlafene" Arm schmerzen momentan erheblich, doch naturgemäß endet dieser Schmerz auch sehr schnell wieder. Auch der Schmerz, der in Verbindung mit Muskelkrämpfen auftritt, wird als sehr plötzlich auftretender und kurz darauf wieder abklingender Schmerz erlebt. Schmerzen, die man im Rahmen einer Krankheit erfährt, dauern hingegen meist länger an oder treten wiederholt auf. Den Modus der Entzogenheit repräsentieren sie daher auf andere Weise als ein kurz aufflammender, rasch abklingender Schmerz. Gemäß dieser Differenzierung wird deutlich, dass nachstehende Überlegungen sich nur auf Krankheitszustände beziehen können, die auch tatsächlich mit Schmerzen verbunden sind. Um das Ähnlichkeitsverhältnis von Krankheit und Schmerz näher zu beleuchten, muss zunächst auf das Kranksein eingegangen werden. Wie in Bezug auf Schmerz stellt die Erfahrungsebene des Subjekts, welches das Kranksein erfährt, den adäquaten Zugang zu Krankheit dar. Der Fokus auf das Kranksein hebt hervor, dass Krankheit als Zustand eine spezifische Existenzweise bedeutet.[34]

---

33 Vgl. Tambornino, Schmerz, 28.
34 Vgl. Günther Pöltner: Der Mensch und Gesundheit, Krankheit, Tod, in: Michael Hofer (Hg.): Über uns Menschen. Philosophische Selbstvergewisserungen, Bielefeld: transcript 2010, 53–72, 61.

4.3.1.1 Kranksein

Die Entzogenheit der Krankheit zeigt sich insbesondere darin, dass sie ebenso wie der Schmerz ohne das eigene Zutun über einen hereinbricht und sich dieser Einbruch jeglicher Kontrolle entzieht. In der Bezeichnung eines kranken Menschen als eines *Patienten* entbirgt die Sprache sehr deutlich die radikale Passivität, in der er sich vorfindet.[35] Im Fall des Schmerzes ist das *Andere*, durch das jemand radikale Passivität erfährt, kein anderes Subjekt, kein personales Gegenüber, sondern der Schmerz selbst. Auch die Krankheit wird oftmals als etwas Fremdes, als fremdes Agens, das ungebeten in mich eindringt und Kontrolle über mich ergreift, erlebt und vorgestellt.[36] Anders als der Schmerz erweist sich die Entzogenheit der Krankheit allerdings oftmals auch darin, dass man unbemerkt krank sein kann. Sie wird dann erst über eine medizinisch-technische Untersuchung offenbar. Auch insofern kann Krankheit mir entzogen sein – ihre Anwesenheit kann unbemerkt bleiben. Freilich ließe sich an dieser Stelle die legitime Frage anknüpfen, ob eine Person, die eine Krankheit hat, von der sie nichts weiß und die sich auch nicht über Symptome wie etwa Schmerzen für sie bemerkbar macht, als krank zu bezeichnen ist. Schmerz, und hierin besteht gewiss der Unterschied zur Krankheit, zeigt seine Entzogenheit niemals darin, unbemerkt zu bleiben.

Laut Martin Moers bedeutet Kranksein vor allem, dass Wirklichkeitswahrnehmung sich verändert und zwar deshalb, weil sich das leibliche Selbsterleben verändert.[37] Um verstehen zu können, was es bedeutet, eine Krankheit zu haben bzw. krank zu sein, muss man ergründen, was genau in Krankheit abwesend ist. Dies wiederum lässt sich nur eruieren, indem man ihr Gegenteil in den Blick nimmt und fragt, wie es ist, gesund zu sein. Das leibliche Selbsterleben im Zustand der Gesundheit unterscheidet sich fundamental von dem in Krankheit. Wie in Schmerzfreiheit bleibt der eigene Leib auch in Gesundheit verborgen. Wenn ich gesund bin, fühlt sich mein Leib in der Weise an, dass er sich in keiner meiner Vollzüge störend aufdrängt, vielmehr mit mir ein bruchloses Ganzes bildet. Mit dem veränderten leiblichen Selbsterleben im Kranksein sind alle relationalen Verbindungen eines Subjektes mitbetroffen. Das verdeutlicht Pöltner folgendermaßen: „Gesundheit besagt leibhaftiges Wohlbefinden in Weltoffenheit. Es betrifft die Weltzuwendung, die Weise, sich zu Raum und Zeit zu verhalten, die Kommunikationsfähigkeit, die

---

35   Vgl. Waldenfels, Bruchlinien, 99.
36   Vgl. Fuchs, Leib, Raum, Person, 131.
37   Vgl. Martin Moers: Leibliche Kommunikation, Krankheitserleben und Pflegehandeln, in: Pflege und Gesellschaft 17 / H. 2 (2012) 111–119, 116.

Übereinstimmung mit sich als Übereinstimmung mit der Mitwelt [...]."[38] Damit ist ausgedrückt, dass Krankheit auf ähnliche Weise ein verändertes Selbst-, Welt- und Fremdverhältnis bedeutet, wie es auch die Schmerzerfahrung mit sich bringt.[39] „Die Welt, bei der der Leib seinen Anhalt hat, schwindet im [...] Kranksein in gewisser Weise. Es geht nicht nur um das eingeschränkte Tun-Können selbst, sondern auch darum, dass die Aufforderungen, die die Welt für mich bereithält, in großer Zahl hinter die Bedrängnis der Krankheit zurücktreten."[40] Gesund ist man in der Lage, die Aufforderungen der Welt wahrzunehmen und ihnen entgegenzutreten, wohingegen sie sich in der Krankheit entziehen, indem sie hinter mein Kranksein zurücktreten. Außerdem nimmt die eigene Gesundheit im Gesundsein selbst kaum Platz in meinem Denken ein. Bewusst über die eigene Gesundheit erfreut ist man meist nur unmittelbar nach dem Auskurieren einer erlittenen Krankheit, d. h. kurz nachdem man die Erfahrung gemacht hat, wie es sich anfühlt, nicht gesund zu sein. Auch während der Genesung – das ist der Prozess, in welchem mir die eigene Gesundheit allmählich wiedergegeben wird – rückt die Gesundheit in *der* Form ins Bewusstsein, dass man sich auf ihre Bedeutung und ihren Wert, vor allem aber auf ihre Anwesenheit besinnt.

Krankheit ist also insbesondere als die leibliche Erfahrung der Entzogenheit von Gesundheit zu erfassen. Auch Karl Baier macht klar, dass Krankheit eine Entzugserfahrung ist. In Anknüpfung an die Terminologie Heideggers spricht er von partiellem *Seins-Entzug*.

> Der Entzug von Sein ist im Kranksein kein vollständiger wie im Sterben. Das Sein entzieht sich nur in bestimmten Hinsichten, partiell. [...] Das kranke Dasein bleibt auf die durch die Krankheit unvollziehbar gewordenen Vermögen als ausständig und damit auf sein Gesundseinkönnen hingespannt, weil die sich versagenden Möglichkeiten als sich verweigernde zugleich ihre mögliche erneute Zueignung ansagen.[41]

Diese Charakterisierung des Möglichkeitsentzugs bei gleichzeitiger Anwesenheit eines möglichen Rückgewinns an Vollzugsmöglichkeiten trifft als Beschreibung auch auf den Schmerz zu. So verstanden ist der Schmerz eine Abwesenheitserfahrung, die Schmerzfreiheit anzeigt und Krankheit eine Abwesenheitserfahrung, die einen Zugang zum Gesundsein bereithält. Wie

---

38 Pöltner, Der Mensch und Gesundheit, 62.
39 Vgl. dazu die Kapitel 3.1.2.1 bis 3.1.2.3.
40 Huth, Den Anderen behandeln, 177.
41 Karl Baier: Gesundheit, Krankheit und Genesung. Thesen und Erläuterungen aus phänomenologischer Sicht, in: Daseinsanalyse 9 / H. 4 (1992) 285–306, 294–295.

sich dasjenige, was sich im Schmerz entzieht, erst erschließt, wenn man den schmerzfreien Zustand erfährt, ist das in Krankheit Abwesende nur mit Blick auf die Gesundheit eruierbar, wobei diese gegensätzlichen Erfahrungsweisen eng aneinander geknüpft sind. „Was Kranksein heisst [sic], lässt sich offensichtlich nur vom Gesundsein aus bestimmen, denn Kranksein bedeutet [...] einen Mangel an Gesundsein, Entzug oder mindestens Einengung von Möglichkeiten, die dem Gesunden gegeben sind [...]."[42] Neben genannten Ähnlichkeitsaspekten der Krankheits- und Schmerzerfahrung blieb bislang offen, was es bedeutet, Schmerzen im Zusammenhang mit Krankheit zu erleiden.

4.3.1.2   Schmerzhafte Krankheit und krankheitsbedingter Schmerz

Trotz der notwendigen Differenzierung zwischen Krankheit und Schmerz wurde deutlich, dass beide in gewisser Hinsicht ähnlich erlebt werden. Treten Krankheit und Schmerz zugleich auf, d. h. ist eine Krankheit von Schmerzen begleitet, wird die Entzogenheit, die für beide charakteristisch ist, in doppelter und damit in verdichteter Weise erfahrbar. Aufbauend auf der These, dass die Schmerzqualität im Rahmen eines Krankheitserlebens intensiviert wird, kann man sich jeweils auf einen Aspekt dieser Paarung konzentrieren und beleuchten, was es heißt, an einer Krankheit zu leiden, die von Schmerzen begleitet ist, oder aber man interessiert sich für die Schmerzerfahrung, die in Zusammenhang mit Krankheit auftritt. Laut Karl Baier konstituiert der Schmerz fast alle Krankheiten mit.[43] Zu beachten ist, dass der Krankheitsbegriff einen dauerhaften Zustand bezeichnet. Eine kurzfristige schmerzverursachte Einschränkung, eine Verletzung oder einen flüchtig aufflackernden Schmerz würde man nicht mit dem Begriff der Krankheit beschreiben, außer diese Vorgänge ereignen sich in regelmäßig wiederkehrenden Abständen und sind etwa Teil einer chronischen Schmerzerkrankung. Wenn man sich aber beispielsweise am Bein verletzt, identifiziert man den Zustand des Verletzt-Seins nicht mit Krank-Sein. Insofern sind Schmerzen, die in Zusammenhang mit Krankheit auftreten, stets in einen länger andauernden Zustand eingebettet. Die Anwesenheit des Schmerzes wird zu einer dauerhaften Situation. Selbst wenn er aus unterschiedlichen Gründen zwischendurch verstummt, bleibt seine Wiederkehr für die:den Kranke:n eine stets drohende Gefahr. Schmerz kann zwar jede:n auch unabhängig von einer Krankheit erfassen, jedoch verändert sich der Bezug zum Krankheitsschmerz, insofern man in der Krankheit auf sein Kommen und Gehen eingestimmt ist. Von einer Krankheit Betroffene sind gezwungen, den Schmerz in den Zustand des Krankseins

---

42   Baier, Gesundheit, 293.
43   Vgl. Baier, Gesundheit, 293.

zu integrieren, was der Heftigkeit des Schmerzes allerdings keinen Abbruch tut, denn auch im Rahmen der Erwartbarkeit bleibt der Schmerz stets der Eindringling, das Unerwartete und Enfremdende,[44] das einen anspringt wie ein fremdes Tier.[45] Durch die Ermangelung und den Entzug von Gesundheit fühlen sich Betroffene, wie gezeigt, ohnedies in ihren Vollzugsmöglichkeiten eingeschränkt. Ist eine Krankheit begleitet von Schmerzen, so wächst diese Einschränkung leidverstärkend an. In dieser Situation befeuern sich Krankheit und Schmerz gegenseitig, denn plötzlich hat man nicht mehr bloß Schmerzen, weil man krank ist, sondern man wird auch *krank vor Schmerz*. Schmerzen im Rahmen einer Krankheit zu erleiden, bedeutet, sie im Rahmen der Entzogenheit von Gesundheit, das ist die Entzogenheit von Lebens- und Existenzmöglichkeiten, zu erfahren. So wie der Schmerz spürbarer Ausdruck der Entzogenheit von Gesundheit ist, ist die Krankheit spürbarer Zustand der Entzogenheit von Schmerzfreiheit.

Wenn Krankheit mit Schmerz verbunden ist, zeigt sich die Entzogenheit des Schmerzes in besonders deutlicher Weise, denn er ereignet sich vor dem Hintergrund eines länger andauernden Zustandes, von dem man erfahrungsgemäß keine schlagartige Befreiung zu erhoffen hat. In der Krankheit wird der Schmerz selbst zum dauerhaften Zustand, in dem die Stärke des Schmerzes zwar variiert, ja zeitweilig kann er sogar gänzlich verstummen, er bleibt aber als Krankheitsbegleiter meist konstant anwesend. Solange die Krankheit andauert und man sich nicht wieder genesen fühlt, erfährt man sich auch nicht schmerzfrei. Der Schmerz bleibt als beruhigter oder gestillter subtil spürbar. Man erlebt seine Anwesenheit in Form von Angst vor seiner drohenden Wiederkehr, was sich auch am leiblichen Vollzug einer Person erkennen lässt. Durch Schmerz zwingt sich eine Krankheit oft als spürbare Realität auf. „Der Schmerz [...] hält das Verlorene als gerade mir Abgehendes gegenwärtig."[46] Würde ich keine Schmerzen erfahren und würden diese Schmerzen keine leiblichen Einschränkungen bedeuten, bliebe die Krankheit unter Umständen sogar unbemerkt. Natürlich gibt es *stille* Krankheiten, die sich erst durch bestimmte phänotypische Merkmale, etwa Veränderungen der Haut, zeigen. Solange diese Veränderungen keine Einschränkungen bedeuten, fühlen sich Betroffene meist nicht krank. Der Schmerz allerdings zwingt die Betroffenen auf grausame Weise, sich der Realität ihres eigenen Krankseins zu stellen und entgegenwirkende Maßnahmen zu ergreifen, sich zu schonen, körperliche

---

44 Vgl. Kapitel 4.1.
45 Vgl. Böhme, Leibsein als Aufgabe, 84.
46 Baier, Gesundheit, 294.

Eingriffe über sich ergehen zu lassen, wie die Entscheidung Nancys, sich ein fremdes Herz einpflanzen zu lassen, veranschaulicht.

4.3.2 Schmerzbefreiung

Wie die Begriffe *Schmerz* und *Krankheit* keineswegs gleichbedeutend sind, dürfen auch die Begriffe *Schmerzbefreiung* und der weithin geläufigere Begriff der *Genesung* nicht einfachhin als miteinander identisch erachtet werden. Allerdings besteht auch zwischen diesen beiden Phänomenen eine Ähnlichkeit, denn obwohl Schmerzbefreiung und Genesung nicht gleichbedeutend sind, sind beide Erfahrungen, d. h. die Art und Weise, wie jemand Schmerzbefreiung und Genesung erlebt, ähnlich. Wie die Krankheit die Entzogenheit des Schmerzes intensiviert, verdichtet sich in der Genesung auch die Schmerzbefreiung, was mich wieder dazu veranlasst, beide Erfahrungen in Zusammenschau zu betrachten.

Die Entzogenheit des Schmerzes zeigt sich nicht nur daran, dass der Schmerz einen jederzeit überkommen und den eigenen Leib auf unbestimmte Zeit besetzen kann, sondern auch an seinem unvorhersehbaren Wiederabrücken. Vom Schmerz, dem fremden Eindringling, wird man nicht nur überfallen, ohne darauf Einfluss nehmen zu können, sondern auch wieder verlassen, ohne es gewusst zu haben. Nicht der:die Schmerzgeplagte kann sich vom Schmerz abwenden, sondern der Schmerz wendet sich von ihm:ihr ab. Auch in diesem Verlassenwerden erfährt man den Schmerz als *fremdes Agens*. Auch hier zwingt er das Schmerzsubjekt in eine unabwendbare Passivität, denn man *wird* verlassen. Ähnlich verhält es sich in der Genesung von einer Krankheit. Soviel man sich durch Schonung, der Einnahme unterstützender Medikamente etc. auch bemühen kann, die eigene Gesundheit wieder herbeizuführen, ist man gezwungen, im Genesungsprozess geduldig auszuharren und das Kommen der Gesundheit zu erwarten. Den Abstand, der durch das Fortgehen des Schmerzes gewonnen wird, erlebt man meist als Erleichterung und in Verbindung mit dem Gefühl der Dankbarkeit, denn „[d]ie Kostbarkeit der für gewöhnlich unbeachteten Gesundheit geht einem nie so auf wie in der Zeit der Genesung"[47]. Nach Buytendijk meint Gesundheit einen Zustand des Wohlbehagens, nach dem jeder Mensch strebt.[48] Allerdings bedeuten dieses Streben und Bemühen um die eigene Gesundheit, die oft gleichbedeutend ist mit *Schmerzfreiheit*, nicht, dass man es in der Hand hätte, diesen Zustand

---

47 Günther Pöltner: Die zeitliche Struktur der Leiblichkeit, in: Reinhold Esterbauer u. a. (Hg.): Bodytime. Leib und Zeit bei Burnout und in anderen Grenzerfahrungen, Freiburg/Br.: Alber 2016, 17–33, 30.

48 Vgl. Buytendijk, Schmerz, 21.

herbeizuführen. Ohne Zweifel gibt es Verhaltensweisen, die ein Gesund-Bleiben oder ein Gesund-Werden begünstigen, die Gesundheit selbst und auch das Genesen von einer Krankheit werden allerdings stets als Gabe erfahren. Gemeinhin werden die Gesundheit und die Genesung deshalb auch als *Geschenke* bezeichnet, als Geschenke, die man sich für einen selbst, aber auch für andere nur wünschen kann. Sowohl die Gesundheit als auch der Prozess der Genesung bleiben dem kranken Schmerzsubjekt letztlich unverfügbar.

Schmerzbefreiung wird je nach Schmerzqualität unterschiedlich erfahren, meist geschieht sie allerdings prozedural und in Etappen. Das Aufflammen eines plötzlichen, sehr heftigen Schmerzes klingt meist auch ebenso plötzlich wieder ab, doch dieses *Abklingen* bedeutet noch keinen Wegfall des Schmerzes. Abklingen meint ein Sich-Beruhigen – ein Nachlassen des leiblichen Aufruhres, den der Schmerz verursacht. Im Abklingen ereignet sich eine Verwandlung des Schmerzes von einem in die Tiefe gehenden spitzen Schmerz, der das Schmerzsubjekt zusammenfahren lässt, in einen über Teile des Leibes oder den ganzen Leib sich ergießenden und einhüllenden Schmerz. Die flächige Ausbreitung des Schmerzes macht es oft schwierig, ihm am Leib einen konkreten Ort zuzuweisen. Vielmehr kann man dem hereingebrochenen Schmerz, der an einer Stelle des Leibes empfunden wurde, sodann nur mehr eine größere Region oder ein Areal des Leibes, über die sich der Schmerz ausbreitet, zuordnen. Im Zuge dieses Prozesses geschieht also eine qualitative Verschiebung im Schmerzerleben. Schmerzbefreiung bedeutet hingegen, dass der Schmerz sich sukzessive und schließlich gänzlich aus der leiblichen Sphäre des Subjektes zurückzieht. Natürlich gibt es auch Schmerz, der sich unmittelbar nach seinem plötzlichen Auftreten wieder zurückzieht und sich dabei nicht verwandelt, sondern sogleich gänzlich entzieht. Allerdings handelt es sich hierbei meist um sehr oberflächlichen Schmerz, welcher vergleichsweise nicht weit in leibräumliche Tiefe vordringt.

Dem Rückzug eines tiefgreifenden Schmerzes geht ein Übergang in flächigen Schmerz voraus. Jeder tiefe Schmerz, sei sein Aufflackern auch noch so kurz, hinterlässt im Zuge der genannten qualitativen Verschiebung eine über die betroffene Leibesregion sich ziehende Spur. Diese entzieht dem vom Schmerz getroffenen Subjekt die Möglichkeit, sich unmittelbar nach Weggang des Schmerzes als von diesem befreit zu fühlen. Vielmehr setzt durch das Ablassen des Schmerzes ein leiblicher Prozess der Vergewisserung über die Abwesenheit des Schmerzes ein. Dabei wird der Leib, der eben noch als fremdbesetzter Leib, ja als fremdgewordener *Körper* wahrgenommen wurde, sukzessive zurückgewonnen. Die Kluft zwischen mir und meinem Leib, die sich im Schmerz auftut, schließt sich in diesem Prozess wieder. Mein Leib tritt wieder in den Hintergrund, von wo aus er mir erneut ermöglicht, mich frei der

Welt zuzuwenden.[49] Sein Weggang ist gleichzusetzen mit einem ungeheuren Gefühl der Erleichterung und wiedergewonnenen Freiheit, die mich in meinem Leib wieder als beheimatet erfahren lässt. Der soeben noch empfundene und im nächsten Moment abwesende Schmerz, der mich den eigenen Leib als unsicher, fremd, brüchig und fragil erfahren hat lassen, hinterlässt mich mit der Aufgabe, meinen Körper Stück für Stück zurückzugewinnen und in diesem erneut heimisch zu werden.

Es wurde festgehalten, dass das Kranksein ein Zustand ist, in welchem der:die Kranke stets auf seine:ihre ihm:ihr entzogenen Möglichkeiten ausgerichtet bleibt. Diese Ausrichtung stellt zwar eine notwendige Voraussetzung des Wiedergewinns von Fähigkeiten dar, doch die Ausrichtung allein erwirkt diesen Wiedergewinn nicht. Der Schmerz im Krankheitszustand bedeutet nicht nur die Entzogenheit von leiblicher Vollzugsmöglichkeit und Gesundheit, sondern zeigt zugleich auch die Möglichkeit des Sich-Wiedereinstellens von Gesundheit und leiblichen Vollzugsmöglichkeiten an. Wie die Schmerzbefreiung oft einen länger andauernden Prozess meint, verlangt einem auch die Genesung meist Geduld ab.

4.4   Grundlosigkeit

Die Alterität des Schmerzes zeigt sich außerdem in seiner Grundlosigkeit. Der Begriff *Grundlosigkeit* ist zunächst näher zu bestimmen. Mit ihm sind zwei Bedeutungsfacetten verbunden. Zum einen meint er, dass mit Schmerz eine fundamentale Erfahrung der Ziel-, Zweck- und Sinnlosigkeit gegeben ist. Zum anderen gibt es Schmerzen, für deren Existenz kein objektiver Grund zu nennen ist, d. h. solche Schmerzen können an keine Ursache geknüpft werden. Schmerzempfinden kann in bestimmten Fällen, beispielsweise nachdem man sich eine Verletzung zugezogen hat, den Grund oder Sinn haben, zunächst eine Wunde am Körper anzuzeigen – manchmal korrelieren die Schwere einer Verletzung und die Intensität eines Schmerzes miteinander – und sodann das Schmerzsubjekt in eine Schonhaltung zu bringen, um etwa Gewebe- oder Knochenschädigungen nicht zu verschlimmern. Unabhängig davon, ob es einen objektivierbaren und benennbaren Grund qua Sinn oder Zweck gibt, weshalb jemand an Schmerzen leidet, erscheint jeder Schmerz dem:der Betroffenen prinzipiell als grundloses Widerfahrnis. Das bedeutet umgekehrt, dass dann, wenn dem Schmerz durch die Erfüllung irgendeiner Funktion

---

49   Vgl. Fuchs, Leib, Raum, Person, 130.

generell Sinn zugesprochen werden kann, dem:der Betroffenen Schmerz als etwas Sinnvolles gegeben ist. Waldenfels betont, dass ein Schmerz, der einem widerfährt, ein Subjekt übermanne und in gewisser Weise einem „impersonal zu verstehenden Vorkommnis, wie dem [...] ‚es brennt'"[50], entspreche. Das Wort *impersonal* zeigt meines Erachtens an, dass der Schmerz sich zunächst jeder möglichen subjektiven Sinnzuschreibung entzieht. Der Schmerz wird demnach erst im Rückblick oder im Zuge einer nachträglichen Beschreibung zu einem Etwas,[51] dem Sinn zu- oder abgesprochen werden kann. Zunächst trifft er einen völlig grundlos.

Dem Schmerz kann nachträglich bzw. im Zuge des Schmerzerlebens ein Zweck zugesprochen werden, insofern er einen solchen für das Schmerzsubjekt erfüllt. Wenn er einen solchen nicht erfüllt, meint *Grundlosigkeit*, dass gar nicht oder nicht mehr auszumachen ist, wer oder was der Schmerzauslöser ist, bzw. auch nicht, wo genau am eigenen Leib man den Eindringling spürt. *Grund* ist hier gleichbedeutend mit *Ursache* oder *Anlass*, wie Buytendijk meint.[52] „Trigeminusneuralgie oder Spannungskopfschmerzen, Migräne oder unbehandelbare Rückenleiden sind Beispiele unbezweifelbarer Schmerzen ohne erkennbare physiologische Begründung."[53] Der Schmerz ist zwar immer von der Erfahrung der Grundlosigkeit im Sinne von Zwecklosigkeit geprägt, doch lässt sich für den Schmerz üblicherweise ein Grund qua *Anlass* feststellen, was für den Umgang und die Akzeptanz des Schmerzes förderlich ist. Die Erfahrung, dass der Anlass des Schmerzes unzugänglich ist bzw. wird, kann die Erfahrung seiner Zwecklosigkeit steigern. Sollte also kein Grund qua Anlass oder Ursache des Schmerzes festzumachen sein, intensiviert sich der Eindruck der Zwecklosigkeit des Schmerzes.[54] Diese These wird vor allem mit Blick auf den chronischen- und den Phantomschmerz näher ausgeführt.

Auf die Frage, weshalb der Schmerz – unabhängig von jeder subjektiven Sinnzuschreibung – zunächst als grundloses Ereignis erlebt wird, stellt Buytendijk fest, dass Schmerz „dem gewöhnlichen Verstand unerklärlich bleibt, weil in der Erfahrung kein zureichender Grund hierfür zu finden ist"[55]. Auch Buytendijk sieht in der Benennung einer Ursache bzw. eines Anlasses die Frage nach dem Grund nicht wirklich beantwortet, d. h. er setzt Anlass und

---

50 Waldenfels, Bruchlinien, 99.
51 Vgl. Waldenfels, Bruchlinien, 99.
52 Vgl. Buytendijk, Schmerz, 24.
53 Laurence Croix: Der unabwendbare Schmerz des Subjekts, in: Psychologie und Gesellschaftskritik 33 / H. 3 (2009) 33–51, 36.
54 Diese These wird vor allem mit Blick auf den Chronischen- und den Phantomschmerz näher ausgeführt werden.
55 Buytendijk, Schmerz, 24.

Grund nicht gleich. Er meint, man könne den Anlass von Schmerz bestimmen, also z. B., dass man sich eine Verletzung am Bein zugezogen hat, und trotzdem daran leiden, dass man ihm keinen Grund zuschreiben kann. Obwohl die Schmerzen in Zusammenhang mit einer schweren Verletzung nicht sinnlos erscheinen, ist die Frage nach dem Grund damit nicht hinreichend erklärt.

> [W]arum, so fragt sich der Betroffene, muß diese Wunde, dieses Organ, dieser Körperteil so heftig und so lange weh tun? Warum gerade ich, gerade jetzt, gerade hier? Warum dieses Ausgeliefertsein, diese Ohnmacht, diese Vernichtung aller Freiheit, selbst im Denken, Fühlen, Wollen, warum die Ratlosigkeit?[56]

Diese Fragen können vom betroffenen Schmerzsubjekt letztlich niemals beantwortet werden, denn die Grundlosigkeit ist ein wesentliches Charakteristikum der Schmerzerfahrung, ebenso die Unmöglichkeit, die mit dem Schmerz gegebene Grundlosigkeit aufzuheben.

Im plötzlichen Gepackt-Werden vom Schmerz lässt dieser dem:der Leidenden zunächst keinerlei Möglichkeit, von ihm Abstand zu nehmen. In dieser Form des plötzlichen Hereinbrechens erscheint er zuallererst überhaupt nicht als etwas, das einem Grund zugeordnet werden kann, was bedeutet, dass er in dieser Form als grundloses Ereignis erlebt wird. Der zunächst in seiner Grundlosigkeit erscheinende Schmerz transformiert sich durch die erst später mögliche Distanznahme zu ihm, welche mit der Bewusstwerdung, dass man selbst von einem Schmerz betroffen ist, korreliert. Im Zuge dieser Transformation versucht das Schmerzsubjekt, einen Grund für das Hereinbrechen des Schmerzes festzumachen, um ihm sodann Sinn zuzuschreiben, und zwar in der Form, dass es selbst den eigenen Leib berührend und mit Blicken abtastend überprüft. Man versucht, den zunächst in seiner Grundlosigkeit erfahrenen Schmerz in einen Sinnzusammenhang zu überführen. Durch die Suche nach einem *woher*, d. h. durch die Ein- oder Zuordnung des Schmerzes, etwa zu einem leiblichen Ort, wird versuchsweise Distanz zum fremden Eindringling gewonnen. Von der Ursachenforschung erhofft sich der:die Betroffene, den Schmerz in den Griff zu bekommen bzw. ihn dadurch in die Sphäre der Verfügbarkeit zu verlagern. Der Alteritätsmodus der Grundlosigkeit hebt sich jedoch durch keinen Zuordnungsversuch auf. Das *Woher* des Schmerzes kann niemals Antwort auf das *Warum* des Schmerzes sein. Das *Woher* gibt Antwort auf die Frage, von wo der Schmerz am eigenen Leib ausgeht bzw. wo am Leib man den Schmerz spürt, vielleicht auch, welche externen Ursachen mit meinem aktuellen Schmerz in Verbindung stehen – wurde ich beispielsweise durch eine:n

---

56 Buytendijk, Schmerz, 24.

Andere:n verwundet etc. Das *Warum* fragt nach einem Grund, nämlich dem Grund, weshalb man *überhaupt* Schmerzen spürt. Die Antwort auf diese Frage spricht ebenfalls der eigene Leib, denn er ist zugleich selbst diese Antwort: Weil ich mein Leib bin, widerfahren mir Schmerzen. Ich selbst, unabhängig davon, ob es möglich ist, eine Schmerzursache auszumachen oder nicht, bleibe der unabwendbare Grund für meinen Schmerz. Die Erfahrung der Getroffenheit vom Schmerz bedeutet einen Bruch in der Selbstwahrnehmung, der sich niemals durch ein *Woher* schließen lässt. Insofern ich mein Leib bin, bin ich stets auch mein Schmerz. Diese Tatsache wirkt besonders angesichts lang andauernder oder immer wiederkehrender Schmerzen zusätzlich sinnzerstörend. Starke Schmerzen, die man durch medizinische Interventionen nicht in der Lage ist einzudämmen, lassen bei den Betroffenen nicht zufällig den Wunsch entstehen, eine betroffene Körperregion oder einen Leibesteil zu amputieren, oder lösen schlimmstenfalls suizidale Gedanken aus.

Die Benennbarkeit einer Schmerzursache eröffnet einen Relationsraum, der es mir und anderen ermöglicht, sich zum Schmerz auf bestimmte Weise zu verhalten. Dieser Relationsraum ist oftmals zugleich die Basis für Hoffnung und Zuversicht, dass einen der Schmerz wieder verlassen wird. Lässt sich eine Schmerzursache benennen, so ist mit dieser Benennbarkeit meist ein Gefühl der zeitlichen Begrenztheit des Schmerzes mitgegeben. Obwohl der Eindruck über die *Schmerzdauer* individuell unterschiedlich ist, d. h., dass man nicht sagen kann, alle Menschen würden denselben Schmerz als langen oder kurzen Schmerz empfinden, begünstigt das Feststellen einer Schmerzursache, dass man sich intentional auf den Schmerz als etwas in seiner Dauer Begrenztes bezieht, d. h. als etwas, das ein Ende haben wird. Der Aspekt der Dauer und damit der Aspekt der Zeitlichkeit des Schmerzes spielt insbesondere im Zusammenhang mit dem chronischen Schmerz und mit dem Phantomschmerz eine fundamentale Rolle. Der Alteritätsmodus der Grundlosigkeit, die jeden Schmerz auszeichnet, spitzt sich daher gerade in diesen beiden Phänomenen zu. Durch das Ausbleiben der Möglichkeit, eine Schmerzursache festzumachen, mündet die grundsätzlich jeden Schmerz auszeichnende Grundlosigkeit eben nicht in die Eröffnung eines Relationsraums, der ihn prinzipiell als etwas zeitlich Begrenztes erscheinen lässt. Vielmehr verdichtet sich die Erfahrung der Grundlosigkeit des Schmerzes, was an folgenden beiden Phänomenen gezeigt wird.

4.4.1 *Chronischer Schmerz*

Der Krankheitsschmerz wurde bislang unter dem Alteritätsmodus der Entzogenheit thematisiert. Im chronischen Schmerz, so lässt sich sagen, ist der Schmerz selbst zur Krankheit geworden. Schmerz in einem bestimmten Areal des Leibes zu spüren, ist dann nicht mehr Symptom einer Krankheit, an der man leidet, sondern er ist dann selbst krankhafter Zustand. Chronischer Schmerz wird daher von *plötzlichem* oder *akutem* Schmerz, zu denen auch die Schmerzen im Rahmen einer Krankheit zählen, unterschieden. Ein akuter Schmerz ist nicht nur ein ganz plötzlich einfahrender und wieder abklingender Schmerz, sondern kann auch bis zu Wochen dauern. Für akute Schmerzen gibt es üblicherweise einen erkennbaren Grund, beispielsweise eine Verletzung, bewirkt durch externe Ursachen oder durch endogene Prozesse wie etwa Entzündungen.[57] Chronischer Schmerz ist nicht auf Sekunden, auch nicht auf Wochen beschränkt, sondern es handelt sich hierbei um dauerhaften Schmerz, der permanent zu spüren ist oder in mehr oder weniger regelmäßigen, wenn auch nicht vorhersehbaren Abständen wiederkehrt. Damit gehört „er [...] nicht in die Kategorie eines [...] Schmerzes, der unsere Gesundheit temporär beeinträchtigt, sondern in die Kategorie eines kontinuierlichen Leidens"[58]. Der Unterschied des chronischen Schmerzes zum akuten Schmerz besteht allerdings nicht allein in der Dauer, sondern insbesondere im Ausbleiben eines erkennbaren Grundes, d. h. benennbarer, schmerzauslösender Faktoren. Zwar gibt es für chronischen Schmerz oftmals „eine Art Stiftungsereignis, das im Nachhinein als Ursprung des Schmerzes in Anspruch genommen wird"[59], aber nachdem die unmittelbaren Schmerzursachen getilgt sind, können diese als Grund nicht mehr auf den noch immer bestehenden Schmerz bezogen werden.

Die Grundlosigkeit spielt im chronischen Schmerz eine zentrale Rolle, denn sie ist in dieser Schmerzform in gesteigerter Weise erlebbar. Über die allgemeine Grundlosigkeit hinaus, die in jedem Schmerz spürbar ist, kann dem chronischen Schmerz auch kein Zweck, Ziel oder Sinn zugesprochen werden,[60] d. h. der Grund seiner Anwesenheit ist einem auch in diesem Sinne unzugänglich. Zu diesem Charakteristikum schreibt Buytendijk: „Der chronische Schmerz, ‚la douleur-maladie', ist in sich selbst völlig sinnlos, unabwendbar, und seine Sinnlosigkeit unterbindet jeden Appell an Denken, Fühlen,

---

57 Vgl. Birgit Kröner-Herwig: Chronischer Schmerz – eine Gegenstandsbestimmung, in: Heinz-Dieter Basler / Carmen Franz / Birgit Kröner-Herwig (Hg.): Psychologische Schmerztherapie. Grundlagen, Diagnostik, Krankheitsbilder, Behandlung, Berlin: Springer [4]1999, 10.
58 Saulius Geniusas: Phänomenologie chronischen Schmerzes und ihre Auswirkung auf die Medizin, in: Giovanni Maio / Claudia Bozzaro / Tobias Eichinger (Hg.): Leid und Schmerz. Konzeptionelle Annäherung und medizinethische Implikationen, Freiburg/Br.: Alber 2015, 180–201, 180.
59 Grüny, Zerstörte Erfahrung, 175.
60 Vgl. Grüny, Zerstörte Erfahrung, 171.

Wollen; mit ihrer Hilfe findet der Mensch keine Antwort."[61] In Bezug auf den chronischen Schmerz scheitert ein Großteil der Versuche, durch eine Sinnzuschreibung über ihn Kontrolle zu gewinnen, da ohne benennbaren Grund auch der entsprechende Sinn fehlt. Dabei hat gerade das Gefühl der Kontrolle enormen Einfluss darauf, wie intensiv man einen Schmerz empfindet. So verstärkt sich der Schmerz, der ohnedies völlig unkontrolliert über einen hereinbricht, durch das Gefühl, ihn in Intensität und Verlauf überhaupt nicht kontrollieren zu können, und dadurch, dass er sich schier jeder Erwartbarkeit entzieht. Trotz Grund- und damit Sinnlosigkeit kann der chronische Schmerz manchmal auch einen bestimmten Nutzen erfüllen, beispielsweise, dass er eine tiefsitzende Angst anzeigt. Dieser Nutzen, mag er dem:der Betroffenen auch einsichtig sein, gilt ihm:ihr aber nicht als unmittelbarer Schmerzgrund. Dabei spielt auch keine Rolle, weshalb ein Schmerz chronisch geworden ist, also die psychologisch oftmals sehr komplexen Gründe, weshalb ein Schmerz sich leiblich dauerhaft manifestiert.[62] Entscheidend ist lediglich, dass diese Gründe für einen selbst und andere nicht nachvollziehbar sind und die eventuelle Möglichkeit, ihn nachvollziehen zu können, keinen Horizont der baldigen Schmerzbefreiung eröffnet.

Auch wenn man, evtl. unterstützt durch psychologischen und therapeutischen Beistand, in Erfahrung bringt, woher der chronische Schmerz ursprünglich rührt und weshalb ein Schmerz chronisch geworden ist, fehlt die Perspektive, ihn in Zukunft loszuwerden. „[I]nnerhalb der Normalität leiblicher Vollzüge geht jede Wahrnehmung, jede Stimmung, jedes Empfinden vorüber, und der Schmerz [...] wird selbstverständlich als vorübergehende Abweichung von jeder Normalität verstanden, zu der man schließlich zurückkehren wird."[63] Wenn die Perspektive, dass diese Normalität wieder zurückkehren kann, ausbleibt, hilft auch das Wissen um eine ursprüngliche Schmerzursache nicht immer dabei, mit dem Schmerz umzugehen. Chronischer Schmerz wird daher meist in gesteigerter Form als grund- und damit sinnloser Schmerz erlebt. Ein im chronischen Schmerz hinzukommender Aspekt der Grausamkeit, der vor allem auf seiner Grundlosigkeit fußt, ist, dass mit dem Ausbleiben

---

61   Buytendijk, Schmerz, 138.
62   Vgl. Geniusas, Phänomenologie chronischen Schmerzes, 186–187. Geniusas greift den Fall einer jungen Frau auf, die innerhalb kurzer Zeit beide Elternteile auf tragische Weise verliert und sodann von starken Schmerzen, die zunächst keiner offenkundigen Ursache zuzuschreiben sind, geplagt wird. Die Schmerzen erfüllen laut Geniusas die *Funktion*, die Betroffene daran zu erinnern, dass sie selbst noch existiert. Außerdem sollen die Schmerzen dem erneuten Einsetzen eines extremen Schockgefühls, das sie v. a. beim Verlust ihrer Mutter empfunden hatte, vorbeugen.
63   Grüny, Zerstörte Erfahrung, 168.

einer benennbaren Ursache des Schmerzes sich auch die Perspektive verschließt, dass der Schmerz wieder vergehen wird. Der akute Schmerz, der mit einer Verletzung verbunden ist, lässt einen hoffen und annehmen, dass mit dem Verheilen der Wunde auch der Schmerz in seiner Intensität abnehmen und letztlich gänzlich verschwinden wird. Mit dem Ausbleiben eines Grundes schwindet auch die Aussicht auf Schmerzbefreiung. Hinzu kommt, dass es chronischer Schmerz nicht erlaubt, sich trotz seiner Permanenz an ihn zu gewöhnen. Das perfide am chronischen Schmerz, so Grüny, ist, dass er „immer wieder jede Erwartbarkeit unterläuft"[64]. Aus diesem Grund kann auch keine Prognose über seinen Verlauf gestellt werden.[65]

Einen wichtigen Hinweis zur Erklärung, wie chronischer Schmerz bzw. die Grundlosigkeit des chronischen Schmerzes erfahren werden, gibt Grüny, der betont, dass „Chronifizierung von Schmerz [...] nicht bloße Verlängerung von etwas auch sonst Bekanntem und in seinen Grundzügen Verstandenem [bedeutet], sondern eine grundlegende Veränderung der Erfahrung selbst in allen ihren Dimensionen und damit auch der sie begleitenden Fragen"[66] ist. Wenn ein Schmerz chronisch wird, bedeutet dies also nicht die Ausdehnung desselben, bereits bekannten Schmerzes, sondern es ereignet sich eine qualitative Verschiebung in der eben beschriebenen Weise, nämlich so, dass ihm plötzlich der Charakter der Unaufhörlichkeit anhaftet. Mit dieser Verschiebung ändert sich auch die Schmerzerfahrung selbst. „If pain is itself essentially part of my perception, and my point of view changes, the quality of the pain must also change. A shift of perspective thus must inevitably mean a change of pain. Even if it is chronic, I never suffer from the same pain, but from within varying perspectives."[67] Mit einer Veränderung des Schmerzes verändert sich folglich auch die Wahrnehmung. Die qualitative Verschiebung bedeutet im Falle des chronischen Schmerzes, dass man selbst, aber auch andere keinen Grund mehr für meinen Schmerz erkennen können. Grüny benennt dies als den „wirklich prekären Fall, in dem das Versprechen auf Abhilfe und der Horizont der Heilung wegfallen"[68]. Im vorangegangenen Kapitel wurde bereits darauf eingegangen, dass sich am chronischen Schmerz zeigt, dass Schmerz zu einem Teil des habituellen Leibes werden kann, was bedeutet, dass Schmerzen zu haben dann die alltägliche Weise leiblicher Selbsterfahrung ist.[69]

---

64 Grüny, Zerstörte Erfahrung, 173.
65 Vgl. Tambornino, Schmerz, 166.
66 Christian Grüny: Zwischen Aspirin und Algodizee. Zum Problemfeld Schmerz und Sinn, in: Psychologie und Gesellschaftskritik 33 / H. 3 (2009) 7–32, 17.
67 Olivier, Being in pain, 166.
68 Grüny, Aspirin und Algodizee, 17.
69 Vgl. dazu Kapitel 3.3.2.

Die Grundlosigkeit, die im chronischen Schmerz zum besonderen Leidensmoment wird, betrifft das Schmerzsubjekt allerdings nicht nur in der Weise, dass es selbst keinen Schmerzgrund ausmachen kann, sondern auch so, dass dies zugleich eine Wirkung auf das soziale Umfeld des:der Betroffenen hat. Geniusas betont daher, dass im chronischen Schmerz die Beziehung zu anderen Menschen leidet, da diese oftmals nach einer gewissen Zeit beginnen, an der Authentizität der Schmerzerfahrung zu zweifeln.[70] Die Grundlosigkeit des Schmerzes, die chronisch an Schmerzen Leidende ohnedies quält, dringt in Form von Unverständnis und Zweifel anderer Menschen dann in verstärkter Weise auf sie ein. Zu diesem, der Grundlosigkeit geschuldetem Vertrauensverlust formuliert Grüny trefflich: „Beim Ausfall einer Benennung für eine derart alles durchdringende und sich gebieterisch zur Geltung bringende Erfahrung steht für den Betroffenen nicht weniger auf dem Spiel als die Zugehörigkeit zur gemeinsamen Welt."[71] Der Schmerz, der isoliert, der jemanden in die Einsamkeit drängt, lässt die Verbindung zu anderen offen, insofern diese Verständnis und Mitgefühl für die:den Betroffene:n zeigen können. Bleibt dieses Verständnis aus, treibt die Haltung der anderen die:den Leidende:n nur noch stärker in das Gefühl der Isolation und des völligen Alleingelassen-Seins. „Der chronisch Schmerzkranke wird zwar nicht dauerhaft in dieser Welt des Empfindens festgehalten, aber ihm wird deren Überführung in eine intersubjektiv geteilte Wahrnehmungs- und Kommunikationswelt verwehrt."[72] Dies wiederum verstärkt in ihm:ihr das Gefühl des ohnmächtigen Ausgeliefertseins. Ursula Frede beschreibt, wie die Mitmenschen eines von chronischen Schmerzen geplagten Subjektes mit der Grundlosigkeit des Schmerzes umgehen und wie dieser Umgang auf die Wahrnehmung des:der Betroffenen einwirkt. So könne etwa die Argumentation, dass die Medizin in der Lage sei, alle Schmerzen in den Griff zu bekommen, oder dass Genesung im Kopf beginne und man dem Schmerz gegenüber positiv eingestellt sein müsse oder etwaige psychologisierende Spekulationen, denen zufolge das Nicht-Weggehen des Schmerzes einem tiefsitzenden psychischen Grund zuzuschreiben sei, das Schmerzsubjekt in immer größer werdende Einsamkeit drängen.[73] Der chronische Schmerz ist daher ein sehr anschauliches Beispiel für den großen Einfluss anderer auf den eigenen Schmerz. Die intersubjektive Beziehung vermag die jeweilige Alteritätserfahrung im Schmerz signifikant zu beeinflussen.

---

70 Vgl. Geniusas, Phänomenologie chronischen Schmerzes, 185.
71 Grüny, Aspirin und Algodizee, 19.
72 Grüny, Zerstörte Erfahrung, 179.
73 Vgl. Ursula Frede: Einsamkeit im Falle chronischer Schmerzen, in: Psychologie und Gesellschaftskritik 33 / H. 3 (2009) 69–89, 70–72.

4.4.2 Phantomschmerz

Bei Phantomschmerz, der gemeinhin als „Schmerz in einem amputierten Körperteil"[74] verstanden wird, kommt meines Erachtens der Alteritätsmodus der Grundlosigkeit ebenfalls in ganz besonderem Maße zum Tragen. Der Charakter der Grundlosigkeit verstärkt sich hier deshalb, weil derjenige Teil des Körpers, in dem man den Schmerz spürt, nicht mehr vorhanden ist. Allerdings muss das so bezeichnete *Nicht-Vorhandensein* eines Körperteils noch näher bestimmt werden, da die verlorene Gliedmaße durch ein Phantomglied, in dem man den Schmerz spürt, ersetzt wird. Der Grund bleibt zwar dem betroffenen Schmerzsubjekt nicht in derselben Weise verschlossen wie bei chronischem Schmerz, da man hierbei oftmals überhaupt nicht in der Lage ist, eine Ursache zu benennen, wohingegen man bei Phantomschmerz die Ursache an der Amputation, d. h. am Verlust der Gliedmaße, festmacht. Die Grundlosigkeit des Schmerzes verstärkt sich allerdings durch das faktische Fehlen eines Körperteils. Um das Drama der Grundlosigkeit nachzuvollziehen, welches sich im Zusammenhang mit Phantomschmerz ereignet, muss man beleuchten, was es bedeutet, wenn man Schmerzen in einem Teil des Leibes verspürt, den man selbst und andere nicht mehr sehen oder ertasten können. Diese Fragestellung impliziert eine Differenzierung, die das eingangs erwähnte *Nicht-Vorhandensein* eines Körperteiles näher bestimmt, nämlich diejenige von Leib als objektivem Raum und Leib als subjektivem Raum. Diese Unterscheidung zielt darauf ab, dass man den eigenen Leib, wenn auch eingeschränkt, objektivieren kann. D. h. ich kann beispielsweise meinen Arm als Teil meines Körpers wahrnehmen, wie ich den Arm eines anderen Menschen wahrnehme. Allerdings kommt zur Wahrnehmung meines Armes als Körperteil immer schon hinzu, dass ich dieser Körperteil selbst bin, d. h. ich nehme meinen Arm als Teil meines Körpers wahr, und ich bin zugleich dieser Arm. Die Wahrnehmung des Armes als Körperteil ist nicht loslösbar von der Wahrnehmung dieses Armes als Teil meines subjektiven Leibes. Fuchs bemerkt hierzu, dass „[d]er objektive Raum des physischen Organismus und der subjektive Raum des leiblichen Erlebens [...] ineinander verschränkt [sind] und [...] sich ständig wechselseitig [modifizieren]"[75]. Körperhaben und Leibsein, wie diese Erlebensdimensionen auch bezeichnet werden, sind untrennbar miteinander verwoben, wenn auch jeweils eine dieser Dimensionen situationsabhängig in den Vordergrund tritt.

---

74 Tambornino, Schmerz, 43.
75 Thomas Fuchs: Die Koextension von Leib und Körper. Von Phantomgliedern, Gummihänden und anderen Rätseln, in: Stefan Volke / Steffen Kluck (Hg.): Körperskandale. Zum Konzept der gespürten Leiblichkeit. Hrsg. v. d. Gesellschaft für Neue Phänomenologie, Freiburg/Br.: Alber 2017 (Neue Phänomenologie 27), 96–117, 107.

Der Hinweis auf die ständige wechselseitige Modifikation macht begreiflich, weshalb man sich mit dem eigenen Leib permanent identifiziert, obwohl sich dieser im Laufe des Lebens kontinuierlich verändert. Im Altern modifiziert sich die eigene leibliche Erscheinung sowohl im Hinblick auf den Leib als objektivem Raum – das äußere Erscheinungsbild der Haut verändert sich kontinuierlich – als auch im Hinblick auf den subjektiven Raum – Bewegung fühlt sich etwa mit zunehmendem Alter anders an. Deshalb müssen „im Laufe des fortschreitenden Alters die beiden Dimensionen stets neu zur Deckung gelangen, damit der veränderten Lebensweise durch die betroffene Person entsprochen werden kann"[76]. Der Leib modifiziert sich aber nicht nur in der eben beschriebenen Weise, d. h. über einen längeren Zeitraum, sondern tut dies täglich und permanent. Er kann etwa Gegenstände, die man im Alltag benutzt oder am eigenen Leib spürt, *einverleiben* und auch wieder *ausverleiben*, wie beispielsweise einen Ring am Finger, ohne den man sich merkwürdig unwohl oder gar unvollständig fühlt, wenn man einmal vergessen hat, ihn anzulegen. Ist der Ring weg, kann man sich freilich auch wieder an seine Abwesenheit gewöhnen, wenn dies auch einige Zeit dauert, d. h. man kann solcherlei einem zugehörige Gegenstände ausverleiben. Umgekehrt spürt man sofort, wenn einem plötzlich etwas Ungewohntes leiblich anhaftet oder zu nahe rückt und zwar in der Weise, dass man es vom eigenen Leib loshaben will bzw. dieses als Fremdkörper erfährt. So muss man sich an das Tragen eines anderen Ringes oder das Tragen eines Ringes an einem anderen Finger erst gewöhnen. Der Begriff *Gewöhnung* benennt hier ebenfalls, dass der Leib Gegenstände einverleiben kann. Auf dieses Phänomen weist Merleau-Ponty unter Einbezug zahlreicher praktischer Beispiele hin und meint: „Sich an einen Hut, an ein Automobil oder an einen Stock gewöhnen heißt, [...] sie an der Voluminosität des eignen Leibes teilhaben lassen."[77] Einverleibung spielt in Bezug auf Phantomschmerzen eine große Rolle, da die Einverleibung einer Prothese, die die amputierte Gliedmaße ersetzen soll, einen schmerzlindernden Effekt haben kann.[78]

Obwohl der Leib also nicht als starre Einheit zu begreifen ist und er sich offenkundig in der Modifikation von subjektivem und objektivem Raum verändert, besteht die Möglichkeit, dem eigenen Leib gegenüber ein Entfremdungsgefühl

---

76 Reinhold Esterbauer: Leib – Körper – Maschine. Zum Problem der leiblichen Aneignung technischer Artefakte, in: Walter Schaupp / Johann Platzer (Hg.): Der verbesserte Mensch. Biotechnische Möglichkeiten zwischen Freiheit und Verantwortung, Baden-Baden: Nomos 2020 (Bioethik in Wissenschaft und Gesellschaft 11), 29–43, 32.
77 Merleau-Ponty, PhdW, 173.
78 Vgl. Kai-Uwe Kern: Mit einem Bein bereits im Himmel. Phantomwahrnehmungen – auf den Spuren eines rätselhaften Phänomens, Bern: Hogrefe 2020, 149.

zu erleben. „Phänomene wie Phantomglieder [...] zeigen, dass die Diskrepanz zwischen dem objektiv-körperlichen und dem subjektiv-leiblichen Raum [...] erhebliche bzw. dysfunktionale Ausmaße annehmen kann."[79] Diese Diskrepanz entsteht unter anderem dadurch, dass jemand Schmerzen in einem Körperteil empfindet, welches nicht mehr existiert, zumindest nicht im objektiven Raum. Der Leib als subjektiver Raum hat aber, z. B. bei Phantomschmerzen nach einer Amputation, das verlorene Bein noch nicht desintegriert oder ausverleibt, weshalb „[j]emand [,] der Schmerzen in einem Phantomglied empfindet [...] [,] genau angeben [kann], wo es weh tut"[80]. Auch Fuchs verweist in diesem Zusammenhang darauf, dass dem Schmerz seine Örtlichkeit inhärent ist. Das gilt auch, wenn den etwa im Bein empfundenen Schmerzen keine Körperstelle entspricht, d. h. das Bein, in dem man den Schmerz empfindet, nicht mehr vorhanden ist.[81] Der:Die Betroffene spürt den Schmerz nicht irgendwo am Leib, d. h. durch die Amputation wird nicht zugleich das Körperschema diffus oder kollabiert, sondern der Ort des Schmerzes lässt sich nach wie vor genau bestimmen.

Der eben genannte Begriff des Körperschemas ist in diesem Kontext zentral. Merleau-Ponty erklärt, dass ich meinen eigenen Körper „in einem unteilbaren Besitz [habe], und die Lage eines jeden meiner Glieder [...] durch ein sie alle umfassendes *Körperschema* [weiß]"[82]. Ähnliches formuliert Fuchs, wenn er meint, dass das Körperschema eine „zentrale Repräsentanz des Körpers [sei], die uns eine unwillkürliche, implizite Orientierung bezüglich der Haltung, Lage und Bewegung unseres Leibes und seiner Glieder ermöglicht"[83]. Das Bein ist nach der Amputation in den meisten Fällen weiterhin Teil des eigenen Körperschemas, weshalb Betroffene oftmals sogar vergessen, dass ihnen das betreffende Glied fehlt. „Auch daß das Phantomglied von manchen Kranken als etwas ‚Hüllenartiges', ‚Zerfließbares', jedenfalls ‚Minderwertiges' erlebt wird, ändert nichts an der Tatsache, daß es ein gelebter und erlebter Teil meines wirklichen Leibes, meine Hand, mein Bein, also eine Realität ist."[84] Hinzu kommt, dass Merleau-Ponty das Körperschema identifiziert mit dem Zur-Welt-Sein meines Leibes,[85] was bedeutet, dass mit einer Amputation nicht nur eine Zerrüttung des Körperschemas einhergeht, welches es meist mit Hilfe einer Prothese wieder zu vervollständigen gilt, sondern auch das leibliche

---

79   Fuchs, Koextension, 107.
80   Tambornino, Schmerz, 29.
81   Vgl. Fuchs, Leib, Raum, Person, 98.
82   Merleau-Ponty, PhdW, 123.
83   Fuchs, Leib, Raum, Person, 41.
84   Plügge, Mensch und sein Leib, 60.
85   Vgl. Merleau-Ponty, PhdW, 126.

Zur-Welt-Sein durch die Abtrennung eines Leibesgliedes einen empfindlichen Bruch erfährt.

Der Begriff der Grundlosigkeit behauptet in Bezug auf den Phantomschmerz also nicht, dass der:die von Schmerz Betroffene dem Teil des Leibes, in dem der Schmerz verspürt wird, gar keine Existenz zuspricht, sondern dass der Leibkörper, also der von außen betrachtete, eigene Körper bzw. der objektivkörperliche Raum in offenkundigem Widerspruch zum gespürten Leib bzw. subjektiv-leiblichen Raum und dem dementsprechenden Körperschema steht. So kann man beispielsweise das schmerzende Bein zwar nicht sehen oder ertasten, doch man empfindet sowohl das Bein als auch die Schmerzen im Bein. „Die Geplagten leiden meist unter brennenden, stechenden, krampfenden oder kribbelnden Schmerzen, messerstichartigen und elektrisierenden Schlägen sowie schmerzhaften Fehlstellungen des Phantomgliedes."[86] Der Phantomschmerz wird also in gleicher Weise erlebt wie der Schmerz, den man sicht- oder tastbaren Körperteilen zuschreiben kann. Dafür findet auch Fuchs sehr klare Worte, wenn er sagt: „Der Schmerz in einem Phantomglied [...] ist nicht weniger existent als der in einem auch körperlich vorhandenen Glied. Es gibt weder ‚eingebildete Schmerzen' noch halluzinierte Leibglieder."[87]

Die Grundlosigkeit des Phantomschmerzes, d. h. die offenkundige Diskrepanz zwischen körperlichem Erscheinen und gespürtem Leib, macht auch Mediziner:innen zu schaffen, weshalb Kern schreibt, dass die Grundlosigkeit dieses Schmerzes „das merkwürdigste, unübersichtlichste und unerbittlichste Phänomen im Zusammenhang mit Amputationen [sei] und ihre Komplexität [...] unsere Fähigkeit zur medizinischen Gegenwehr zu überfordern [scheine]"[88]. Seine Grundlosigkeit scheint also auch Auswirkungen auf die medizinische Erklärbarkeit des Phantomschmerzes zu haben, denn die übliche Kategorisierung von Schmerzen entweder als *nozizeptive* oder *neuropathische* Schmerzen greift in Bezug auf ihn nicht.[89] Er wird gleichsam *in der Luft* empfunden. Als *nozizeptiv* kann er nicht gelten, zumal kein betroffenes Gewebe vorhanden ist. Auch die Definition als *neuropathischer* Schmerz ist problembehaftet, denn „[seine] Ursache lässt sich in den vielen Strukturen

---

86   Kern, Bein bereits im Himmel, 109.
87   Fuchs, Leib, Raum, Person, 101.
88   Kern, Bein bereits im Himmel, 109.
89   Als sog. Nozizeptoren werden freie Nervenendigungen bezeichnet, die an vielen Stellen des Körpers existieren. Als *nozizeptiver Schmerz* oder auch *Gewebeschmerz* wird folglich ein solcher verstanden, der physiologisch auf die Reizweiterleitung dieser Nozizeptoren zurückzuführen ist. Der Begriff *neuropathischer Schmerz* oder auch *Nervenschmerz*, bezeichnet dagegen Schmerzen, die von der Erkrankung oder Schädigung der Nerven selbst ausgehen. Vgl. Kern, Bein bereits im Himmel, 111–112.

des Nervensystems nicht so richtig festnageln"[90] – „irgendwie spielt alles zusammen"[91], wie Kern formuliert. Die Formulierung *Zusammenspiel von allem* deutet meines Erachtens darauf hin, dass der Phantomschmerz eben nicht auf eine physiologische Ursache festgelegt werden oder, wie lange Zeit üblich, auf die durchtrennten bzw. beschädigten Nerven an der Stelle des amputierten Gliedes zurückgeführt werden kann.[92] Unter mangelnder Berücksichtigung der Leiblichkeit des Subjektes bzw. der Leib-Welt-Beziehung, die sich durch eine Amputation und auch durch die Ausformung eines Phantomgliedes verändert,[93] kann es zu entsprechenden Fehlinterpretationen dieses Phänomens kommen.

In Bezug auf das Erleben der Grundlosigkeit des Phantomschmerzes sind meines Erachtens vor allem zwei Punkte interessant. Zum einen wird der Schmerz selbst als Fremder, als Eindringling wahrgenommen, der völlig unverhofft und grundlos über einen hereinbricht. Bei Phantomschmerz, der keinem äußerlich sichtbaren oder tastbaren Körperglied mehr zuzuordnen ist, verstärkt sich dieses Erleben der Grundlosigkeit, da dieser Schmerz in scheinbarer *Ortlosigkeit* für einen selbst schwer einholbar und nach außen nur eingeschränkt kommunizierbar ist. Die in Hinblick auf Schmerz gängigsten Fragen, „Wo tut es weh?" bzw. „Wo exakt spüren sie den Schmerz?" können mit dem von Kindesbeinen an erlernten Fingerzeig auf die entsprechende Stelle nicht mehr beantwortet werden. Das Spüren von Schmerzen in nicht vorhandenen Körperteilen löst auch bei den Betroffenen Irritation aus, wie Plügge eindrücklich darlegt. Laut ihm wissen die Betroffenen sehr wohl, dass ihr amputiertes Glied faktisch nicht mehr da ist, d. h. sie erliegen hierbei keineswegs einer Sinnestäuschung oder Halluzination. Nichtsdestotrotz ist das amputierte Glied für sie spürbar vorhanden.[94] Das Anlegen einer Prothese kann dabei, wie schon gesagt, den Effekt haben, dass der Phantomschmerz nicht mehr zu spüren ist, zumal die beschriebene Diskrepanz durch die Prothese zumindest ansatzweise überwunden wird. Doch dieser Effekt ist kein selbstverständlicher. Kern weist in diesem Zusammenhang sogar darauf hin, dass Patient:innen, die Phantomschmerzen in ihren Phantomgliedern empfinden, eine Prothese viel häufiger als *Ding* oder *Fremdkörper* erleben,[95] d. h., dass sich die Erfahrung der Fremdheit der Prothese durch die Erfahrung der Fremdheit des Schmerzes

---

90   Kern, Bein bereits im Himmel, 118.
91   Kern, Bein bereits im Himmel, 118.
92   Vgl. Tambornino, Schmerz, 43.
93   Vgl. Waldenfels, Das leibliche Selbst, 28.
94   Vgl. Plügge, Mensch und sein Leib, 57–58.
95   Vgl. Kern, Bein bereits im Himmel, 150.

sogar steigert bzw. dass sich diese Fremdheitserfahrungen evtl. gegenseitig befeuern können. Diese Nichtvorhersehbarkeit und Unkontrollierbarkeit der Reaktion auf therapeutische Interventionen entpuppt und verstärkt nur zusätzlich die Erfahrung der Grundlosigkeit des Phantomschmerzes, da auch durch eine Prothese dem vermeintlichen *Schmerzauslöser* nicht immer aktiv entgegengewirkt werden kann.

Der zweite Punkt basiert auf dem, was über die Zeitlichkeit der Schmerzerfahrung gesagt wurde. Die Grundlosigkeit des Phantomschmerzes wird auch dadurch verstärkt, dass er die in Bezug auf Schmerz gewohnte zeitliche Struktur durchbricht. Das zeigt sich daran, dass man sich auf ihn mangels eines sichtbaren Heilungsprozesses niemals als allmählich schwindenden oder sich zurückziehenden Schmerz beziehen kann. Aufgrund seiner so gearteten Unbegreiflichkeit wird der Schmerz als zusätzlich entfesselt wahrgenommen. Auch was die Erwartbarkeit des Schmerzes betrifft, bricht er gewohnte Muster auf. Es ist üblich, dass eine Amputation mit der Erfahrung von Phantomgefühlen oder dem Eindruck, ein Phantomglied zu haben, einhergeht, doch das Entstehen von Phantomschmerzen muss damit nicht verbunden sein. „Phantomschmerzen [treten] in vielen Fällen erst nach einem Monat, manchmal sogar erst nach Jahren [auf]."[96]

Ein abschließender Gedanke, der hier nur als Hinweis angeführt werden kann, betrifft die Möglichkeit der Ausbildung eines Phantomgliedes an einer Körperstelle, an der nie zuvor ein Glied existiert hat. Bislang war nur von Phantomgliedern die Rede, die sich im Zusammenhang mit Amputationen ausbilden, doch dies ist nicht die einzig mögliche Form ihres Auftretens. Dabei ist etwa auf Phantomglieder in Zusammenhang mit angeborenen Fehlbildungen von Gliedmaßen zu verweisen. Kern berichtet, dass sich bei einer Patientin mit Phokomelie eine komplette Phantomhand ausgebildet hat.[97] Auch Fuchs greift hierzu den erstaunlichen Befund auf, dass sich bei Kindern mit angeborenen Missbildungen der Hände Phantomfinger bilden können, mithilfe derer die Kinder sogar zählen lernen.[98] Ob in derlei Phantomgliedern

---

96 Urs Zürcher: Wenn es schmerzt, wo nichts mehr ist. Aspekte einer Körper-Geschichte der Phantomschmerzen, in: Historische Anthropologie 13 / H. 1 (2005) 61–90, 63.
97 Vgl. Kern, Bein bereits im Himmel, 173.
98 Vgl. Fuchs, Leib, Raum, Person, 101. Meines Erachtens ist davon auszugehen, dass in diesen Fällen die Zwischenleiblichkeit eine zentrale Rolle spielt, und dass sich das eigene Körperschema immer auch durch die Phänomenalität der Leiber anderer Subjekte herausbildet. Wenn man also von Geburt an anderen Subjekten begegnet, deren Handbewegungen, Gesten, Selbstbekundungen etc. jeweils vermittelt werden durch einen Fremdleib, an dessen Händen fünf Finger ausgebildet sind, scheint mir naheliegend zu sein, dass sich bei Betroffenen auch Phantomhände und -finger derselben Gestalt ausbilden.

auch Phantomschmerzen erfahren werden, ist fraglich. Denn auch wenn man Glieder an Stellen ausbilden kann, an denen man davor noch keine hatte, ist die Erfahrung des Schmerzes eine derart unmittelbare, dass man Phantomschmerz in zuvor nicht dagewesenen Gliedern evtl. nur in der Weise der Übertragung ausprägen kann. Mit *Übertragung* ist gemeint, dass man die Erfahrung des Schmerzes bzw. das Gefühl, wie es ist, an einer anderen Stelle des Leibes Schmerzen zu verspüren, auf das betroffene Phantomglied überträgt.

4.5 Machtlosigkeit

Macht definiere ich ganz allgemein als die Möglichkeit, Wirkungen hervorzubringen, wobei diese Möglichkeit vor allem tätigen Subjekten zugesprochen wird. Machtlosigkeit bezeichnet die entsprechende Negation dieser Möglichkeit. Machtlosigkeit ist neben den Modi der Entzogenheit und der Grundlosigkeit ein weiterer Alteritätsmodus des Schmerzes. Sie besagt, dass man sich gegenüber dem Schmerz stets ohnmächtig und ausgeliefert fühlt.[99] Im Schmerz ermangelt dem:der Betroffenen die Möglichkeit, eine Wirkung hervorzubringen, die Schmerz zurückdrängt, oder die Wirkung, die er auf ihn:sie hat, eindämmt. Zu diesem wesentlichen Charakteristikum des Schmerzes stellt Buytendijk fest:

> Während wir unser eigenes Dasein und alles Leben als Äußerung von Selbstbewegung, Selbsterhaltung und Selbstverwirklichung erfahren, lehrt uns der Schmerz, wie unfrei, vergänglich, ohnmächtig wir sind, wie das Leben in sich die Möglichkeit birgt, zum Feinde seiner selbst zu werden.[100]

Damit bringt er trefflich zum Ausdruck, dass der Schmerz ein feindlicher Angriff auf einen selbst, eine intensive Erfahrung des Machtentzugs und der Machtlosigkeit ist. Dieser Alteritätsmodus lässt sich als einer nachvollziehen, der Grundlosigkeit voraussetzt. Denn die Entzogenheit des Schmerzes, welche sich als Unfähigkeit, über sein Kommen und Gehen verfügen zu können, äußert auch das Gefühl, dass er grundlos über einen hereinbricht, machen jemanden angesichts seines Schmerzes machtlos. Auch dabei ist darauf hinzuweisen, dass man sich dem fremden Eindringling immer und unabhängig davon, ob man ihn einer ausweisbaren Stelle am eigenen Leib zuordnen oder ob man ihm Sinn zusprechen kann oder nicht, machtlos ausgeliefert fühlt. Doch die

---

99 Vgl. Buytendijk, Schmerz, 25.
100 Buytendijk, Schmerz, 26.

Machtlosigkeit tritt besonders intensiv zutage, wenn die sonst gängigen Formen der Einholung des eigenen Schmerzes scheitern. Nicht zu wissen, woher der Schmerz rührt, dementsprechend keinen Anhaltspunkt dafür zu haben, wie lange und in welcher Intensität mit seiner Anwesenheit zu rechnen ist, dadurch keine Möglichkeit zu haben, dem Schmerz entgegenzuwirken, und letztlich auch das Gefühl, Schmerzen völlig sinnlos ertragen zu müssen, steigern zweifellos die eigene Machtlosigkeit.

Schmerzen, die regelmäßig zurückkehren, aber nur von geringer Dauer oder Intensität sind, versetzen einen zwar ebenfalls in das Gefühl der Machtlosigkeit, doch mildern die genannten Umstände dieses Erleben ab. Sogar selbst zugefügten Schmerz erlebt man in dieser Machtlosigkeit, denn wenn der ersehnte Schmerz einmal da ist, ist man ihm machtlos ausgeliefert und hat seinen Verlauf genauso wenig in der Hand wie den von ungewollten Schmerzen. Zweifelsohne gibt es Strategien, gegen Schmerzen anzukämpfen bzw. sie zumindest erträglicher zu machen, doch Unternehmungen in diese Richtung bleiben Versuche, für die es keine Erfolgsgarantie gibt, zumal das Machtverhältnis zwischen Subjekt und Schmerz stets einseitig zugunsten des Schmerzes ausfällt, d. h., dass der Schmerz ständig Machthaber über das Schmerzsubjekt ist. Dass sich manche Menschen angesichts ihres Schmerzes dennoch mächtig fühlen, hängt damit zusammen, dass man bis zu einem gewissen Grad in der Lage ist, Schmerzen auszuhalten, sich ihrer Widerständigkeit entgegenzustellen und ihnen die Stirn zu bieten, was ein Gefühl der Stärke und Überlegenheit gegenüber dem Eindringling erzeugt. Auf diesem Machtgefüge fußen schmerzhafte Initiationsriten, im Zuge derer die Herausgeforderten zeigen, dass sie stark genug sind, um einen absichtlich herbeigeführten Schmerz zu ertragen. Dabei gewinnen die Betroffenen allerdings keineswegs die Oberhand über den Schmerz, vielmehr geht es darum, die Machtlosigkeit, die man empfindet, zu verstecken und den leiblichen Ausdruck zu kontrollieren, d. h. nach außen ruhig zu bleiben, während der Schmerz in einem wütet. Die oftmals bewusst getroffene Entscheidung, sich nicht vom Schmerz vereinnahmen und beherrschen zu lassen, ändert niemals etwas an dem grundlegenden Gefühl, dass der Schmerz der Andere ist, über dessen Anwesenheit und Mächtigkeit man letztlich nicht zu bestimmen hat und dem man eben deshalb machtlos ausgeliefert ist. „Das Subjekt des Schmerzes erlebt seinen Leib als etwas Fremdes, als etwas, das sich weigert, durch das Selbst bestimmt zu werden."[101]

Das mit dem Schmerzerleben verbundene Gefühl der Machtlosigkeit variiert wie die Alteritätsmodi Entzogenheit und Grundlosigkeit je nach konkretem

---

101 Geniusas, Phänomenologie chronischen Schmerzes, 184.

Schmerzphänomen. Die spürbare Machtlosigkeit verdichtet sich etwa bei Folterschmerz oder in Schmerzzuständen, die keiner physiologischen Ursache zuzuschreiben sind, erheblich, wohingegen diese Machtlosigkeit an Totalität verliert, wenn Schmerzen von einem selbst gezielt oder kontrolliert herbeigeführt werden, denn sich selbst Schmerzen zuzufügen, lässt das Gefühl entstehen, man habe umgekehrt selbst ein Stück weit Macht über den Schmerz. Natürlich kann er einen auch dann immer noch unkontrolliert überfallen, denn das Machtgefüge zwischen Schmerzsubjekt und Schmerz ist letztlich unumkehrbar. Zwei Schmerzkategorien, welche bereits Erwähnung gefunden haben und die Machtlosigkeit ebenfalls illustrieren, sind der *akute* bzw. *plötzliche* Schmerz und der *wiederkehrende* Schmerz. In jedem Schmerz ereignet sich eine Machtverschiebung in Form eines veränderten leiblichen Vermögens. „Wenn die Leiblichkeit mit Husserl als Inbegriff des ‚ich kann' verstanden werden kann, ist der Schmerz der Fall eines ‚ich kann nicht mehr', auch wenn es sich hierbei nicht um eine dauerhafte Einschränkung handelt – wie zuerst einmal selbstverständlich vorausgesetzt wird."[102] Es ist zu zeigen, dass der Alteritätsmodus der Machtlosigkeit sich in Bezug auf diese beiden Kategorien jeweils unterschiedlich entfaltet und erlebt wird.

4.5.1 *Plötzlicher Schmerz*

Die Plötzlichkeit eines Schmerzes sagt nicht in erster Linie etwas über die Dauer seiner Anwesenheit aus, wenngleich ein plötzlicher Schmerz eben kein chronischer oder wiederkehrender Schmerz ist. Entgegen der etwas irreführenden Bezeichnung, welche suggeriert, plötzlicher oder akuter Schmerz wäre nur von kurzer Dauer, kann man tatsächlich, gemäß der in dieser Arbeit vertretenen Definition, mehrere Stunden oder Tage an einem plötzlichen Schmerz leiden. Mit dem Begriff *Plötzlichkeit* ist ausgedrückt, dass sich mancher Schmerz nicht ankündigt – er scheint aus dem Nichts zu kommen, das Schmerzsubjekt findet sich selbst als völlig überrascht über das Kommen des Schmerzes vor. Dagegen ist der wiederkehrende Schmerz einer, der von einem Betroffenen teilweise angstvoll erwartet, teilweise als beabsichtigter Effekt einer Handlung befürchtet wird. Obwohl das Kommen oder Gehen des Schmerzes meist nicht im Bereich der Verfügungsmacht des Subjekts liegt, hat der:die Betroffene zumindest die Möglichkeit, dieses Kommen und Gehen zu begünstigen. In plötzlichem und damit unerwartetem Schmerz scheint diese Möglichkeit hingegen zur Gänze eingeschränkt zu sein. Eigens herbeigeführter Schmerz fällt deshalb zumeist nicht in die Kategorie des plötzlichen Schmerzes, weil dabei das Kommen

---

102 Grüny, Zerstörte Erfahrung, 152.

des Schmerzes erwartet wird. Dagegen steht der plötzliche Schmerz in engem Zusammenhang damit, was Buytendijk als *Getroffenwerden* bezeichnet. Vom Schmerz und insbesondere von plötzlichem Schmerz getroffen zu werden, ist begleitet von einem Erleben der *Direktheit* und *Unabwendbarkeit* sowie einem Gefühl des *unwiderruflichen Ausgeliefertseins*.[103]

Ein Begriff, der im Zusammenhang mit dem plötzlichen Schmerz ebenfalls verwendet wird, ist der *akute Schmerz*. Der Begriff *akut* zielt meines Erachtens allerdings mehr auf die intersubjektive Dimension des Schmerzes ab als die Bezeichnung *plötzlicher Schmerz*, denn wenn ein Schmerz als akut klassifiziert wird, ist damit oft ein hoher Dringlichkeitsgrad ausgesagt, demgemäß der Schmerz eines:r Anderen getilgt werden sollte. Damit impliziert die Beifügung *akut* auch eine Wertung in dem Sinne, dass dem Schmerz eines:r Anderen eine Dringlichkeit zu- oder abgesprochen wird. Meines Erachtens ist jeder Schmerz, insofern er ein Eindringling ist, den das Schmerzsubjekt nicht von sich abzuwenden vermag, als in diesem Sinn akut anzusehen. Spricht man von *plötzlichem* Schmerz, ist damit vielmehr seine Unerwartetheit betont.

Die Machtlosigkeit gegenüber dem plötzlichen Schmerz zeigt sich besonders gegenüber seiner Zudringlichkeit und Vehemenz. Er kann einem buchstäblich den Atem rauben, insofern er durch seine Plötzlichkeit einen Riss oder Bruch im Hier und Jetzt des:der Betroffenen bedeutet.

> Der plötzlich einsetzende Schmerz, sei er das Resultat einer Berührung mit einem spitzen oder zu heißen Gegenstand oder ein innerer Schmerz, unterbricht, wenn er eine bestimmte Schwelle überschreitet, sofort die gerade vollzogene Handlung und drängt sich in den Mittelpunkt der Aufmerksamkeit.[104]

Daran zeigt sich die Mächtigkeit des plötzlichen Schmerzes. Er zwingt die:den Betroffene:n unmittelbar, sich nur mehr auf ihn zu konzentrieren. Er hat die Macht, alles andere „momenthaft aus[zu]löschen"[105]. Dabei ist es nicht nur die Konzentration auf ihn, die der Schmerz vehement einfordert, sondern auch die Konzentration auf die Stelle des eigenen Leibes, über die er sich aufzwingt und die er besetzt. „Während sich der primär als Spielraum verstandene äußere Raum zusammenzieht, wird der Leibraum verzerrt, indem sich die schmerzende Körperstelle ganz in den Vordergrund drängt und damit im Vergleich zum Rest des Körpers maßlos vergrößert."[106] Die Machtlosigkeit zeigt

---

103   Vgl. Buytendijk, Schmerz, 131.
104   Grüny, Zerstörte Erfahrung, 151.
105   Grüny, Zerstörte Erfahrung, 151.
106   Grüny, Zerstörte Erfahrung, 154.

sich folglich auch darin, dass ein Teil meines Leibes das Fühlen der anderen überschattet oder verdrängt und man diese gar nicht mehr spürt.

Auch wenn Schmitz nicht explizit vom plötzlichen Schmerz spricht, beschreibt er meines Erachtens vor allem diesen, wenn er sagt: „Das elementarleibliche Betroffensein, das ihn [den Menschen] z. B. in [...] Schmerz [...] in die Enge treibt und dem Plötzlichen ausliefert, lässt [die] Entfaltung der Gegenwart schwinden."[107] Weiter packt der Schmerz laut Schmitz den Betroffenen unmittelbar, „ohne ihm seine Distanzierungsfähigkeit zu lassen"[108]. Damit sind weitere wichtige Aspekte der Machtlosigkeit des Schmerzes benannt. Die entfaltete Gegenwart, in der der Mensch gewöhnlich lebt, bedeutet eine elementare Möglichkeit, in unterschiedlicher Weise Beziehung zu sich selbst und der Welt zu haben.[109] Diese wird durch Schmerz erschwert bzw. verdrängt, wenngleich diese Beziehung nach dem Schwinden des Schmerzes wieder aufgenommen werden kann. Die plötzlich nicht mehr gegebene Distanzfähigkeit unterbindet zugleich die natürliche Relationalität, die die entfaltete Gegenwart auszeichnet. Entfaltete Gegenwart meint außerdem, dass man die leibgestifteten individuellen Formen des Selbstvollzugs auszuschöpfen vermag. Da Schmerz als Begrenzung der leiblichen Möglichkeiten in Erscheinung tritt, ist man durch ihn in eine Gegenwart der eingeschränkten Beweglichkeit und Konzentrationsfähigkeit versetzt.[110] Dass der plötzliche Schmerz verbunden ist mit der Beschränkung des leiblichen Selbstvollzugs, zeigt sich besonders am charakteristischen Zusammenzucken und Zusammenfahren, ähnlich wie man es vom Schreckausdruck kennt. Das daran gekoppelte Gefühl der Lähmung und Starre demonstriert die entmachtende Gewalt des Schmerzes.

Die Nicht-Erwartbarkeit des plötzlichen Schmerzes ist auch sehr oft mit seiner Unverhältnismäßigkeit verbunden. Unverhältnismäßigkeit meint, dass ein Schmerz, mit dem offenkundig keine unmittelbare Lebensbedrohung einhergeht, einen so vereinnahmen kann, dass man weder in der Lage ist, sich auf etwas außerhalb des eigenen Schmerzes zu konzentrieren noch die leibliche Einschränkung zu überwinden, die dieser mit sich bringt. Buytendijk verweist ebenfalls auf die auffallende „Diskrepanz zwischen dem Schmerz und dem Umfang der Verletzung oder dem Ernst der Bedrohung des Organismus. [...] Eine geringe Quetschung verursacht größere Schmerzen als ein tiefer Schnitt mit einem scharfen Gegenstand."[111] Während der Krankheitsschmerz,

---

107 Schmitz, Der unerschöpfliche Gegenstand, 49.
108 Schmitz, Der unerschöpfliche Gegenstand, 49.
109 Vgl. Schmitz, Der unerschöpfliche Gegenstand, 48–49.
110 Vgl. Grüny, Zerstörte Erfahrung, 152.
111 Buytendijk, Schmerz, 123.

der beispielsweise mit einem bösartigen Gehirntumor auftritt, als verhältnismäßig harmlos wahrgenommen wird bzw. teilweise kaum spürbar ist, geht gerade mit ihm Lebensgefahr einher. Grüny weist deshalb darauf hin, dass der akute Schmerz „offensichtlich derjenige ist, der am wenigsten dauerhafte Beeinträchtigung bedeutet"[112]. Die Unverhältnismäßigkeit des plötzlichen Schmerzes beinhaltet also auch eine prospektive Komponente, denn er gilt nicht nur als derjenige, dessen Dauer, sondern auch als derjenige, dessen Wirkung begrenzt ist und der trotz dieser Begrenzungen großes Leid verursachen kann. Dies hat wiederum Auswirkungen auf intersubjektive Beziehungen.

> Auch wenn der akute Schmerz per definitionem vorübergeht, kann die vor allem mit dem übermäßigen Schmerz verbundene Erkenntnis, wie alleine man sein kann und wie wenig daran unter Umständen zu ändern ist, zu einer dauerhaften Veränderung des Verhältnisses zu den Anderen führen, die man Vertrauensverlust nennen kann [...].[113]

Die Machtlosigkeit im Schmerz wirkt sich also auch auf meine Beziehungen zu anderen aus.

Großen Einfluss auf die Intersubjektivität hat auch der wiederkehrende Schmerz, mit dem weitere Facetten der Machtlosigkeit verbunden sind.

4.5.2   *Wiederkehrender Schmerz*

Zur Kategorie des wiederkehrenden Schmerzes zählen eine Vielzahl unterschiedlicher Schmerzformen wie etwa rhythmisch oder zyklisch wiederkehrende Schmerzen, krankheitsbedingt länger andauernde und immer wieder aufflammende Schmerzen, an ein bestimmtes Leiden geknüpfte Schmerzen wie etwa Migräne oder auch chronische Schmerzen. Obwohl der wiederkehrende Schmerz nach dieser Definition keinen dezidierten Gegenbegriff zum plötzlichen Schmerz darstellt, unterscheidet ihn von diesem, dass er selbst erwartbar ist und als solcher in einen bereits bekannten leiblichen Prozess eingebettet ist. Die Wiederkehr dieses Schmerzes ist dabei eng an die Wirkung des Leibgedächtnisses geknüpft,[114] insofern wiederkehrende Schmerzen ihren Charakter des Unbekannten, wenngleich auch nicht ihren Charakter des Fremdartigen, verlieren. Fremd bleibt der Schmerz immer, wie Maio eindrücklich betont, der ihn als das *Widrige* beschreibt:

---

112   Grüny, Zerstörte Erfahrung, 151.
113   Grüny, Zerstörte Erfahrung, 154.
114   Vgl. dazu Kapitel 3.3.2.

> Man kann vom Schmerz nicht sprechen, ohne ihn zugleich als das Widrige anzusprechen, als das [...], was mich bedrängt. [...] Ich denke, dass es schon von der Phänomenologie her nicht möglich ist, den Schmerz als einen Freund zu betrachten, weil in der Erfahrung des Schmerzes der Impuls seiner Negierung unweigerlich verankert ist.[115]

Um die empfundene Machtlosigkeit im wiederkehrenden Schmerz zu erläutern, hilft es, sich entsprechende Beispiele wie den Menstruationsschmerz vor Augen zu führen. Er umfasst abhängig von der individuellen Disposition der Frau sowohl Kopf- und Brust- als auch Rücken- und Bauchschmerzen.[116] „Sich mit Menstruation zu arrangieren, bedeutet für eine Mehrzahl an Frauen, sich mit Schmerz zu arrangieren, mit diesem Wühlen und Drängen, diesem Ziehen und Krampfen des Unterleibes, und dabei mehr oder weniger passive Teilnehmerin, stumme Beobachterin, Leidende zu sein."[117] Menstruationsschmerz fällt ob seiner regelmäßigen Wiederkehr eindeutig in die Kategorie des erwartbaren Schmerzes. Ute Gahlings verweist auf die unausgesprochene Anforderung einer Gesellschaft an Mädchen und Frauen, dass sie lernen müssen, Menstruationsschmerzen auszuhalten.[118] Dies ist meines Erachtens ein eindringliches Beispiel für die Verstärkung der Machtlosigkeit durch die intersubjektive Bezugnahme auf Schmerz, denn hierbei zwingt einen nicht nur der Schmerz dazu, ihn auszuhalten, sondern es zwingen einen auch die Anderen dazu. Die Machtlosigkeit, die eine Frau gegenüber ihrem Menstruationsschmerz erlebt, lässt sie versuchen, dieser Ohnmacht durch Schmerzmittel beizukommen oder den Schmerz auszuhalten bzw. sich an ihn zu gewöhnen. Nicht nur für den Menstruationsschmerz als einen bekannten wiederkehrenden Schmerz gilt, dass man sich mit ihm abzufinden hat bzw. dass man sich an das Gefühl Machtlosigkeit zu gewöhnen hat, wenn er auftaucht. Man denke etwa auch an körperrhythmische Vorgänge, die manchen Menschen beinahe täglich Schmerzen bereiten und die der Kategorie eines *natürlichen* Schmerzes zugeordnet werden, wie beispielsweise solche, die mit Verdauungs- oder Ausscheidungsvorgängen verbunden sind. Auch die Geburtsschmerzen bzw. Wehen ereignen sich in rhythmisch wiederkehrenden Abständen und pendeln

---

115 Giovanni Maio: Schmerz als Widerfahrnis. Die Kontrollierbarkeitserwartung als Problem, in: Giovanni Maio / Claudia Bozzaro / Tobias Eichinger (Hg.): Leid und Schmerz. Konzeptionelle Annäherung und medizinethische Implikationen, Freiburg/Br.: Alber 2015, 169–179, 170.
116 Vgl. Gahlings, Phänomenologie der weiblichen Leiberfahrung, 240.
117 Gahlings, Phänomenologie der weiblichen Leiberfahrung, 339.
118 Vgl. Gahlings, Phänomenologie der weiblichen Leiberfahrung, 338–339.

zwischen Natürlichkeit, d. h. dem damit oftmals einhergehenden Diktum des Aushalten-Müssens, und dem Erleben extremer Machtlosigkeit.

Die Dauer des wiederkehrenden Schmerzes spielt in Bezug auf das Gefühl der Ohnmacht eine entscheidende Rolle, da man sich dem wiederkehrenden Schmerz, wenn er nur sehr kurz aufflammt, nicht in gleicher Weise machtlos ausgeliefert fühlt wie demjenigen, der über viele Stunden oder Tage anhält. Die längere Dauer der Schmerzanwesenheit verdichtet das Gefühl der Machtlosigkeit vehement. Gerade dadurch wird ein Schmerz als zermürbend, erdrückend oder gar zerstörend erlebt. Chronischer Schmerz etwa, welcher teilweise sogar nur kurze Phasen der Schmerzfreiheit zulässt, stellt, wie Grüny sagt, dadurch „einen weitaus größeren Eingriff in die Strukturen von Leib und Leben dar"[119] als ein kurzer oder einmalig erlebter Schmerz, weshalb laut ihm hier „die Rede von einer Zerstörung wirklich am Platze [ist]"[120]. Man denke beispielsweise an den chronischen Cluster-Kopfschmerz, der bei Betroffenen „täglich oder fast täglich hintereinander auf[tritt]"[121].

Ein weiterer wichtiger Faktor in der Wahrnehmung wiederkehrender Schmerzen ist nicht nur die Dauer ihrer Präsenz, sondern auch, wie lange man insgesamt schon mit ihnen konfrontiert ist. Wie van der Zee berichtet, beschreibt etwa ein Mann, der unter rheumatischer Arthritis leidet, dass er damit verbundene Schmerzen zunächst in der Weise erlebte, dass sie Hand und Arm durchzuckten und er das Gefühl hatte, seine Hand wäre in einem Schraubstock eingespannt. Solches Erleben veränderte sich im Laufe der Jahre: „Wenn ich mich jetzt stoße, tut es nach wie vor weh, aber meine Schmerzwahrnehmung hat sich verändert. Ich weiß, dass der Schmerz vorbeigeht, und ich habe nicht mehr das Gefühl, dass meine Hand in einem Schraubstock steckt."[122] Durch das erwartete Ende des Schmerzes kann die eigene Machtlosigkeit abgemildert erlebt werden. Zu wissen, dass der Schmerz nicht ein für alle Mal getilgt ist, sondern dass er wiederkehren wird, kann, wie gesagt, das Leiden an solcherlei Schmerzen allerdings auch verstärken. Thali weist beispielsweise explizit auf die Intensitätssteigerung des Schmerzes im Zusammenhang mit Chronifizierung hin: „[Es] fällt [...] auf, dass chronifizierte Rückenschmerzpatienten bei vergleichbaren Verletzungen signifikant mehr Schmerzen ang[e]ben als die Normalverläufe [...]."[123] Er begründet diese markante Steigerung

---

119   Grüny, Zerstörte Erfahrung, 167.
120   Grüny, Zerstörte Erfahrung, 167.
121   Sytze van der Zee: Schmerz. Eine Biographie. Übers. a. d. Niederländischen von Christiane Burkhardt, München: Knaus 2013, 176.
122   Zee, Schmerz, 171.
123   André Thali: Der Schmerz und seine Bedeutung: Phänomenologische Aspekte der Schmerzerfahrung, in: Daseinsanalyse 15 (1998) 148–155, 151.

der Schmerzintensität damit, dass das Schmerzsubjekt durch die Chronifizierung des Schmerzes ein von *Angst gestimmtes Weltverhältnis* einnimmt, das sich leiblich im Schmerzerleben austragen kann.[124] Auch dies ist meines Erachtens eine Facette der Machtlosigkeit – wie sich mein Erleben wiederkehrender Schmerzen entwickelt, ist unbestimmt.

Wiederkehrende Schmerzen werden von den Betroffenen stets als bereits bekannte Schmerzen erfahren, was ihrem Charakter der Fremdartigkeit allerdings keinen Abbruch tut. Man gewöhnt sich an ihr gewaltsames Eindringen nur insofern, als man den Einbruch der Schmerzen erwartet. So schildert eine Frau, die an Migräne leidet, dass sie über die Jahre ihres Leidens gelernt hat, mit den Schmerzen umzugehen. Ein *achtsamer Umgang* helfe ihr, sich vom Schmerz nicht mehr derart *überrollen* zu lassen. Gemäß dieser Achtsamkeit zieht sie sich bei Migräne beispielsweise mehrheitlich zurück. Sie meint, dieses Vorgehen „relativier[e] den Schmerz zwar nicht, der Schmerz [sei] der gleiche – ‚Schmerz bleibt Schmerz' – aber der veränderte Umgang mit ihm veränder[e] auch [ihre] Situation"[125]. Diese Erwartungshaltung kann offenkundig auch bewirken, dass der Schmerz dadurch als abgemildert erfahren wird. Dass man einen spezifischen Schmerz gut kennt, d. h. die Art und Weise, wie er sich anfühlt und verhält, wo er sich zuallererst bemerkbar macht, über welche Areale des Leibes er sich für gewöhnlich ausbreitet etc., lässt die Betroffenen ein starkes leibliches Sensorium für den Schmerz ausbilden. So spüren Menschen, die von Migräneschmerz betroffen sind, etwa sehr genau, wann sich ein neuerlicher Migräneanfall anbahnt. Die von van der Zee interviewte dreizehnjährige Emma etwa sagt: „Meist weiß ich schon vorher, dass ich Kopfschmerzen bekommen werde."[126] Viele Frauen spüren ebenfalls sehr deutlich, wann ein Menstruationsschmerz herannaht.

Diese leibliche, aber auch die bewusste protentionale Haltung gegenüber dem Schmerz kann einen zeitnah auf Gegenwehr einstellen und veranlassen, dass man das im eigenen Ermessen Mögliche tut, um ihn abzumildern. Der wiederkehrende Schmerz kann aber, wie gezeigt, gerade aufgrund seiner Wiederholung das Leiden an der Machtlosigkeit verstärken. Wie mit der Machtlosigkeit umzugehen ist, ist nicht zuletzt eine Frage der intersubjektiven Anerkennung dieser Machtlosigkeit. „Ohne Zweifel [...] [ist] der Schmerz ein mächtiges Mittel [...], unser Verhalten den verschiedenen Lagen, in die das

---

124   Vgl. Thali, Schmerz und seine Bedeutung, 153.
125   Monika Specht-Tomann / Andreas Sander-Kiesling: Schmerz. Wie können wir damit umgehen?, Düsseldorf: Walter 2005, 118.
126   Zee, Schmerz, 227.

Leben uns versetzt, anzupassen."[127] Beginnend mit medikamentöser Gegenwehr, über Meditationspraktiken, die die Einübung von Gelassenheit gegenüber dem Schmerz ermöglichen sollen,[128] bis hin zur sozialen Abschottung, die helfen kann, den Schmerz zu ertragen, ist das Spektrum des Umgangs mit wiederkehrenden Schmerzen ein sehr breites.

---

127 Buytendijk, Schmerz, 90.
128 Vgl. Annette Auch-Schwelk: Mit Schmerzen leben. Das Übungsbuch bei akutem und chronischem Schmerz, Paderborn: Junfermann 2017. In diesem Buch beschreibt Auch-Schwelk in Kapitel 2 Übungen zum Umgang mit Schmerzen, wobei u. a. Meditation/Meditationspraktiken genannt werden.

KAPITEL 5

Die Anderen und mein Schmerz

> Die Gewißheit, daß die Schmerzerfahrung uns Menschen gemeinsam ist, ist ganz besonderer Art; sie ist größer als die Gewißheit, daß unser Menschsein uns mit anderen verbindet.[1]

Obschon die Intersubjektivität in den bisherigen Analysen nicht grundsätzlich außenvor gelassen wurde, rückt dieser Aspekt nun in den Mittelpunkt der weiterführenden Überlegungen. Die Konzentration auf die Intersubjektivität legt zugleich die Möglichkeit und Notwendigkeit nahe, die Intrasubjektivität in die damit verbundenen Fragen einzubeziehen. Ein Blick auf diese beiden Dimensionen des Schmerzes eröffnet ein besseres Verständnis von der Verschiedenheit konkreter Schmerzerfahrungen, die hinsichtlich ihrer Alterität unterschiedlich erlebt werden. Ohne diese Aspekte zu berücksichtigen, bleibt ein wesentlicher Faktor in der Ergründung des Schmerzes unbeachtet, was an ausgewählten Schmerzphänomenen gezeigt werden soll. Die Schmerzqualität wird durch das Verhältnis zum anderen Subjekt bzw. dessen Verhältnis zu mir mitbestimmt. „Neben dem eigenleiblichen Gespürtwerden von Schmerz hat der Schmerz auch einen kommunikativen Aspekt"[2], wobei die Kommunikation und die Relation zwischen Schmerzsubjekt und den Anderen den Schmerz modifizieren. Dieser kommunikative *Aspekt*, der besonders durch die Erklärung und den Einbezug der *zwischenleiblichen Kommunikation* beschrieben werden soll, zeigt auf, dass die Schmerzerfahrung von der Art und Weise, wie einem andere im Schmerz begegnen, beeinflusst und geprägt ist. Nicht nur das Schmerzsubjekt kommuniziert seinen Schmerz als Form leiblicher Selbstgegebenheit, es steht auch in ständigem Austausch mit anderen Subjekten, die sich unweigerlich zu dieser Selbstgegebenheit verhalten. Der Schmerz, der, wie bereits erläutert, einen empfindlichen Bruch in der Weltwahrnehmung und auch in der Beziehung zu anderen bewirkt, entreißt das leibliche Subjekt niemals gänzlich den kommunikativen Prozessen, in die es eingebunden ist. Insofern Schmerz nicht nur leibliche Entzugs-, sondern auch Gabe-Erfahrung ist und diese Doppelgestalt auch den Entzug und die Gabe

---

[1] Ivan Illich: Nemesis der Medizin. Von den Grenzen des Gesundheitswesens. Übers. a. d. Englischen v. Thomas Lindquist, Reinbeck b. Hamburg: Rowohlt 1977, 167.
[2] Andrea Moldzio: Verletzte Leiblichkeit, in: Hermann Schmitz / Gabriele Marx / Andrea Moldzio (Hg.): Begriffene Erfahrung. Beiträge zur antireduktionistischen Phänomenologie, Rostock: Koch 2002 (Lynkeus 7), 250–266, 254.

anderer bedeutet,³ sind diese Aspekte sowie eine genauere Erläuterung der Alterität anderer Subjekte in die folgenden Schmerzanalysen einzubeziehen.

Den Schmerz als intersubjektive Gabe- und Entzugserfahrung zu verstehen, setzt voraus, dass ich auf die:den Andere:n sowohl intentional als auch leiblich gerichtet bin und dass dieses Gerichtet-Sein im Schmerz sich modifiziert. Dabei ist aber nicht nur mein Gerichtet-Sein auf die:den Andere:n ausschlaggebend für die konkrete Modifizierung, sondern auch die Art und Weise, wie der:die Andere mir zugewandt ist. Zu betonen ist, dass diese Begegnungserfahrung im Schmerz ausschließlich vor dem Hintergrund der Frage, wie das Schmerzsubjekt selbst diese Begegnung erlebt, beleuchtet wird. Im Sinne des verfolgten Forschungsanliegens bleibt eine Phänomenologie des Miterlebens von fremdem Schmerz oder die Frage nach den Möglichkeiten empathischer Anteilnahme am Schmerz anderer methodisch ausgeklammert. Im Fokus der Erläuterungen steht die Erfahrung des:der Schmerzleidenden und seinem:ihrem Erleben von Alterität. Darauf aufbauend, dass der Leib die Grundlage des Zugangs zu fremdleiblichen und fremdintentionalen Zugängen darstellt, wird der Frage nachgegangen, welchen Einfluss bestimmte Handlungen, Intentionen, Zuwendungsformen, die unweigerlich leiblichen Ausdruck finden, auf das eigene Schmerzempfinden haben. Das primäre Interesse gilt also den Fragen, in welcher Weise das Schmerzsubjekt seine Mitmenschen empfindet und welchen Einfluss dieses Erleben auf das Schmerzerleben des:der Leidenden hat. Ein zentraler Ausgangspunkt für den Einbezug der Intersubjektivität ist, dass der Schmerz, den jemand am eigenen Leib verspürt, potentiell auch das Gegenüber betroffen macht und dass die Betroffenheit des Gegenübers auf das eigene Schmerzempfinden Einfluss nimmt. In dieser Feststellung bestätigt sich das Denken von Merleau-Ponty, der Intersubjektivität pointiert als *Interleiblichkeit* versteht.⁴ Die leibliche Selbstgegebenheit in der Schmerzerfahrung, die anhand der Begriffe „Enge" und „Weite" sowie „Spannung" und „Schwellung", die ihrerseits mit leiblicher Tiefe in Korrelation stehen, erklärt wurde,⁵ kann sich auf den Leib eines:r Anderen übertragen und in ihm:ihr unterschiedliche leibliche Reaktionen hervorrufen. Diese Reaktionen prägen wiederum die Wahrnehmungswelt des an Schmerz leidenden Subjekts.

Was Schmerz auf der Ebene der Intersubjektivität bedeutet, wurde bislang nur in Bezug auf chronische Schmerzen und Phantomschmerzen erläutert.

---

3 Vgl. hierzu die Ausführungen in Kapitel 3.
4 Vgl. Maurice Merleau-Ponty: Vorlesungen I, Berlin: De Gruyter 1973, 248.
5 Vgl. hierzu Kapitel 3.2.

Dabei stand der Aspekt im Vordergrund, dass sich der Leidensdruck der Schmerzbetroffenen erhöht, wenn andere die reale Existenz meines Schmerzes leugnen bzw. ihn nicht nachvollziehen können. Den Schmerz eines Mitmenschen zu ignorieren oder seine Existenz und Auswirkungen nicht hinlänglich ernst zu nehmen, treibt die an Schmerz Leidenden nur in zusätzliches Entfremdungs- und Isolationsgefühl. Schon diese Beispiele haben darauf aufmerksam gemacht, dass zwei Aspekte der leiblichen Selbstgegebenheit den Schmerz maßgeblich prägen, nämlich zum einen die leiblich affektive Betroffenheit, die anhand der Alteritätsmodi vertiefend erläutert wurde, zum anderen die Beziehung zu Mitmenschen, deren leiblicher Vollzug zugleich ihre Haltung gegenüber meinem Schmerz zeigt. Anders formuliert, vermittelt ihr leibliches Verhalten sowohl ihr Desinteresse oder ihre Ahnungslosigkeit als auch ihre Anteilnahme an meinem Schmerz. Die Alterität des Schmerzes bzw. die Art und Weise, wie diese dem Schmerzsubjekt erscheint, steht dabei in einem korrelativen Verhältnis zum anderen Subjekt, das der:die Leidende im Schmerz unweigerlich als *Fremde:r* erfährt. Beide Alteritätserfahrungen bedingen einander. Das Leiden am Schmerz verändert sich mit der konkreten Begegnung und der leiblichen Kommunikation, über welche die Erscheinungsform der Andersheit des anderen Subjektes für die:den von Schmerz Betroffene:n erfahrbar wird. Die beschriebenen Alteritätsmodi des Schmerzes, die Entzogenheit, die Grundlosigkeit und die Machtlosigkeit, werden nun in Hinblick auf die Andersheit anderer Subjekte aufgegriffen und vor dem Hintergrund der Auslösung von Schmerz durch andere, aber auch im Kontext der durch andere erfahrenen Schmerzlinderung vertieft.

Schmerzauslösung und -linderung bilden zwei zentrale Varianten davon, wie man andere im Schmerz erfahren kann, und machen deutlich, dass diese Erfahrungsvarianten auf das Schmerzerleben Einfluss nehmen. Das Kapitel abschließen soll eine Phänomenologie des Geburtsschmerzes, in der zuvor getrennt behandelte Aspekte ineinandergreifen. Auslösung und Linderung als *reine* Erfahrungsvarianten überlagern sich im Geburtsschmerz gewissermaßen, weil beide Alteritätsmomente in ihm eine wichtige Rolle spielen. Dem Geburtsschmerz kommt besonders in Hinblick auf die Bedeutung der Intersubjektivität eine Sonderstellung zu, wobei er ihre Wichtigkeit für die Phänomenologie des Schmerzes nicht relativiert, sondern zusätzlich verdeutlicht. Der Ausarbeitung der unterschiedlichen inter- und intrasubjektiven Bezüge sollen Überlegungen zur Erfahrung der Andersheit des anderen Subjektes vorangestellt werden, ebenso Erläuterungen zur leiblichen Kommunikation, ohne die die Verflechtung der genannten Alteritätsformen unzugänglich bliebe.

5.1 Alterität und Identität

Zwei für diese Arbeit entscheidende Aspekte von Alterität wurden bereits thematisiert, wobei der Fokus bislang nur auf einem dieser Aspekte lag. Die Schmerzerfahrung selbst ist eine Erfahrung von Alterität, wobei „[d]er Begriff der Alterität (lat. *alter*: der eine, der andere von beiden) [...] auf die Dichotomie von Alterität und Identität als einander bedingende Momente [verweist]"[6]. Es wurde gezeigt, dass der Schmerz als fremder Eindringling erlebt wird, durch den ich mich zugleich selbst *als* Fremde:r erfahre. Alterität und Identität konnten als zwei wesentliche Momente der Schmerzerfahrung festgestellt werden. Schmerz bedeutet in jedem Fall auch eine erhebliche Zäsur im Erleben der Gegebenheit anderer Subjekte, denn jedes Subjekt ist Teil einer intersubjektiv geteilten Welt, wobei die Wahrnehmung dieser sich mit dem Schmerz verändert. Grundlegend für das Erleben der anderen, aber auch für das Erleben der genannten Veränderung ist, dass man auf sie nicht nur leiblich und intentional gerichtet ist, sondern dass in der Alteritätserfahrung Identitäts- und Fremdheitserfahrung zwei untrennbar verbundene Erfahrungsaspekte bilden. Man selbst kann sich nur auf Basis der Begegnung mit anderen gegeben sein, was – prägnant gesagt – bedeutet, dass Identität Alterität voraussetzt. Die Genese des Individuums – das umfasst sowohl seine das Bewusstsein betreffende Fähigkeit, sich mit sich zu identifizieren und des Ich-sagen-Könnens, als auch seine leibliche Selbstidentifikation, die es den eigenen Leib als *seinen* Leib wahrnehmen lässt – setzt ein Du-Erleben und ein leibliches Spüren des:der Anderen voraus. Jegliches Ich-Erleben geschieht in Form einer gleichzeitig sich ereignenden Abhebung von anderen Individuen.

Der Schmerz spielt in diesem Individuationsgeschehen von Anbeginn des Lebens eine maßgebliche Rolle, denn, wie Wandruszka betont,

> [d]er leibliche Schmerz markiert Grenzen, er hebt die Differenz von eigen und fremd hervor, ja er scheint aufgrund dieser Leistung in den frühen Entwicklungsphasen des Kindes am Aufbau des psychophysischen Selbst und des Körperbildes beteiligt zu sein, womit er zu einem wichtigen Faktor der raumzeitlichen Individuation in der Welt wird.[7]

Grenzerfahrungen, durch die ein Subjekt sich selbst auf intensive Weise spürt, lassen die:den Andere:n erst *als* eine:n solche:n Andere:n erscheinen. Die Art und Weise, wie sich die Alterität anderer Subjekte im Schmerz konkret

---

6 Anna Bebka: Alterität, in: https://differenzen.univie.ac.at/glossar.php?sp=7 [abgerufen am 23.1.2023].
7 Wandruszka, Philosophie des Leidens, 113.

zeigt und von anderen Alteritätserfahrungen abhebt, bestimmt sich insbesondere durch das Verhältnis des Schmerzsubjekts zu seinem Schmerz, zugleich aber durch die konkrete Begegnung mit dem anderen Subjekt. Der innere Zusammenhang von Identität und Alterität bestimmt, dass die eigenen Erfahrungen durchdrungen sind von der Gegebenheitsweise des Fremden. Im Schmerz treffen zwei dieser Fremdheitserfahrungen aufeinander und lassen einander nicht unberührt.

Zur begrifflichen Differenzierung von *Fremdheit* und *Alterität* erklärt Bernhard Waldenfels, dass „Alterität [...] nicht mit Andersheit im Sinne der Verschiedenheit zu verwechseln [ist]. Ich selbst spreche generell von *Fremdheit* und bezüglich der speziellen Fremdheit des Anderen (*autrui*) von *Alterität*. Entscheidend ist, daß der Bezug zwischen Eigenem und Fremdem einen *asymmetrischen* Bezug darstellt, der sich nicht nach Belieben umkehren lässt."[8] Dieser begrifflichen Ausdifferenzierung sowie der inhaltlichen Bestimmung von Alterität wird in dieser Arbeit gefolgt. Die beliebige Umkehrbarkeit von Eigenem und Fremdem entspricht einer objektivierenden Außenperspektive, die nicht nach eigen und fremd unterscheidet, sondern das eine lediglich als verschieden von einem anderen bestimmt. Etwas als Eigenes oder Fremdes zu erkennen, setzt dagegen im Erlebnissubjekt an bzw. setzt das Erlebnissubjekt, dem etwas als eigen oder fremd erscheint, voraus. „Fremdes und Eigenes, das gilt es festzuhalten, verdanken sich einer Konstruktion. Der konstruktive Akt besteht in der Differenzierung, in der Erzeugung von Differenz. Es schafft also notwendig zwei Seiten, eine Innen- und eine Außenseite [...]."[9] Die Konstruktion dieser beiden Seiten ist ohne das konstruierende Subjekt nicht erkenn- oder nachvollziehbar.

Die Alteritätserfahrung im Schmerz ist nicht auf den Schmerz als Erfahrung des Fremden reduziert, sondern auch ein anderes Subjekt, das nicht von Schmerz betroffen ist, ist dem:der Erlebenden als ein:e Andere:r, genauerhin ein:e Fremde:r, gegeben. Auch wenn diese:r vielleicht ebenso an einem Schmerz leidet oder die Art von Schmerz, die man selbst gerade erlebt, aus eigener Erfahrung kennt, bleibt die Differenz zwischen meinem Schmerz und dem des:der Anderen aufrecht, da niemand außer mir *meinen* aktuellen Schmerz spüren kann. Die Fremdheit, die in der Begegnung mit anderen

---

8 Bernhard Waldenfels: Sozialität und Alterität. Modi sozialer Erfahrung, Berlin: Suhrkamp 2015 (stw 2137), 211.
9 Joachim Küchenhoff: Die Phänomenologie des Fremden als Grundlage psychiatrisch-psychotherapeutischen Handelns, in: Thomas Fuchs u. a. (Hg.): Das leidende Subjekt. Phänomenologie als Wissenschaft der Psyche, Freiburg/Br.: Herder 2014 (DGAP 3), 104–119, 107.

im Schmerz aufbricht, lässt wie der Schmerz die eigene Fremdheit erleben. Diese Fremdheitserfahrung zeigt sich genauer als Erfahrung von Entzogenheit. Dabei geht es „nicht lediglich darum, daß mir etwas fehlt, sondern darum, daß ich mir gewissermaßen selbst fehle, daß ich mir selbst im Entzug des Anderen entzogen bin. Indem ich sehe, *daß* du mich siehst, sehe ich mich, *wie* ich mich selbst *nicht* sehen kann"[10]. Dasselbe gilt für die Wahrnehmung der Schmerzfreiheit eines:r Anderen. Indem ich wahrnehme, dass er:sie keinen Schmerz empfindet, erlebe ich mich selbst als jemanden, dem:der die Schmerzfreiheit entzogen ist und der:die sich insofern durch den Schmerz, aber auch die Schmerzfreiheit des:der Anderen fremd geworden ist. Der Entzug meiner Schmerzfreiheit, der mich mich selbst als fremd erleben lässt, verdichtet sich durch die Begegnung mit anderen, die in ihrer Schmerzfreiheit mir ebenfalls als Fremde erscheinen.

Diese Alteritätserfahrung bedeutet keineswegs, dass andere Subjekte von meinem Schmerz unberührt bleiben. Der Bruch im intersubjektiven Erleben, der sich durch den Schmerz zwischen mir und anderen auftut, ist ein paradoxes Ereignis, das mich trotz der verspürten Vereinzelung sensibler werden lässt auf andere und deren Fremdheit. Schmerz, der abhängig von seiner Schwere unbedingte Aufmerksamkeit fordert, lässt einen zugleich auf die Nähe und Distanz, die Berührungen und Gesten oder auch die Blicke anderer besonders achtsam sein. Dann ist etwa „der warme Blick [...] dazu in der Lage, ängstliche Patienten, die den Blick der Pflegenden suchen, zu beruhigen [...], oder unruhige Patienten mit einem ruhigen und gelassenen Blick merklich zu entspannen"[11]. Ebenso erleben mich andere auf veränderte Weise, wenn mich Schmerzen plagen, und auch sie können auf mich, meine Gebärden, Äußerungen etc. aufmerksamer und empfindsamer sein. Die erhöhte Aufmerksamkeit auf andere, aber auch der anderen auf mich gründet in der Erfahrung, dass andere Menschen den Schmerz sowohl verursachen und verstärken als auch lindern können. Dass davon abhängig die Schmerzerfahrung variiert, kann erst durch zwischenleibliche Verbundenheit und insbesondere leibliche Kommunikation erklärt werden.

---

10   Waldenfels, Sozialität und Alterität, 61.
11   Charlotte Uzarewicz / Michael Uzarewicz: Das Weite suchen. Einführung in eine phänomenologische Anthropologie für Pflege, München: De Gruyter 2016 (Bildung – Soziale Arbeit – Gesundheit 7), 150.

5.2 Leibliche Kommunikation

Zum anderen Subjekt, das mir laut Thomas Bedorf „durchaus zugänglich [ist], aber auf diese besondere Weise, dass es mir unzugänglich bleibt"[12], gelingt der Brückenschlag über die Leiblichkeit,[13] da „die beiden Leiblichkeiten [– meine und die des:der Anderen –] [...] also nicht auseinander[fallen], als würden sie verschiedenen Welten oder Naturen angehören, sondern sie erweisen sich als Manifestationen einer bereits gegebenen Gemeinsamkeit"[14]. Die:Den Andere:n als anderes Subjekt wahrnehmen zu können, setzt Leiblichkeit voraus. Über die Leiblichkeit, die die:den Andere:n und mich in „eine bereits gegebene Gemeinsamkeit" versetzt, steht man außerdem unweigerlich in einem leiblich kommunikativen Austausch. Eine Möglichkeit, diese leibliche Verbundenheit und Kommunikation begrifflich zu fassen, findet man in Hermann Schmitz' Philosophie – sie soll hier aufgegriffen werden. Insofern man im Schmerz für die Anwesenheit anderer Subjekte, besonders für deren Bewegungen, deren Annäherungen, deren Berührungen, aber auch deren Distanznahme sensibel ist, spielt die zwischenleibliche Verbindung und Kommunikation für das Schmerzerleben eine besondere Rolle. „Leibliche Kommunikation bedeutet, dass jemand von etwas in einer für ihn leiblich spürbaren Weise so betroffen ist, dass er in seinen Bann gerät."[15]

Schmitz erklärt zur leiblichen Kommunikation, dass sie stattfindet, „wenn ein durch Spannung und ganzheitliche Regung zusammengehaltener Leib in eine leibliche Dynamik aufgenommen wird, die ihn spaltet oder übertrifft, in dem sie ihn mit etwas verbindet"[16]. Ein zentrales Element dieser Dynamik ist die sog. „Einleibung": Schmitz geht davon aus, dass sich die Enge des Leibes, die im Schmerz auf extreme Weise spürbar ist,[17] auf andere Subjekte übertragen kann. Diese Übertragung bezeichnet Schmitz als „Einleibung".[18] Einleibung bedeutet, dass der Leib die Eigenschaft und zugleich Fähigkeit hat, sich mit

---

12 Thomas Bedorf: Andere. Eine Einführung in die Sozialphilosophie, Bielefeld: transcript 2011 (Sozialphilosophische Studien 3), 89.
13 Vgl. Bedorf, Sozialphilosophie, 88.
14 Bedorf, Sozialphilosophie, 91.
15 Sabine Dörpinghaus: Dem Gespür auf der Spur. Phänomenologische Studie zur Hebammenkunde am Beispiel der Unruhe, Freiburg/Br.: Alber 2013 (Neue Phänomenologie 20), 102.
16 Schmitz, Leib, 29.
17 Über die Räumlichkeit der Schmerzerfahrung bzw. die an dieser Stelle erwähnte leibliche „Enge" siehe Kapitel 3.2.1.
18 Vgl. Schmitz, System der Philosophie, 343.

Gegenständen, aber auch mit anderen Subjekten zu verbinden und so auf ganz natürliche Weise in permanenter Interaktion und Kommunikation zu stehen.

> Sie [d. i. die Einleibung] ereignet sich im Alltag, unablässig als Verschmelzung auf einander eingespielter oder sich einspielender Leiber, z. B. beim Sichanblicken, schon dem ganz flüchtigen unter Passanten, die einander auf bevölkerten Gehwegen ohne planmäßige Koordination entgegenkommen und erstaunlicherweise ihre Bewegungen so gut auf die erwartbaren der Anderen – auch wenn Mehrere, jeder nur mit sich beschäftigt, neben oder hintereinander auftauchen – abzustimmen verstehen [...].[19]

Die Einleibung, wie sie in diesem Beispiel beschrieben wird, ermöglicht scheinbar mühelose Bewegungsabstimmungen. Sie ist ein ständig sich ereignendes Geschehen, das keiner bewussten Absicht eines Sich-verbinden-Wollens mit anderen entspricht, sondern vielmehr einer sich unbewusst ereignenden Einheitserfahrung mit anderen, eine Form der „passiven Synthesis"[20], die sich durch den Leib vollzieht. Wie auch „[d]ie Einheit der Zeit [...] sich im leiblichen Verhalten [entfaltet] [...] [und] nicht das Resultat einer aktiven vom bewußten Ich vollzogenen Synthese"[21] ist, ist auch die Einheit des eigenen Leibes mit dem eines:r Anderen, die durch die einander begegnenden Leiber vollzogen wird, ohne dass das „bewußte Ich" diese Synthesis-Leistung erbringen müsste. Die Leiber ko- und interagieren miteinander und sind so „in einer übergreifenden quasi-leiblichen Einheit kooperativ verschmolzene [...] Partner"[22].

Die Exzentrizität des Leibes ermöglicht über die bloße Interaktion hinaus eine Weise der Verbundenheit mit dem leiblichen Befinden eines anderen Subjektes.

> Solange die wechselseitige Einleibung [...] glückt, gibt es die Möglichkeit, den Anderen am eigenen Leibe zu spüren [...], doch nicht als etwas vom eigenen Leibe, sondern als etwas Fremdes, das über diesen kommt oder gekommen ist und ihn einnimmt: Man fühlt sich in wechselseitiger Einleibung vom Anderen irgendwie – eventuell eigentümlich – berührt, gerade auch als leiblich spürbar getroffen [...].[23]

---

19 Schmitz, Der unerschöpfliche Gegenstand, 137.
20 Edmund Husserl: Phänomenologische Psychologie. Vorlesungen Sommersemester 1925. Hrsg. v. Walter Biemel, Den Haag: Nijhoff 1968 (Hua IX), 99.
21 Herman Coenen: Diesseits von subjektivem Sinn und kollektivem Zwang: Schütz – Durkheim – Merleau-Ponty. Phänomenologische Soziologie im Feld des zwischenleiblichen Verhaltens. 5. Texte und Studien zu Handlung, Sprache und Lebenswelt. Hrsg. v. Richard Grathoff und Bernhard Waldenfels, München: Fink 1985 (Übergänge), 161.
22 Schmitz, Der unerschöpfliche Gegenstand, 138.
23 Schmitz, Der unerschöpfliche Gegenstand, 149.

Die Alterität und Fremdheit des Anderen wird durch die Verbundenheit und Kommunikation mit dem:der Anderen also nicht aufgehoben, sondern gewinnt durch das Spüren des Anderen eine neue Qualität und Intensität.

> Dabei kann es so weit kommen, daß schon die bloße Anwesenheit oder der Eintritt eines Menschen die Atmosphäre in einem Raum wie zu Eis erstarren läßt oder warm, locker und herzlich macht [...]; gewiß liegt das an seinem Blick, seiner Stimme, seiner Haltung, aber erst einmal spüren es die Anderen am eigenen Leib.[24]

Durch die Einleibung vermag der:die Andere in meine leibliche Realität, die völlig auf die Bannung durch den Schmerz limitiert ist, hereinzubrechen, was mein Empfinden von leiblicher Enge entweder verstärkt oder dabei hilft, diese Enge zu transformieren.

Schmitz unterscheidet zwischen der sog. „internen" und der „externen" Einleibung, wobei er den Schmerz als Beispiel für interne Einleibung anführt.[25] Der Schmerz ist laut ihm „zwar eine eigene leibliche Regung, zugleich aber ein zudringlicher Widersacher; er gehört daher nur zwiespältig zum eigenen Leib, der insofern im Schmerz gespalten ist"[26]. Im Schmerz geschieht eine interne Einleibung mit dem Widersacher *Schmerz* – von ihm leiblich unberührt zu bleiben, ist kaum möglich. Weiter erklärt Schmitz: „Die Auseinandersetzung [mit dem Widersacher] ist ein gemeinsamer vitaler Antrieb, in dem das expansive ‚Weg!' des Gepeinigten und der Schmerz, drängend und drückend aneinander zerren, als Schwellung und Spannung."[27] Hinsichtlich der leiblichen Kommunikation mit anderen Subjekten im Schmerz, die einer *externen Einleibung* entspricht, weil diese Form der Einleibung „über den eigenen Leib hinausführt"[28], ist davon auszugehen, dass das Schmerzsubjekt dann zugleich zwei einander beeinflussende und konkurrierende Momente der Einleibung bewegen. Schmitz verweist in seiner Erklärung der *externen Einleibung* darauf, dass diese Bezeichnung nicht den Eindruck erwecken soll, sie sei „ein nachträglicher Zusatz zur Dynamik des einzelnen Leibes"[29]. „Vielmehr scheint es, dass der Leib von vornherein, schon beim Embryo, in leibliche Kommunikation, auch in externe, verstickt ist."[30]

---

24   Schmitz, Der unerschöpfliche Gegenstand, 149.
25   Vgl. Schmitz, Leib, 29–30.
26   Schmitz, Leib, 29.
27   Schmitz, Leib, 29.
28   Vgl. Schmitz, Leib, 29.
29   Schmitz, Leib, 29.
30   Schmitz, Leib, 29.

In die leibliche Kommunikation mit anderen verstrickt, dringen ihre mitleidigen Blicke, ihre zärtlichen Berührungen in den gespürten Leib des:der Leidenden ein. Die bloße Anwesenheit des anderen Subjektes, durch die die Einbindung in eine durch es gestiftete leibliche Atmosphäre erfahren werden kann, kann dabei zur internen Einleibung mit dem Schmerz in Konkurrenz treten. Im Gefüge der leiblichen Dynamik fordert nicht allein der Schmerz die Einleibung mit ihm, sondern auch das andere Subjekt. Anders formuliert, bricht die externe Einleibung mit anderen Subjekten, die interne Einleibung, die die:den Betroffene:n in die Klausur des Schmerzes drängt, auf und hilft beispielsweise so, Weite für die „leibliche Ökonomie"[31] zurückzugewinnen. Durch die Weitung wird der haltlosen Intensivierung der Enge und der fortschreitenden Tiefe des Schmerzes entgegengewirkt. Die Weitung entspricht außerdem einer zeitlichen Unterbrechung und Transformation der schmerzbedingten Bindung an die *primitive Gegenwart*, was einen Wiedergewinn *entfalteter Gegenwart* unterstützt.[32] Natürlich kann sich durch die Zudringlichkeit und Dominanz anderer, durch ihre leibliche Atmosphäre etc. die leibliche Enge im Schmerz auch verstärken. Räumlichkeit und Zeitlichkeit des Leibes, die schon zu Beginn als korrelierende Momente und Koordinaten für eine Phänomenologie des Schmerzes beschrieben wurden, sind jedenfalls von anderen Subjekten durchwirkt.

Obwohl die Einleibung selbst als natürliches und unwillkürliches Geschehen dargestellt wird, stellt Schmitz klar, dass ein Nicht-Zustandekommen, aber auch ein Scheitern der Einleibung möglich ist. Für das Verständnis von Schmerz, von dem bereits erklärt wurde, dass er ein Ereignis darstellt, welches die leibliche Verbundenheit des:der Bertroffenen mit anderen in besonderer Weise modifiziert, ist es wichtig, die Bedingungen der Möglichkeit sich ereignender und missglückender Einleibung oder „participation mystique"[33], wie Schmitz sie auch nennt, zu ergründen. Die Bezeichnung „mystisch" legt meines Erachtens nahe, dass diese Erfahrung sich jeder Herstellbarkeit entzieht, obwohl gewiss Voraussetzungen geschaffen werden können, die ein einseitiges oder gegenseitiges leibliches Spüren begünstigen oder erschweren. Allerdings ist das eigene leibliche Befinden bzw. das Befinden, wie man sich selbst spürt und erlebt, immer mitgeprägt von der Begegnung und Kommunikation mit anderen – ein Abbruch oder eine Verweigerung der Kommunikation

---

31   Schmitz, Der unerschöpfliche Gegenstand, 123. Anm.: Schmitz bezeichnet das Verhältnis von Engung als Spannung und der Weitung als Schwellung als „leibliche Ökonomie".
32   Vgl. Schmitz, Leib und Gefühl, 75–76. Siehe hierzu auch Kapitel 3.3.3 Gegenwärtiger Schmerz.
33   Schmitz, System der Philosophie, 343.

ist letztlich auch als leiblich spürbare Realität zu vernehmen. Anders gesagt, ist „[d]er leibliche Raum [...] von den Strukturen der leiblichen Dynamik (eigener Leib) und leiblicher Kommunikation (mehrere Leiber) bestimmt"[34]. Variationen hinsichtlich des subjektiven Schmerzempfindens ergeben sich also abhängig von der Art der leiblichen Kommunikation, durch die der:die Leidende mit anderen in Verbindung steht und die sich unter anderem in Form einseitiger oder wechselseitiger Einleibung ereignet. Durch die wechselseitige Einleibung bildet sich laut Schmitz ein „leiblich-dialogisches Ganzes, in dem der fremde Anteil so gut wie der eigene ins Gewicht fällt"[35]. Andere Subjekte können zu meinem Schmerz in unterschiedlicher Weise Stellung beziehen, insofern sie sich auf meine leibliche Dynamik einlassen oder sich von ihr abschotten. Für die Beschreibung der Intersubjektivität der Schmerzerfahrung sind insbesondere die Möglichkeiten der Schmerzauslösung und -linderung durch andere – zwei Varianten der Bezugnahme, die auf Basis der leiblichen Kommunikation die doppelte Alteritätserfahrung bestimmen – näher in den Blick zu nehmen. Besondere Formen der leiblichen Kommunikation stellen die Selbstverletzung sowie der Versuch, den eigenen Schmerz zu lindern, dar.

In den folgenden Abschnitten werden die Schmerzerfahrungen, deren Differenzen insbesondere durch die unterschiedlichen Bezüge zum:r Anderen deutlich werden, entlang der bereits vorgestellten Alteritätsmodi erläutert. Die Behandlung der Alteritätsmodi folgt in Bezug auf die verschiedenen Fremdbezüge keiner gleichbleibenden Anordnung. Vielmehr ergibt sich die Reihenfolge ihrer Beschreibung aus den unterschiedlichen Bezugsformen zum anderen Subjekt. Wenn beispielsweise die Machtlosigkeit des Schmerzes erst nach der Beschreibung seiner Grundlosigkeit behandelt wird, so deshalb, weil in der konkreten Schmerzerfahrung bzw. der konkreten Begegnungsform mit dem:der Anderen die Alterität des Schmerzes besonders als Grundlosigkeit erfahrbar wird. Die Unterschiede hinsichtlich der Alteritätsmodi in den einzelnen Schmerzerfahrungen ändern jedoch nichts daran, dass grundsätzlich alle Alteritätsmodi die Schmerzerfahrung prägen und in den unterschiedlichen Begegnungsformen modifiziert werden. Allerdings wird die Art und Weise sowie die Intensität ihres Erscheinens für das Subjekt wesentlich von der Begegnung mit dem anderen Subjekt mitbestimmt.

---

34   Robert Gugutzer: Verkörperungen des Sozialen. Neophänomenologische Grundlagen und soziologische Analysen, Bielefeld: transcript 2012, 36.
35   Hermann Schmitz: Phänomenologie der Leiblichkeit, in: Hilarion Petzold (Hg.): Leiblichkeit. Philosophische, gesellschaftliche und therapeutische Perspektiven, Paderborn: Junfermann 1985, 71–106, 89.

5.3 Auslösung von Schmerz

Im Rahmen der Beschreibung unterschiedlicher Alteritätsmodi der Schmerzerfahrung wurde deutlich, wie zermürbend es für das Schmerzsubjekt ist, wenn es nicht in der Lage ist, eine Ursache für den Schmerz festzustellen. Von der Ursache, die beispielsweise eine mit Schmerzen einhergehende Entzündung, eine Verletzung oder dergleichen bezeichnet, wird weiter die Möglichkeit, dass eine *Person* Ursache meines Schmerzes ist, differenziert. Eine Person, die meinen Schmerz verursacht, wird in den folgenden Überlegungen als „Auslöser:in" oder „Verursacher:in" von Schmerz bezeichnet. Mit diesen Begriffen soll die personale Dimension zugefügten Schmerzes hervorgehoben bzw. verdeutlicht werden. Dabei ist noch nicht ausgesagt, dass mit der personalen Schmerzverursachung zugleich eine negative oder leidzufügende Absicht verbunden ist. Ein:e Andere:r kann auch ungewollt Auslöser:in meines Schmerzes sein. Während mit der Bezeichnung eines Subjekts als *Verursacher:in* die klare und intentionale Absicht der Schmerzzufügung benannt ist, fungiert der Ausdruck „Auslöser:in" als ein dem ersten übergeordneter Begriff, der auch die Bedeutung der unabsichtlichen und unwillkürlichen Schmerzzufügung umfasst. Mit der Identifizierung eines:r Auslösers:in oder eines:r Verursachers:in ist grundsätzlich auch angezeigt, dass man nicht nur den Schmerz als den Anderen loshaben will, sondern sich gegebenenfalls zu anderen Subjekten in Distanz bringen will. Üblicherweise versucht man, zu Menschen, die einem Schmerz zufügen bzw. die Absicht haben, einem *weh* zu tun, Abstand zu gewinnen. Das gilt sowohl für alles, was die Schmerzandrohung betrifft, als auch dafür, was die Reaktion auf bereits verursachten Schmerz betrifft. Die Absichten eines anderen Subjektes sind einem zwar niemals in *der* Weise gegeben, dass man tatsächlich Einblick in seine Gedankenwelt hätte, da die Wahrnehmung eines Anderen „zugleich impliziert, nie zu wissen, wie seine Welt konstituiert ist, ganz abgesehen davon, wie es ‚in ihm aussieht'"[36]. Dennoch ermöglicht die leibliche Kommunikation mit dem Gegenüber das Ziehen sowohl expliziter, d. h. bewusster, als auch impliziter, d. h. vorbewusster, intuitiver Schlüsse über seine Absichten.

Ein weiterer Aspekt, der mit dem Begriff des:der *Schmerzauslösers:in* verbunden ist, ist die schon einmal genannte *Intra*subjektivität. Weil man Leib ist und auch einen Körper hat, kann man selbst Auslöser:in des eigenen Schmerzes sein. Ich kann sowohl willentlich Hand an mich legen, d. h. ich kann mir selbst Schmerzen zufügen und somit Verursacher:in meines Schmerzes sein,

---

36 Bedorf, Sozialphilosophie, 89.

als auch unabsichtlich *Opfer* einer Schmerzzufügung werden. Leiblich zu sein, bedeutet nicht nur, ein verletzbares, sondern auch ein gewaltfähiges Wesen zu sein, im Sinne der tätigen Schmerzzufügung, aber auch im Sinne des passiven Schmerzerleidens. Michael Staudigl erklärt, dass die „leibkörperliche Seinsweise des Selbst [...] deutlich [macht], dass dieses gewaltoffen ist"[37]. Das verweist nicht nur auf die Gewalt, die einem von außen zugefügt wird, sondern auch auf jene, die man sich selbst zufügt. Im Fall der unabsichtlichen Schmerzzufügung würde man allerdings kaum davon sprechen, dass man sich selbst Schmerzen zugefügt hat. Viel eher spricht man in diesem Fall davon, dass man sich *weh getan* hat. Der thematische Block der Fremdzufügung greift den Gedanken auf, dass andere mir Schmerz zufügen können – sowohl in negativer als auch in positiver Absicht. Das Kapitel über die Selbstzufügung vertieft den Umstand, dass ich selbst Auslöser:in meines Schmerzes sein kann.

5.3.1 *Fremdzufügung*

In Hinblick auf den durch andere zugefügten Schmerz muss nicht nur klar unterschieden werden zwischen absichtlicher und unabsichtlicher Fremdzufügung, sondern auch zwischen unterschiedlichen Formen absichtlicher Fremdzufügung, da nämlich mit einer absichtsvollen Schmerzzufügung auch positive Motive verbunden sein können, wie dies oftmals in therapeutischen Situationen der Fall ist. Die Absicht, in der einem der:die Andere Schmerzen zufügt, bleibt dem Schmerzsubjekt nicht verborgen. Sie ist in der Art der Annäherung und Berührung, im Blick des:der Anderen und auch in seinen:ihren verbalen Bekundungen mitgegeben und bestimmt nicht nur die Erträglichkeit des zugefügten Schmerzes, sondern eröffnet und verschließt zugleich spezifische Möglichkeiten des Umgangs mit ihm. Dem von anderen zugefügten Schmerz, der unter positiven Vorzeichen geschieht, kann man sich deshalb auch gewollt aussetzen, sei es etwa im Kontext masochistischer Neigung oder beispielsweise im Zuge medizinischer Eingriffe, die die Zufügung von Schmerz erfordern. Im Rahmen dieser Konstellation Schmerz zugefügt zu bekommen, ermöglicht eine Sinnzuschreibung, die die Alterität des Schmerzes in anderer Weise erfahren lässt, als wenn dem Schmerzsubjekt dieses Wissen beispielsweise verborgen bleibt. Die Situation bestimmt daher auch die Motivation, im Rahmen eigener Möglichkeiten gegen den Schmerz anzukämpfen. Zudem kann man durch die Kenntnis des:der Auslösers:in und seiner:ihrer Absichten eine Einschätzung darüber treffen, wie die Schmerzerfahrung weiter verlaufen wird, etwa hinsichtlich seiner Dauer. Beispielsweise veranlasst das einem:r

---

[37] Michael Staudigl: Phänomenologie der Gewalt, Cham: Springer 2015 (Phenomenologica 215), 156.

Zahnarzt:ärztin entgegengebrachte Vertrauen einen unter Umständen dazu, auf die Gabe eines Anästhetikums zu verzichten, welches über Stunden ein irritierendes Taubheitsgefühl im Gesicht mit sich bringt. Weil ich seiner:ihrer Schmerzzufügung im Moment des Eingriffs zwar völlig ausgeliefert bin, in ihm:ihr aber eine Vertrauensperson sehe, ist es mir möglich, einen kurz andauernden, wenngleich intensiven Schmerz dem länger andauernden Taubheitsgefühl vorzuziehen. Das Vertrauen in diese Person inkludiert die Überzeugung, dass er:sie mir nicht unnötige Schmerzen zufügen möchte und den schmerzhaften Eingriff auf Wunsch auch abbrechen würde.

Folter und häusliche Gewalt bilden in den kommenden beiden Abschnitten eine Sinneinheit, obwohl sie Unterschiede aufweisen. Im Unterschied zur Folter, die Gudehus und Christ den Gewaltpraktiken zuordnen,[38] stellt häusliche Gewalt einen kontextuellen Rahmen dar, in dem sich Folter ereignet. Häusliche Gewalt muss dennoch eigens beschrieben werden, da das Verhältnis zu den Peiniger:innen sich von Folterformen unterscheidet, in denen der:die Folternde ein unbekanntes Gegenüber ist. Den Begriff *Gewalt* in den weiterführenden Überlegungen in Anwendung zu bringen, ist nicht unproblematisch, da auch dieser ein sehr breites Bedeutungsspektrum aufweist. Die Unterscheidung verschiedener Formen der Gewalt, wie beispielsweise psychische und physische, strukturelle, personale und kollektive Gewalt,[39] bringt die Komplexität dieses Begriffes zum Ausdruck. Im Kontext der Fremdzufügung ist die Erfahrung von Gewalt in einer Situation, in der einem von einer anderen Person absichtlich und gegen den eigenen Willen körperliche Schmerzen zugefügt werden, zentral. Sowohl Folter als auch häusliche Gewalt können als Formen der Fremdzufügung nach genanntem Verständnis auftreten und werden ausschließlich unter diesem Aspekt beleuchtet. Dies soll vorweg betont werden, denn es gibt sowohl Formen der Folter als auch der häuslichen Gewalt, die körperliche Schmerzzufügung exkludieren und gemeinhin der Kategorie *psychischer Gewalt* zugeordnet werden. In der sog. *Passiven Folter* werden Foltermethoden angewandt, in denen der:die Täter:in sein:ihr Opfer nicht berührt und ihm weder Verletzungen noch damit zusammenhängende Schmerzen zufügt.[40] Dass in diesen Fällen trotzdem von Folter gesprochen wird und

---

38 Vgl. Christian Gudehus / Michaela Christ: Vorwort und Einleitung, in: Christian Gudehus / Michaela Christ (Hg.): Gewalt: Ein interdisziplinäres Handbuch, Stuttgart: Metzler 2013, VII–VIII, VII.

39 Vgl. Christian Gudehus / Michaela Christ: Gewalt – Begriff und Forschungsproramme, in: Christian Gudehus / Michaela Christ (Hg.): Gewalt: Ein interdisziplinäres Handbuch, Stuttgart: Metzler 2013, 1–15, 1.

40 Vgl. Christian Grüny: Register des Unerträglichen, in: Konrad P. Liessmann (Hg.): Die Hölle. Kulturen des Unerträglichen, Wien: Szolnay 2019 (Philosophicum Lech 22), 91–117, 110–111.

werden muss, weil die angewandten Praktiken der Absicht entsprechen, dem Opfer schweres Leid zuzufügen, wird nicht vertiefend behandelt. In den folgenden Überlegungen werden ausschließlich Formen der Folter thematisiert, die mit Zufügung von körperlichem Schmerz verbunden ist.

Das Vertrauen in die:den Andere:n, das einem unter Umständen auch ermöglicht, Fremdzufügung von Schmerz zuzulassen, spielt in allen Formen des zugfügten Schmerzes eine zentrale Rolle. Die sog. *Oikeiosis* verdeutlicht die Bedeutung des Vertrauens für jeglichen Weltbezug und Fremdbezug. Unter „Oikeiosis" (gr. οἶκος/oíkos Haus – Einhausung) versteht Fuchs sowohl das „leibliche als auch das zwischenleibliche Vertrautwerden mit der gemeinsamen Welt"[41]. Er erklärt, dass das „Grundvertrauen in die Welt [...] untrennbar verknüpft [ist] mit dem Vertrauen in andere, auf dem unsere alltäglichen sozialen Beziehungen beruhen"[42]. Ohne jemandem zu vertrauen, kann man auch der Welt kein Vertrauen entgegenbringen oder ein solches Weltvertrauen entwickeln. Das Verlieren des Vertrauens zu anderen bedeutet zugleich den Verlust des Weltvertrauens. Foltererfahrungen bewirken eben diesen gesamtheitlichen Vertrauensverlust. Jeder Schmerz stellt meines Erachtens außerdem ein Geschehen dar, das das Vertrauen in den eigenen Leib infrage stellt, da jener sich ungewollt und ungehemmt aufdrängt und sich als selbstständig gewordener Teil von mir gegen mich wendet. Andere, die mir durch ihre leibliche Zuwendung, ihre körperliche Nähe oder ihre Stimme das Vertrauen schenken, dass ich immer noch partizipiere an der mir vertrauten Welt und dass sich meine Verunsicherung neuerlich in Vertrauen verwandeln wird, helfen dabei, mit dem Schmerz umzugehen. Mit der Absicht, Stabilität und Sicherheit zu vermitteln, erschweren die Anderen es meinem Schmerz, mich von der Welt zu isolieren bzw. mich gänzlich aus meiner vertrauten Welt zu katapultieren. Das genaue Gegenteil geschieht allerdings in der Folter. In ihr wird der Zusammenhang von Welt- und Fremdvertrauen von anderen negativ instrumentalisiert.

5.3.1.1 Folter

Folter zählt zu einem breiten Spektrum an Gewaltphänomenen, wobei die hier thematisierte Folter immer die Zufügung von körperlichen Schmerzen und Verletzungen inkludiert. Fabian Bernhard charakterisiert die durch andere zugefügten Verletzungen als solche, „die sich einem verantwortungsfähigen Subjekt als Urheber zuschreiben lassen. [...] Die Grundstruktur dieser

---

41 Thomas Fuchs: Vertrautheit und Vertrauen als Grundlagen unserer Lebenswelt, in: Phänomenologische Forschungen (2015) 101–118, 107.
42 Fuchs, Vertrautheit und Vertrauen, 104.

Verletzungen lässt sich [...] in die Formel bringen: Jemand tut jemandem etwas an."[43] Was den Folterschmerz also von allen bislang thematisierten Schmerzen unterscheidet, ist, dass er das Resultat einer absichtsvollen Verletzungs- und Gewalthandlung ist, die von einem anderen Subjekt ausgeht. Die klare Absicht eines personalen Gegenübers, mir Schmerz zuzufügen, ist meist mit einem Zweck, z. B. dem Entlocken bestimmter Informationen oder der Statuierung eines abschreckenden Exempels, verbunden. Insbesondere geht es den Folternden aber darum, die:den Gefolterte:n zu traumatisieren oder zu zerstören.[44] Während der natürliche Schmerz gleichsam grundlos über einen kommt, bedeutet Folter „systematische Zufügung von Schmerz [...] und kann als absichtliche Zuspitzung, als Kultivierung des zerstörenden Schmerzes begriffen werden [...]"[45].

Was mit dem Begriff *Traumatisierung* zum Ausdruck gebracht wird, verdeutlicht Waldenfels, der darin ein Ereignis sieht, „wo jemand auf etwas, das ihm oder ihr zugestoßen ist, fixiert bleibt, unfähig, auf flexible Weise darauf zu antworten"[46]. Die Traumatisierung nagelt das Schmerzopfer gleichsam auf die Erfahrung des Schmerzes fest, womit das Opfer nicht nur im Augenblick der Schmerzerfahrung keine Distanz zu seinem Schmerz einnehmen kann, sondern auch nach Beendigung der Folter an die Schmerzerfahrung gebunden bleibt. Diese Bindung inkludiert sowohl eine mentale Fixierung – immer wieder treten Szenen der Peinigung als mentale Bilder ins Bewusstsein – als auch eine leibliche Fixierung im Sinne einer Durchdringung und Prägung des leiblichen Selbsterlebens, des leiblichen Ausdrucks, des Sich-Gebärdens, der Bewegung etc. auf die erlebte Folter. Man kann sich, anders formuliert, niemals frei von der Folter fühlen oder zeigen. Der:Die Folternde schafft gleichsam *in* seinem Opfer einen *Schmerzraum*, in dem er es eingeschlossen hält, den es niemals gänzlich verlassen oder hinter sich lassen kann, insofern es stets sein eigener Leib ist. Mit ihm eingeschlossen ist die *Botschaft*, an die der Schmerz aus Sicht des:der Folternden erinnern soll,[47] sowie der:die Folternde selbst, der:die sich derart tief in den Leib des Opfers eingebohrt hat, dass man seinen eigenen Leib losbekommen müsste, um den:die Folterer:in und seine:ihre Taten vergessen zu machen.

---

43   Bernhardt, Der eigene Schmerz, 9–10.
44   Vgl. Grüny, Zerstörte Erfahrung, 190–191.
45   Grüny, Zerstörte Erfahrung, 189.
46   Waldenfels, Grundmotive einer Phänomenologie des Fremden, 83.
47   Zum Thema der leiblichen Erinnerung und Schmerzerfahrung siehe Kapitel 3.3 Zeitlichkeit der Schmerzerfahrung.

Neben dieser Absicht ist ein weiteres Wesensmerkmal der Folter das Gefühl des völligen Ausgeliefertseins an den:die Täter:in. Der Sozialwissenschaftler Reinhold Görling gibt einen wichtigen Hinweis auf das Beziehungsgefüge zwischen dem:der Folternden und dem gefolterten Subjekt:

> Torture is a practice in which the vulnerability of the human being is deliberately used in order to exert control over him or her, a very comprehensive control. It is a technique for making the distinctive characteristic of life, its openness and dependence on others, into the means of its destruction.[48]

Die Abhängigkeit von anderen Subjekten wird zum Einfallstor der Macht- und Kontrollausübung über das Opfer von Folter. Obwohl Görling an genannter Stelle den Schmerz nicht explizit erwähnt, gehört er wesentlich zur von ihm beschriebenen destruktiven Technik der Folter und realisiert gleichsam in leiblich spürbarer Weise die Auslieferung und Abhängigkeit des Schmerzsubjekts von dem:der Folternden. So betont auch Grüny: „Der Schmerz ist nicht das Mittel der Folter, er ist ihre Essenz."[49]

Die Beschreibung von Folterschmerzen steht allgemein vor einer großen und unausweichlichen Herausforderung, nämlich dass diese nicht dem entsprechen, was man als *natürliche* Schmerzen bezeichnen würde, schon gar nicht entsprechen sie einer Erfahrung, die einer Mehrheit von Menschen zugänglich ist. Obwohl die traurige Alltäglichkeit von Folter nicht geleugnet werden kann, insofern sie noch heute weltweit praktiziert wird,[50] ist sie in dem Sinne schwer zugänglich, dass nur ein Bruchteil aller Menschen weiß, was es bedeutet, von einem anderen Menschen gefoltert zu werden. Den Überlebenden von Folter fällt es außerdem sehr schwer, Worte für das Erlebte zu finden. Schriftliche Folterberichte, denen diese Erlebnisdimension zu entnehmen ist und die sich dabei nicht auf die Beschreibung der Folterpraktiken und die politischen Hintergründe der Folter beschränken, gibt es kaum. Tatsächlich zu beschreiben, wie es sich anfühlt, gefoltert zu werden, und wie der Folterschmerz sich anfühlt, zwingt die Opfer dazu, sich neuerlich mit dem Schmerz zu konfrontieren, weshalb diese Lücke in der Literatur gut nachvollziehbar

---

48 Reinhold Görling: Torture and Society, in: Julie A. Carlson / Elisabeth Weber (Hg.): Speaking about torture, New York: Fordham University Press 2012, 61–69, 62.
49 Grüny, Zerstörte Erfahrung, 190.
50 Alleine in den Jahren 2009 bis 2014 hat Amnesty International Folterberichte aus 141 Ländern erhalten und in dieser Statistik nur Fälle berücksichtigt, die tatsächlich belegt werden konnten. Vgl. Amnesty International: Bericht zur weltweiten Anwendung von Folter 30 Jahre nach Verabschiedung der Antifolterkonvention der Vereinten Nationen, in: https://www.amnesty.at/media/2022/bericht-folter-2014-30-jahre-gebrochene-versprechen.pdf [abgerufen am 30.1.2023].

erscheint. Als Ereignis, das nicht nur die Beziehung zu einzelnen Menschen, sondern die *Beziehungsfähigkeit* allgemein nachhaltig korrumpiert, da in ihm für die:den Gefolterte:n eine „Umstülpung der Sozialwelt"[51] geschieht, entzieht sich Folter oftmals der eigenen Versprachlichung. Die Schwierigkeit, sich dem Folterschmerz anzunähern, drückt Jean Améry, der selbst Folter erlebt hat, folgendermaßen aus:

> Der Schmerz war, der er war. Darüber hinaus ist nichts zu sagen. Gefühlsqualitäten sind so unvergleichbar wie unbeschreibbar. Sie markieren die Grenze sprachlichen Mitteilungsvermögens. Wer seinen Körperschmerz mit-teilen wollte, wäre darauf gestellt, ihn zuzufügen und damit selbst zum Folterknecht zu werden.[52]

Obwohl es Folterberichte gibt, markiert der Folterschmerz eine epistemologische Grenze für jede:n Außenstehende:n. Nur wer selbst der Folter ausgesetzt ist oder ausgesetzt war, vermag tatsächlich zu verstehen, was sie charakterisiert. Unter Einbezug des Folterberichtes von Améry, aber auch anderer Folterberichte soll dennoch versucht werden, den Folterschmerz in seinen phänomenalen Grundzügen zu beschreiben.

5.3.1.1.1 Der:Die Peiniger:in

Bislang wurde festgehalten, dass der Schmerz meine Beziehung zu anderen verändert, da ich im Schmerz aus meiner *primären Zwischenleiblichkeit* auf mich selbst zurückgeworfen bin,[53] doch die Beziehung zu anderen verändert umgekehrt auch meinen Schmerz. Wie ich mir selbst im Schmerz ein Stück weit fremd werde, wird mir auch der:die Andere im Schmerz fremd, weil er:sie meinen Schmerz nicht spürt. In der Folter wird diese Alteritätserfahrung instrumentalisiert und gegen das Folteropfer zur Verstärkung des Schmerzes gezielt eingesetzt. Der:Die Folternde löst durch Zufügung von Gewalt Schmerz aus und bewirkt, dass sich das Opfer von sich selbst und zugleich von seinem Gegenüber entfremdet. Scarry beschreibt eindrücklich, dass sich in der Folter die „leibliche Realität"[54] zweier Subjekte, die des:der Gefolterten und die des:der Folterers:in, maximal unterscheiden,

---

51 Jean Améry: Jenseits von Schuld und Sühne. Bewältigungsversuche eines Überwältigten, Stuttgart: Klett-Cotta ²1980, 66.
52 Améry, Jenseits von Schuld, 63.
53 Vgl. Kapitel 3.
54 Anm.: Scarry spricht von „physischer Realität" (Scarry, Körper im Schmerz, 56).

denn der Gefangene leidet unerträgliche Schmerzen, während der Peiniger frei von Schmerzen ist. Er ist frei von jedem Schmerz, der seinen Ursprung in seinem eigenen Körper hätte, und er ist auch frei von jedem Schmerz, dessen Ursprung im Körper des Gepeinigten läge, der ihm so nahe ist. Ihm mangelt es so sehr an Anerkennung fremden Schmerzes oder gar Identifikation mit diesem Schmerz, daß er nicht nur fähig ist, dessen Gegenwart zu ertragen, sondern mehr noch, willens, ihn unablässig hervorzurufen, ihn zuzufügen und zu schüren, Minute um Minute, Stunde für Stunde.[55]

Die Alterität des:der Anderen zeigt sich zum einen darin, dass er:sie nicht an meinem Schmerz leiden muss, zum anderen darin, dass er:sie sich meinen Schmerz buchstäblich *vom Leib* hält und aufgrund dieser Distanz in der Lage ist, ihn absichtlich zuzufügen. Grüny zufolge besteht in der Folter eine „planvoll hergestellte [...] Distanz, die der Folterer zwischen sich und sein Opfer legt"[56]. Obwohl die beschriebene Distanz wohl die Voraussetzung jeglicher Folterhandlung ist, darf die Zwischenleiblichkeit nicht ausgeblendet werden. Insofern man sich der zwischenleiblichen Verbundenheit mit einem anderen Subjekt niemals gänzlich entziehen kann, kann auch die Schaffung der Distanz, die eine folternde Person zu ihrem Opfer einnimmt, scheitern. Es ist, anders gesagt, fraglich, ob der:die Folternde sich zu den Schmerzen des Opfers jemals gänzlich auf Distanz bringen kann oder ob die Zwischenleiblichkeit es gebietet, auch unweigerlich in dem:der Täter:in Spuren des zugefügten Schmerzes zu hinterlassen. Mit Gewissheit ist die, wenn auch eingeschränkte, Distanz des:der Folternden zu seinem:ihrem Opfer, wie Grüny sagt, eine planvoll hergestellte.

Die Regeln des Umgangs mit anderen, die in der Alltagswelt gelten, haben in Raum und Zeit der Foltersituation keine Gültigkeit mehr. Das Opfer ist jemandem ausgeliefert und steht unter jemandes Zwang. Dies ist zwar kein Alleinstellungsmerkmal der Folter, doch in ihr wird dieses Ungleichgewicht einseitig totalitär, was bedeutet, dass das bestehende Machtgefälle zwischen Opfer und Täter:in kein Verhandlungsgegenstand ist.

> Während so der Gefolterte als soziales Wesen sozusagen ausgelöscht wird, ist sein Körper vollständig entblößt und jedem Willkürakt ausgesetzt [...]. Werden in dieser Situation starke Schmerzen zugefügt, [...] wird der Schmerz tatsächlich zu jenem inneren Ereignis, das von dem Außen, das nun dem Folterer allein gehört, abgeschnitten ist [...].[57]

---

55 Scarry, Körper im Schmerz, 56.
56 Christian Grüny: Zur Logik der Folter, in: Burkhard Liebsch / Dagmar Mensink (Hg.): Gewalt Verstehen, Berlin: Akademie 2014, 79–115, 95.
57 Grüny, Logik der Folter, 97.

Sich aus der Auslieferung an die:den Andere:n zu befreien bzw. das bestehende Beziehungsgefüge umzukehren, ist unmöglich, weil sich der:die Peiniger:in nach seinen:ihren schmerzhaften Angriffen derart auf Distanz hält und sein Opfer in die Isolation zwingt, dass kein Wort und keine Geste bei ihm:ihr auf leibliche Resonanz stößt.

> [Es] wird dem Opfer weitgehend unmöglich gemacht, einen Kontakt mit der Welt herzustellen, indem seine höheren Sinne insgesamt ausgeschaltet sind. Es sieht nicht, wer ihm gegenübersteht, hat nicht die geringste Möglichkeit, das Kommende zu antizipieren und ist seiner Ausdrucksmöglichkeit weitgehend beraubt.[58]

Der mangelnde Kontakt mit der Außenwelt korreliert mit der mangelnden Resonanz seines Gegenübers.

Die vom:von der Peiniger:in erzeugte Distanz, die paradoxerweise auch in der Möglichkeit der beliebigen Annäherung, des Zugriffs und der Schmerzzufügung durch ihn:sie wurzelt, ist Endergebnis einer Transformation meiner Wahrnehmung von der Alterität des anderen Subjekts. Diese Transformation beschreibt Jean Améry als Entwicklung des:der Anderen vom *Mitmenschen* zum *Gegenmenschen*.[59] Diese Formulierung impliziert, dass der:die Gefolterte den:die Täter:in durchaus noch als Mensch erfährt. Nicht, dass er:sie für das Opfer plötzlich zu einem anderen Wesen, einem unkontrollierten, vernunftlosen, der menschlichen Empathie unfähigem Gegenüber geworden ist, bestimmt die Alteritätserfahrung, sondern dass ein *Mitmensch* sich plötzlich *gegen* einen richtet. Mit dem Ausdruck, dass der:die Andere *gegen* einen ist, ist nicht das Offenbarwerden einer Meinungsverschiedenheit, d. h. einer Gegnerschaft in diesem Sinne gemeint. Der Mensch, der sich in der Folter gegen einen wendet, wendet sich gegen mein Recht, neben ihm ebenso als Mensch existieren zu dürfen. Seine Gegnerschaft gegen mich bezieht sich auf die Ablehnung meiner Existenz als ganze und damit auch auf die Ablehnung von all dem, was meine Existenz für ihn darstellt oder symbolisiert.

Der Folterschmerz hinterlässt nach seinem Abklingen nicht nur eine starke Erinnerung, sondern auch eine gesteigerte Form der Schmerzangst. Seine expansive Tendenz zur Totalität verbündet sich im Folterschmerz mit der Tendenz der Totalität des:der Folterers:in, welche:r die totale Kontrolle über das Opfer erlangen möchte, sodass dem Opfer im wahrsten Sinne nichts mehr bleibt, was dem:der Peiniger:in verborgen bliebe. „So vermehrt der Folterer wie der Schmerz beständig seine Ressourcen und Zugriffe, bis der Raum

---

58   Grüny, Logik der Folter, 97.
59   Vgl. Améry, Jenseits von Schuld, 54.

und alles darin, zu einer gewaltigen und externalisierten Landkarte wird, auf der die Gefühle des Opfers aufgezeichnet sind."[60] Die „Vermehrung der Ressourcen und Zugriffe" treiben Folterer:in und Schmerz gleichermaßen voran. Darin wird meines Erachtens sehr deutlich zum Ausdruck gebracht, dass die Wahrnehmung des erlebten Schmerzes und die Wahrnehmung von einem Gegenüber in einer Wechselwirkung stehen. Seine:Ihre Handlungen, die absichtlich zugefügten Schmerzen, sollen nicht nur der bloßen Vergrößerung und Vermehrung des Schmerzes dienen, sondern durch den Schmerz will sich auch der:die Folternde Raum und Ausdehnung im Opfer, in seiner leiblichen Selbstgegebenheit verschaffen. Durch die Zwischenleiblichkeit spürt der:die Leidende, dass die erfahrene Unterdrückung und Erniedrigung einhergeht mit dem Gefühl, von dem:der Anderen gänzlich abhängig und beherrscht zu sein. Der:Die Folternde nützt den Schmerz als Mittel seiner Fremdherrschaft, welches deshalb so verlässlich ist, weil es sich gleichsam im Opfer verselbstständigt. Er breitet sich expansiv im Leib aus, sodass er immer weniger Raum lässt für selbstbestimmtes widerständiges Verhalten. Der:Die Folternde nimmt sein:ihr Opfer durch Schmerz gefangen und es ist diesem unmöglich, der Gewalt zu entfliehen, Anhalt in einer Welt frei von Schmerz zu finden. Indem der:die Betroffene zunehmend in Schmerz versinkt, versinkt er:sie im Machtbereich seines:ihres Folterers:in, in der Welt des:der Anderen. Das Opfer wird schrittweise absorbiert vom Gegenmenschen, so wie der Schmerz es absorbiert. Beide verschmelzen in der Wahrnehmung des:der Betroffenen zunehmend, und dieser Prozess geht so weit, bis der Gegenmensch nur mehr Schmerz *ist* und die Fremdheit des Schmerzes eine Identität bekommt, nämlich in der Fremdheit des anderen Subjektes. Absorbiert werden ist aber ein Widerstandsereignis. Sich dieser drohenden Absorption zu widersetzen, wird, wie Alleg beschreibt, von den Folternden sowohl hart bestraft als auch in eigenartiger Weise gewürdigt. „Ich merkte an dem veränderten Gebaren der *paras* mir gegenüber, daß sie meine Weigerung zu sprechen als ‚sportliche Leistung' einschätzten."[61] Indem man versucht, sich zur Wehr zu setzen, die eigene Integrität zu wahren, versucht man, die Differenz zwischen Ich und Nicht-Ich aufrechtzuerhalten, als *jemand* existent zu bleiben. Die ungleich größere Macht des:der Peinigenden legt die Furcht davor nahe, dass der geleistete Widerstand letztlich vergeblich sein wird.

---

60 Scarry, Körper im Schmerz, 84.
61 Henri Alleg: Die Folter. La Question. Mit Geleitworten von Jean-Paul Sartre u. Eugen Kogon, Wien: Desch 1958, 53.

5.3.1.1.2 Entzogenheit

Die Entzogenheit des Schmerzes, die, wie bereits gezeigt, jeden Schmerz charakterisiert, variiert und verändert ihre Erscheinungsweise abhängig von der konkreten Schmerzerfahrung. Dass dieser Alteritätsmodus des Schmerzes außerdem von der Beziehung des:der Betroffenen zu anderen Subjekten beeinflusst wird, ist am Beispiel der Folter besonders augenscheinlich. Die Passivität, in der man sich dem Schmerz gegenüber erlebt, verdichtet sich in der Erfahrung der Folter, da man in ihr zugleich einem anderen Subjekt ausgeliefert ist. Dieses macht sich sowohl die Entzogenheit meines Schmerzes als auch seine eigene Unverfügbarkeit für mich zunutze. Die Unverfügbarkeit des anderen Subjektes zeigt sich darin, dass es ungehemmt in der Lage ist, meinen Schmerz herbeizuführen und nach seinem Ermessen zu steigern. Weder der:die Gefolterte noch andere sind in der Lage, die Schmerzzufügung zu verhindern.

Die Entzogenheit des Folterschmerzes realisiert sich besonders durch die Unmöglichkeit, den eigenen Leib vor dem:der Anderen zu schützen. Die räumliche Qualität des eigenen Leibes zeigt sich für das Schmerzsubjekt nicht nur darin, dass der Schmerz an einer Stelle des Leibes lokalisierbar ist, sondern auch darin, dass es im Schmerz seinen Leib als zu beschützendes Territorium erlebt. Während andere im Alltag potentiell helfen können, den Schutz der leiblichen Unversehrtheit zu gewährleisten – man wird sich dieses Potentiales beispielsweise gewahr, wenn man zu später Stunde auf unbeleuchteter Straße hofft, dass andere in der Nähe sind, die im Notfall zu Hilfe kommen können –, zeigt sich in Gewalt und besonders der Folter gerade das Gegenteil dieser Nähe, nämlich die *Vulneranz*, d. h. die *Verletzungsmacht*, die mit der Nähe zu anderen gegeben ist. Die Distanzlosigkeit, der man in der Folter gnadenlos ausgeliefert ist, bedeutet die „Mißachtung [...] [des] persönlichen Raumes"[62]. In der Folter wird auf das Nähe- und Distanzempfinden des:der Leidtragenden keine Rücksicht genommen. Allein der:die Peiniger:in entscheidet, wie nahe er:sie seinem:ihrem Gegenüber kommen will. Die willkürliche Annäherung des:der Peinigenden, die immer wieder aufs Neue Schmerz verheißt, prägt die Alteritätserfahrung des Schmerzes unmittelbar, da seine Unverfügbarkeit für mich durch die unverfügbare Nähe des:der Anderen als gesteigert erlebt wird. Die „machtlose Anstrengung"[63] der Schmerzerfahrung potenziert sich durch das gehemmte „Weg!" gegenüber dem:der Folternden. Dabei bemisst sich Nähe nicht ausschließlich nach dem Abstand eines Dinges oder eines anderen

---

62 Fuchs, Leib, Raum, Person, 309.
63 Buytendijk, Schmerz, 123.

Subjekts zum eigenen Körper, sondern nach der ersehnten oder abgelehnten und gefürchteten „Zugänglichkeit für mich"[64].

In der Folter treten beide Formen unfreiwilliger Nähe gepaart auf. Zum einen ist das Opfer meist eingesperrt, festgebunden, gefesselt etc., sodass es sich der körperlichen Annäherung des:der Folternden nicht entziehen kann. Zum anderen bedeutet die Situation des Ausgeliefertseins und der Abhängigkeit, dass dem:der Anderen eine Zugänglichkeit zu mir gegeben ist, die mich seine:ihre Entzogenheit für mich erkennen lässt. Die Unabwendbarkeit und Nähe des:der Anderen ist so groß, dass er:sie mir in gleicher Weise wie der Schmerz erscheint – nämlich als *Eindringling* in den eigenen Leib. Wie nahe man andere Menschen tatsächlich herankommen lässt und umgekehrt, wie nahe sie mich kommen lassen, entscheidet sich nahezu ausschließlich über einen Prozess zwischenleiblicher Ausverhandlung, d. h. einen nonverbalen Prozess. Wenn einem jemand buchstäblich zu nahe tritt, bricht er:sie eine durch leibliche Kommunikation vermittelte Grenze.

Die zwischenleibliche Kommunikation zwischen Opfer und Täter:in wird in der Folter gezielt korrumpiert. Der „dialogisch-kommunikative Charakter der leiblichen Ökonomie"[65], das Wechselspiel leiblicher Engung und Weitung bzw. Spannung und Schwellung,[66] das sich auf den Leib des:der Anderen überträgt, wird gewaltsam unterbrochen. In der Folter spürt nur das Schmerzsubjekt seine:n Folterin:er am eigenen Leib, wachsam und aufmerksam versucht es über die Einverleibung seines Gegenübers dessen Handlungen zu antizipieren. Die Enge des gefolterten und schmerzenden Leibes findet allerdings im quälenden Subjekt keinen Resonanzleib. Während ein:e Sadist:in die leibliche Enge seines:ihres Folteropfers absorbiert, weil sie ihm:ihr die ersehnte Luststeigerung verheißt, blockiert der:die Folternde das leiblich resonante Verhältnis zu seinem:ihrem Opfer, sofern dies möglich ist. Das Folteropfer erfährt ihn:sie als unnahbar, verschlossen und vom eigenen Schmerz unberührt. Der Versuch des:der Folterers:in, die zwischenleibliche Verbundenheit mit dem Opfer zu unterbinden oder zu ignorieren, scheint ein wesentlicher Grund dafür zu sein, dass der:die Peiniger:in dazu in der Lage ist, sein:ihr Gegenüber zu quälen. Im Vollzug der Handlung muss er:sie sich dem Folteropfer willentlich entziehen und seine:ihre Wahrnehmung muss darauf eingeschworen werden, das Opfer nicht als Mitmensch, sondern als *leibloses* Objekt wahrzunehmen. Die Verschlossenheit der folternden Person ist dem Opfer in Form mangelnder leiblicher Resonanz gegeben.

---

64   Fuchs, Leib, Raum, Person, 373.
65   Schmitz, Der unerschöpfliche Gegenstand, 137.
66   Vgl. Schmitz, Der unerschöpfliche Gegenstand, 135.

Charakteristisch für die einseitig bestimmte Nähe und Distanz ist, dass einen der:die Peiniger:in völlig ungehemmt, in jeder erdenklichen Weise und an jeder erdenklichen Stelle des eigenen Leibes berühren kann. Berührung ist eine besondere Form der „leibliche[n] Kommunikation, die besagt: Dies bin ich, und dies bist Du. Gerade indem wir uns als abgegrenzt erleben, spüren wir einander. Vom Anderen berührt werden heißt daher, in einer elementaren Weise von ihm erkannt zu sein und sich selbst zu erkennen"[67]. Gerade weil die Berührung eine für das Subjekt derartig wichtige Form der zwischenleiblichen Kommunikation ist, ein „besonderer Ausdruck von Zuneigung und Intimität"[68], ist sie auch ein mächtiges Mittel der „Zudringlichkeit und Grenzüberschreitung"[69]. Bedenkt man, dass man die Berührung mit und durch andere für gewöhnlich nur denjenigen gewährt, denen man vertraut oder sich emotional nahe fühlt, ist klar, dass hier Erfahrungsweisen in Widerstreit geraten, nämlich die gefühlte und ersehnte Distanz zum:r Anderen, bei gleichzeitiger körperlicher Nähe und Berührung durch ihn:sie.

Nähe und Distanz zu anderen können in der Folter aber auch in zusätzlicher Weise zu einem zentralen Moment der Schmerzsteigerung werden, insofern gerade diejenigen anderen, denen ich mich nahe fühle und mich in meinem Schmerz hilfesuchend zuwenden möchte, mir gerade unzugänglich sind. Auch hier wird die reale Nähe bzw. Distanz, die man ansonsten selbst mitbestimmt, zum Problem. Die Berührung von Vertrauten, die der verletzenden Berührung eine andere Form der Selbsterfahrung entgegenhalten würde, bleibt aus. In der Folter erscheinen mir die Anderen, deren Nähe ich als wohltuend und angenehm empfinde, aufgrund ihres Fernbleibens als Entfremdete, da sie mir wider Erwarten nicht zu Hilfe kommen. Schützende Nähe und tröstende Berührungen, wie man sie in der Folter ersehnt, bleiben in dieser schmerzhaften Erfahrung entzogen. „Wo die soziale Situation des [...] [Schmerzleidenden] in einer Weise verändert werden soll, die ihm möglichst viel Rückhalt und emotionale Stärkung gibt, wird der Gefolterte der größtmöglichen Unsicherheit und Verlassenheit ausgesetzt."[70]

Ein weiterer wichtiger Aspekt, der die Entzogenheit des Schmerzes verstärkt, ist die Unvorhersehbarkeit der Schmerzzufügung. Henri Alleg etwa beschreibt, dass sich die ihm zugefügten heftigen körperlichen Schmerzen, ausgelöst unter anderem durch Stromschläge, schwere Prügel und Verbrennungen, mit der Sorge um auf ihn zukommende, noch unbekannte Schmerzen vermengen.

---

67 Fuchs, Leib, Raum, Person, 114.
68 Fuchs, Leib, Raum, Person, 115.
69 Fuchs, Leib, Raum, Person, 115.
70 Grüny, Logik der Folter, 91.

> Es kamen kleine [Strom-]Schläge, bei jedem Stoß zuckte ich zusammen, doch ich befürchtete etwas anderes. Ich glaubte, auf dem Boden an der Mauer eine riesige, mit Papierstreifen umwickelte Zange zu sehen, und ich versuchte mir vorzustellen, welche neuen Qualen mich erwarteten. Ich dachte, sie könnten mir vielleicht mit diesem Instrument die Nägel ausreißen.[71]

Die Tatsache, dass einem das Vorgehen und die konkreten Absichten des:der Anderen unzugänglich sind, tragen in der Folter wesentlich zur sukzessiven Schmerzsteigerung bei. Folter wird gerade deshalb mit abwechselnden Praktiken vollzogen, damit die Gefahr jeglicher Erwartbarkeit des Schmerzes ausgeräumt ist und es den Opfern daher unmöglich ist, die auf sie zukommenden Geschehnisse zu antizipieren. Die Angst vor künftigen Schmerzen erhält deren Entzogenheit aufrecht. Der:Die Peiniger:in stellt mit seinen:ihren Praktiken sicher, dass man vom Schmerz überwältigt bleibt. Nicht zuletzt deshalb versuchen Folteropfer herauszufinden, was ihre Peiniger:innen mit ihnen vorhaben. Auch der Wunsch herauszufinden, was preisgegeben werden soll, damit nicht erneut Schmerz zugefügt wird, ist der Versuch, Kontrolle über das Entzogene zu erlangen. George Orwell beschreibt in 1984 eindringlich die Gedankenwelt seines gefolterten Protagonisten: „Er hatte nur noch einen Wunsch, nämlich herauszufinden, was sie wollten, das er gestehen sollte, um es danach rasch zu gestehen, ehe die Quälerei von neuem anfing."[72]

In der Folter erlebt man die Entzogenheit des Schmerzes insofern in gesteigerter Form, als der Horizont der Erwartbarkeit alleine davon erfüllt ist, dass weitere Schmerzen kommen werden, doch bleibt unbekannt, in welcher Form, in welcher Intensität und in welchem zeitlichen Ausmaß. Auch deshalb versuchen Folteropfer ihren Peiniger:innen zu entlocken, was sie mit ihnen vorhaben, oder aber das Künftige in irgendeiner Form zu beeinflussen. „Ab und zu unterbrach ich ihn [den Folterknecht: A.K.], mit dem einzigen Ziel, Zeit zu gewinnen und damit die der Torturen zu verkürzen, falls er das anschließend vorhatte."[73] In der Isolation, der Entzogenheit des Schmerzes und des:der Peinigers:in bzw. seiner:ihrer Absichten kann man überhaupt nicht mehr damit rechnen, dass dieser Schmerz einmal endet, wenn nicht mit dem Tod. Die Entzogenheit des Schmerzes, gepaart mit der Entzogenheit der anderen, der Peiniger:innen und den fernbleibenden Vertrauens- und Rettungspersonen, traumatisiert in multipler Form. Alles erscheint ungewiss – insbesondere das eigene Überleben – diese Ungewissheit wird als Werkzeug der Verängstigung

---

71 Alleg, La Question, 44.
72 George Orwell: 1984. Ein utopischer Roman. Übers. a. d. Englischen v. Kurt Wagenseil, Zürich: Diana [21]1973, 358.
73 Alleg, La Question, 57.

eingesetzt. So beschreibt auch Alleg, dass ihm unter Torturen unermüdlich vorgehalten wird, er sei es nicht wert, am Leben zu sein, er sei „erledigt [...], ein Toter mit Bewährungsfrist"[74]. Die Ungewissheit über den Verlauf der Folter, aber auch hinsichtlich des eigenen Überlebens ist tief verwoben mit der Erfahrung der Grundlosigkeit des Schmerzes.

5.3.1.1.3 *Grundlosigkeit*
Die Grundlosigkeit des Schmerzes wurde mit dem Verweis auf die Bedeutung der Ursachenbenennung expliziert, da sich die Grundlosigkeit insbesondere dann entfaltet, wenn keine Ursache für den empfundenen Schmerz bestimmbar ist und er sich somit auch jeder möglichen Deutung entzieht.

> Der extreme Schmerz, der den Kern der Folter bildet, ‚hat' weder eine Bedeutung noch ist er schlicht bedeutungslos, sondern er unterliegt einer Deutung, die entscheidend von der Situation abhängt, in der er erfahren wird. So sehr er selbst von dieser Deutung bestimmt ist, so sehr entzieht er sich ihr doch auch und bleibt als Widerfahrnis ein störendes und zerstörendes Element in jedem Sinngefüge.[75]

Damit ist klar, dass Folter eine Grund- oder Sinnzuschreibung immer verwehrt, auch wenn ihr situationales Gefüge Deutung zulässt und man beispielsweise Gewissheit darüber hat, dass einem zum Zweck der Preisgabe bestimmter Informationen Schmerzen zugefügt werden. Die zermürbende Grundlosigkeit des Schmerzes findet im folternden Gegenüber ihr personales Pendant, gleichsam ihren leiblichen Agenten, denn so wie der Schmerz sich der sinnhaften Deutung entzieht und grundlos erscheint, erscheint auch das Handeln des:der Peinigenden grund- und sinnlos. Die Grundlosigkeit der Folter ist in der Grundlosigkeit des Schmerzes mitgegenwärtig, verkörpert durch das andere Subjekt, welches unbegreifliche Gewalt zufügt. Seine Handlungen widersetzen sich jeder Sinngebung, denn es erschließt sich nicht, wie ein:e Andere:r in der Lage sein kann, brutal, rücksichtslos und frei von empathischer Regung Schmerzen zuzufügen. Die jeden Schmerz begleitende Frage, *warum* er einen trifft, bzw. die Unfähigkeit, diese dem Schmerz unabwendbar anhaftende Unsicherheit jemals auflösen zu können, fordert den Einbezug des schmerzauslösenden Faktors in diese Frage. Sowenig sich allerdings das an den Schmerz gerichtete „Warum?" durch eine Ursachenbeschreibung auflösen lässt, löst sich die nagende Frage auf, wie ein Mensch so etwas tun kann, weder durch das Erkennen eines politischen Motives oder einer sadistischen

---

74 Alleg, La Question, 33.
75 Grüny, Logik der Folter, 80.

Neigung noch durch die Kenntnis von Rachegelüsten, welche man im folternden Gegenüber identifiziert.

Dem Folteropfer ist neben der allgemeinen Grundlosigkeit des Schmerzes auch kaum eine „Vehikelfunktion für ein Telos ad quem: für das gute Leben, für die Nachfolge Gottes, für Daseinszufriedenheit, für Tätigkeit überhaupt und so fort"[76] gegeben. Mögliche Motive also, die jemanden Schmerzen in Kauf nehmen lassen oder zumindest potentiell eine Deutung des Schmerzes erlauben und so die Erfahrung der Grundlosigkeit des Schmerzes abschwächen könnten, lassen sich der Grundlosigkeit des Schmerzes kaum entgegenhalten. Pascal Delhoms Bemerkung, dass Folter als Erleiden extremer Gewalt die Negation von Sinn bedeute, da ein solches Erleben „jenseits dessen [sei], was verstanden werden kann"[77], ist daher mit Nachdruck zu betonen. Delhom weist darauf hin, dass die „Fremdheit [...] die Form dessen [ist], was nicht verstanden wird"[78], wobei in der Folter eben nicht nur der Schmerz, sondern auch die Anderen als Fremde erfahren werden. Das Subjekt, dem Gewalt angetan wird, *versteht* im eben erwähnten Sinne weder die Anderen, die gewaltsam an ihm handeln, noch die erlösungsverheißenden Anderen, die in der Ferne bleiben und es nicht von den Qualen befreien. Auch sie, die Nahestehenden, die Gleichgesinnten, die Liebsten, werden dabei zu Fremden.[79]

In Hinblick auf diejenigen, die einem nahe stehen, ereignet sich in der Folter eine weitere Sinnzerstörung, nämlich im Zusammenhang damit, dass der Schutz dieser Menschen oftmals der einzige Grund ist, weshalb man der Folter standhält, z. B. weil man sie nicht in Gefahr bringen möchte. Sinnzerstörung geschieht genau dann, wenn der Folterschmerz so tief in sein Opfer eindringt, dass es selbst diesen Sinn noch bereitwillig aufgibt. Wieder ist es Orwell, der diese Form der Sinnzerstörung, die mit der Bereitschaft zur Opferung und Zerstörung anderer, ja sogar geliebter Menschen einhergeht, trefflich formuliert: „Man *will*, daß es dem anderen widerfährt."[80] Das Opfer selbst möchte verschont bleiben, auch wenn das bedeutet, dass andere dafür die Schmerzen zu erleiden haben. An anderer Stelle der Erzählung wird dies noch deutlicher, als der Gefolterte, Winston, in panischer Angst vor den drohenden Qualen seine Geliebte, Julia, an seiner statt den Martern preisgeben will: „Nehmen Sie Julia!

---

76   Rudolf Bluhm: Schmerz und Kontingenz, in: André Karger / Rudolf Heinz (Hg.): Trauma und Schmerz. Psychoanalytische, philosophische und sozialwissenschaftliche Perspektiven, Gießen: Psychosozial Verlag 2005, 41–50, 42.
77   Pascal Delhom: Erlittene Gewalt verstehen, in: Burkhard Liebsch / Dagmar Mensink (Hg.): Gewalt Verstehen, Berlin: Akademie 2003, 59–78, 60.
78   Delhom, Gewalt verstehen, 64.
79   Vgl. Delhom, Gewalt verstehen, 64.
80   Orwell, 1984, 430.

Nehmen Sie Julia! Nicht mich! Julia! Mir ist's gleich, was Sie mit ihr machen. Zerreißen Sie ihr das Gesicht, ziehen Sie ihr das Fleisch von den Knochen. Nicht mich! Julia! Nicht mich!"[81] Der Protagonist, für den durch die Liebe seiner Partnerin „der Wunsch, am Leben zu bleiben, neu [...] erwacht"[82], wird so lange gepeinigt, bis er bereit ist, sie zu opfern. Winston ist gezwungen, den gewonnenen Lebenssinn selbst zu vernichten. Elaine Scarry erklärt, dass die Welt des:der Gefolterten eine „zusammengeschrumpfte Welt"[83] ist, „die in den Antworten des Gefangenen objektiviert ist, Antworten, die von der Auflösung all jener Objekte zeugen, denen er in Loyalität oder Liebe, aus gesundem Menschenverstand oder dank langjähriger Vertrautheit zugetan war"[84]. Die objektivierte Welt ist zugleich eine sinnentleerte Welt.

Die Repression des anderen Subjektes verschließt nicht nur den aktuellen, sondern auch den in die Zukunft gerichteten Sinnhorizont. Mit zunehmendem Schmerz und zunehmender Dauer der Folter eliminiert der:die Folternde die Hoffnung des Opfers, dass dieses jemals freigelassen wird aus seinem Schmerz. „Der Schmerz erfüllt zu Beginn der Folter die gefolterte Person nicht total, aber zum Ende der Folterungen hat der Schmerz alles eliminiert, was nicht der Schmerz selbst ist. Die Folter trachtet nach dem totalen Charakter des Schmerzes."[85] Der totale Charakter des Folterschmerzes, der dann erfüllt ist, greift unwiderruflich aus auf jeden in die Zukunft gerichteten Sinnhorizont. Der:Die Folternde forciert durch den zugefügten Schmerz die sinnzerstörende Dynamik durch seine Gewalthandlungen. So spricht Orwells Folterknecht zu seinem Opfer:

> Was Ihnen hier geschieht, gilt für immer. Merken Sie sich das im voraus. Wir zermalmen Sie bis zu dem Punkt, von dem es kein Zurück mehr gibt. Dinge werden Ihnen widerfahren, von denen Sie sich nicht freimachen könnten, und wenn Sie tausend Jahre alt würden. Nie wieder werden Sie zu einem gewöhnlichen menschlichen Empfinden fähig sein. Alles in Ihnen ist tot. Nie wieder werden Sie der Liebe, der Freundschaft [...] fähig sein.[86]

---

81 Orwell, 1984, 422.
82 Orwell, 1984, 163.
83 Scarry, Körper im Schmerz, 56.
84 Scarry, Körper im Schmerz, 56.
85 Gesa-Anne Busche: Über-Leben nach Folter und Flucht. Resilienz kurdischer Frauen in Deutschland, Bielefeld: transcript 2013, 50.
86 Orwell, 1984, 378.

Die bereits genannte „Umstülpung der Sozialwelt"[87], die der Folterschmerz hervorruft, bleibt nachhaltig wirksam und vernichtet den Horizont zukünftigen Sinnerlebens.

Ein besonders wichtiger Aspekt in der Erfahrung der Grundlosigkeit ergibt sich aus der Zäsur wechselseitiger Einleibung. Begegne ich einem anderen Subjekt, begegne ich einem leiblich-intentionalen Akteur, dessen intentionale Inhalte mir zwar nicht unmittelbar, jedoch leiblich vermittelt zugänglich sind. Die „‚innere' Erfahrung"[88] eines anderen Subjektes bleibt mir verschlossen. „[A]ufgrund der Nicht-Identifizierbarkeit der Leiber ist dies [...] nicht möglich."[89] Der:Die Andere ist auch immer mehr als bloß anderer meiner selbst. Wäre das nicht so, wären mir seine:ihre Gedanken und Wünsche etc. durch Analogieschluss zugänglich, und man könnte von der eigenen Gefühls- und Empfindungswelt tatsächlich auf die eines:r Anderen schließen. Die absolute Fremdheit, die anderen Subjekten anhaftet, verdichtet sich im Moment der Folter, da die leibliche Kommunikation, die Verbundenheit mit anderen, eine Zäsur erfährt. Schmitz verdeutlicht, dass man „im Zusammensein mit Anderen [...] Eindrücke von ihnen [gewinnt]"[90] und diese von mir. Man ist sich also bewusst, dass der Schmerz, den man am eigenen Leib empfindet, als sichtbarer Ausdruck bei anderen einen *Eindruck* hinterlässt. Dieser Eindruck garantiert, dass andere sich meinem Schmerz nur schwer, d. h. unter bestimmten Voraussetzungen entziehen können. Aus dieser Dynamik von Eindruck und Ausdruck erwächst die natürliche Haltung des Schmerzsubjekts gegenüber anderen, dass sein Leid von anderen nicht unbemerkt bleibt. Damit verbunden ist außerdem die Erwartung von mitfühlender Zuwendung und die Bereitschaft, mir in meinem Schmerz zu helfen. Darin, so meine ich, liegt auch eine der wenigen, nachträglichen Sinngebungsmöglichkeiten in Bezug auf den Schmerz, dass ich nämlich andere Subjekte, selbst diejenigen, die ich nicht kenne, als Mitmenschen erfahren kann, die mir gegenüber Mitgefühl und Solidarität zeigen. Durch Schmerz bringt man so in Erfahrung, dass andere nicht nur ihr eigenes Empfinden tangiert. In der Folter wird eben diese Erfahrung in ihr Gegenteil verkehrt. Die Grundlosigkeit des Schmerzes verstärkt sich in der Folter, da genau die Erwartungshaltung gegenüber anderen durch sie selbst durchkreuzt wird. Schmerz, der in anderen keine Resonanz erzeugt,

---

87 Améry, Jenseits von Schuld, 66.
88 Margaretha Hackermeier: Einfühlung und Leiblichkeit als Voraussetzung für intersubjektive Konstitution. Zum Begriff der Einfühlung bei Edith Stein und seine Rezeption durch Edmund Husserl, Max Scheler, Martin Heidegger, Maurice Merleau-Ponty und Bernhard Waldenfels, Hamburg: Kovac 2008, 269.
89 Hackermeier, Einfühlung und Leiblichkeit, 269.
90 Schmitz, Phänomenologie der Leiblichkeit, 89.

der sie unberührt und kalt lässt, verstärkt sich im Modus der Grundlosigkeit, da er den Sinn der Brechung und Aufweichung zwischenleiblicher Isolation nicht erfüllt. Die Gleichgültigkeit oder Ignoranz, die man in der Begegnung mit dem:der Folterer:in spürt, zeigt auf, dass die Wechselseitigkeit leiblicher Kommunikation sich auflöst.

5.3.1.1.4 *Machtlosigkeit*
Das Maß der erfahrenen Grundlosigkeit, die durch das Verhältnis zum:r Peiniger:in bestimmt wird, beeinflusst außerdem, wie sich die Machtlosigkeit im Schmerz entfaltet. Busche beschreibt in diesem Zusammenhang, dass

> [d]ie Folterbeziehung [...] eine einseitige und absolute [ist]. In kaum einer anderen sozialen Situation ist die Abhängigkeit eines Menschen von einem anderen so groß und allumfassend wie in der Situation der Folter. Der foltende Mensch hat grenzenlose Macht über den gefolterten Menschen.[91]

Laut Delhom umfasst die Wahrnehmung erlittener Gewalt, wie dies in der Folter in extremer Weise der Fall ist, ein

> präreflexives und nicht intentionales Bewusstsein des eigenen Erleidens, das mehrere Gestalten annehmen kann: Schmerz, Angst, Wut oder Gefühl von Machtlosigkeit. Dazu kommt ein intentionales Bewusstsein der eigenen Verletzung, das durch eine objektivierende Distanznahme gewonnen wird.[92]

Sich in präreflexiver, aber auch bewusst intentionaler Weise als Gefolterte:r zu erleben, heißt zugleich, sich machtlos zu fühlen und diese Machtlosigkeit bewusst präsent zu haben. Für das Folteropfer verbünden sich Schmerz und folterndes Gegenüber zu einer machtvollen Einheit, denn der eigene Schmerz bedient die Absichten des:der Gewalttäters:in.

> Wird der Schmerz empfunden als ‚schiere Widerwärtigkeit', als in mir und doch zugleich gegen mich gerichtet, als Nicht-Ich, so findet dieses Nicht-Ich im Folterer seine dauerhafte abstoßende Repräsentanz, die sich bald aber über alle Räumlichkeit und deren Gegenstände auszubreiten trachtet.[93]

---

91   Busche, Über-Leben nach Folter, 50.
92   Delhom, Gewalt verstehen, 66.
93   Hajo Schmidt: »The body in pain« – Folter oder demokratischer Rechtsstaat? in: André Karger / Rudolf Heinz (Hg.): Trauma und Schmerz. Psychoanalytische, philosophische und sozialwissenschaftliche Perspektiven, Gießen: Psychosozial-Verlag 2005 (edition psychosozial), 25–34, 30.

Der Schmerz, dem man als Betroffene:r machtlos ausgeliefert ist, spitzt sich in der Foltersituation dramatisch zu. Die Machtlosigkeit wird vor allem dadurch bestimmt, dass man als Folteropfer nicht beliebig Abstand nehmen kann zum:r Peiniger:in. Physische Nähe und Distanz, die man zum:r Folternden hat, wird alleine von diesem selbst bestimmt. Sein:Ihr mir „Zu-Leibe-Rücken" entzieht sich, wie bereits gezeigt, völlig meinem Einflussbereich, denn er:sie kann sich entfernen und annähern, mich berühren und verletzen, die Lage meines Körpers und meinen Bewegungsradius gänzlich alleine bestimmen. Machtlosigkeit bedeutet insbesondere, dass dem Opfer keine Möglichkeit gegeben ist, sich dieser Aussetzung und Fremdbestimmung zu entziehen oder aktiv dagegenzuwirken. Der:Die Peiniger:in ist weder angewiesen auf meine verbale Zustimmung noch auf mein aktives Folgeleisten. Die Machtlosigkeit gegenüber dem:der Folternden steigert zugleich die Machtlosigkeit gegenüber dem Schmerz. Die Korrelation dieser beiden Formen erlebter Machtlosigkeit nimmt zugleich Einfluss darauf, wie sehr man an dem zugefügten Schmerz leidet, da „[d]ie Möglichkeit der Distanznahme […] ein Indiz dafür [ist], wie tief der Schmerz reicht"[94]. Meines Erachtens ist also nicht nur die Distanzmöglichkeit zum Schmerz, sondern zu anderen Menschen, insbesondere aber zum:r Peiniger:in, ein entscheidender Faktor hinsichtlich der Tiefe des Schmerzes.

An der Verunmöglichung der Distanznahme hängt ein weiterer Aspekt der Machtlosigkeit, nämlich die Entblößung des eigenen Leibes. Dabei ist nicht bloß die Haut als meine physische Körperhülle dem:der Peiniger:in zur Gänze sichtbar, sondern, insofern die Haut das identitätsstiftende „Grenzorgan par excellence"[95] ist, bin *Ich* es, der:die unter seinen:ihren uneingeschränkten Blick gerät. Mit beidem, der verunmöglichten Distanznahme und der Entblößung meines Leibes, misslingt auch die Verhüllung oder Kaschierung meines Schmerzes, welcher nun dem:der Anderen völlig unverborgen ist. Während man im Normalfall selbst darüber entscheidet, wie und wem man seine Schmerzen mitteilt, geht die Entscheidungsmacht darüber in der Folter völlig verloren. Die leibliche Bewegungsdynamik, die mit dem Schmerz verbunden ist, weil man naturgemäß wegstrebt von ihm, wird in vielen Foltersituationen ebenfalls unterbunden, indem die Opfer gefesselt und geknebelt werden. Dadurch ist es unmöglich, dem Wunsch, zusammenzuzucken, aufzufahren, zu schreien etc., Folge zu leisten. Indem der:die Täter:in dies gezielt verhindert, intensiviert sich im Schmerzsubjekt das Gefühl der Machtlosigkeit sowie der

---

94 Bernhard Waldenfels: Sinne und Künste im Wechselspiel. Modi ästhetischer Erfahrung, Berlin: Suhrkamp 2010 (stw 1973), 345.

95 Joachim Küchenhoff: Zwischenleiblichkeit und Körpersprache. Zur Semiotik körperbezogener psychischer Leiden, in: figurationen 20 / H. 2 (2018) 83–104, 85.

leiblich empfundenen Enge. Die Absicht, den empfundenen Schmerz zu verbergen, entspricht daher dem Streben, Macht über den Schmerz, sich selbst und den:die Folterer:in zurückzugewinnen. Im Schmerz die Kontrolle über den eigenen Leib zu haben, bedeutet, dass der:die Peiniger:in einen Machtverlust erlebt. Indem das Opfer verbirgt, was die Schmerzzufügung sichtbar bewirken soll, wird dem:der Peiniger:in die Macht genommen, eine bestimmte Empfindung und das erkennbare Leiden an dieser Empfindung hervorzurufen. Wenn man die Kontrolle verliert und der Macht des:der Folternden anheimfällt, so ist dies dagegen vielfach mit Scham verbunden. Alleg etwa schreibt, dass er sich sogar dafür schämt, dass seine Nervosität angesichts des drohenden Schmerzes und der Ungewissheit, was mit ihm geschehen würde, für seine Folterer erkennbar ist. „Es kann losgehen. Nur ein bißchen nervös', sagte er [...] Ich schämte mich, daß er an meinem Herzklopfen meine Erregung entdeckt hatte."[96]

Als Zusammenfassung lässt sich festhalten, dass das absichtsvolle Auslösen und Schüren von Schmerz durch einen anderen Menschen nicht nur zur Folge haben, dass sich jegliche Beziehung zu anderen durch die erlebte Gewalt verändert, sondern auch, dass der Schmerz sich durch die Fremdzufügung verstärkt und intensiviert. Der Schmerz ergreift nun nicht mehr im Alleingang Besitz von seinem Opfer, sondern er wird gleichsam durch die Handlungen eines leiblichen Subjektes unterstützt, wodurch sich für die:den Betroffene:n der Schmerz intensiviert. Wie der:die Andere den Folterschmerz beeinflusst, zeigt sich deutlich an den Modifikationen der Alteritätsmodi des Schmerzes. Die Entzogenheit des Schmerzes verstärkt sich durch die Entzogenheit des:der Peinigenden, das Erleben der Grundlosigkeit des Schmerzes nimmt durch das Fehlen der Nachvollziehbarkeit möglicher Handlungsmotive des:der Folternden und durch das Fehlen jeglicher Erwartbarkeit seiner:ihrer Handlungen zu, und die erfahrene Machtlosigkeit im Schmerz steigert sich durch die Auslieferung an eine:n Andere:n unaufhaltsam. Die zwischenleibliche Verbundenheit bietet gleichsam das Fundament dafür, dass das Verhalten des:der Anderen den eigenen Schmerz negativ beeinflussen kann. Aufgrund der Zwischenleiblichkeit ist Folter eine Erfahrung, in der sich der Schmerz abhängig von der Begegnung und dem Fernbleiben anderer Subjekte drastisch intensiviert. Die erlebte Schutzlosigkeit, die Unmöglichkeit zu fliehen, die Fassungslosigkeit, die Sinnzerstörung und die Distanzlosigkeit sind nur einige Aspekte der Folter, die sich in dieser spezifischen Schmerzerfahrung durch das Handeln eines:r Anderen verschärfen. Die genannten Modifikationen des Schmerzes spielen auch im Kontext häuslicher Gewalt eine zentrale Rolle, allerdings bringt die

---

96   Alleg, La Question, 48.

deutlich andere Beziehung, die zwischen Opfer und Täter:in besteht, auch Differenzen in dieser zweiten Form der Fremdzufügung von Schmerz.

5.3.1.2   Häusliche Gewalt

Eine der entsetzlichsten Formen von Folter ereignet sich dann, wenn der Mensch, der die Schmerzen zufügt, eine nahestehende Person ist. Das schmerzverändernde Potential dieser Konstellation, also des Nahverhältnisses zwischen Peiniger:in und Opfer, entfaltet seine Dynamik beispielsweise im Rahmen häuslicher Gewalt. Auch wenn Folter durch Nahestehende nicht auf den häuslichen Kontext beschränkt ist, ist dieser Fall Referenzereignis für die folgenden Überlegungen. Warum es erforderlich ist, die häusliche Gewalt als Form der Fremdzufügung von Schmerz eigens zu thematisieren, obwohl sie als eine Variante von Folter erachtet wird, verdeutlicht der Gedanke, dass im Kontext häuslicher Gewalt die Alterität des:der Folternden in besonderer Weise erlebt wird: „Die meisten Kinder gehen zu ihrer Mutter, wenn sie verletzt werden. Aber was soll man tun, wenn die eigene Mutter die Ursache der Verletzung ist?"[97] Diese Aussage von Christopher Spry, einem Mann, der als Kind Opfer schwerster Misshandlungen durch seine Mutter geworden ist, bringt die Dramatik dieser Erfahrung zum Ausdruck. Während man in der Folter daran gehindert wird, sich in die schützenden Hände einer Vertrauensperson zu flüchten, zerstört die häusliche Gewalt die Existenz schützender Hände und sogar die Erwartung der Existenz solcher, da der:die Peiniger:in zugleich die Person ist, von der man sich Schutz vor Gewalt erwartet. Während man in der Folter überwältigt ist von der Tatsache, dass ein Mensch einem anderen Menschen höllische Schmerzen zufügt, scheint die Fassungslosigkeit ungleich größer, wenn der:die Folterer:in ein:e Vetraute:r ist. Diese spezielle interpersonelle Konstellation fordert dazu auf, sie genauer in den Blick zu nehmen.

Der Versuch, häusliche Gewalt zu definieren, birgt erneut Schwierigkeiten, da das Problem einer umfassenden Gewaltdefinition sich darin fortsetzt. Anne Kerstens Kriterien sind meines Erachtens ein guter Anhaltspunkt:

> Bei häuslicher Gewalt handelt es sich [...] immer um gewaltförmige Situationen, die in ein besonderes, von emotionaler Nähe und gegenseitigen Abhängigkeiten gekennzeichnetes Beziehungsnetz mit eigener Geschichte und Dynamiken eingebettet sind und bei denen es verschiedene direkte und indirekte Beteiligte gibt.[98]

---

97 Christopher Spry: Ich war Kind C. Ein hilfloser Junge in der Gewalt einer sadistischen Pflegemutter – eine erschütternde wahre Geschichte. Übers. a. d. Englischen v. Susanne Greiner, Wien: RM 2009, 46.
98 Anne Kersten: Häusliche Gewalt – Handlung und Struktur im familiären Beziehungsgefüge, in: Sozialpolitik 1 (2020) 1–19, 4, in: https://www.sozialpolitik.ch/article/view/3720/3376 [abgerufen am 3.2.2023].

Nähe und Abhängigkeit von Personen, zu denen man in einer besonderen Relation steht, verdienen demnach besondere Beachtung. Die Bezeichnung „Nahverhältnis" impliziert, dass man zu der Person, die einem Schmerz zufügt, grundsätzlich Vertrauen hat, wodurch man die Schmerzzufügung als Kontrast und Bruch zu dem erfährt, was den Umgang mit dieser Person für gewöhnlich prägt. Vor dem Hintergrund von bereits gemachten Erfahrungen rechnet man damit, dass das Gegenüber im Interesse des eigenen Wohlergehens und Schutzes handelt. Das bestehende Vertrauensverhältnis und das damit erwartete Verhalten des Gegenübers bestimmen auch die zwischenleibliche Kommunikation. Es bekundet sich etwa darin, dass körperliche Nähe zugelassen und gesucht wird sowie dass Berührungen ausgetauscht werden. In der häuslichen Gewalt wird gerade dieses Vertrauen zum Verhängnis, denn die zugelassene und ersehnte Nähe ermöglicht die Schmerzzufügung. Obwohl das Vertrauen schon nach einmaliger Folter eingeschränkt sein mag, hält die Erinnerung an einst erlebte Behütung und die Hoffnung auf eine Wiederherstellung oder Erneuerung der erlebten Geborgenheit die Opfer in ihrer Situation.

Der Gedanke des Verlustes von „Oikeiosis"[99], der bereits im Kontext der Folter erläutert wurde und bedeutet, dass man im Zuge der Schmerzzufügung durch andere das Vertrauen in die Welt und Mitwelt verliert, muss hinsichtlich des Erfahrungsbezuges häuslicher Gewalt erneut aufgegriffen werden. Die *Beheimatung* und *Einhausung* in der Welt, so kann *Oikeiosis* übersetzt werden, zeigt ihren Bedeutungskern im Zusammenhang mit *häuslich*er Gewalt. Sie bewirkt nämlich, dass die Betroffenen ihre Beheimatung nicht nur in der Welt und in ihren Beziehungen zu anderen verlieren, sondern dass gerade der Ort, an dem die Betroffenen sich vor anderen ge- und beschützt fühlen, zur Bedrohung wird und dass gerade die Personen, die Schutz, Heilung und Zuwendung versprechen, sich gegen die Betroffenen wenden und sie auf diese Weise heimatlos werden lassen. Der Begriff „häusliche Gewalt" zielt also nicht ausschließlich auf eine Bestimmung des Ortes ab, an *dem* bzw. *wo* Schmerz zugefügt wird. Dasjenige soziale Gefüge, das man in der Regel als schützenden Raum erlebt, also die Beziehung zu den eigenen Eltern oder zum:r Partner:in – ein Raum des Rückzugs und des Schutzes vor etwaigen Bedrohungen – wird selbst zum Ort der Verunsicherung und Bedrohung. Auch in der Veränderung des zwischenleiblichen Gefüges zeigt sich diese räumliche Veränderung an. Erneut ist darauf zu verweisen, dass es eine leibliche Verbindung zwischen den Subjekten gibt, eine Verbindung, die einen eigenständigen Raum meist unbewusster Erfahrungen bildet. Fuchs sagt, dass dieser Raum in der

---

99   Fuchs, Vertrautheit und Vertrauen, 107.

Kommunikation neben der „verbal-symbolischen Kommunikation" im psychotherapeutischen Kontext eine wichtige Rolle spielt,[100] aber gewiss nicht nur dort. Jede Beziehung und jedes Beziehungsnetz ist von diesem Zwischenraum mitbestimmt. Das Verlieren des Schutz- und Behausungsgefühls, welches einem durch andere vermittelt wird, ereignet sich vor allem über die veränderte zwischenleibliche Sphäre, die nun eine Sphäre der Bedrohung ist.

5.3.1.2.1 Der:Die vertraute Peiniger:in

Hinsichtlich der Beschreibung der:des Peinigenden lassen sich zur Folter viele Parallelen feststellen. Auch im Kontext häuslicher Gewalt besteht die Grunderfahrung darin, dass einem von einem:r Anderen absichtsvoll Schmerz zugefügt wird. Auch hier unterscheidet sich die *leibliche Realität* des Subjekts, welches Schmerzen zufügt, von der *leiblichen Realität* des Opfers, welches dem gewaltsamen Zugriff ausgeliefert ist. In einem Aspekt, der das Schmerzerleben bestimmt, hebt sich die häusliche Gewalt allerdings von der Folter deutlich ab, nämlich im genannten Vertrauensverhältnis, welches zwischen Auslöser:in und Schmerzopfer besteht. Besonders am Beispiel der Misshandlung von Kindern durch ihre Eltern geht hervor, dass häusliche Gewalt in ihren unterschiedlichen Formen zwar mit Folter und Foltermethoden verknüpft ist, aber durch die Beziehung zum:r Peiniger:in deutlich anders erlebt wird, da die vom Schmerz erzeugte Fluchttendenz vom gegebenen Nahverhältnis bzw. dem Bedürfnis nach Nähe zum:r Folternden durchkreuzt wird. Wird dem Opfer von Fremden Schmerz zugefügt, so ist die natürliche Reaktion, von diesen Abstand gewinnen zu wollen. In vielen Formen der häuslichen Gewalt – sei es die Gewalt, die Kinder durch ihre Eltern erleiden, oder Gewalt, die jemandem durch seine:n Partner:in angetan wird – bleiben die Opfer aus unterschiedlichen Gründen in der Nähe ihrer Peiniger:innen. Die Betroffenen verstecken die ihnen angetanen Verletzungen und verheimlichen ihre Schmerzen konsequent. Im Rahmen der hier angestellten Überlegungen ist es nicht möglich, auf die unterschiedlichen Motive einzugehen, weshalb Betroffene ihrer natürlichen Fluchtreaktion in solchen Fällen nicht nachgehen.

Wie die Folter bedeutet auch die Gewalt in der Familie oder Partnerschaft einen empfindlichen Bruch in der Beziehung zur Mitwelt. Wird Folter so verstanden, dass in ihr der *Mitmensch* zum *Gegenmenschen* wird,[101] um Amérys Ausdruck aufzugreifen, so besteht die Zuspitzung der häuslichen Gewalt darin,

---

100 Vgl. Thomas Fuchs: Non-verbale Kommunikation. Phänomenologische, entwicklungspsychologische und therapeutische Aspekte, in: *Zeitschrift für klinische Psychologie Psychiatrie und Psychotherapie* 51 (2003) 333–345, 343.
101 Vgl. Améry, Jenseits von Schuld, 54.

dass dieser Mitmensch eine Person ist, zu der man ein inniges Nahverhältnis hat. Ein wesentlicher Faktor in dieser Modifikation ist Vertrauen. Kinder etwa sind fundamental auf den Schutz ihrer Eltern angewiesen – ein Schutz, der aufgrund des absoluten Vertrauens der Kinder auf ihre Eltern erwartet wird. Während man zu fremden oder flüchtig bekannten Personen nur sehr geringes bzw. meist unreflektiertes Vertrauen hat, welches Grundvoraussetzung des alltäglichen Miteinanders ist, zeichnet sich eine partnerschaftliche Beziehung oder die Eltern-Kind-Beziehung durch ein besonderes, *inniges* Vertrauensverhältnis aus. Anders formuliert, unterscheidet sich das Vertrauen darauf, dass mich andere Passant:innen beispielsweise nicht gewaltsam auf die Straße stoßen wollen, von dem Vertrauen, das man zu seinen engsten Mitmenschen unterhält. Das Vertrauen zu nahestehenden Personen wird daher oft als *bedingungsloses* oder *blindes* Vertrauen bezeichnet. Es bezeichnet das Grundgefühl, aber auch eine vernünftig reflektierte Überzeugung, dass diese Personen darauf bedacht sind, mein persönliches Wohl zu wollen, zu wahren oder gegebenenfalls wiederherzustellen. Insbesondere in Beziehungen, in denen ein natürliches Machtgefälle herrscht, wie in der Eltern-Kind-Beziehung, spielt diese Gewissheit eine zentrale Rolle. Die Eltern fungieren in ihrer Verantwortung für das Kind auch als Letztentscheider:innen hinsichtlich des Kindeswohls. Unabhängig von unterschiedlichen Erziehungspraktiken ist die Wahrung leiblicher Unversehrtheit ein unverhandelbarer und überindividueller Bestandteil der Sicherung dieses Wohles.

Ähnliche Gefühle des Vertrauens bestehen in einer partnerschaftlichen Beziehung. Ist ein tatsächliches Vertrauensverhältnis zwischen zwei Menschen gegeben, ist auch dieses von der vielfach unausgesprochenen und doch wesentlichen Überzeugung geprägt, dass der:die Andere das eigene Wohlergehen anstrebt. Die Opfer von häuslicher Gewalt und Schmerzzufügung geraten in die unbegreifliche Situation, dass ihre eigenen Mütter und Väter bzw. ihre eigenen Partner:innen sich gegen sie wenden. Den Betroffenen fällt es oftmals sehr schwer, die ihnen nahestehenden Personen als Peiniger:innen anzuerkennen und sich entsprechend zu distanzieren. Während man im Falle der Folter nach einer Möglichkeit strebt, den Torturen zu entkommen, bleiben die Gepeinigten im Kontext häuslicher Gewalt bei ihren Peiniger:innen. Obwohl die Komplexität dieses Phänomens nicht hinlänglich erfasst werden kann, ist der Aspekt, dass der:die Peiniger:in für das Gewaltopfer eben niemals bloß *Gegenmensch* ist, von dem es sich auf möglichst großen Abstand bringen will, entscheidend.

Auch dann, wenn innerhalb einer engen Beziehung kein intensiver Berührungsaustausch herrscht, so ist Zärtlichkeit dennoch Bestandteil einer impliziten Erwartungshaltung, die man jemandem, zu dem man ein intimes

Nahverhältnis hat, entgegenbringt. Häufige Berührung ist für gewöhnlich elementarer Bestandteil des leiblichen Beziehungsausdruckes einer Eltern-Kind-Beziehung und auch anderer Liebesbeziehungen. Wie Menschen füreinander empfinden, erkennt man an ihrem sozial codierten Berührungsverhalten. Durch die leibliche Kommunikations- und Beziehungsdynamik sind beide Interaktionspartner Urheber:innen einer auf gegenseitigem Vertrauen beruhenden Berührungserwartung. Wenn im Rahmen dieser Beziehung Schmerz zugefügt wird, so übersteigt dieses Ereignis übliche Schmerzerfahrungen in mehrfacher Hinsicht. Das Erleben von häuslicher Gewalt führt oft zu multiplen Entfremdungserfahrungen des Opfers. Nicht nur, dass das nahestehende Gegenüber durch sein Verhalten zu einem fremden Menschen wird, sondern auch, dass man sich selbst in einer Situation vorfindet, die sich der eigenen Kontrolle entzieht, entfremdet Betroffene auch von sich selbst. Diese Entfremdungen treiben in die soziale Abschottung. Kontakte zu Außenstehenden werden vermehrt eingeschränkt, was in eine soziale Isolation mündet.[102] Auch von den nahestehenden Subjekten *entfremdet* man sich zunehmend, d. h., dass sich die zum:r Täter:in empfundene Nähe allmählich ins Gegenteil verkehrt. Die vertraute Person wird durch die Schmerzzufügung zu einem:r Fremden. Wie die korrumpierte Erwartung gegenüber dem:der Nahestehenden und das damit einhergehende Entfremdungserleben sich auf die Erfahrung des Schmerzes auswirkt, soll wiederum entlang der Alteritätsmodi des Schmerzes reflektiert werden.

5.3.1.2.2 *Entzogenheit*

Menschen, denen von Nahestehenden immer wieder Schmerzen zugefügt werden, passen ihr Verhalten den Vorstellungen und Anweisungen ihrer Peiniger:innen an. Von dieser Anpassung versprechen sie sich insbesondere, dass die Täter:innen davon ablassen, ihnen Schmerzen zuzufügen. Die Entzogenheit des Schmerzes wird dadurch gesteigert erfahren, dass die Verhaltensanpassung keine Garantie für das Ausbleiben der Schmerzzufügung ist. Oft resultieren aus der Unterwerfung der Opfer ein gesteigertes Machtgefühl des:der Peinigenden und erneute Schmerzzufügungen. Damit ist klar, dass in der häuslichen Gewalt Schmerz nicht bloß als Instrument der Strafe und Disziplinierung eingesetzt wird, um das Verhalten der Betroffenen zu lenken, sondern auch, um ein ungleiches Machtgefüge zu konsolidieren oder zu verstärken. Was den Aspekt der Strafe betrifft, so haben Ohrfeigen, Schläge, Ziehen an Ohren und Haaren etc. lange Zeit als legitime und erforderlich erachtete Mittel der Erziehung

---

102 Vgl. Silvia Röck: Frauen als Opfer häuslicher Gewalt, in: Anja Steingen (Hg.): Häusliche Gewalt. Handbuch der Täterarbeit, Göttingen: Vandenhoeck & Ruprecht 2020, 29–34, 30.

gegolten,[103] ganz gemäß der Überzeugung: „[N]ur was nicht aufhört, weh zu thun, bleibt im Gedächtniss."[104] Schon etymologisch klingt im Wort „Pain", welches sich aus dem lateinischen Begriff „poena" (dt. Strafe) herleitet, die bewusste Instrumentalisierung des Schmerzes als ein wirksames Mittel der Bestrafung bzw. der Erziehung durch Bestrafung an.

Anders als beispielsweise staatliche Disziplinierungs- und Strafformen, die vor allem darauf abzielen, dass die Mitglieder des Staates sich in der gesetzlich vorgegebenen Weise verhalten, geht es aber bei der Bestrafung im Rahmen häuslicher Gewalt nicht bloß um Verhaltensreglementierungen. Hinter der gezielten Schmerzzufügung steht oft auch ausschließlich der Wille zur Demütigung und Degradierung des Opfers. Für die Betroffenen ist nicht nachvollziehbar, weshalb ihnen Schmerz angetan wird bzw. für welches Verhalten sie mit Schmerzzufügung bestraft werden. Die Entzogenheit des Schmerzes, mit der vor allem sein unberechenbares und unvorhersehbares Kommen benannt ist, steigert sich insofern, als dieser dem:der Betroffenen in völlig willkürlicher und nicht nachvollziehbarer Weise angetan wird. Diese Willkür erzeugt eine Skepsis gegenüber dem gewohnten Verlauf alltäglicher Ereignisse. Die gezeigte Gewissheit oder auch Vorfreude über etwas Bevorstehendes wird von den Peiniger:innen sogleich als Anlass genommen, jene durch Schmerzzufügung zu vernichten. Selbst der Schutz, den man sich durch die Gemeinschaft mit anderen erwartet, wird aufgegeben, weil die Schutzsuche bei anderen neuerliche Gefahren birgt. Spry schildert eindrücklich, dass er und seine Geschwister sich zwar in gewisser Weise solidarisierten, jedoch irgendwann begonnen haben, ihre individuellen Strategien zur Vermeidung von Schmerz zu entwickeln: „Zwar verglichen wir noch unsere Wunden, aber eher so, wie Kinder ihre Fußballsammelkarten vergleichen. Am Ende entwickelte jeder von uns seine eigene Methode, um mit dem, was geschah, zurechtzukommen."[105] Die Unberechenbarkeit des:der Peinigenden veranlasst dazu, niemandem mehr zu trauen und niemanden mehr zu schützen außer sich selbst.

Charakteristisch für den Versuch, mit der Entzogenheit des zugefügten Schmerzes umzugehen, ist die Inschutznahme des:der Täters:in. Neben

---

103　Anm.: Erst seit Nov. 2000 wird in Deutschland Kindern das „Recht auf gewaltfreie Erziehung" gesetzlich zugesprochen (§1631 Abs. 2 des BGB). Österreich gesteht Kindern das verfassungsgesetzlich geschützte Recht auf gewaltfreie Erziehung erst seit 2011 zu (Art. 5 der BVG-Kinderrechte).

104　Friedrich Nietzsche: Zur Genealogie der Moral, in: Friedrich Nietzsche: Die späten Werke. Also sprach Zarathustra, Jenseits von Gut und Böse, Zur Genealogie der Moral, Der Antichrist, Der Fall Wagner, Götzen-Dämmerung, Ecce homo, Nietzsche contra Wagner, Dionysos-Dithyramben, Berlin: heptagon 2013, 397–471, 419.

105　Spry, Ich war Kind C, 46.

Rechtfertigungen für sein:ihr Verhalten umfasst die Inschutznahme auch das Überzeugt-Sein von der eigenen Mittäterschaft und Mitschuld. Diese Überzeugung führt dazu, dass Opfer beginnen, sich bei den Täter:innen zu entschuldigen. Das Empfinden von Mitschuld am Geschehen bezieht sich aber auch auf die Unfähigkeit und die ausgelassenen Chancen, sich vom Peiniger oder von der Peinigerin zu distanzieren.

> Diese Deutung, als gewaltbetroffene Person die Gewalthandlungen des Partners oder der Partnerin provoziert zu haben und selbst Mitschuld zu tragen, ist charakteristisch. [...] Die Mitschuld wird darin gesehen, dass das Nicht-Beenden der Beziehung als Nicht-Handeln gedeutet wird. Dieses Nicht-Handeln wird vor dem Hintergrund normativer gesellschaftlicher Erwartungshaltungen zur konstruierten Mittäterschaft.[106]

Die Willkür, der die Opfer ständig ausgeliefert sind, steigert das Gefühl der Entzogenheit des Schmerzes. In einem selbst den Grund für die Schmerzzufügung festzumachen, stellt den Versuch dar, die Willkür und Entzogenheit des Schmerzes erklären und damit verfügbar machen zu können.

5.3.1.2.3 *Grundlosigkeit*

Gründe für das Erlebte zu finden, einem selbst und Außenstehenden Antwort geben zu können auf das unbeantwortbare Warum des erfahrenen und zugelassenen Schmerzes – all das sind Versuche, mit der Erfahrung der Grundlosigkeit des Schmerzes umzugehen. Der in der Gewalt kommunizierte Sinn ist laut Ilja Srubar im gewaltvollen Akt selbst mitgegeben, d. h. er bedarf keines weiteren Zeichens, damit man ihn interpretieren kann, und der „Leib [fungiert] als Interpretand [sic] der kommunikativen Akte"[107]. Der Schrecken über den Gewaltakt veranlasst Opfer häuslicher Gewalt oftmals dazu, über das Erlebte zu schweigen. Viele vermeiden aus Scham, aber auch weil sie die Täter schützen wollen, dass andere von den begangenen Taten erfahren. Lamnek verweist auch deshalb auf die Korrelation von Nahverhältnis und Opferverhalten: „Je enger die Beziehung zwischen Opfer und Täter ist, desto geringer ist die Wahrscheinlichkeit, dass es zu einer Anzeige kommt [...]."[108] Diesem *Nicht-Sprechen-Wollen* ist aber oftmals ein *Nicht-Sprechen-Können* vorangestellt. So

---

106 Susanne Nef: Deutungen häuslicher Gewalt von Betroffenen im Kontext normativer Bilder und gesellschaftlicher Erwartungshaltungen, in: SozPassagen 13 (2021) 95–114, 109.
107 Ilja Srubar: Gewalt als asemiotische Kommunikation, in: Michael Staudigl (Hg.): Gesichter der Gewalt. Beiträge aus phänomenologischer Sicht, Paderborn: Fink 2014 (Übergänge 65), 74–86, 76.
108 Siegried Lamnek u. a. (Hg.): Tatort Familie. Häusliche Gewalt im gesellschaftlichen Kontext, Wiesbaden: Springer VS ³2012, 147.

schildert wiederum Christopher Spry, dass er sich weder in der Lage fühlte, sich zur Wehr zu setzen, noch über die Schmerzen, die ihm von seiner Mutter zugefügt wurden, zu sprechen: „Sie wollen wissen, ob ich jemals versucht habe, mich zu wehren. Natürlich nicht. Sie war meine Mutter. Warum ich dageblieben sei, fragen sie mich. Warum ich mich über zehn Jahre lang dieser Qual und diesen Misshandlungen ausgesetzt hätte? Weil Eunice meine Mutter war."[109] Die beschriebene Unfähigkeit, sich zur Wehr zu setzen, und die Sprachlosigkeit angesichts der Gewalt bringen zum Ausdruck, dass sich dieses Geschehen einer sinnvollen Deutung widersetzt. Schmerz durch Nahestehende zugefügt zu bekommen zerstört jede Möglichkeit, dem Schmerz Sinn zuschreiben zu können. Das Verschweigen des Geschehens ist nicht nur der empfundenen Scham geschuldet, sondern auch Ausdruck des fehlenden Sinngefüges, in das das Opfer, aber auch Außenstehende das Geschehene einordnen könnten. Dass besonders diese Form der Schmerzzufügung einer Sinnzerstörung gleichkommt, zeigt sich meines Erachtens daran, dass andere Menschen ebenso wie die Betroffenen der Gewalt fassungslos gegenüberstehen. Umso entsetzlicher scheint es, dass sich viele darin gehindert sehen, vehement gegen bemerkte Misshandlungen vorzugehen, weil sich diese Schmerzzufügung im Rahmen eines Nahverhältnisses ereignet – das Erheben von Missbrauchsvorwürfen ist mit Skrupel verbunden.

Der Schmerz bedeutet für die:den Betroffene:n Kontrollverlust und zwingt sie:ihn dazu, den empfundenen Schmerz zu zeigen oder hinauszuschreien. Dadurch sind andere angehalten, auf diesen Schmerz zu reagieren. Das Zeigen des eigenen Schmerzes ist erfüllt von der Erwartung, Zuwendung und Trost durch andere zu erfahren. Obwohl diese Schmerzreaktion einem unwillkürlichen Reflex entspricht und die Zuwendung eines anderen meist nicht bewusst angestrebt wird, erfüllt sie den Sinn der Brechung oder Unterbrechung des sinnlos erlebten Schmerzes. In der Zuwendung wird nicht nur das Bemerkbare meines Schmerzes für andere offenkundig, sondern auch das Verhältnis der anderen zu meinem Schmerz. Für gewöhnlich wird der eigene Schmerz insbesondere von denen, die einem nahestehen, als Leiderfahrung, die getilgt werden soll, erfasst. Empathie und Zuwendung, die einem im Schmerz geschenkt werden, können den Schmerz mildern. „Der andere Mensch kann wie ein Magnet wirken, der die eingefahrene Situation des Schmerzes auflockert und für eine Weile entspannt."[110] In der Schmerzzufügung durch Nahestehende bleibt diese Entspannung verweigert. Somit

---

109 Spry, Ich war Kind C, 17.
110 Jens Soentgen: Die verdecke Wirklichkeit. Einführung in die Neue Phänomenologie von Hermann Schmitz, Bonn: Bouvier 1998, 37.

bleibt auch das Potential der Durchbrechung der erfahrenen Grundlosigkeit aus. Die erlebte Verunsicherung und Fragilität der eigenen Existenz werden insbesondere durch das Ausbleiben der Zuwendung noch deutlicher erlebt. Spry erzählt: „Sie rieb nie mit ihrem Daumen über die wunde Stelle und sagte etwas Tröstliches wie: ‚Schau, es tut schon weniger weh.' Und ich weiß nicht, vielleicht wäre es ja noch unerträglicher gewesen, wenn sie das getan hätte."[111] Sogar der ersehnte Trost kann zum Ereignis der Verunsicherung werden, und so befürchtet der Betroffene, dass die Zuwendung seiner Mutter die Sinnzerstörung des Schmerzes nur noch zusätzlich steigern könnte.

Auch im Umgang und dem Versuch der psychischen Verarbeitung der Sinnzerstörung spiegelt sich das zwiegespaltene Verhältnis zu den nahestehenden Peiniger:innen. Dies zeigt sich oftmals an der nachträglichen Deutung und Beurteilung des zugefügten Schmerzes als einer Erfahrung, die einem „nicht geschadet" habe. Der Trost, den sich Opfer durch diese Aussage geben, entspricht dem Versuch, der erlittenen Gewalt einen positiven Sinn abzugewinnen. Tatsächlich lassen derartige Worte vermuten, dass die Betroffenen die traumatisierende Erfahrung der Grundlosigkeit verdrängen wollen, indem sie der Sinnzerstörung einen schwachen Sinnmoment entgegenhalten. Außerdem zielt die Bagatellisierung der erfahrenen Gewalt darauf ab, die eigene Aufmerksamkeit, aber auch die der anderen vom Schmerz wegzulenken. Der Gewaltforscher Barberowski erklärt: „[D]ie Gewalt verlangt nach Aufmerksamkeit, die Hölle ist ein Raum, in dem Schmerzen zugefügt und beantwortet werden müssen."[112] Wenn man der erlebten Gewalt und dem zugefügten Schmerz nicht die Aufmerksamkeit gibt, die sie erbarmungslos fordern, fügt man sich dadurch gleichsam selbst zusätzliche Gewalt zu. Im von außen zugefügten Schmerz geschieht eine empfindliche Grenzverletzung der leiblichen Integrität. Das Wahr- und Ernstnehmen dieser Grenzverletzung bildet auch die Voraussetzung dafür, sich selbst zu schützen und sich etwaigen Wiederholungstaten künftig zu entziehen. Indem man dieser Grenzverletzung keine Achtung und Aufmerksamkeit schenkt, beraubt man sich paradoxerweise selbst der Möglichkeit, künftigen Sinnzerstörungen entgegenzuwirken.

5.3.1.2.4 *Machtlosigkeit*
Die Machtlosigkeit ist, wie bei der Folter, dadurch gesteigert, dass die Opfer der Schmerzzufügung ihren Peiniger:innen schutz- und haltlos ausgeliefert sind.

---
111 Spry, Ich war Kind C, 91.
112 Jörg Barberowski: Die Hölle sind die Anderen. Leben mit der Gewalt, in: Konrad P. Liessmann (Hg.): Die Hölle. Kulturen des Unerträglichen, Wien: Zsolnay 2019 (Philosophicum Lech 22), 188–206, 196.

Insbesondere Kinder, die ihren Eltern schon alleine physisch unterlegen sind, erleben die Machtlosigkeit des zugefügten Schmerzes in besonders extremer Weise. Die sog. „Erziehungsberechtigung" der Peiniger:innen wird in Form von Gewaltzufügung ausagiert und bedeutet einen empfindlichen Missbrauch des asymmetrischen Machtverhältnisses zwischen Erwachsenen und Kindern. Der Schmerz, dem man sich nicht zu entziehen vermag, verstärkt sich im Kontext häuslicher Gewalt aber gerade dadurch, dass Distanz, anders als in der Folter, eine, wenn auch uneingelöste Handlungsoption darstellt. Selbstvorwürfe und ein zwiegespaltenes Selbstverhältnis sind Resultate der Wehrlosigkeit, die die Opfer verspüren. Vor allem im Kontext der Schmerzzufügung durch Lebenspartner:innen drängt sich neben dem Schmerzensleid das Gefühl auf, dass man in der Lage sein müsste, sich von dem Schmerz zufügenden Menschen fernzuhalten. Anders als in der Folter, wo die Machtlosigkeit der Opfer u. a. durch die Ausschaltung jedweder Fluchtmöglichkeit erzeugt wird, zeigt die Machtlosigkeit innerhalb dieser Schmerzzufügung ein etwas anderes Profil, da die prinzipielle Fluchtmöglichkeit, ja auch die Möglichkeit, die Geschehnisse nach außen zu kommunizieren, oftmals gegeben sind. Die Machtlosigkeit erleben Gewaltopfer nicht nur gegenüber dem Schmerz und dem:der Peiniger:in, sondern auch gegenüber sich selbst, da sie der eigenen Unfähigkeit, die Situation zu ändern, erliegen und an eben diesem Ohnmachtsgefühl zusätzlich leiden. Während die intensive Bindung von Kindern an ihre Eltern oder primären Bezugspersonen und die damit einhergehende Abhängigkeit von ihnen nachvollziehbarer erscheint, erweist sich die Abhängigkeit, die ein erwachsenes Opfer, beispielsweise gegenüber seinem:r Partner:in erlebt, als komplexes Phänomen.[113] Die völlige Willkür, mit der die Peiniger:innen ihre Gewalt ausüben, verstärkt die erlebte Machtlosigkeit im Schmerz. Der Versuch, durch das angepasste Verhalten Schmerzzufügung zu verhindern, daran aber letztlich immer wieder zu scheitern bzw. scheitern zu müssen, bewirkt auch, dass man permanent mit der Angst vor neuerlichem Schmerz lebt.

Damit wird der innerliche Kampf gegen den zermürbenden Schmerz in doppelter Weise eine Ablehnung von sich selbst. Zum einen möchte man im akut erlebten Schmerz Abstand zu sich gewinnen, zum anderen gründet die Ambivalenz im peinigenden Vorwurf, man hätte sich vor dem:der Täter:in und somit vor dem wiederkehrenden Schmerz schützen können. Das Schweigen angesichts der erfahrenen Gewalt verstärkt dabei die eigene Machtlosigkeit und fördert zugleich die Verletzungsmacht des Peinigers:der Peinigerin. „Der

---

113 Vgl. hierzu Silvia Röcks Ausführungen zu den Trennungshemmnissen gewaltbelasteter Frauen in: Silvia Röck: Frauen als Opfer häuslicher Gewalt, in: Anja Steinen (Hg.): Häusliche Gewalt. Handbuch der Täterarbeit, Göttingen: Vandenhoeck & Ruprecht 2020, 29–34, 31–33.

Schmerz ist für die Leidenden sehr real, dennoch ist er von außen kaum sichtbar. [...] Die Blindheit ist das Kernstück der Macht."[114] Dies erklärt Busche über den erlebten Folterschmerz. Diese Blindheit besteht auch im Kontext häuslicher Gewalt, gerade weil die Opfer oftmals intensiv bemüht sind, den erlittenen Schmerz zu verstecken und zu verschweigen.

> Die beiden zentralen Affekte, die das Geheimnis aufrechterhalten, sind Scham und Angst. Scham ist der Ausdruck der Verletzung der intimsten Grenzen des Subjektes, der physischen und psychischen Entblößung, der Vernichtung des Selbstgefühls in der wehrlosen Preisgabe an die Übermacht.[115]

Der affektive Charakter, der sowohl der Scham anhaftet[116] als auch die Angst wesentlich bestimmt,[117] intensiviert als weitere Form der affektiven Betroffenheit das Schmerzerleben. Die Machtlosigkeit, die die Opfer ihren Täter:innen gegenüber empfinden, wird von einer vielgestaltigen Form der Abhängigkeit begünstigt.

Die Erläuterung zu beiden Situationen der Fremdzufügung von Schmerz in Folter und häuslicher Gewalt haben gezeigt, dass die Alteritätsmodi des Schmerzes durch die Entzogenheit, die Grundlosigkeit und die Machtlosigkeit, die sich durch die gewaltsamen Handlungen des anderen Subjektes vermitteln und verstärken, in besonders intensiver Weise erlebt werden. Ein anderes Subjekt verbündet sich gleichsam mit der vernichtenden Kraft des Schmerzes, indem es seinem Opfer absichtlich Schmerzen zufügt.

> Erst der grosse Schmerz, jener lange, langsame Schmerz, der sich Zeit nimmt, in dem wir gleichsam wie mit grünem Holze verbrannt werden, zwingt uns Philosophen, in unsere letzte Tiefe zu steigen und alles Vertrauen, alles Gutmüthige, Verschleiernde, Milde, Mittlere, wohin wir vielleicht vordem unsere Menschlichkeit gesetzt haben, von uns zu thun.[118]

Als Nietzsche den „grossen Schmerz" beschrieb, so bin ich überzeugt, muss er dabei an Schmerzen gedacht haben, die einem mutwillig von anderen zugefügt werden. Jedem Menschen droht die Von-Sich-Weisung alles Guten und

---

114　Busche, Über-Leben nach Folter, 50.
115　Thomas Fuchs: Zur Phänomenologie des Schweigens, in: Phänomenologische Forschungen (2004) 151–167, 158.
116　Vgl. Sonja Rinofner-Kreidl: Scham und Schuld. Zur Phänomenologie selbstbezüglicher Gefühle, in: Phänomenologische Forschungen (2009) 137–173, 149.
117　Vgl. Thomas Fuchs / Stefano Micali: Phänomenologie der Angst, in: Lars Koch (Hg.): Angst. Ein interdisziplinäres Handbuch, Stuttgart: Metzler 2013, 51–61, 52.
118　Friedrich Nietzsche: Die fröhliche Wissenschaft, in: Friedrich Nietzsche: Sämtliche Werke. Kritische Studienausgabe 3. Morgenröte, Idyllen aus Messina, Die fröhliche Wissenschaft. Hrsg. v. Collio Giorgio u. Mazziano Montinari, München: De Gruyter ²1988, 343–651, 350.

Milden angesichts der Möglichkeit, von einem anderen Menschen gefoltert zu werden, insbesondere im Rahmen eines bestehenden Vertrauens- und Naheverhältnisses.

5.3.2 *Selbstzufügung*

An der Schnittstelle zwischen dem Phänomen der Fremdzufügung und der Schmerzlinderung durch andere ist die Selbstzufügung von Schmerz verortet. Preusker erklärt: „Der Andere [...] kann mich überwältigen, aus der Weite in die Enge kommen (das heißt: vom Fremdkörper in der Ferne zum bekannten Leib in der Nähe werden) und mich überraschen, da ich selbst unter Fragilität, Alterität und Ambiguität lebe."[119] Dem ist mit Blick auf die Selbstverletzung beizufügen, dass ich selbst mir zum:r Anderen werden kann, der:die *mich überwältigt*. Die Voraussetzung dafür deckt sich mit derjenigen des Überwältigt-Werdens durch andere, nämlich die eigene Alterität. Dass im Schmerz zwei Formen der Alteritätserfahrung einander modifizieren, zeigt sich meines Erachtens paradoxerweise also auch in einer Situation, in der der Bezug anderer Personen zu mir dem äußeren Anschein nach irrelevant ist, nämlich im sich selbst zugefügten Schmerz. Die Voraussetzung, um an sich selbst gewaltsam Hand anlegen zu können, ist, dass man sich selbst bereits als Fremde:r erfährt, gesetzte Taten nicht wie üblich an die eigene Macht rückgebunden erlebt und auch Teile des eigenen Leibes als nicht-zugehörig oder abgespalten erfahren werden. In der Selbstverletzung wird man dabei einerseits selbst zum:r Peiniger:in, dem:der man sich im Akt der Schmerzzufügung ausgeliefert fühlt. Betroffene berichten davon, nicht anders zu können, als sich Schmerz zuzufügen.[120] Andererseits wird man in dieser Selbstzufügung zugleich zum:r Erlöser:in von eigenem Leid, indem man die leiblich gespürte Spannung und Enge beispielsweise durch einen schmerzhaften Schnitt in das eigene Fleisch löst und in ein Gefühl von Weite transformiert.[121] Der sich selbst zugefügte Schmerz schafft Erleichterung und Entlastung.[122]

---

119 Johannes Preusker: Die Gemeinsamkeit der Leiber. Eine sprachkritische Interexistenzialanalyse der Leibphänomenologie von Hermann Schmitz und Thomas Fuchs, Frankfurt/M.: Lang 2014, 214.

120 Vgl. Christin Dubrow: Selbstverletzendes Verhalten. Ursachen, Erscheinungsformen und Hilfsmöglichkeiten aus der subjektiven Sicht Betroffener, Coburg: ZKS 2007 (Schriften zur psycho-sozialen Gesundheit), 87.

121 Vgl. hierzu auch Moldzio: „Der Schnitt befördert die Patienten ruckartig in einen Zustand leiblicher Weite, in ein Gefühl wohliger Beruhigung und Entspannung. Mit dem Fließen des Blutes ist der Fluß in die leibliche Weite assoziiert." (Moldzio, Verletzte Leiblichkeit, 257)

122 Vgl. Dubrow, Selbstverletzendes Verhalten, 43.

Wie am Beispiel der Folter gezeigt, geht der mir von anderen absichtlich zugefügte Schmerz mit einer ungleich größeren Intensität als zufälliger oder natürlicher Schmerz einher. Ich meine, dass die Erfahrung, dass von außen zugefügter Schmerz in hoher Intensität erlebt wird, auch im Akt der Selbstverletzung zur Entfaltung kommt, wenngleich dabei der:die am Schmerz Leidende selbst den Akt der Zufügung setzt. Die Modifikation des Schmerzes, die sich durch die Zufügung von außen ereignet, spielt also auch im sich selbst zugefügten Schmerz eine konstitutive Rolle. Die Erfahrung der erhöhten Schmerzintensität in der Fremdzufügung ist eine leibliche Gewissheit, die im Akt der Selbstzufügung bewusst eingesetzt und auf die Probe gestellt wird. Die hohe Intensität des von außen zugefügten Schmerzes bedingt, dass die Selbstverletzung aus einem inneren Impuls, dem Nachgehen eines unbewussten Strebens geschieht. Die Anpassung der Schmerzerfahrung, die sich durch die Selbstzufügung ereignet, soll erneut entlang der Alteritätsmodi des Schmerzes aufgezeigt werden.

5.3.2.1 Machtlosigkeit

Der Anblick tiefer Narben, die gleichsam eine Erinnerungslandschaft selbst zugefügter Schmerzen auf der Haut bilden, lässt einen als Träger:in dieser Narben wohl kaum an einen selbstbestimmten Menschen denken – eine:n Betroffene:n, die:der den Schmerz aus freien Stücken sich selbst zugefügt hat. Im Gegenteil. Solche Narben lassen eher vermuten, dass sein:e Träger:in eine psychisch stark belastete und leidende Person ist, deren seelisches Leid durch die Male seiner Selbstverletzung sichtbar geworden ist. Die Wahrnehmungs- und Erlebnisperspektive derjenigen Person, die sich verletzt, eröffnet neben diesen Vorstellungen allerdings eine ganz andere Perspektive auf das Phänomen. Tatsächlich ereignet sich in ihr nämlich ein responsiver Akt der Selbstermächtigung gegenüber der empfundenen Ohnmacht im Schmerz.

> Wer über den Schmerz herrschen kann, behält die Macht über sich und über andere. Dieses Muster ist bis heute gültig. Wer sich selbst Schmerz zufügt, ist besser dran als derjenige, der den Schmerz ohnmächtig ertragen muss. Wer wenigstens die gedankliche Kontrolle über dieses Gefühl behält, leidet weniger, bleibt frei.[123]

Der Psychiater und Psychotherapeut Ulrich Sachsse bemerkt zum Aspekt der Schmerzkontrolle: „Die Empfindung des Schmerzes und der Anblick des Blutes verschafft den Patienten die Gewissheit, trotz allem am Leben zu sein.

---

123 Harro Albrecht: Schmerz. Eine Befreiungsgeschichte, München: Droemer 2015, 119.

Selbstverletzendes Verhalten ist nach meiner Überzeugung das wirkungsvollste Mittel, um Dissoziation zu beenden."[124] Folgt man Sachsses Einschätzung, so fügt der:die Betroffene sich selbst Schmerzen zu, um eigenes Leid zu beenden. Indem jemand, der sich selbst verletzt, im Verletzungsakt zum:r Anderen wird, schafft er:sie in diesem Akt auf ungewöhnliche Weise Distanz zu sich selbst, die zugleich Einheit und Identität mit sich schafft.

Was Martin Huth über die Macht der Aufmerksamkeit bemerkt, spielt auch in der Selbstverletzung eine wichtige Rolle. Von der Selbstverletzung als Form der Aufmerksamkeit oder des Aufmerksam-Machens zu sprechen, mag zunächst rätselhaft klingen, doch man kann deutlich eine strukturelle Ähnlichkeit bemerken, die in beiden vorliegt. Wenn Huth in Bezug auf das Aufmerksam-Machen schreibt, dass „[d]as Einwirken auf den Anderen [...] sich nicht im Bewirken von etwas oder Einwirken auf etwas [erschöpft] [und] es [...] um mehr und anderes [geht] als um bloße Kausalität"[125], gilt Ähnliches von der gewaltsamen Einwirkung auf mich als einer:m Anderen. Genauer gesagt, geht es in der Einwirkung auf den:die Andere, respektive mir selbst, um ein sich selbst Fühlen- und Sehen-Lassen, „das sich als Einwirkung erweist"[126] und das auf eine Weise, die einem aufgrund des dissoziativen Zustandes, in der der eigene Leib nur schwach oder gar nicht mehr gespürt wird, verlorengegangen ist. So wie in der Linderung durch andere geht es auch in der Selbstverletzung nicht um eine plumpe Ablenkung von anderen Leiden oder von einem anderen Schmerz, sondern um die Eröffnung einer Wahrnehmung des eigenen Leibes.

> Der Gewinn, der aus der Selbstbeschädigung gezogen wird, ist also nicht nur das Gefühl der Macht, etwas ‚Eigenes' tun zu können, sondern auch das beruhigende Gefühl, mit etwas Mütterlichem (auch das selbst hergestellte) verbunden zu sein. Der Schmerz beim Selbstbeschädigungsverhalten, der nach einer schmerzfreien Anfangsphase verzögert auftritt, und das Blut, das warm über die Haut rinnt, beenden einen typischen tranceartigen Zustand, in dem das Agieren stattfindet [...].[127]

---

124 Ulrich Sachsse: Zur Syndrom- und Behandlungsgeschichte, in: Ulrich Sachsse / Willy Herbold (Hg.): Selbst-Verletzung. Ätiologie, Psychologie und Behandlung von selbstverletzendem Verhalten, Stuttgart: Schattauer 2016, 1–36, 18.
125 Huth, Den Anderen behandeln, 125.
126 Huth, Den Anderen behandeln, 125.
127 Matthias Hirsch: Körperdissoziation, Göttingen: Vandenhoeck & Ruprecht 2018 (Psychodynamik kompakt), 44–45.

Während des Selbstverletzungsaktes ist also die *autopoietische* Linderung des Schmerzes im Erleben vordergründig. Aus diesem Grund bezeichnet Hirsch die *Selbstbeschädigung* auch als eine Form der *Selbstfürsorge*.[128]

Obwohl diese Beschreibungen nach Machtgewinn über den Schmerz bzw. nach der Möglichkeit seiner Instrumentalisierung klingen, bleibt der Schmerz es, der über einen kommt und darüber bestimmt, ob und wann er kommt. In diesem aktiven Vollzug bleibt *er* der fremde Eindringling. So kann es laut Christin Dubrows Bericht dazu kommen, dass viele Betroffene gar von „partieller oder totaler Schmerzunempfindlichkeit während der Verletzungshandlung"[129] berichten. Nicht einmal die absichtliche Herbeiführung von Schmerz garantiert das Kommen des Schmerzes. Er ist und bleibt der Andere, über den ich keine Kontrolle habe – auch nicht durch Selbstverletzung. Ein weiteres Indiz für die in der Schmerzzufügung bestehende Ohnmacht liefert die Notwendigkeit, den Akt der Selbstverletzung immer wieder zu wiederholen, denn durch die Selbstverletzung „kann die leibliche Homöostase [nur] kurzfristig wiederhergestellt werden"[130]. Durch ihn findet man nicht dauerhaft zurück in ein normales Leibgefühl, sondern die Aneignung des Leibes, so sie gelingt, bleibt beschränkt auf den Moment der Selbstzufügung.

Auch in anderen Situationen der Schmerzzufügung spielt der Versuch, sich des Schmerzes zu bemächtigen, eine wesentliche Rolle. Schmerz auszuhalten und ihn für die eigenen Zwecke, beispielsweise in Zusammenhang mit sportlichen Leistungen, zu instrumentalisieren, offenbart das darin sich ereignende Spiel von Macht und Ohnmacht. Darauf weist z. B. auch David B. Morris hin: „Athletes, too, like artists, often learn to use pain in a testing and breaking of limits. [...] [T]he astonishing performances we witness almost daily in athletics occur only because the athlete has learned how to compete in pain. In professional sport, pain is in some sense the unchosen but inevitable medium of performance."[131] Wichtig erscheint mir, dass im Sport der Schmerz von den Athlet:innen als notwendiges Übel der Leistungsgenerierung in Kauf genommen wird, hier aber das Motiv der Schmerzlinderung durch die Selbstzufügung völlig wegfällt. Nicht jedes Streben nach Schmerz oder Inkaufnehmen von Schmerz ist zugleich verbunden mit der Schmerzlinderung, wie dies für das selbstverletzende Verhalten charakteristisch ist. Richtet man den Fokus auf letztgenanntes Phänomen, zeigen sich in Hinblick auf die Alteritätsmodi einige Besonderheiten.

---

128 Vgl. Hirsch, Körperdissoziation, 30.
129 Dubrow, Selbstverletzendes Verhalten, 43.
130 Moldzio, Verletzte Leiblichkeit, 259.
131 David B. Morris: The culture of pain, Berkeley: University of California Press 1993, 194.

5.3.2.2 Grundlosigkeit

Dass es gleichsam in der Macht der selbstverletzenden Person liegt, sich selbst, wenn auch nur für kurze Dauer, Linderung zu verschaffen, verändert auch die Erfahrung der Grundlosigkeit des Schmerzes. Der selbstzugefügte Schmerz entspricht durch das Gefühl des:der Betroffenen, sich durch ihn erneut selbst spüren zu können, einer Sinngebung, die der Grundlosigkeit des Schmerzes entgegenwirkt. Die Negativität des Schmerzes, welche in der Selbstverletzung in den Hintergrund tritt, wird durch die Wunden und die Vernarbungen des Körpers augenscheinlich. Im Akt der Zufügung stiften die Verletzungshandlung und der Schmerz jedoch den Sinn einer neuerlichen Eins-Fühlung mit sich selbst. Diese Eins-Fühlung setzt voraus, dass man für sich selbst zum:r Anderen werden kann. Alteritäts- und Identitätserfahrung bedingen einander – eine Entfremdungshandlung ermöglicht dem:der Betroffenen ein Zurückfinden zu sich selbst.

> Der Körper übernimmt [...] [dabei] insofern Objektfunktion, als er nicht nur Objekt der Aggression ist [...], sondern er wird darüber hinaus durch die Selbstbeschädigung [...] zu einem idealisierten mütterlichen Begleiter gemacht. Bei vielen Schmerzpatienten kann man beobachten, dass durch den Schmerz der Körper spürbar wird, er existiert, ist präsent und wird dadurch sozusagen zum Begleiter, und dementsprechend ertappt man besonders in länger dauernden Therapien die Patientinnen und Patienten schon einmal dabei, dass sie ihren Schmerz gar nicht loswerden möchten [...].[132]

Der Körper wird für die Betroffenen gleichsam zur Angriffsfläche und zum Austragungsort, dessen Verletzung die Eins-Fühlung ermöglicht. Den Schmerz nicht loslassen zu wollen, verweist auf das Paradox der im Sinnzerstörungsmoment erfahrenen Sinngebung, denn den Eindringling nicht loslassen zu wollen, heißt, auch gegen die Angst anzukämpfen, sich ohne den Schmerz erneut zu verlieren und nicht mehr zu spüren.

Eine weitere Sinngebung in Zusammenhang mit der Schmerzerfahrung ist diejenige, dass die Formen des selbstzugefügten Schmerzes meist nach außen sichtbare Verletzungen mit sich bringen, welche eine wichtige Vermittlungsfunktion erfüllen. Schmerz hat, wie bereits gezeigt, eine kommunikative Funktion und

> ist bei psychiatrischen Erkrankungen für die Betroffenen oft die einzige Möglichkeit [,] seelisches Leid zu artikulieren. So kann selbstverletzendes Verhalten im therapeutischen Prozess auch Botschaften auf der Beziehungsebene implizieren, als Anklage oder Apell, als Widerstand, als Aufforderung zu verstärkter

---

132   Hirsch, Körperdissoziation, 30–31.

Aufmerksamkeit, als Kurzbeschreibung der Befindlichkeit oder als Mitteilung der empfundenen Hilflosigkeit und Ohnmacht gegenüber den zerstörerischen Mächten in der eigenen Person dienen.[133]

Diese Sinngebung des Schmerzes besteht also in der Vermittlungsrolle, die er für die Betroffenen realisieren kann. Nicht nur die Kommunikation mit dem anderen Subjekt, dem durch den Schmerz etwas vermittelt wird, sondern auch die Kommunikation mit einem selbst hat in der Selbstverletzung eine wesentliche Bedeutung. „In diesem Sinne kann Selbstverletzendes Verhalten auch als Ausdruck einer pathologischen leiblichen Kommunikation, im Sinne einer Verschiebung von der interpersonalen auf eine intrapersonale Ebene, verstanden werden. Der Leib wird dann stellvertretend zum Partner [...]."[134] Dadurch, dass der:die Selbstverletzer:in seinen:ihren Leib als gespürten Leib wiedergewinnt, kann der Leib auch als Ausdrucksmedium fungieren, denn obwohl der Leib, nach Merleau-Ponty jederzeit „Ausdruck der Modalitäten der Existenz überhaupt"[135] ist, gelingt es nicht jedem:r, den Leib bewusst als dieses Medium auch einzusetzen. Nur wer sich mit seinem Leib identisch fühlt, ist dazu in der Lage. Der sich selbst zugefügte Schmerz erfüllt für Betroffene beide Funktionen zugleich – den Sinn des Leibgewinns und den Sinn der leiblichen Vermittlung einer Botschaft.

5.3.2.3 Entzogenheit

Die Entzogenheit des Schmerzes zeigt sich unter anderem dadurch, dass er einen in eine unkontrollierbare leibliche Enge treibt, aus der man sich selbst nicht befreien kann.

> Alle intensiven innerseelischen und zwischenmenschlichen Spannungszustände, unter anderem Intrusionen und Flashbacks unverarbeiteter traumatischer Lebenserfahrungen, aber auch unkontrollierbare Spontanregressionen führen zum partiellen Realitätsverlust und zur Hochspannung.[136]

Diese Hochspannung treibt die Betroffenen dazu, die Spannung durch ein ihnen zur Verfügung stehendes Mittel zu lösen.

---

133 Andrea Moldzio / Brigitte Schmid-Siegel: Selbstverletzendes Verhalten, in: Psychotherapeut 3 (2002) 165–170, 166–167.
134 Moldzio / Schmid-Siegel, Selbstverletzendes Verhalten, 169.
135 Merleau-Ponty, PhdW, 193.
136 Sachsse, Syndrom- und Behandlungsgeschichte, 26.

Die Entzogenheit des Schmerzes zeigt sich nicht nur darin, dass man sein Kommen und Gehen nicht selbst in der Hand hat, sondern auch darin, dass man durch ihn, beispielsweise im Zuge eines Traumas, auch Dissoziation erfährt.

> Je plötzlicher und heftiger ein Schmerzereignis eintritt, desto eher wird es als sinnloses ‚Trauma' erlebt[,] und [es] wird darauf (etwa im Schock) mit Desintegration reagiert. Je mehr umgekehrt desintegriert wird, desto mehr erscheint ein Schmerzereignis als fragmentierendes Trauma. [...] Je größer demgegenüber die Integrationsbereitschaft ist, desto höher liegt die Grenze, bei welcher Schmerz unerträglich wird.[137]

Die Entzogenheit des Schmerzes zeigt sich also in erlebter Desintegration als zusätzlich entzogen, da mit ihr eine Verschiebung des Intensitätserlebens von Schmerz einhergeht. Der Versuch, durch Schmerzzufügung in ein gewohntes leibliches Spüren seiner selbst zurückzufinden, erfordert aus diesem Grund sehr heftige Formen der Selbstverletzung. Wie bereits in Bezug auf die Machtlosigkeit gezeigt, bestimmt die ungebrochene Fremdheit des Schmerzes, dass kein Subjekt in der Lage ist, das Kommen des Schmerzes zu bestimmen.

Sachsse, der die intrapersonalen Funktionen von selbstverletzendem Verhalten erklärt, verdeutlicht, dass sich die „Wut auf Andere auch in Form von Selbsthass und Selbstbeschuldigung gegen die eigene Person wenden [kann]"[138]. Eine Folge des von außen zugefügten Schmerzes, insbesondere eines solchen Schmerzes, der von nahestehenden Personen zugefügt wurde, ist daher die Praxis der Selbstverletzung. Betroffene bestrafen sich in diesem Fall dafür, dass sie nicht in der Lage gewesen sind, die Schmerzzufügung durch den:die Andere abzuwenden bzw. sich der zugefügten Gewalt zu entziehen, wie folgende Beschreibung zeigt: „Ich wollte weglaufen, aber ich war vor Angst so gelähmt, dass ich mich nicht einen Zentimeter von der Stelle bewegen konnte. Ich hasste mich dafür, dass ich so ein Schlappschwanz war."[139] Wut und Aggression, die sich eigentlich gegen den:die Täter:in richten sollten, wenden die Betroffenen in Form von Schmerzzufügung gegen sich selbst.[140] Es geht hierbei also nicht um eine Reaktion auf das Erlebte, sondern um das Verhängen einer Strafe über sich, die den Betroffenen aus ihrer Sicht *gebührt*. Diese Zuschreibung, nichts anderes verdient zu haben als Schmerz, geht auf

---

137　Esther Fischer-Homberger: Hunger – Herz – Schmerz – Geschlecht. Brüche und Fugen im Bild von Leib und Seele, Bern: eFeF 1997, 103.
138　Sachsse, Syndrom- und Behandlungsgeschichte, 17.
139　Dave J. Pelzer: Sie nannten mich ‚Es'. Der Mut eines Kindes zu überleben. Übers. a. d. Amerikanischen v. Ulrike Ziegra, München: Goldmann 2000 (Best book), 138.
140　Vgl. Hirsch, Körperdissoziation, 39–40.

die Bezogenheit anderer zu mir zurück. Die Vorstellung, andere würden ein negatives Urteil über mich fällen, veranlasst mich dazu, diesem imaginierten Urteil durch Selbstverletzung Ausdruck zu verleihen.

Das Aushalten und Ertragen von sich selbst zugefügtem Schmerz kann laut Klonsky außerdem die Funktion erfüllen, sich von anderen Menschen abzugrenzen. Schmerz stiftet Identität und hilft dem Ich, eine Grenze gegenüber anderen auszubilden.[141] Dies lässt einen weiteren Grund dafür erkennen, weshalb Opfer von Gewalt und Schmerzzufügung durch andere beginnen, gegen sich selbst Gewalt auszuüben. Der Grenzverletzung durch andere wird paradoxerweise durch Schmerz, der die eigenen Grenzen zur spürbaren Realität werden lässt, nachträglich entgegengewirkt.

Die Identitätsgrenze, die in der menschlichen Entwicklung unter anderem durch Schmerzerfahrungen gebildet wird, spielt auch in unterschiedlichen Formen der Schmerzlinderung eine wichtige Rolle.

5.4 Linderung von Schmerz

Der Begriff Linderung, der vom althochdeutschen Adjektiv „lind(e)" (mild, sanft, weich) abstammt und „der Empfindung wohltuend" meint,[142] bedeutet im Zusammenhang mit Schmerz seine Verminderung und die Fähigkeit der wohltuenden Distanznahme zum eigenen Schmerz. Die in ihm erlebte leibliche Enge und Bedrohlichkeit des eigenen Leibes geht in der Linderung zurück, womit zugleich die wiederkehrende Möglichkeit einer vielfältigeren „Leibinselbildung"[143] gegeben ist, durch die man sich selbst auf vielfältigere Weise spüren kann, als das im Falle intensiver Schmerzen, die eine Fixierung auf eine Körperstelle bedeuten, möglich ist. Linderung meint eine sukzessive Besserung des Schmerzes, wohingegen die Tilgung oder Auslöschung des Schmerzes die gänzliche Befreiung von ihm meint. Wenn von Weizsäcker darüber spricht, dass die Berührung eines anderen den Schmerz verdrängen kann,[144] so ist meines Erachtens darin der prozessuale Charakter der Linderung ausgedrückt. Etwas zu verdrängen bedeutet, jemandem oder etwas, wie dem Schmerz, seine Macht abzuringen. Während viele Formen von Schmerz

---

141 Vgl. David E. Klonsky: The functions of deliberate self-injury: A review of the evidence, in: Clinical Psychology Review 27 / H. 2 (2007) 226–239, 229.
142 Vgl. Wolfgang Pfeifer: Art. lind(e), in: Etymologisches Wörterbuch des Deutschen, Koblenz: Kramer 2010, 544.
143 Schmitz, Der Leib, 26.
144 Vgl. Weizsäcker, Die Schmerzen, 28.

schlagartig den Empfindungsraum des Leibes erfüllen, d. h. sehr plötzlich und abrupt über die:den Betroffene:n kommen, entspricht sein Weggang einem zunehmenden und sich steigernden Rückgewinn des leiblichen Empfindungsraumes. Anders gesagt, bedeutet Linderung auf der leiblichen Ebene einen allmählichen Prozess der „Oikeiosis"[145], die in Form des Rückgewinnes immer eine Annäherung an einen Zustand leiblicher Selbst- und Weltgegebenheit bedeutet, die einem vertraut ist.

Damit verknüpft ist das von Thomas Fuchs betonte „leibliche als auch zwischenleibliche Vertrautwerden mit der gemeinsamen Welt"[146]. Linderung bedeutet also auch ein stetiges Zurückfinden in ein mit anderen geteiltes Welterleben, welches frei ist von der alles überlagernden Einhüllung des Schmerzes. Was in der Linderung als *Gabe* zurückgewonnen wird, nämlich die Schmerzfreiheit,[147] ähnelt der Gesundheit, deren Wesen, ebenso wie das der Schmerzfreiheit, geprägt ist von einer *Unauffälligkeit*, die eine *Unfassbarkeit* dieses Zustandes impliziert.[148] Als Rückgewinn einer wesenhaft unfasslichen Sache birgt die Beschreibung der Schmerzlinderung zweifellos gewisse Schwierigkeiten. Ein maßgebliches Erfahrungscharakteristikum der hier thematisierten Schmerzlinderung ist jedenfalls, dass für die Betroffenen der Schmerz allmählich an Intensität verliert. Die zunehmende Schwächung des Schmerzes wird insbesondere dadurch erfahren, dass die Wahrnehmung anderer Empfindungen als die des Schmerzes wieder verstärkt möglich wird. Während diese Linderung zunächst oft begleitet ist von einer bewussten Realisation dieses Empfindungsgewinnes, ist in fortgeschritteneren Stadien der Schmerzlinderung gerade keine bewusste Reflexion auf diese wiedergewonnene Normalität mehr vernehmbar. Völlig zurückgewonnene Schmerzfreiheit wird dann nur mehr in der Form auffällig, dass man sich in gewissen Momenten bewusst an den Schmerz erinnert oder dieser sich vermittels des Leibgedächtnisses in das explizite Gedächtnis zurückdrängt.

Auf den Schmerz bezogen, kann man Heilung oder Genesung als den Prozess des Schmerzfrei-Werdens identifizieren, während die Linderung einen wesentlichen Bestandteil dieses Heilungsprozesses bildet. Ich verwende den Begriff *Linderung* darüber hinaus zur expliziten Benennung der intersubjektiven

---

145   Fuchs, Vertrautheit und Vertrauen, 106.
146   Fuchs, Vertrautheit und Vertrauen, 107.
147   Dass wir sowohl Gesundheit als auch Schmerzfreiheit als Gabe oder Geschenk erleben, die nur in geringem Ausmaß der eigenen Verfügung unterliegt, zeigt die Praxis, dass wir diese Gaben einander wünschen, beispielsweise wenn jemand krankheits- oder schmerzgeplagt ist.
148   Vgl. Martin W. Schnell: Die Unfasslichkeit der Gesundheit, in: Pflege & Gesellschaft 11 / H. 4 (2006) 344–350, 344.

Dimension dieses Prozesses, der die Genesung zwar gewiss nicht alleine bestimmt, insofern man auch ohne das Zutun anderer schmerzfrei werden kann, allerdings im fortschreitenden Prozess wiederzugewinnender Schmerzfreiheit eine zentrale Rolle spielt, insofern das durch andere vermittelte Vertrauen dabei hilft, wieder heimisch zu werden in einer Welt, die durch Schmerz fremd geworden ist. „Vertrauen macht die Menschen in der Welt heimisch, die ohne Welt-, Lebens-, Seins- und Selbstvertrauen ihnen fremd bliebe."[149] Während das Leiden schon etymologisch die Fremde andeutet, die darin erfahren wird, muss „Lindern" an diese Bedeutung angeknüpft werden und als eine Art der *Heimholung*, die sich mithilfe anderer vollzieht, verstanden werden.

5.4.1 *Linderung durch andere*

> Wenn du vor mir stehst und mich ansiehst, was weißt Du von den Schmerzen, die in mir sind[,] und was weiß ich von den Deinen. Und wenn ich mich vor Dir niederwerfen würde und weinen und erzählen, was wüßtest Du von mir mehr als von der Hölle, wenn Dir jemand erzählt, sie ist heiß und fürchterlich. Schon darum sollten wir Menschen voreinander so ehrfürchtig, so nachdenklich, so liebend stehn wie vor dem Eingang zur Hölle.[150]

Kein Reden über die Linderung von Schmerz darf ein voreiliges Urteil darüber enthalten, wie, wann und wodurch der Schmerz eines Menschen gelindert werden kann. Die Hölle gebietet die nötige Ehrfurcht, auch in der Frage möglicher Schmerzlinderung. Im vorangegangenen Kapitel wurden die Auswirkungen des Umstandes beleuchtet, dass eine andere Person Verursacher:in meines Schmerzes sein kann. Dabei wurde insbesondere die Bedeutung der leiblichen Kommunikation betont. „Wer einen Leib foltert, foltert eine Person."[151] Mit diesem Beispiel verdeutlicht Günther Pöltner die Einheit von Person und Leib, die sowohl in Akten der Fremd- als auch der Selbstzufügung von Schmerz bedeutsam ist. Umgekehrt werden Gewalt und Folter von *jemandem* ausgeübt, d. h. misshandelt wird man immer von einer Person. Die lebensweltliche Realität zeigt neben Fremd- und Selbstzufügung eben noch eine weitere, ebenso mächtige Verbindung von Schmerzerfahrung und anderem Subjekt,

---

149 Michael Wimmer: Pädagogik als Wissenschaft des Unmöglichen. Bildungsphilosophische Interventionen, Paderborn: Schöningh 2014, 180.
150 Franz Kafka: Gesammelte Werke. Briefe 1902–1924. Hrsg. v. Max Brod, Frankfurt/M.: Fischer 1958, 19.
151 Günther Pöltner: Zur Bedeutung der sogenannten Pflichten gegen sich selbst für die Gewissensentscheidung von Ärzten und Patienten, in: Franz-Josef Bormann / Verena Wetzstein (Hg.): Gewissen. Dimensionen eines Grundbegriffes medizinischer Ethik, Berlin: De Gruyter 2014, 251–268, 266.

nämlich die der Linderung von Schmerz. Die schier unvermeidliche Frage, die in diesem Zusammenhang auftritt, ist, ob eine andere Person mir meinen Schmerz auch nehmen kann. Der verzweifelte Wunsch danach, jemand könne einen vom Schmerz befreien, insbesondere dann, wenn die herkömmlichen Schmerzbekämpfungsmittel keine Wirkung zeigen, lässt die entschiedene Verneinung dieser Frage zunächst plausibel erscheinen. Viktor von Weizsäckers Beobachtungen bilden nicht nur einen Kontrast zu dieser Einschätzung, sondern zugleich den ausschlaggebenden Impuls für die folgenden Überlegungen.

Aus Sicht des Arztes, der über die Untrennbarkeit von psychischem und physischem Befinden nachdenkt, konstatiert Weizsäcker: „Es ist ein ungeheures Rätsel, dass die berührende Hand den Schmerz verdrängen kann, aber die Tatsache, dass sie es kann, begründet fast die ganze Heilkunst."[152] Weizäcker beschreibt am Beispiel eines Mädchens, welches den Schmerz ihres kleinen Bruders sieht und ihn zärtlich berührend zu trösten versucht, dass die Person, die unter Schmerzen leidet, das Berührt-Werden als angenehm und wohltuend empfindet und dass der Schmerz sich aufgrund dieser Berührung zurückzieht.[153] Das Bild der berührenden Hand, die den Schmerz verdrängt, holt alsbald Erinnerungen ins Gedächtnis, die die Bedeutsamkeit des Trostes für den eigenen Umgang mit Schmerz bewusstwerden lassen. Die fundamentale Erfahrung elterlicher Zuwendung als Reaktion auf die Schmerzerfahrung ihrer Kinder, das Streicheln der schmerzenden Körperstelle sowie ihre tröstenden Worte prophetischer Gewissheit, dass der Schmerz bald vorüber sein werde – all diese Erfahrungen symbolisieren gleichsam einen Bruch in der Isolationserfahrung, dem zermürbenden Kern des Schmerzes. Von keinem dieser Aspekte der Begegnung mit einem:r Anderen im Schmerz kann meines Erachtens behauptet werden, er wäre die Ursache der Schmerztilgung, d. h. der völligen Beendigung des Schmerzes. Was aber durchaus in Zusammenhang mit personalen Begegnungen steht, ist eine durch die:den Andere:n vermittelte Schmerzlinderung, Reduktion oder Abschwächung von Schmerz. Wie sich die Selbst-Annahme in der rechten Sorge um den eigenen Leib ausdrückt,[154] drückt sich in der Sorge anderer um mein leibliches Wohl eine Fremd-Annahme aus, die besonders dann virulent wird, wenn man unter Krankheit oder Schmerzen leidet. Wie die Schmerz verursachenden Handlungen die Ablehnung des:der Gepeinigten durch die peinigende Person bedeuten, bezeugt umgekehrt der Versuch der Schmerzlinderung durch andere die existentielle Annahme der leidenden Person. Wenn also jemand um meine leibliche Unversehrtheit

---

152 Weizsäcker, Die Schmerzen, 28.
153 Vgl. Weizsäcker, Die Schmerzen, 27.
154 Vgl. Pöltner, Pflichten gegen sich selbst, 267.

besorgt ist – und das gilt besonders in der Situation der Verletztheit – dann ist er:sie besorgt um mich als Person.

Die Bedeutung der Zuwendung anderer wird durch das implizite Leibgedächtnis vermittelt, welches zugleich die Voraussetzung dafür bildet, dass man Aufmerksamkeit und Zuwendung im Schmerz als wohltuend und lindernd erfährt. Anders formuliert, ist gerade deshalb, weil ich in diesen Formen der Zuwendung zugleich ein Angenommensein meiner Person erlebe, Schmerzlinderung möglich. Charlotte und Michael Uzarewicz erklären, dass wir Menschen „aus unserem leiblichen Wissen, aus unserem Wissen um die Leiblichkeit heraus [...] die Möglichkeiten der Folter, der Pflege, des Heilens, der Zuneigung, der Abneigung [kennen]"[155]. Wieder ist es die Leiblichkeit und die leibliche Kommunikation, welche Formen personaler Schmerzlinderung ermöglicht.

Auch ich selbst kann mir, wie die Beschäftigung mit der Selbstzufügung von Schmerz gezeigt hat, zum:r Fremden werden, der:die *Hand an sich legt*. Die Frage, ob und inwiefern ich mir durch dieses Selbstverhältnis auch zur:m Lindernden meines Schmerzes werden kann, bleibt nicht unberücksichtigt. Überlegungen dazu werden aus den Analysen zur Linderung durch andere weitergesponnen.

5.4.2 *Der:Die Schmerzlindernde*

Ivan Illich, der aufgrund eines Ohrspeicheldrüsentumors unter großen Schmerzen litt, empfand die Gesellschaft seiner Freunde und die Gespräche mit ihnen als schmerzlindernd. „Wenn er [...] im Kreis von Menschen saß, die er gut ‚leiden' konnte, dann brauchte er weniger Schmerzmittel"[156], erklärt Harro Albrecht. Schmerzlinderung erfolgt immer durch etwas oder jemanden, Linderung bedarf einer eigenen oder von außen kommenden Initiative. So ist es wiederum eine Person bzw. die Begegnung mit einer Person, durch die der Schmerz gelindert werden kann. Wenn der Schmerz einen verlässt oder allmählich zurückgeht, so würde man nicht davon sprechen, dass der Schmerz *sich* lindert, sondern man spricht in diesem Fall von einer *Abnahme* des Schmerzes. Man selbst kann seinen Schmerz nicht lindern, man kann nur dazu beitragen, dass der Schmerz erträglich wird, beispielsweise durch die Einnahme von Medikamenten oder den achtsamen Umgang mit sich. Schmerzlinderung erfolgt allerdings immer durch etwas oder jemanden und verweist zugleich auf die darin sich offenbarende Abhängigkeit des Schmerzleidenden von denjenigen Dingen oder Personen, die Schmerzlinderung versprechen.

---

155 Uzarewicz / Uzarewicz, Das Weite suchen, 144.
156 Albrecht, Schmerz, 534.

Hinter der Linderung verbirgt sich also ein mir selbst entzogener Akt der Gabe, der den Umgang mit eigenem Schmerz, aber auch den Umgang mit den Schmerzen anderer tief prägt. Schmerzlinderung als eine Erfahrung des Beschenkt-Werdens erlebt zu haben, veranlasst nämlich dazu, diese auch anderen zuteilwerden zu lassen, wenn diese ihrer bedürfen. Umgekehrt kann der Mangel an erlebter Aufmerksamkeit und Zuwendung im Schmerz zur Folge haben, dass man eine geringe Sensibilität und Wahrnehmungsfähigkeit hinsichtlich der Schmerzen anderer entwickelt.

Zwei Möglichkeiten, durch andere Schmerzlinderung zu erfahren, werden unter den Begriffen „Aufmerksamkeit" und „Berührung" näher beleuchtet. Beide werden wiederum im Bezugsrahmen der leiblichen Kommunikation reflektiert. In ihnen tritt dem:der Betroffenen eine Offenheit der anderen für sein:ihr Schmerzempfinden entgegen. „Stets haben wir [dabei] unsere Mitmenschen als Ganzheiten vor uns, die wir atmosphärisch, synästhetisch und suggestiv wahrnehmen."[157] Hinhören, Hinschauen, gegebenenfalls auch Berührungen des:der Anderen werden dabei als Reaktionen auf den eigenen Schmerz erlebt. Die Zuwendung anderer und die Möglichkeit, sich vom eigenen Schmerz zu distanzieren, hängen eng miteinander zusammen. Man begegnet nämlich im Gegenüber einen Resonanzleib, durch den man in der Lage ist, selbst Distanz zu seinem Schmerz zu gewinnen, was das Gefühl der Schmerzlinderung nach sich zieht.

5.4.2.1   Aufmerksamkeit

Durch all das, was bislang über die Phänomenologie der Schmerzerfahrung gesagt wurde, kann Andrea Moldzio besonders in folgender Aussage Recht gegeben werden: „Der Schmerz zentriert unsere ganze Aufmerksamkeit."[158] Obwohl gerade die Unbedingtheit der Aufmerksamkeit einen wichtigen Leidensaspekt darstellt, ist an sie auch ein wichtiger Aspekt von Schmerzlinderung geknüpft. In folgenden Ausführungen wird von der These ausgegangen, dass die Aufmerksamkeit, die andere mir und meinem Schmerz schenken, auf die Schmerzerfahrung Einfluss nimmt. Was unter Aufmerksamkeit zu verstehen ist, soll zunächst in Grundzügen erklärt werden, um sie sodann vor dem Hintergrund der erlebten Alteritätsmodi des Schmerzes zu reflektieren. Unterschiedliche Auseinandersetzungen mit der Aufmerksamkeit nehmen oftmals ihren Ausgang bei der Frage, ob es sich bei ihr um einen intentionalen Akt handelt. Ausgehend von Husserls Begriff der Intentionalität, der in dieser Arbeit bereits in Hinblick auf die Definition des Leidens am

---

157   Preusker, Gemeinsamkeit der Leiber, 214.
158   Moldzio, Verletzte Leiblichkeit, 254.

Schmerz aufgegriffen wurde, ist Aufmerksamkeit tatsächlich als wesentlich intentionaler Akt zu verstehen. Aufmerksamkeit ist als solche allerdings nicht beschränkt auf bzw. gleichbedeutend mit einer willentlichen und absichtlichen Zu- und Hinwendung zum leidenden Subjekt. Aufmerken und gezieltes Schenken von Aufmerksamkeit gelten nicht als dasselbe. Diese Differenzierung scheint mir wichtig, da es nicht bloß darum geht, dass mein Gegenüber intentional auf meinen Schmerz gerichtet ist, d. h. auf ihn aufmerkt, sondern dass mein Gegenüber ihm und damit mir als einem:r an Schmerz Leidenden willentlich und gezielt Aufmerksamkeit schenkt. Berührung als Form leiblicher Zuwendung und Aufmerksamkeit wird insbesondere deshalb eigens thematisiert und ihr wird deshalb ein eigenes Kapitel gewidmet, weil Facetten der zwischenleiblichen Beziehung für sie ausschlaggebend sind, die geschenkte Aufmerksamkeit nicht zwangsläufig umfasst. Andere können einem also zwar auch unabhängig von Berührungen Aufmerksamkeit entgegenbringen, doch Berührungen stellen einen der intensivsten Ausdrucksformen geschenkter Aufmerksamkeit dar, da sie entweder Vertrauen voraussetzen oder sogar stiften.

Der Versuch festzumachen, was geschenkte Aufmerksamkeit auszeichnet, birgt gewisse Schwierigkeiten, denn, um es mit den treffenden Worten Waldenfels' zu sagen, „[d]ie Aufmerksamkeit gleicht dem Salz in der Suppe, das unentbehrlich ist, von dem man aber kaum Notiz nimmt"[159]. Ebenso wie Salz in der Suppe – um an Waldenfels' Bild anzuknüpfen – fällt einem die Relevanz der Aufmerksamkeit für das alltägliche Leben, aber auch für ein gelingendes Zusammenleben erst dann auf, wenn eine ungewollte oder überbordende Aufmerksamkeit oder ein Mangel an Aufmerksamkeit ihre Bedeutung offenkundig machen. Dies gilt insbesondere in Hinblick auf die Aufmerksamkeit der Schmerzerfahrung. Sigmund Freud weist auf die Bedeutung der Aufmerksamkeit im Schmerzerleben hin, indem er konstatiert: „Wie Schmerzen durch Zuwendung der Aufmerksamkeit erzeugt oder gesteigert werden, so schwinden sie auch bei Ablenkung der Aufmerksamkeit. Bei jedem Kind kann man diese Erfahrung zur Beschwichtigung verwerten […]."[160] In dieser Beschreibung klingen unmittelbar zwei Aspekte an, die für die weiterführenden Überlegungen relevant sind. Zum einen hat Freud die Form der Aufmerksamkeit im Blick, die das Schmerzsubjekt selbst seinem Schmerz schenkt. So meint Freud: „[D]er Märtyrer […] [ist] sehr wahrscheinlich in der Überhitzung seines

---

159 Bernhard Waldenfels: Phänomenologie der Aufmerksamkeit, Frankfurt/M.: Suhrkamp 2004 (stw 1734), 15.
160 Sigmund Freud: Gesammelte Werke. Chronologisch geordnet. 5. Werke aus den Jahren 1904–1905. Hrsg. v. Anna Freud, London: Imago 1942, 297.

religiösen Gefühls, in der Hinwendung all seiner Gedanken auf den ihm winkenden himmlischen Lohn vollkommen unempfindlich gegen den Schmerz seiner Qualen."[161]

Unabhängig von der Frage, ob diese Beschreibung nicht eher einer idealisierten Vorstellung von Märtyrertum entspricht, ist Freud darin Recht zu geben, dass die Lenkung der eigenen Aufmerksamkeit, im Sinne einer bewussten und absichtlichen Konzentration auf etwas Angenehmes oder einer künftigen Schmerzbefreiung, durchaus eine schmerzlindernde Wirkung entfalten kann. Einleuchtender als das Beispiel eines *unempfindlichen Märtyrers* scheint mir hingegen das im selben Kontext genannte Exempel eines Kriegers, der im „fieberhaften Eifer des Kampfes"[162] gegenüber seinen verletzungsbedingten Schmerzen unempfindlich ist. Die Erfahrung, dass man in aufgeregtem Zustand oder im Begriff der Erreichung eines angestrebten Zieles besser in der Lage ist, dem eigenen Schmerz wenig Aufmerksamkeit zu schenken, als dies im alltäglichen Leben der Fall ist, ist gewiss vielen geläufig. Interessant ist dieser Punkt auch in Hinblick auf die Einschätzung eines fremden Schmerzes. Es fasziniert und erschüttert gleichermaßen, wenn man Zeuge:in eines schier unmöglich auszuhaltenden Schmerzes wird, der die:den Betroffene:n das Bewusstsein verlieren lassen müsste, diese:r aber tapfer standhält. Die offenkundig anderweitig gelagerte Aufmerksamkeit des Schmerzsubjektes, lässt ihn:sie den Schmerz unbegreiflicherweise aushalten. Für die Frage der Intersubjektivität ist allerdings die dabei randständig thematisierte Frage interessant, ob die Aufmerksamkeit eines:r Anderen das eigene Schmerzempfinden positiv beeinflusst, kurz, ob geschenkte Aufmerksamkeit in der Lage ist, meinen Schmerz zu lindern. Wenn Freud davon spricht, dass man gleichsam die *Kraft* der Ablenkung zur Beschwichtigung des Kindes einsetzen kann,[163] so ist dieser Aspekt der Intersubjektivität zumindest angedeutet. Offenbar ist es laut Freud möglich, durch das Schenken von Aufmerksamkeit zugleich die Aufmerksamkeit eines:r Anderen vom Schmerz wegzulenken. Mit diesem „Weglenken" der Aufmerksamkeit allein ist aber das Schmerzlinderungspotential geschenkter Aufmerksamkeit nicht erfasst.

Waldenfels konstatiert, dass der Kern der Erfahrung von Aufmerksamkeit in einem Appell besteht. Beim Aufmerken muss etwas

---

161 Freud, GW 5, 297.
162 Freud, GW 5, 297.
163 Vgl. Freud, GW 5, 297.

> Auffällige[s] [...] eine gewisse *Verführungskraft* entfalten, es muss etwas *Verlockendes* (Einladendes, Erfreuliches, Anziehendes) oder umgekehrt etwas *Abschreckendes* (Abstoßendes, Fürchterliches, Lästiges) an sich haben und dadurch unsere Zu- oder Abwendung auslösen; das heißt, es muss an unser Begehren, an unsere Triebe und Interessen appellieren.[164]

In Hinblick auf den am eigenen Leib verspürten Schmerz scheint der appellative Charakter nicht näher erklärt werden zu müssen, denn der eigene Schmerz ist selbst ein heftiger Appell, der es fordert, auf ihn zu reagieren, und weckt damit unweigerlich die eigene Aufmerksamkeit. Der Schmerz, der für andere über die komplexe Dynamik leiblicher Kommunikation zugänglich ist, hat auch für andere eine in den meisten Fällen abschreckende Verführungskraft, so dass auch sie sich dem an sie ergehenden Appell, meinem Schmerz, kaum entziehen können und unweigerlich auf ihn *aufmerksam* werden. Dass mein Schmerz andere aufmerken lässt, bedeutet allerdings nicht, dass sie ihm, respektive mir und meiner Empfindung, darüber hinaus auch gewollt Aufmerksamkeit schenken, d. h. sich mir bewusst, aufmerksam und mitfühlend zuwenden.

Zwischen dem reinen Aufmerken und der Aufmerksamkeit als einer Form des zustimmenden Sich-Einlassens darauf, was mich aufmerken lässt, muss meines Erachtens unterschieden werden. Geschenkte Aufmerksamkeit ist eine bewusst gewählte Zuwendung zum:r Anderen, welche letztlich darin besteht, dass man das Appellierende in weiterer Folge nicht ignoriert, sondern ihm als Ereignis nachgeht. Genauer betrachtet, ist Aufmerksamkeit gewiss ein intentionaler Akt,[165] wenn auch das Aufmerken, laut Waldenfels, „noch kein intentionales propositionales Wissen dar[stellt], es [...] höchstens eine Vorform des Wissens [bildet], die als unterschwellige Aufmerksamkeit durchaus ephemer und punktuell bleiben kann, so daß sie sich der Bewußtwerdung und der Erinnerung entzieht"[166]. Dem Aufmerken, der Aufmerksamkeit – sowohl in Form von absichtlicher als auch in Form von unbeabsichtigter Aufmerksamkeit – liegt Intentionalität zugrunde, allerdings zeigt besonders der Blick auf das Wecken von Aufmerksamkeit, dass dieser „intentionalen Zuwendung [...] notwendig ein passives Auffallen voran[geht],

---

164   Waldenfels, Aufmerksamkeit, 136.
165   Vgl. Paul Ricœur: Die Aufmerksamkeit. Eine phänomenologische Studie der Aufmerksamkeit und ihrer philosophischen Zusammenhänge, in: Thiemo Breyer / Daniel Creutz (Hg.): Phänomenologie des praktischen Sinns. Die Willensphilosophie Paul Ricœurs im Kontext, Paderborn: Fink 2019 (Übergänge 68), 345–381, 346.
166   Waldenfels, Aufmerksamkeit, 96.

indem man von etwas angesprochen bzw. angegangen wird"[167]. Versuchte man das bislang Gesagte in Form eines Stufenbildes zu imaginieren, so entspräche das Auffallen einer dem Aufmerken vorgängige Stufe. Das Aufmerken, welches einem intentionalen Akt der Aufmerksamkeit entspricht, unterscheidet sich wiederum von einem gewollten oder absichtlichen Schenken von Aufmerksamkeit, das der willentlichen Konzentration auf einen Gegenstand, einen Mitmenschen oder dessen Empfindungen gleichkommt.

Auch Waldenfels spricht im Zuge seiner Analyse der vielgestaltigen Aufmerksamkeit von einer geschenkten Aufmerksamkeit bzw. „dem Geschenk der Aufmerksamkeit"[168], wobei das responsive Moment der Aufmerksamkeit hier vordergründig scheint, denn

> die Aufmerksamkeit hat ihren Ort in dem Spannungsbogen, der von dem, was uns widerfährt und anspricht, hinüberführt zu dem, was wir zur Antwort geben. Sie hat ihren Ort in den Antwortregistern und Bruchstellen der Erfahrung […]. Aus der Perspektive der Aufmerksamkeit betrachtet[,] reicht der Spannungsbogen von dem, was uns auffällt und anregt, bis zur Beachtung, die wir einander schenken oder vorenthalten.[169]

Meiner Ansicht nach ist der gesamte von Waldenfels so bezeichnete *Spannungsbogen* der Aufmerksamkeit für die Schmerzerfahrung relevant, insofern die geschenkte Aufmerksamkeit bereits auf einer präreflexiven Wahrnehmungsebene für die:den von Schmerz Betroffene:n erfahrbar ist, allerdings meine ich, ist insbesondere das von Waldenfels erwähnte Schenken und Vorenthalten von Aufmerksamkeit für Fragen der Linderung, die in anderen Subjekten ihre Quelle hat, bedeutsam, denn sie stellt gleichsam einen Schlüsselmoment in der Erfahrung von entgegengebrachtem Mitgefühl dar.

Die bereits thematisierte Zwischenleiblichkeit ist nicht nur die Bedingung der Möglichkeit des „Mitempfindens" und der „Teilhabe am Anderen",[170] sondern meines Erachtens auch die Möglichkeitsbedingung für die Erfahrung von entgegengebrachtem Mitgefühl, da sich das zwischenleibliche Übertragungsgeschehen immer in Form der Wechselseitigkeit ereignet.

---

167   Maren Wehrle: Horizonte der Aufmerksamkeit. Entwurf einer dynamischen Konzeption der Aufmerksamkeit aus phänomenologischer und kognitionspsychologischer Sicht, München: Fink 2013 (Phänomenologische Untersuchungen 30), 83.
168   Waldenfels, Aufmerksamkeit, 276. Anm.: Waldenfels betont den responsiven Charakter der Aufmerksamkeit und unterscheidet dahingehend unterschiedliche Erscheinungsweisen der Aufmerksamkeit, wie z. B. die „geschuldete", „geschenkte", „erzwungene" Aufmerksamkeit usf.
169   Waldenfels, Aufmerksamkeit, 9.
170   Vgl. Hackermeier, Einfühlung und Leiblichkeit, 283.

> Through the mutual coupling of their lived bodies – mediated through eye contact, facial expressions, voice, touch, gesture and other kinds of intentional action – they enter into a dyadic bodily state. Their body schemas and body experiences expand and, in a certain way, incorporate the perceived body of the other.[171]

Dies nachvollziehen zu können, setzt bei einem Verständnis des Leibes als eines „ausgedehnten Leib[es]" an.[172] Der *ausgedehnte Leib* kann laut Fuchs und Froese verstanden werden „as a form of pre-reflective face-to-face-interaction, or embodied communication, which is taking place on the basis of an implicit *inter-bodily resonance*"[173]. Der Leib ist ein ausgedehnter Leib, weil er durch und in der Interaktion mit anderen über sich hinaus in ein meist vorreflexives responsives Verhältnis zu ihnen gestellt ist.

Obwohl Fuchs und Froese mit dem Begriff *extended body* vorranging die prä-reflexive Interaktionsebene zweier Personen hervorheben, stellt eben diese auch die Voraussetzung für jedes nachträgliche, bewusste und willentliche Sich-Einlassen auf die Empfindungen eines:r Anderen dar. Dies scheint mir durch folgende Erklärung deutlich zu werden: „Although inter-bodily interactions are typically experienced in a pre-reflective manner that hides them from direct observation and rational scrutiny, they still leave a noticeable mark on our moods and feelings as well as on our lasting dispositions."[174] Dass diese zwischenleibliche Interaktion gleichsam bemerkbare Spuren hinterlässt, bleiben auch dem:der Interaktionspartner:in nicht verborgen. Fuchs und Froese betonen daher, dass die leibliche Kommunikation und Interaktion als zirkuläres Geschehen zu verstehen ist, in der die Reaktion des:der Anderen auf die eigenen Gefühle und Empfindungen wiederum Reaktionen im eigenen Leib hervorrufen.

> This creates a circular interplay of expressions and reactions running in split seconds and constantly modifying each partner's bodily state, in a process that becomes highly autonomous and is not directly controlled by the partners. They have become parts of a dynamic sensorimotor and inter-affecitve system that connects both bodies by reciprocal movements and reactions that means, in *inter-bodily resonance*.[175]

---

171 Thomas Fuchs / Hanne De Jaegher: Enactive intersubjectivity: Participatory sensemaking and mutual incorporation, in: Phenom Cogn Sci 8 / H. 4 (2009) 465–486, 472.
172 Vgl. Thomas Fuchs / Tom Froese: The extended body: a case study in the neurophenomenology of social intraction, in: Phenom Cogn Sci 11 / H. 2 (2012) 205–235, 212.
173 Fuchs / Froese, The extended body, 212.
174 Fuchs / Froese, The extended body, 212.
175 Fuchs / Froese: The extended body, 213.

Diese Zirkularität erfordert es, die Aspekte der geschenkten Aufmerksamkeit und das sich unter anderem darin bekundende Mitgefühl auf die Bedeutung ihres wechselseitigen Effektes näher zu hinterfragen. Folgt man der Theorie von Fuchs und Froese, ist anzunehmen, dass die Aufmerksamkeit das eigenleibliche Empfinden des Schmerzsubjektes modifiziert. Auch Oliviers Charakterisierung des Schmerzes als Modus leiblicher Wahrnehmung[176] fügt sich in diese These ein. „It [i. e. the mode of bodily perception] denotes how I perceive – sense, feel and think – and thereby how I relate to my environment [...]."[177] Mit der zwischenleiblichen Modifikation, die man in und durch die Begegnung mit anderen erfährt, verändert sich auch die leibliche Wahrnehmung und damit der Schmerz.

Aspekte der negativen oder schmerzverstärkenden Wirkung von geschenkter, aber auch entzogener Aufmerksamkeit wurden im Rahmen der Beschreibung der Fremdzufügung von Schmerz bereits zur Sprache gebracht. An dieser Stelle soll nun explizit und ausschließlich das positive und schmerzhemmende bzw. schmerzlindernde Potential der geschenkten Aufmerksamkeit und des entgegengebrachten Mitgefühls weiter entfaltet werden, die sich erneut durch ihre Einflussnahme auf die Alteritätsmodi des Schmerzes erklären lassen.

5.4.2.1.1 *Grundlosigkeit*

Die im Schmerz erfahrene Grundlosigkeit, die auch als Sinn- und Zwecklosigkeit zu verstehen ist, wird in der geschenkten Aufmerksamkeit durch den in ihr vermittelten Sinn relativiert. Die Ausgangsthese dieser Überlegung ist, dass geschenkte Aufmerksamkeit selbst eine Form der Sinnstiftung für die:den Betroffene:n ermöglicht. Unterstützt wird diese These dadurch, dass, laut Fuchs und Jaegher, Intentionen nicht vorgegeben und statisch sind, sondern durch den Prozess der zwischenleiblichen Interaktion generiert und transformiert werden können.[178] Obwohl der Schmerz die:den an Schmerz Leidende:n in seiner für sie:ihn erscheinenden Grundlosigkeit betroffen macht, können leibliche Begegnungen mit anderen, insbesondere dann, wenn in diesen Begegnungen Mitgefühl und Aufmerksamkeit vermittelt werden, *in* dieser Grundlosigkeit Sinn entfalten. Wo jemandem, der an Schmerz leidet, Aufmerksamkeit geschenkt wird, kann sich über das Medium des Leibes und der zwischenleiblichen Resonanz eine geteilte Sinnerfahrung ergeben, die die

---

176 Vgl. im engl. Original: „mode of bodily perception" (Olivier, Being in pain, 48).
177 Olivier, Being in pain, 48.
178 Vgl. im engl. Orig.: „Intentions are not pregiven and static but can be generated and transformed in the process of interacting." (Fuchs / Jaegher, Enactive Intersubjectivity, 469).

Erfahrung der Grundlosigkeit konterkariert. Wenn Fuchs und Jaegher konstatieren, „[m]eaning is co-created in a way not necessarily attributable to either of the interaction partners. Mutual incorporation opens up potential new domains of sense-making, i.e. domains of sense making that were not available to me as an individual"[179], gilt dies auch, wenn eine:r der beiden Interaktionspartner:innen gerade in der Betroffenheit und Beanspruchung durch Schmerz nicht mehr in der Lage ist, Sinn zu erfahren.

In der unmittelbaren Betroffenheit durch Schmerz liegt ein sinnstiftendes Moment darin begründet, dass das leibliche Empfinden für andere Subjekte zugänglich und verstehbar zu sein scheint, obwohl diese den Schmerz nicht an ihrem eigenen Leib spüren können. Was in der Gewaltzufügung ein wichtiger Ankerpunkt der Sinnzerstörung ist, nämlich dass mein Schmerz dem:der Anderen nicht verborgen bleibt, wird in der Aufmerksamkeit und Zuwendung des:der Anderen zu einer Quelle der Sinnerfahrung. In der geschenkten Aufmerksamkeit erfährt man als Betroffene:r die Möglichkeit und Realisierung der Anteilnahme anderer am eigenleiblichen Empfinden. Die Ausschließlichkeit des Schmerzes, sein Charakter des Nur-für-mich-Seins und damit seiner Unteilbarkeit, verliert in der leiblichen Begegnung und Zuwendung anderer an Sinnlosigkeit. So wie im Fall der Faszination für eine andere Person, in der der eigene Leib gleichsam von ihr in Bann gezogen wird, kann auch die Anwesenheit des:der Anderen, ein mitfühlender Blick, das liebevolle Wort oder auch die zärtliche Berührung das leidende Subjekt derart aus dem Bann der leiblichen Betroffenheit ziehen, dass sich durch sie eine Distanz zum Schmerz und zur Fixierung auf ihn gewinnen lässt. Das *Sein bei* einem anderen Subjekt, das über die eigene leibliche Betroffenheit hinausführt, hat zur Folge, dass trotz der erfahrenen Grundlosigkeit und Sinnzerstörung neuerliche Sinnerfahrung wachsen kann.

Die Offenbarung der eigenen Vulnerabilität im Schmerz birgt nicht nur die Zerstörung von Sinn, sondern sie wird zugleich der Ankerpunkt einer intersubjektiv vermittelten Sinngebung, die sich nur in und durch die Situation der Betroffenheit von Schmerz erfüllen können. Selbst im Schmerz vermag die erfahrene Zuwendung anderer ein sinnhaftes Moment in die eigene Existenz zu bringen. Mit der geschenkten Aufmerksamkeit einer geht nämlich die Möglichkeit, die Solidarität anderer überhaupt erst zu erfahren, die sich in Form von Hilfeleistung und Mitgefühl kundtut. Mit der durch andere Subjekte geschenkten Aufmerksamkeit eröffnet sich die Möglichkeit, nicht im Schmerz verharren zu müssen, denn erst dadurch, dass andere der Existenz

---

179 Fuchs / Jaegher, Enactive intersubjectivity, 477.

meines Schmerzes gewahr werden und ihm Aufmerksamkeit schenken, kann mein Schmerz durch sie gelindert werden. Eine weitere Variante dieser Sinngebung, auf die noch einzugehen ist, findet sich in der Selbstfürsorge. Auch die Schmerzlinderung, die ich mir in diesem Fall selbst zu geben versuche, setzt die Begegnung mit dem anderen Subjekt als Vor- oder Urbild der Erfahrung von Schmerzlinderung voraus. Die mit dem Schmerz unweigerlich verbundene Frage, warum er einen trifft, und die sich in der unmittelbaren Betroffenheit auch nicht durch die Benennung einer Ursache beantworten lässt,[180] wird durch andere nicht aufgehoben. In der Zuwendung und Aufmerksamkeit anderer eröffnet sich dem betroffenen Subjekt allerdings ein davor nicht dagewesener Sinnhorizont, durch den man mit denjenigen Personen auch nach Ende des Schmerzes in einem veränderten Beziehungsgefüge steht. Die „Einhausung" in die Welt wurzelt nicht zuletzt deshalb im Vertrauen zu denjenigen Personen, die in den ersten Jahren des Lebens Sorge um einen tragen. Die Fähigkeit zur sinnstiftenden Wahrnehmung der Welt und der eigenen Existenz ist u. a. abhängig davon, ob sich in den Momenten der Sinnvernichtung und erfahrenen Grundlosigkeit eine durch andere vermittelte Sinngebung, die sich meines Erachtens durch die Aufmerksamkeit anderer realisiert, tatsächlich verwirklicht.

Mein Schmerz wird in der geschenkten Aufmerksamkeit durch andere nicht als ausschließlich für mich gegeben anerkannt, sondern in dieser Gegebenheit zugleich kritisch hinterfragt. Seine Existenz wird nicht tatenlos hingenommen. Seine Ursachen, seine Auswirkungen, sein Ausmaß und die Möglichkeiten seiner Tilgung werden zum Zweck seiner Linderung sondiert. Das betroffene Subjekt versucht, wie an anderer Stelle gezeigt, durch die Feststellung einer z. B. körperlichen Ursache, Distanz zum Schmerz zu gewinnen. Die Bemühung um Ursachenergründung, die von anderen ausgeht und in erster Linie darauf ausgerichtet ist zu erfahren, wo und wie der Schmerz sich für mich anfühlt, erlebt der:die Betroffene als Solidarität und Möglichkeit, über diese solidarische Objektivierung des Schmerzes eine Haltung zu gewinnen, die ihm:ihr das Schaffen von Distanz erleichtert. Die Beschreibung des Schmerzes, das Hinzeigen auf eine Körperstelle etc. macht den Schmerz zum verhandelbaren Objekt, zum Nicht-Ich und Fremden. Vom Leidensmoment, dass ich selbst zugleich dieser Schmerz, dieser Fremde bin, wird mithilfe des:der Anderen Abstand genommen. Jemanden oder etwas zum Objekt zu

---

180 Vgl. hierzu die Ausführungen in Kapitel 4.4 über die Bedeutung der Grundlosigkeit des Schmerzes.

machen, bedeutet, ihm die Lebendigkeit zu entziehen.[181] Die Aufforderung, den Schmerz zu beschreiben, dient also nicht nur der Ergründung etwaiger Behandlungsstrategien, sondern lässt ihn, wenn auch dem äußeren Anschein nach nur sprachlich, zum von mir separierbaren Fremden werden. Dort, wo es einem:r Betroffenen gar nicht möglich ist, Distanz zu gewinnen, kann der:die Andere als Stellvertreter:in für ihn:sie nach Distanz streben.

Der Sinngewinn in der aufmerksamen Zuwendung des:der Anderen bedeutet auch einen Zeitgewinn, der, wie bereits erläutert, das Aufgehen eines leiblich vermittelten Zukunftshorizontes bedeutet. Das Hereinbrechen des Schmerzes bringt immer auch einen Bruch in der leibzeitlichen Struktur des Individuums mit sich. Dieser Bruch, der dem Erleben eines Festgenagelt-Seins und der Fixierung auf ein Jetzt entspricht, bedeutet die Fixierung der eigenen Aufmerksamkeit auf den empfundenen Schmerz. Die Aufmerksamkeit des:der Anderen weist eine mir selbst verloren gegangene Dynamik auf, durch die ein Vergangenheits- und Zukunftshorizont, eine intentionale Weitung erfolgen kann. Zwar ist die Aufmerksamkeit des:der Anderen dann auch auf meinen Schmerz gelenkt, doch im Freiheitsmoment der Zuwendung drückt sich mir gleichsam eine Haltung auf, die die Möglichkeit der Schmerzdistanz für mich in die Gegenwart holt – in eine Gegenwart, die zuvor ausschließlich der Schmerz für sich in Anspruch genommen hat. In der Zuwendung aktivieren sich außerdem unmittelbar leibliche Erinnerungen an vergangene Zuwendungserfahrungen. Die Erinnerung an den vergangenen Schmerz und an das Vergangen-Sein des Schmerzes, d. h. dass Schmerz ein überwindbares Ereignis ist, aktiviert sich durch die Zuwendung. In ihr verdichtet sich die prae-reflexive, leibliche Gewissheit, dass der Schmerz ein zeitlich begrenztes Ereignis darstellt. Olivier bestätigt meines Erachtens die Bedeutung des Zeitgewinnes, der sich für die:den Betroffene:n in der Zuwendung ereignet, wenn er auf die befreiende Kraft des Mitgefühls verweist und diesen Gewinn als die Eröffnung einer Perspektive bestimmt sieht: „[C]ompassion entails a liberating perspective."[182] Wichtig erscheint mir, dass diese befreiende Perspektive nicht selbst schon die Schmerzfreiheit ist, sondern dass die Zuwendung anderer für die Betroffenen bzw. in den Betroffenen eine befreiende Perspektive eröffnet, die Linderung verschafft.

---

181 Vgl. Käte Meyer-Drawe: Wenn Blicke sich kreuzen. Zur Bedeutung der Sichtbarkeit für zwischenmenschliche Begegnungen, in: Matthias Jung / Michaela Bauks / Andreas Ackermann (Hg.): Dem Körper eingeschrieben. Verkörperung zwischen Leiberleben und kulturellem Sinn, Wiesbaden: Springer 2016 (Studien zur Interdisziplinären Anthropologie) 37–54, 49.
182 Olivier, Being in pain, 177.

Besondere Bedeutung kommt der Aufmerksamkeit und dem Mitgefühl zu, wenn sich kein medizinisch feststellbarer oder physiologisch erklärbarer Grund für einen Schmerz finden lässt bzw. aufgrund seiner Chronifizierung *nicht mehr* finden lässt. Wie bereits gezeigt, ist es angesichts der schmerzbedingten Erfahrung von Grundlosigkeit, die nicht einmal mehr die Zuschreibung einer erkennbaren Ursache erlaubt, von großer Bedeutung, dass Nichtbetroffene die Existenz des Schmerzes anerkennen und ernst nehmen. Es ist wieder die zwischenleibliche Verbundenheit, über die dem:der Betroffenen vermittelt wird, ob die ihm:ihr begegnenden Mitmenschen der Existenz und dem Ausmaß des zum Ausdruck gebrachten Schmerzes tatsächlich Glauben schenken. Wird man in der Vortäuschung von Schmerzen entlarvt, verliert man an Glaubwürdigkeit, umgekehrt erlebt man die Skepsis anderer gegenüber dem tatsächlich empfundenen Schmerz als entwürdigend. Erneut erschließt der Blick auf die kindliche Erfahrung, wie wichtig die von anderen zugestandene „Glaub*würdigkeit*" für die Schmerzerfahrung ist. Beschwichtigungen, die, wie Freud erklärt, zur Abschwächung des Schmerzes beitragen können, wirken meines Erachtens erst als sekundäre Interventionen schmerzlindernd – ihnen muss stets ein bedingungsloses Vertrauen darauf, dass der:die Betroffene leidet und Zuwendung braucht, vorausgehen. Dies inkludiert den bedingungslosen Glauben an die Existenz des behaupteten Schmerzes. Denkt man wiederum an die kindliche Reaktion eines nicht beachteten und nicht ernst genommenen Schmerzes, lassen sich die negativen Folgen des Aufmerksamkeitsentzuges, die das ganze Leben Gültigkeit behalten, deutlich vor Augen führen.

5.4.2.1.2 *Machtlosigkeit*

Die Erfahrung der Grundlosigkeit des Schmerzes ist begleitet von der Erfahrung der Machtlosigkeit. Ohnmacht gegenüber dem Schmerz bedingt das Ohnmachtserleben gegenüber anderen Menschen. Während in Hinblick auf Schmerzzufügung bereits gezeigt wurde, inwiefern die Ohnmachtserfahrung im Schmerz zugleich einen Machtüberschuss für diejenigen bedeutet, die mir im Schmerz begegnen und diesen Machtüberschuss aktiv oder auch passiv gegen das Schmerzsubjekt wenden können, indem sie beispielsweise dem Schmerz keine Beachtung schenken, darf auch die positive Seite dieser Machtlosigkeit bzw. des Machtüberschusses anderer nicht unbehandelt bleiben. In der Ohnmacht ist man besonders sensibel für die Macht, die sich in der geschenkten Aufmerksamkeit vermittelt. Gerade dadurch, dass sich *andere* auf meinen Schmerz *einlassen*, d. h. dass es nicht in meiner Verfügung liegt, Aufmerksamkeit im Sinne eines bejahenden und mitfühlenden Sich-Einlassens auf die Schmerzerfahrung zu erwirken, kommt diesem Entgegenkommen ein besonderer Stellenwert in der zwischenleiblichen Kommunikation zu. Die

Sensibilität für geschenkte Aufmerksamkeit gründet nämlich in der zwischenleiblichen Verbundenheit, durch die der eigene, stets auf andere ausgerichtete Leib durch die leibliche Präsenz eines anderen Subjektes modifiziert wird. Fuchs und Froeses zeigen, dass die leiblichen Interaktionspartner so gleichsam ineinandergreifen, und konstatieren: „Each lived body reaches out, as it were, to be extended by the other. This is accompanied by a particular, holistic impression of the interaction partner and a feeling for the overall atmosphere of the shared situation."[183] Durch die leibliche Präsenz des anderen Subjektes erfährt der:die von Schmerz Betroffene gleichsam eine Erweiterung des eigenleiblichen Empfindens. Eben darin liegt meines Erachtens die Macht der Aufmerksamkeit anderer, nämlich, dass durch sie der subjektiv erlebte Schmerz zu einer *geteilten Situation*[184] werden kann, in der nicht nur seine, sondern auch die Empfindungen des:der Anderen bestimmend sind. Obwohl die Art der Betroffenheit und die Handlungsmöglichkeiten sich für das Schmerzsubjekt und den:die Andere unterscheiden, erfährt der:die Betroffene dennoch eine Solidarität, denn seine:ihre Isolation wird durch das Ineinandergreifen der Leiber aufgebrochen.

Auf die Macht der Aufmerksamkeit verweist meines Erachtens auch Waldenfels durch seine Unterscheidung des *Auffallens* und des *Aufmerkens*.

> [D]as Wegsehen und Weghören besteht ja nicht darin, daß etwas nicht gesehen oder gehört wird, im Gegenteil, es schließt ein, daß uns etwas auffällt und gerade in seiner Auffälligkeit entgegenkommt. Das Ja/Nein wird also nicht an das Gegebene herangetragen, es *ergibt sich* aus dem, was zwischen Auffallen und Aufmerken geschieht. [...] Es gibt nicht nur das unausweichliche *Daß* des Anspruchs und das zu erfindende *Wie* des Antwortens, sondern hinzu kommt das *Ja oder Nein*, das sich im Eingehen oder Nichteingehen auf das Fremde, im Entgegenkommen oder Nichtentgegenkommen äußert.[185]

Besinnt man sich auf diesen machtvollen Kern der Aufmerksamkeit, dass sich nämlich in ihr ein explizites *Ja* der Entscheidung dazu, dem Anspruch des Schmerzes entgegenzukommen, aussagt, so ist es eben diese Macht, die der empfundenen Machtlosigkeit im Schmerz die Stirn bietet. Dass ein:e Betroffene:r der totalitären Macht des Schmerzes Konkurrenz bietet und damit die Macht seiner:ihrer Aufmerksamkeit gegen den Schmerz einsetzt, weil der damit gegen die Schmerzisolation angeht, erfährt er:sie in Form von Schmerzlinderung.

---

183 Fuchs / Froese, The extended body, 213.
184 Vgl. Fuchs / Froese, The extended body, 213.
185 Waldenfels, Aufmerksamkeit, 274.

Die Macht der geschenkten Aufmerksamkeit zeigt sich beispielsweise im aufmerkenden Blick des:der Anderen. In ihm erkennt das betroffene Subjekt die auf ihm und seinem Schmerz ruhende Konzentration. Der Fokus der intentionalen und leiblichen Ausrichtung des Gegenübers scheint andere Belange auszuschließen. Dieser Fokus gibt Halt und Sicherheit. „Vom Beginn seines Lebens an orientiert sich der sehende Mensch am anderen Gesicht. Daher verunsichert es, wenn das Gegenüber gar keine Resonanz zeigt."[186] Während sich im mitfühlenden Blick ein Verständnis für die leidige Situation bekundet, in der das Schmerzsubjekt sich befindet, bekundet der konzentrierte Blick die Stärke des gefassten Entschlusses, zu helfen, da zu sein, dem Schmerz ins Auge zu sehen und ihn zu bekämpfen. Auch das aufmerksame Wort, welches nicht nur dazu auffordert, den Schmerz nicht zu verschweigen, über ihn zu reden, sondern auch Trost und Hoffnung zuspricht, entkräftet das Gefühl, dem Schmerz völlig alleine und machtlos gegenüberzustehen. Insbesondere das Reden über den Schmerz bedeutet, ihn für andere zugänglich zu machen, ihn auch verbal zur geteilten Situation zu machen. Dadurch entsteht eine Sphäre der gemeinsamen Verantwortung dafür, gegen ihn anzukämpfen oder ihn gemeinsam auszuhalten. Blicke und Worte fordern die:den an Schmerz Leidende:n dazu auf, sich aus seiner Isolation befreit zu erfahren. Die Macht der Aufmerksamkeit anderer kann zudem den Mut dafür stärken, dem Schmerz selbst entschlossen entgegenzutreten. Die Selbstermächtigung gegenüber dem Schmerz wurzelt in der Macht der Aufmerksamkeit anderer. Weil das leidende Subjekt nicht nur Stärke und Macht in anderen findet, sondern sich davon zugleich selbst bestärkt und ermächtigt fühlt, vermag geschenkte Aufmerksamkeit Schmerzen zu lindern.

Eine Ausnahme hinsichtlich dieser Ermächtigung, die Schmerzlinderung bewirkt, auf die im Zuge dieser Arbeit allerdings nur hingewiesen werden kann, ist der chronische Schmerz. Neben dem Faktor, dass in ihm die Machtlosigkeit besonders stark ausgeprägt ist, zeigt er auch eine empfindliche Grenze der Schmerzlinderung durch andere auf, weil die Aufmerksamkeit, die im akuten Schmerz essentieller Bestandteil der Schmerzlinderung ist, sich im chronischen Schmerz ins Gegenteil verkehrt, also zur Schmerzverstärkung führen kann.

> Zuwendung und Unterstützung lindern kurzfristig den Schmerz. Die Entlastung des Patienten durch die Angehörigen kann aber auf Dauer vermehrtes Schonverhalten begünstigen. Wenn dann der Betroffene immer weniger Aufgaben hat,

---

186 Meyer-Drawe, Wenn Blicke sich kreuzen, 49.

leidet das Selbstwertgefühl und kann zum sozialen Rückzug führen. Beides führt letztendlich zu einer Schmerzverstärkung.[187]

Die Dauer des Schmerzes spielt in Hinblick auf die schmerzlindernde Wirkung der Aufmerksamkeit also eine wichtige Rolle. Das Maß der Linderung des chronischen Schmerzes zu klären, scheint insgesamt nur sehr schwer möglich zu sein, denn die Einsamkeit, die chronische Schmerzpatient:innen empfinden, ist oftmals „in der Gegenwart anderer besonders schwer zu ertragen"[188]. Zudem ist die Linderung des chronischen Schmerzes laut Frede extrem kontextabhängig: „Das gleiche Verhalten kann für den einen Menschen richtig, für den anderen falsch, das gleiche Verhalten unter bestimmten Umständen adäquat, zu einem anderen Zeitpunkt und in einer anderen Situation unpassend sein."[189]

5.4.2.1.3 *Entzogenheit*
Insofern die mir geschenkte Aufmerksamkeit auch immer ein zustimmendes Ja des:der Anderen ist, erlebe ich in ihr eine besondere Form der Entzogenheit, da es eben nicht in meiner Macht steht, über dieses zustimmende Sich-Einlassen des:der Anderen zu verfügen. Die Unverfügbarkeit des anderen Subjektes eröffnet zugleich die Möglichkeit, dass es mir entgegenkommt. Dem anderen Subjekt bleibt eine bestimmte Distanz zu meinem Schmerz vorbehalten, weshalb es sich mir und meinem Leid zuwenden und Empathie entgegenbringen kann. Zu erfahren, dass mein Schmerz für das Gegenüber nicht unmittelbar spürbar ist und es eine Distanz zu ihm wahren kann, bildet eine entscheidende Grundlage dafür, dass Zuwendung als linderndes Ereignis erlebt wird. Sobald ich spüre, dass der:die Andere Distanz zu meinem Leiden verliert und die entgegengebrachte Haltung in Mitleid umschlägt, was bedeutet, dass die mir vom anderen Subjekt geschenkte Aufmerksamkeit seine Freiwilligkeit verliert und es selbst von meinem Schmerz vereinnahmt wird, kann die lindernde Kraft der Aufmerksamkeit für mich als Schmerzsubjekt versiegen. Weil, wie etwa Schmitz erklärt, im Schmerz die leibliche Dynamik einseitig von „Engung"[190] bestimmt ist und sich diese leibliche Engung durch die Zwischenleiblichkeit auf eine:n Andere:n überträgt,[191] kann die Enge die:den Andere:n so vereinnahmen, dass sich die lindernde Kraft der von ihr:ihm

---

187 Martin von Wachter: Chronische Schmerzen. Selbsthilfe und Therapiebegleitung, Orientierung für Angehörige, Konkrete Tipps und Fallbeispiele, Berlin: Springer 2012, 15.
188 Frede, Einsamkeit, 73.
189 Frede, Einsamkeit, 76.
190 Schmitz, Epigenese der Person, 81.
191 Vgl. Schmitz, System der Philosophie, 343.

geschenkten Aufmerksamkeit durch die übertragene Enge verliert. Mitleid, welches als Phänomen der wechselseitigen leiblichen Engung verstanden werden kann, konterkariert also das schmerzlindernde und befreiende Potential geschenkter Aufmerksamkeit. Die wichtige Differenz von erfahrenem Mitgefühl und Mitleid erklärt Bennent-Vahle so:

> [D]ie Differenzstruktur des Mitgefühls impliziert, das immer zugleich auch unbekannte Terrain des mir ähnlichen Anderen aufsuchen zu wollen – dabei jedem vorschnellen Aneignungswunsch widerstehend. [...] Ich realisiere, dass der Andere tatsächlich ein Anderer ist, getrennt von mir, so dass ich niemals mit Sicherheit wissen kann, was in ihm vorgeht. [...] Anders als Mitleid ist der mitfühlende Impuls also darauf gerichtet, den unmittelbar gegebenen Kontext zu überschreiten und seinen Radius auf Nichtgewusstes, Fremdes und Unbekanntes auszudehnen. Zu diesem Impuls gehört eine distanzierte Haltung, die [...] Differenzen gelten lässt und in ihrer Beschaffenheit genauer erkundet.[192]

Der Unterschied von Mitgefühl und Mitleid hat insbesondere für die leidende Person, der entweder das eine oder das andere entgegengebracht wird, deutliche Konsequenzen. Im Mitleid wird die Differenz zwischen dem:der von Schmerz Betroffenen und dem:der Anderen und damit zugleich die Distanz, welche für die Schmerzlinderung Voraussetzung ist, nivelliert. Die leibliche Engung, die sich durch „Einleibung" auf andere Subjekte überträgt,[193] zieht in diesem Fall eine Form der Mit-Betroffenheit nach sich, die zur Folge hat, dass das Gegenüber Mitleid empfindet, welches das Leid des:der Betroffenen zu verstärken droht. Aufgrund der zirkulären Struktur der wechselseitigen Einleibung nimmt für die:den Leidende:n die im Schmerz erlebte leibliche Enge weiter zu, sodass sie:ihn nun nicht mehr alleine der Schmerz, sondern auch das entgegengebrachte Mitleid betroffen macht. Dies ist auch der Grund, weshalb entgegengebrachtes Mitleid in manchen Situationen als übergriffiger Akt empfunden wird, dessen man sich zu entziehen versucht. Die Bitte um Verschonung von Mitleid bringt das Bedürfnis nach einer anderen Art von Beistand zum Ausdruck.

Während die Entzogenheit anderer in der Zufügung von Schmerz diesen intensiviert und so einen wichtigen Leidensaspekt darstellt, offenbart sich in der geschenkten Aufmerksamkeit die Entzogenheit anderer als positiver Aspekt der Schmerzlinderung. In der geschenkten Aufmerksamkeit des:der Anderen liegt nämlich ein Freiheitsmoment. Es liegt in seiner:ihrer Freiheit,

---

192 Heidemarie Bennent-Vahle: Fühlende Vernunft, in: https://www.philosophie.ch/2017-12-01-bennentvahle [abgerufen am 15.2.2023].
193 Vgl. Schmitz, System der Philosophie, 343.

sich meinem Schmerz zu entziehen, dem „fremden Anspruch" eine Antwort zu verweigern oder ihm durch Aufmerksamkeit zu antworten. Wird Aufmerksamkeit geschenkt, so paart sich die Schmerzfreiheit des:der Anderen mit der Freiheit, meinem Schmerz entgegenzutreten. Sowohl die Abwendung der anderen als auch ihre Hinwendung zum Schmerz wurzeln in deren Freisein von Schmerz.

> Unter den Auspizien der Aufmerksamkeit beginnt die Schuld nicht mit einer gesetzwidrigen Tat, sondern mit der Nichtannahme einer Gabe, mit der Nichtaufnahme eines Fremden, mit der Verweigerung einer Antwort auf fremde Ansprüche, die aus den Widerfahrnissen der Erfahrung erwachsen. Die Aufmerksamkeitsverkehrung liegt in dem Nein, das dem Hinsehen und Hinhören, dem Anreden und Antun zugehört und nicht dem Gesehenen, Gehörten, Gesagten und Getanen.[194]

Meines Erachtens bezeugt diese Aussage, dass die Verweigerung des:der Anderen, meinem Schmerz, welcher ihm:ihr als etwas Fremdes entgegentritt, Aufmerksamkeit zu schenken, zugleich eine Antwortverweigerung gegenüber diesem fremden Anspruch bedeutet. Aufmerksamkeit kann allerdings erst vor dem Hintergrund dieser Freiheit zur Abkehr als echte Gabe und insofern als Schmerzlinderung erfahren werden.

Zusammenfassend gesagt, verschafft geschenkte Aufmerksamkeit potenziell Schmerzlinderung, weil die erfahrene Grundlosigkeit des Schmerzes durch eine von außen kommende Sinnstiftung aufgebrochen wird, weil das Gefühl der eigenen Machtlosigkeit durch die Macht des:der Anderen an Vehemenz verliert und weil schlussendlich die eingeschränkte eigene Handlungsfähigkeit und die Entzogenheit des Schmerzes mein personales Gegenüber nicht lähmt, sondern ihm:ihr die Hinwendung zu meinem Schmerz als Akt der Freiheit und Gabe möglich ist. Alle diese Aspekte helfen, die schmerzhafte leibliche Enge und Isolation zu ertragen oder gar zu überwinden. Die Aufmerksamkeit anderer bringt nicht den Effekt, dass meine eigene Aufmerksamkeit vom Schmerz weggelenkt wird. Vielmehr vermittelt sich in der Freiheit des Gegenübers eine Distanz zum Schmerz, die mir eine Linderung des Leidens insgesamt eröffnet. Damit bildet geschenkte Aufmerksamkeit einen komplexen Kontrast zur erfahrenen Grund- und Machtlosigkeit sowie Entzogenheit. Die Berührung als eine Form der geschenkten Aufmerksamkeit und leiblichen Zuwendung stellt dabei ein besonders machtvolles Instrument dar.

---

194 Waldenfels, Aufmerksamkeit, 280.

5.4.2.2 Berührung

Angestoßen durch das Bild der schmerzverdrängenden Hand, welches Viktor von Weizsäcker beschreibt, wird die Berührung als eine Form der leiblichen Aufmerksamkeit und Schmerzlinderung näher beleuchtet. Harro Albrecht, der unter Bezugnahme auf unterschiedliche Studien zu zeigen versucht, dass andere erheblichen Einfluss auf das eigene Schmerzempfinden haben, konstatiert, dass ein bestehendes Vertrauensverhältnis, das innerhalb intimer Beziehungen besteht, Schmerzen lindern kann. „Es geht nicht nur um Einsamkeit. Allein die Nähe anderer Menschen reicht nicht als Beruhigung. Ohne echte Intimität oder das Gefühl der Zugehörigkeit beruhigt sich [...] [Schmerz] nicht. Je näher ein Partner dem Probanden [...] [steht], desto größer [...] [ist] der schmerzdämpfende Effekt."[195] Neben der Aufmerksamkeit des:der Anderen halte ich Berührungen für besonders schmerzlindernd. Berührungen, die meist, wenn auch nicht ausschließlich, unter der Voraussetzung gegenseitigen Vertrauens geschehen, wirken schmerzlindernd, weil sich durch sie das Erleben der Schmerzalterität verändert. Wenn zwischen den Interaktionspartner:innen, also dem Schmerzsubjekt und den ihm begegnenden anderen, kein Vertrauensverhältnis besteht, insbesondere aber, wenn ein Misstrauen herrscht, können Berührungen eine zusätzliche Irritation und eine negative Betroffenheit erzeugen. Mangelndes Vertrauen ist nicht gleichzusetzen mit Misstrauen. Besteht zwischen den Interaktionspartner:innen kein explizites Misstrauen, kann sich durch Berührungen Vertrauen aufbauen. Berührungen, die gegenseitiges Vertrauen zum Ausdruck bringen oder ein solches erzeugen, sind ein machtvolles Instrument der Schmerzlinderung durch andere. Auf eine nähere Bestimmung der Berührung und ihrer Modifikation wird nachstehend eingegangen.

5.4.2.2.1 *Grundlosigkeit*

Die These, dass in der Berührung durch andere Menschen Sinn erfahren wird, setzt beim Wesen der Berührung selbst an. Berührung ist für die Subjektwerdung unerlässlich. Berührend spüre ich nicht nur einen Gegenstand, sondern zugleich auch mich selbst. Denn ich habe, wie Husserl erklärt, nicht bloß *Tasterscheinungen* – damit bezeichnet er die Qualität, *wie* sich ein Gegenstand anfühlt, also etwa ob er sich rau, weich, kalt etc. anfühlt –, sondern ich erlebe auch *Berührungsempfindungen*, durch die ich mir selbst gegeben werde.[196] Deshalb entspringt der Hiatus zwischen Ich und Nicht-Ich der Berührung,[197]

---

195 Albrecht, Schmerz, 531.
196 Vgl. Husserl, Hua IV, 144–145.
197 Vgl. Waldenfels, Bruchlinien der Erfahrung, 80.

wie Waldenfels betont. Jegliche Wahrnehmung geschieht von einem *absoluten Ort* aus – nämlich meinem Leib.[198] Leib bin ich ständig, d. h. ohne Unterlass, weshalb ich ständig berührend mit der Welt in Kontakt bin und umgekehrt die Welt mit mir. Diese taktile Permanenz betont auch Josef Bruckmoser: „Wir können die Augen zumachen, uns die Ohren zuhalten oder den Mund verschließen. Aber das Taktile bleibt, dem kommen wir nicht aus."[199] Im Schmerz wird man für Berührungsempfindungen zum einen besonders sensibel, insofern diese den Schmerz verschlechtern können, zum anderen kann der Schmerz einen derart in Anspruch nehmen, dass man für andere Empfindungen völlig taub und unempfänglich ist. Im Wechselspiel von Sensibilität und Unempfindlichkeit stellt die von einem anderen Subjekt ausgehende Berührung eine Besonderheit dar. Wie der Schmerz über mich kommt, kommt in der geschenkten Berührung etwas über mich, das durch seine Sinnstiftung dem Schmerz entgegenwirkt.

Im Vergleich zu anderen Berührungserfahrungen nimmt das Berührt-Werden von einem anderen Menschen – es soll im Folgenden als „Fremdberührung" bezeichnet werden – eine ganz besondere Stellung ein. Der Mensch ist als stets berührendes zugleich immer auch ein berührtes Wesen.

> Vor allem Nachdenken, noch vor einer personalen Stellungnahme erschließt sich über die Berührung, über den Tastsinn, über die Haut eine Welt [...]. Die präreflexive Gegenwartserfahrung [...] wird gleichwohl sinnlich-konkret durch Berührung geprägt – und zwar in spezifischer Weise. Sie eröffnet eine Seinsstruktur, bevor wir noch sehen, hören oder denken.[200]

Die Welterschließung durch Berührung umfasst auch das ständige Berührt-Werden von anderen Menschen, welches insbesondere im Kleinkindalter lebensnotwendig ist. Insofern ein Mensch von Anbeginn seiner Existenz, ja sogar schon vorgeburtlich, ein stets berührtes Subjekt ist, ist die Fremdberührung wesentlicher Bestandteil seiner Selbstentdeckung als leibliches Wesen. Aus diesem Grund ist das Bewusstsein über den eigenen Leib, das Sich-gegeben-Werden durch Berührungsempfindung,[201] wesentlich von der Fremdberührung mitbestimmt. Anders formuliert, entdecke ich auch durch die

---

198 Vgl. Schmitz, Der unerschöpflich Gegenstand, 118.
199 Josef Bruckmoser: Der Arzt hat mich nicht angerührt, in: Kulturverein Schloss Goldegg (Hg.): Die Magie des Berührens. Tagungsband der 37. Goldegger Dialoge, Goldegg: Kulturverein Schloss Goldegg Eigenverlag 2018, 156–158, 157.
200 Joachim Küchenhoff: ... dort wo ich berühre, werde ich auch berührt, in: Forum der Psychoanalyse 23 (2017) 120–132, 120.
201 Vgl. Husserl, Hua IV, 144–145.

Berührung anderer meinen Leib bzw., dass ich leiblich bin und als solche:r stets Berührende:r und Berührte:r. Diese Selbstentdeckung durch Fremdberührung ist kein einmaliges Ereignis, sondern bedarf der ständigen Erneuerung. Der Mensch bleibt Zeit seines Lebens auf die Berührung anderer angewiesen, denn nur durch das Berührt-Werden kann ihm eine leibliche Selbstvergewisserung zuteilwerden, die nicht in ihm selbst ihren Ausgang nimmt.

Im Schmerz kommt dieser Sinnstiftung der Fremdberührung besondere Bedeutung zu, weil man sich dadurch selbst anders gegeben ist als lediglich in der Weise des Erleidens von Schmerz. Insofern der Schmerz eine Erfahrung der Selbst-Entzogenheit darstellt, stellt das von anderen und ihrer Berührung geschenkte Spüren von sich selbst einen intensiven leiblichen Kontrast dar, der die Alleinherrschaft des Schmerzes stört. Außerdem bedeutet Berührung eine besonders intensive Form der Begegnung mit einem anderen Subjekt, d. h. ich werde mir durch andere nicht nur selbst gegeben, sondern die Berührung lässt mich auch die:den Andere:n in ihrer:seiner Alterität so intensiv erkennen, wie es etwa der rein stimmliche und visuelle Kontakt mit ihr:ihm oft nicht erlaubt. Die Berührung ist in dieser Hinsicht sinnstiftend, denn sie hält dem Schmerz, in dessen Grundlosigkeit ich mich verlieren kann, eine andere Alteritätserfahrung entgegen. Während der Schmerz gewaltsam Sinnzerstörung vollzieht, geschieht in der Berührung Sinnstiftung durch Zärtlichkeit. Nur zärtliche Berührungen, die auf eine Resonanz des:der Berührten ausgerichtet sind und insofern als bewusste Zuwendung des:der Anderen erlebt werden können, entfalten das schmerzlindernde Potential dieser Alteritätserfahrung.

Hinsichtlich der Räumlichkeit und Zeitlichkeit des Schmerzes sind zwei weitere Aspekte von Sinn hervorzuheben, die sich in der taktilen Berührung vermitteln. Zum einen weitet sich durch die Fremdberührung der leibliche Raum, der im Schmerz auf ein „Hier" fixiert ist. Zum anderen transformiert sich dieses auf den Schmerz beschränkte leibliche „Hier" in ein solches, welches es dem:der Betroffenen erlaubt, nicht ausschließlich bei sich, sondern auch bei seinem:ihrem Gegenüber zu sein. Der leiblich-expansive Impuls des „Weg!", welcher laut Schmitz im Schmerz charakteristisch ist,[202] ist zwar insofern beschränkt, als der:die von Schmerz Betroffene von sich aus nicht vom eigenen Leib loskommt, allerdings durchbricht das Berührt-Werden diese Schranke. Dabei wird das Verlangen des:der Leidenden nach Distanz und einem leiblichen „Dort" durch die Fremdberührung erfüllt. Das Wegstreben von seinem:ihrem Schmerz bleibt, anders als im Alleinsein, nicht gänzlich verwehrt, sondern findet im anderen Subjekt eine Möglichkeit der Realisierung.

---

202 Vgl. Schmitz, Der Leib, 29.

Außerdem entfaltet sich in der Fremdberührung ein zeitlicher Horizont, welcher sich in doppelter Hinsicht offenbart. Durch jene wird ein intentionaler Bogen gespannt, der die positive Erwartung der Fort- und Weiterführung dieser aktuell erlebten Berührung prägt, denn ohne diese intentionale Erwartung der Fortsetzung des Erlebten würde sich die Erfahrung des Berührt-Werdens auflösen in einzelne Momente der Empfindung. Die Zeit, die durch den Schmerz stillzustehen scheint, wird durch die Berührung gleichsam dynamisiert und in Bewegung gebracht. Diese Dynamisierung der Bewusstseinszeit findet allerdings immer schon in der leiblichen Zeit statt,[203] weshalb die Fremdberührung immer auch eine Auflösung der leib-zeitlichen Stagnation, des Festgenagelt-Seins auf das *Jetzt* des Schmerzes bedeutet. Fremdberührung erlaubt das Erleben eines zeitlichen Horizontes, der das Schmerzsubjekt nicht auf die Schmerzempfindung beschränkt sein lässt. Berührung durch die:den Andere:n spannt also einen Zeithorizont auf – für das Schmerzsubjekt und die:den Andere:n –, welcher das Zurückfinden in die eigene leibzeitliche Rhythmik, aus der der Schmerz jenes herausreißt, beginnen lassen kann. Insbesondere am Beispiel der Atmung lässt sich dieses Phänomen gut illustrieren. Der Atemrhythmus, welcher einen wesentlichen leibzeitlichen Rhythmus darstellt, wird in der Schmerzerfahrung gestört. Plötzlicher Schmerz verursacht auch ein plötzliches Anhalten des Atems. Intensive Schmerzen gehen mit einer schnelleren und unregelmäßigen Atmung einher. Gleichförmige und rhythmische Berührungen anderer können dabei unterstützen, in den eigenen leibzeitlichen Rhythmus zurückzufinden, was sich wiederum an einer ruhigeren und erneut gleichmäßigen Atmung kundtut. Jemanden, der gerade Schmerzen auszuhalten hat, hält man deshalb intuitiv nicht bloß an einer Stelle des Körpers fest, sondern man streicht zugleich rhythmisch über eine geeignete Körperstelle. Die Sinnstiftung der Berührung besteht also in der darin sich ereignenden Raum- und Zeit-Gabe.

5.4.2.2.2 *Machtlosigkeit*
Trotz der Möglichkeit, ungewollt berührt zu werden, bedeutet die Fremdberührung in den meisten Fällen auch ein aktives Geschehen-Lassen von Berührung. Sie ist der unmittelbarste Ausdruck von zwischenmenschlicher Nähe. Das Zulassen von Hautkontakt bedeutet nicht, jemandem haptischen Zugang zu meiner physischen Außengrenze zu gewähren, sondern Zugang zu

---

203 Vgl. Reinhold Esterbauer: Meine Zeit. Vorfragen zu einer Phänomenologie menschlichen Werdens, in: Reinhold Esterbauer / Martin Ross (Hg.): Den Menschen im Blick. Phänomenologische Zugänge. Festschrift für Günther Pöltner zum 70. Geburtstag, Würzburg: Königshausen & Neumann 2012, 527–546, 533.

mir selbst. Zu Recht fragt Waldenfels, ob „ich einer [...] Person *näher*kommen [sic] [kann], als wenn ich sie berühre, wenn ich mit ihr in ‚Tuchfühlung' bin, wenn ich [...] [jemanden] ‚mit Händen greife' und die Berührung sich ‚hautnah' gestaltet"[204]. Wenn man also im Schmerz von einer:m Anderen berührt wird, so berührt diese:r mich selbst. Jemanden zu berühren, aber auch das Zulassen von Berührungen birgt Macht bzw. sind Berührungsakte immer Akte der Macht – sei es eine unterdrückende Macht oder sei es wie im Fall der sanften und zärtlichen Berührung eine befreiende Macht.

Die genannten Aspekte der Sinnstiftung, die sich durch die Fremdberührung ereignen, sind auch in Hinblick auf die Schwächung erlebter Machtlosigkeit zu reflektieren. Dies betrifft sowohl die besondere Weise der Selbst- und Fremderfahrung als auch die veränderte Räumlichkeit und Zeitlichkeit, die den Betroffenen als Sinngebungsmomente erscheinen. Angesichts eines Schmerzes Sinn erfahren zu können, entspricht einer mächtigen positionellen Veränderung gegenüber diesem Schmerz, da sich seine alles verdrängende und im Schmerzsubjekt ausbreitende Alleinherrschaft durch die Sinnerfahrung relativiert. Gerade die zeitliche und die räumliche Sinnstiftung lassen den Machtgewinn des:der Betroffenen erkennen. Durch die neuerliche Weitung des Leibraumes und die durch die Fremdberührung angestoßene „Leibinselbildung"[205] ergeben sich neue Empfindungs- und Bewegungsspektren, die die Gefangennahme durch den Schmerz überwinden lassen. Die Zeit-Gabe, die sich durch das Berührt-Werden ereignet, bedeutet genauerhin eine Gabe von Möglichkeiten und Perspektiven für die eigene Zukunft.[206] Damit sind keine konkreten Szenarien in Aussicht gestellt, sondern die Tatsache, dass sich durch die Zeit-Gabe *überhaupt* erneut ein Horizont an Optionen bildet. Darauf, dass Machtgewinn neue Möglichkeiten schafft, verweist etwa Isabella Guanzini. Sie erklärt, dass der Machtbegriff gewiss viele negative Konnotationen hat, dass Macht aber „auch in einem anderen Sinne verstanden werden [kann], nämlich als das, was eine Bewegung auslöst und etwas Neues entstehen lässt"[207]. Die Macht der zärtlichen Berührung ist eine, die genau darin ihren Kern hat, dass sie Neues für denjenigen:diejenige entstehen lässt, der:die vom Schmerz vereinnahmt wird. Guanzini spricht insbesondere der *Macht der Zärtlichkeit* dieses Vermögen, Neues aus sich zu entlassen, zu.[208] Die Macht der Zärtlichkeit,

---

204 Vgl. Waldenfels, Bruchlinien der Erfahrung, 81.
205 Schmitz, Der Leib, 26.
206 Vgl. Küchenhoff, ... dort wo ich berühre, 127.
207 Isabella Guanzini: Zärtlichkeit macht uns stark, in: https://www.welt-der-frauen.at/zaertlichkeit-macht-uns-stark [abgerufen am 11.2.2023].
208 Vgl. Guanzini, Zärtlichkeit macht uns stark.

die durch die Fremdberührung vermittelt ist, ermächtigt gleichsam die:den dadurch Ermächtigte:n zu Neuem. Im Überwältigt-Sein und in der Übermacht des Schmerzes Zärtlichkeit in Form von Fremdberührung zu erfahren, bedeutet eine machtvolle und zugleich ermächtigende Geste zu erleben, die ihrem Wesen nach von ganz anderer Macht ist, als die des Schmerzes, denn die Macht des Schmerzes liegt in der Konservierung und Perpetuierung der bestehenden Betroffenheit, die Macht der zärtlichen Fremdberührung hingegen entfaltet sich in der Eröffnung von Neuem.

5.4.2.2.2.3 *Entzogenheit*
Die Macht des:der Anderen, mir durch Berührungen Neues zu eröffnen, wurzelt in seiner:ihrer Entzogenheit. Wie bereits ausgeführt, kann ich den Respons auf meinen Schmerz weder bestimmen noch kontrollieren, was ganz besonders für die Schmerzlinderung in der Fremdberührung relevant ist. Anders als Selbst- und Gegenstandsberührung ist Fremdberührung die einzige Berührungsform, welche unter bestimmten Bedingungen gänzlich ausbleiben kann. Wie im Blick und im erbaulichen Wort vermittelt sich auch durch die geschenkte Berührung die Freiwilligkeit des:der Anderen, mir im Schmerz beizustehen. Dabei stellt die Fremdberührung die intensivste Form der Zuwendung und Verringerung der Distanz zum Schmerz und zum:r Leidenden dar, denn die Berührung ist *die* Gestalt sicht- und fühlbarer Unmittelbarkeit und Nähe. Der:Die Berührende ist bereit, sich auf den Schmerz und die:den Leidende:n einzulassen. Insbesondere in Situationen, in denen andere Formen geschenkter Aufmerksamkeit ihre lindernde Wirkung nicht mehr hinreichend entfalten können, ist die Erfahrung, von einem:r Anderen etwa bei der Hand genommen zu werden, ein intensiver Ausdruck seiner:ihrer Verbundenheit mit mir und eine besondere Form des Beistandes. „Gehalten-Werden" durch andere und „Aushalten-Können" des Schmerzes sind dann zwei Dimensionen eines und desselben Geschehens. Meines Erachtens steckt nicht zufällig in beiden Dimensionen der Begriff „Halt" – er kann als Hinweis auf ihre innere Verbindung geltend gemacht werden.

Durch die Berührung anderer spüre ich mich selbst in einer Weise, die mir durch die bloße Selbstberührung verschlossen bleibt. Ich kann mich beispielsweise nicht selbst umarmen, mich an mich drücken oder mich küssen – Fremdberührung ist nicht imitier- oder substituierbar. Sie ist in ihrer Grundstruktur eine Gabe, die man empfängt. Mit Rekurs auf Emmanuel Levinas weist Küchenhoff darauf hin, dass diese Gabe, die geschenkte Berührung, vor allem die zärtliche und liebevolle Berührung, keine Form der Aneignung oder Habhaftmachung des:der Berührten ist. Gegenseitige Berührung ist zu charakterisieren als Suche nach dem je Unzugänglichen – nach dem, was sich mir noch im Moment der größten leiblichen Nähe entzieht.[209] Obwohl ich in der Berührung jemanden ergreife und zugleich ergriffen werde, eröffnet sie, wenn sie, wie er sagt, *taktvoll* ist, Raum – nämlich „Freiraum" und „Zwischenraum" –, sie bestätigt die Differenz der Berührenden zueinander und will nicht vereinnahmen.[210] Anstatt sich solche zu setzen, befreit sie von „Zielen, Zwecken und Verwendungen"[211]. Auch Giovanni Maio betont, dass in jeder direkten Begegnung, wie die Berührung eine ist, ein „Moment der Unvorhersehbarkeit"[212] steckt, wodurch sie sich der Verzweckung entzieht.

Eine wichtige Voraussetzung dafür, die Berührung eines:r Anderen als schmerzlinderndes Ereignis wahrnehmen zu können, wurzelt in der Freiheit des:der Berührten, sich der Berührung des:der Anderen entziehen oder sich ihr hingeben zu können. Das im Schmerz oftmals gehegte Bedürfnis, andere auf Abstand zu halten, steht nicht im Widerspruch zum schmerzlindernden Potential von Berührungen. Freilich kann man über dieses Potential nicht einfach verfügen. „Das Einwirken auf den Anderen erschöpft sich nicht im Bewirken von etwas oder Einwirken auf etwas, es geht hier um mehr und anderes als um bloße Kausalität."[213] Dieses *Mehr* ist auf der Ebene zwischenleiblicher Verbundenheit und Kommunikation zu suchen. In Bezug auf Waldenfels erklärt Huth, dass es bei der Möglichkeit des Einwirkens auf die:den Andere:n um ein Sehen- und Fühlen-Lassen von etwas geht, „das sich als Einwirkung erweist"[214]. Hinsichtlich der Schmerzlinderung geht es nicht nur darum, dass mich der:die Andere mit Berührungen etc. ablenkt oder auf mich einwirkt, sondern auch darum, dass er:sie mich durch seine:ihre Berührungen mich selbst auf eine Weise spüren lässt, die mir aufgrund der Vereinnahmung des Schmerzes fremd geworden ist. „Der andere [...] berührt mich und bringt damit das starre Ineinander des Schmerzes in Bewegung. Er faßt meine Hand und löst damit die Einsamkeit des Schmerzes."[215] Die Verbindung von Ich und Schmerz, eine Einheit, die Betroffene als Einsamkeit erleben, wird in der Berührung gelöst.

---

209 Vgl. Küchenhoff, ... dort wo ich berühre, 127.
210 Vgl. Küchenhoff, ... dort wo ich berühre, 126.
211 Küchenhoff, ... dort wo ich berühre, 126.
212 Giovanni Maio: Zur Bedeutung der Berührung im Zeitalter der Technik und Ökonomie, in: Kulturverein Schloss Goldegg (Hg.): Die Magie des Berührens. Tagungsband der 37. Goldegger Dialoge, Goldegg: Kulturverein Schloss Goldegg Eigenverlag, 15–26, 17.
213 Huth, Den Anderen behandeln, 125.
214 Huth, Den Anderen behandeln, 125.
215 Soentgen, Die verdecke Wirklichkeit, 37.

Ebenso wie andere zum Verursacher meines Schmerzes werden können, kann ich selbst mir bzw. meinem Schmerz Aufmerksamkeit schenken und durch Selbstberührung Schmerzlinderung herbeiführen. Allerdings werden mit diesen selbstbezüglichen Formen der Schmerzlinderung zugleich ihre Grenzen offenbar. Dass gerade die Entzogenheit des:der Anderen eine wichtige Rolle für die Erfahrung von Schmerzlinderung spielt, soll ein Blick auf das Selbstmitgefühl, welches als Form der sich selbst geschenkten Aufmerksamkeit verstanden wird, als auch auf die Selbstberührung zeigen.

5.4.3 Selbstmitgefühl und die Grenzen der Schmerzlinderung

Die Auseinandersetzung mit der Selbstzufügung von Schmerz hat gezeigt, dass man sich selbst zum:r Fremden werden kann und sich unter dieser Voraussetzung auch selbst verletzen kann. Daneben gibt es einen zweiten Aspekt von *Intra*subjektivität der Schmerzerfahrung zu beleuchten, der unter dem Begriff *Selbstmitgefühl* behandelt wird. Um diesen Begriff zu verstehen, bedarf es einer genaueren Erklärung dessen, was Mitgefühl meint. Dabei folge ich Gilbert und Choden, die erklären:

> Compassion is an orientation of mind that recognizes pain and the universality of pain [...] and the capacity to meet that pain with kindness, empathy, equanimity, and patience. While self-compassion orients to our own experience, compassion extends this orientation to others' experience.[216]

Mit dem Selbstmitgefühl, welches also den mitfühlenden Umgang mit der eigenen Leiderfahrung meint, sind in Bezug auf die Schmerzlinderung zwei wichtige Aspekte hervorzuheben. Zum einen vermittelt der Begriff, dass es durchaus möglich ist, sich selbst in schmerzlindernder Absicht zu begegnen, d. h. man kann sich selbst im Schmerz mitfühlende Aufmerksamkeit verwehren oder sich diese schenken und sich in dieser Absicht beispielsweise selbst berühren. Neben dem Leiden als einer Form der Bezogenheit auf den eigenen Schmerz ist es dem:der Betroffenen möglich, in diesem Leid Sorge um sich zu tragen und der eigenen Betroffenheit im Schmerz Aufmerksamkeit zu schenken. Selbstmitgefühl im Schmerz verstehe ich als ein Bündel

---

216 Paul Gilbert / Choden: Mindful compassion. How the science of compassion can help you understand your emotions, live in the present, and connect deeply with others: Oakland: New Harbinger Publications 2014, 98. Anm.: In der deutschen Übersetzung wird der Begriff „Compassion" mit „Mitgefühl" wiedergegeben. Vgl. hierzu: Paul Gilbert / Cohen: Achtsames Mitgefühl. Ein kraftvoller Weg, das Leben zu verwandeln. Übers. a. d. Englischen v. Christine Bendner, Freiburg/Br.: Arbor 2014, 140.

von Umgangsweisen mit sich selbst, durch die man beabsichtigt, den eigenen Schmerz zu lindern, beispielsweise indem man mit der schmerzenden Körperstelle achtsam umgeht, behutsam über sie streicht, den eigenen Schmerz nicht unterdrückt oder übergeht, indem man sich ablenkt bzw. sich und anderen suggeriert, er würde keine Belastung für einen darstellen. In dieser Weise Aufmerksamkeit zu schenken, bedeutet nicht nur den Versuch der Integration des fremden Eindringlings als mir zugehöriger, sondern auch den Versuch, durch diese Integration positiv auf die Schmerzwahrnehmung Einfluss zu nehmen. Schmerz, gegen den man sich ausschließlich *zur Wehr* setzt oder den man bloß zu ignorieren versucht, intensiviert sich.

Nun könnte man mit Rekurs auf bisherige Ausführungen sogleich einwenden, dass es ohnedies kaum möglich ist, einem intensiven und heftigen Schmerz keine Aufmerksamkeit zu schenken. Während andere, wie gezeigt, teilnahms- und regungslos davon Notiz nehmen können, dass ich an Schmerz leide, gelingt es mir selbst nur sehr schwer, mich von meinem Schmerz abzuwenden. An dieser Stelle sei neuerlich auf die Differenz zwischen Aufmerksamkeit als bloßem Aufmerken und Aufmerksamkeit als gezieltem Respons auf einen Anspruch, der an mich ergeht, als bejahende Anerkennung des eigenen Zustandes in Form von intentionaler und leiblicher Zuwendung verwiesen. Zwar ist es gewiss, dass man anlässlich des eigenen Schmerzes aufmerkt – der Schmerz drängt sich förmlich in die bewusste und leibliche Gegenwart. Ihm Aufmerksamkeit *zu schenken*, erfordert allerdings einen gesonderten Antwortakt. Deshalb kann man bis zu einem bestimmten Schmerzgrad den Schmerz auch ignorieren oder eben fürsorglich mit sich umgehen. An Schmerz Leidende, denen von anderen im Schmerz kaum oder gar keine Aufmerksamkeit geschenkt wird, tendieren dazu, sich entweder dem Verhalten der anderen anzugleichen und dem eigenen Schmerz auch selbst wenig Aufmerksamkeit zu schenken, oder sie sind verstärkt auf den eigenen Schmerz fokussiert und bringen ihre Betroffenheit auffallend stark zum Ausdruck. Unverständnis oder mangelndes Mitgefühl anderer hat auch oft zur Folge, dass sich Betroffene aus ihrem sozialen Umfeld zurückziehen. Insgesamt aber tendiert man dazu, sich von Menschen fernzuhalten, die eine grundlegend andere Umgangsform mit dem Schmerz pflegen.

Auch wenn ich mir selbst zum:r Anderen werden kann, der:die sich selbst mit schmerzlindernder Absicht begegnet, sind erhebliche Differenzen zwischen der Modifikation der Alteritätsmodi durch die Schmerzlinderung anderer und jener durch die Schmerzlinderung, die ich mir selbst gebe, festzuhalten. Die folgenden Ausführungen machen insbesondere die Grenzen der Schmerzlinderung deutlich bzw. zeigen auf, dass der:die Betroffene selbst die Grenzen der Linderung des Schmerzes markiert.

5.4.3.1 Machtlosigkeit

Die Machtlosigkeit strebt, so wie der Schmerz selbst, danach, totale Realität für das betroffene Subjekt zu werden,[217] d. h. sie will im Subjekt das Gefühl erzeugen, dass dieses sich selbst völlig ausgeliefert ist. Gegen dieses Gefühl scheint man, je nach Schmerzintensität, kein Mittel in der Hand zu haben. Eine Option, dieser Macht gleichsam die Stirn zu bieten, um darin Macht über die eigene Ohnmacht zu gewinnen, äußert sich im Versuch der Körperbeherrschung und -kontrolle. Leiblichen Bewegungsimpulsen, die der Schmerz forciert und denen zu folgen sich ein:e Betroffene:r geradezu gezwungen fühlt, versucht man sich im Kampf gegen die Machtlosigkeit zu widersetzen. Diese Haltung der Verweigerung wird von außen meist durch Zusammenbeißen der Zähne, Zusammenpressen der Augenlider und eine Vertiefung des Atems vernehmbar. Ein komplexes Zusammenspiel dieser Verhaltensweisen verfolgt bei bewusster und gewollter Ausführung das Ziel, leibliche Enge in leibliche Weite zu wandeln. Wichtig ist, dass diese Kontrollimpulse aus dem:der Betroffenen selbst kommen, denn wenn andere fordern, man solle die „Zähne zusammenbeißen", ist das keine Aufforderung dazu, den Schmerz selbst zu lindern, sondern ihn zu ignorieren. Aus eigenem Antrieb heraus wirken derlei Handlungen allerdings durchaus schmerzlindernd. Das mag paradox klingen, da ja gerade das Zusammenpressen, -kneifen, -halten etc. Verhaltensweisen sind, die vermeintlich Ausdruck völligen Ausgeliefertseins sind. Denn jede Form von leiblich erzeugter Spannung, die beispielsweise im Zusammenpressen der Augenlieder erforderlich ist, erzeugt erneut leiblich spürbare Enge. Doch während man dem Schmerz üblicherweise durch Schaffung von Weite zu entkommen versucht, stellt die bewusste Erzeugung leiblicher Enge und Spannung einen Akt der Selbstermächtigung dar. Durch ihn vermittelt man sich selbst, respektive dem Schmerz, dass man vor einer anderen Form von Enge nicht zurückschreckt. Gerade damit macht man dem Schmerz in seiner leiblichen Dominanz Konkurrenz. Die leibliche Ohnmacht im Schmerz bleibt zwar bestehen, doch durch Körperkontrolle und Starre wird der Versuch unternommen, dieser Ohnmacht etwas entgegenzuhalten. „Im Schmerz kann man erfahren, daß man [...] Widerstand gegen das Aufgezwungene leistet, auch wenn dieser Widerstand selbst eine Qual ist."[218]

Der gebotene Widerstand hebt die Macht des Antagonisten aber nicht auf, vielmehr handelt es sich um einen Machtkampf zwischen Schmerzsubjekt und seinem Schmerz, dem es sich aus eigenem Antrieb stellt. Ein zentraler Aspekt in der Frage, wie es möglich ist, den empfundenen Schmerz zu kontrollieren

---

217 Vgl. Grüny, Zerstörte Erfahrung, 36–37.
218 Grüny, Zerstörte Erfahrung, 265.

bzw. ihn kontrolliert auszuhalten, ist derjenige der Gewohnheit und Wiederholung. Die Machtlosigkeit, die man dem wiederholten Schmerz gegenüber empfindet, wird gewiss nicht weniger, denn damit würde der Schmerz selbst weniger, allerdings ist es möglich, sich persönliche Strategien für den Umgang mit ihm zurechtzulegen. Einen Umgang mit ihm zu finden, bedeutet, seiner Macht, die ja auch darin besteht, dass er sich der Ermächtigung über ihn stets zu entziehen scheint, kontrolliert Raum und Zeit zu geben. Der Präsenz des Schmerzes wird dann als eine in ihrer Dauer begrenzte Realität akzeptiert, was der Ohnmacht zusätzlichen Widerstand entgegensetzt.

Anstoß und Quell des versuchten Widerstandes gegen die Ohnmacht ist dabei die bewusste Konzentration auf mächtige oder selbstermächtigende Gedanken, die es erlauben, dem Schmerz die Stirn zu bieten. Zwei Schmerzphänomene, die in dieser Arbeit schon an anderer Stelle erwähnt wurden, sind zum einen Schmerzen, die im Zuge sportlicher Leistungsziele in Kauf genommen werden, und zum anderen Schmerzen, die als Teil gewisser Initiationspraktiken einem von sich selbst zugefügt werden. Im Sport ist das Aushalten eines spezifischen Schmerzes an die Motivation geknüpft, die eigene Leistung und das Muskelwachstum zu steigern. Im Rahmen der Initiation wird das Aushalten von Schmerz gefordert und belohnt, indem gesellschaftliche Anerkennung erworben wird. Freiwillig Schmerz zu ertragen, aus welcher konkreten Motivation heraus auch immer, bedeutet, ein starkes Mittel der Schmerzlinderung zur Verfügung zu haben, nämlich die Freiwilligkeit, insofern die Unfreiwilligkeit den machtvollen Kern des Schmerzes bildet und dieser durch das bewusste *Ja* des:der Leidenden relativiert wird. Gewohnheit und Freiwilligkeit entmachten den Schmerz und stellen so, im Kontext spezifischer Schmerzphänomene, sehr starke Mittel der Schmerzlinderung dar.

5.4.3.2 Grundlosigkeit

Die Machtlosigkeit ist auch im Selbstmitgefühl eng an die Grundlosigkeit geknüpft. Während Sinnzerstörung das Gefühl der Ohnmacht verstärkt, kann die gewonnene Macht angesichts des Schmerzes auch dabei helfen, Sinn für sich zu generieren und zu stärken. Die Motive dafür, weshalb ich einen Schmerz aushalten will oder kann, stiften zugleich einen Sinn, der sich der Grundlosigkeit des Schmerzes entgegenstellt. Der für einen selbst gültige Grund, weshalb man einen Schmerz aushalten sollte, beispielsweise um in Hinblick auf die eigene sportliche Karriere Fortschritte zu erzielen, ermächtigt eben dazu, einen Schmerz auch tatsächlich auszuhalten. Neben diesen augenscheinlich persönlichen und legitimen Gründen, Schmerz auszuhalten erscheinen die ebenfalls bereits genannten Gründe, mir von außen zugefügte Schmerzen auszuhalten, als ernüchternd. Kinder, die ihre gewalttätigen Eltern nicht verraten,

Menschen, die die Folter ihrer Partner:innen ohne Unterlass erdulden – es gäbe noch sehr viele Beispiele, die die Sinnzerstörung des Aushaltens von den von außen zugefügten Schmerzen zeigen würden. Diese Sinnlosigkeit entspricht allerdings einer Perspektive von außen, denn für die Betroffenen, die sich entschlossen haben, den ihnen zugefügten Schmerz auszuhalten, z. B. um bei dem:der Täter:in bleiben zu können, stiftet dieser selbstgegebene Grund durchaus Sinn – Sinn nämlich, der die Grundlosigkeit des Schmerzes und die ihn begleitende Machtlosigkeit zu ertragen hilft.

Auch die nachträglichen Deutungen eines erlebten Schmerzes, also beispielsweise, dass er einem dabei geholfen hat, widerstandsfähiger zu werden oder die Angst vor Schmerzen allgemein ein Stück weit abzubauen, sind Teil eines Versuchs, bereits erlebten Schmerz zu bewältigen. Weil sich die Ohnmacht und die Sinnzerstörung, die man im Schmerz erlebt, sehr stark im Gedächtnis verankern, bedarf es einer sinnhaften Deutung dieser teils traumatischen Erfahrungen, um ihre Verdrängung zu verhindern und so ihre Integration in die eigene Biographie zu ermöglichen. Bleibt diese Möglichkeit, in oder trotz des Schmerzes – und das sowohl während seiner Anwesenheit als auch nachträglich – Sinn zu erfahren, gänzlich aus, so bleibt auch nichts, was den Schmerz aus mir heraus zu lindern vermag. Dies markiert also die Grenze hinsichtlich der Schmerzlinderung, die ich mir selbst als Andere:r meiner selbst zu geben vermag. Die Schmerzlinderung durch andere bildet daher in vielen Fällen nicht lediglich eine komplementäre Form neben einer anderen, die sich eine von Schmerz betroffene Person selbst schenken kann, sondern sie ist oft die einzig mögliche Form. Die Abhängigkeit und Angewiesenheit auf andere bzw. deren schmerzlindernde Zuwendung zeigen sich unter diesem Blickpunkt einmal mehr.

5.4.3.3 Entzogenheit

Die absolute Grenze der Schmerzlinderung durch einen selbst wird mit einem erneuten Blick auf den Alteritätsmodus der Entzogenheit deutlich. Das Nachlassen des Schmerzes, von Weizsäcker spricht in diesem Zusammenhang auch von einer „Verdrängung des Schmerzes"[219], kann durch die „eigene Hand", durch die eigenen Berührungen nicht in derselben Weise angestoßen werden, wie durch das entzogene Subjekt, dessen Distanzierung und Annäherung zu mir in einer Freiwilligkeit erfolgen, die dem:der Betroffenen aufgrund seiner:ihrer Verstrickung im Schmerz verwehrt ist. Was fehlt, sowohl in Hinblick auf die Machtlosigkeit als auch auf die Grundlosigkeit und besonders

---

219 Vgl. Weizsäcker, Die Schmerzen, 28.

im Hinblick auf die Entzogenheit, ist ein Gegenüber – ein:e Andere:r, der:die ich nicht zugleich selbst bin. Nur der Respons, der im anderen Subjekt seine leiblichen Anker hat bzw. von einem anderen leiblichen Gegenüber an mich ergeht, vermag die Alterität des Schmerzes so aufzubrechen, dass dieser Bruch tatsächlich Linderung verschafft.

Die Entzogenheit des Schmerzes zeigt sich im eigenen Linderungsversuch auch dadurch, dass ich mir nicht in der Weise „Selbst-Mitgefühl" entgegenbringen kann, wie mir ein personales Gegenüber Mitgefühl entgegenbringt. Ich bleibe auf das Gefühl des Mitleids, genauer des Selbstmitleides beschränkt. Mitleid bedeutet, wie an anderer Stelle gezeigt, keine Distanz zur an Schmerz leidenden Person und zum Schmerz selbst einnehmen zu können.[220] Während man von anderen Menschen Mitgefühl erhoffen kann, insofern sie in der Lage sind, eine Distanz zu meinem Schmerz einzunehmen und der Macht- und Grundlosigkeit sowie der Entzogenheit des Schmerzes aus dieser Distanz begegnen zu können, bleibt mir diese Möglichkeit der Distanznahme und damit das Entgegenbringen von Mitgefühl verschlossen. Mitleid mit mir selbst kann ich allerdings empfinden. Im Vorwurf anderer, man bemitleide sich selbst oder versinke gar in Selbstmitleid, wird eine geringe Distanz zum eigenen Schmerz angeklagt. Dieses Urteil kann kränkend sein, insbesondere dann, wenn der:die Betroffene sich überhaupt nicht in der Lage fühlt, der Alterität des Schmerzes etwas entgegenzuhalten. Absurd wird diese Vorhaltung, wenn die Schmerzen derart intensiv und tiefgreifend sind, dass dem:der an Schmerz Leidenden gar keine Möglichkeit der Distanznahme mehr gegeben ist. Es wäre beispielsweise absurd, einem Opfer von Folter oder häuslicher Gewalt vorzuwerfen, es verliere sich bloß in Selbstmitleid. In diesen extremen Fällen der Schmerzgefangenschaft ist keine Distanz zum Schmerz mehr möglich. Sich selbst zu bemitleiden, kann unabhängig von dieser negativen und vorwurfsvollen Konnotation auch ein letzter Versuch sein, sich gegen den Schmerz zur Wehr zu setzen. Demonstratives Selbstmitleid kann als unterschätzter Anker der Nicht-Identifikation und des nicht völligen Aufgegangen-Seins im Schmerz fungieren, als Ausdruck der Weigerung, sich vereinnahmen zu lassen. Natürlich ist das Selbstmitleid auch ein Zeichen der Ohnmacht, tatsächlich etwas gegen den Eindringling *unternehmen* zu können. Die Möglichkeit, dem:der Leidenden Mitgefühl entgegenzubringen, setzt die Fähigkeit totaler Distanzierung vom Schmerz voraus und kann ihm:ihr letztlich deshalb ausschließlich von anderen entgegengebracht werden. Ähnliches gilt auch in Bezug auf den Trost im Schmerz. Meines Erachtens bedeutet erfahrener Trost, dass einem

---

220 Vgl. Bennent-Vahle, Fühlende Vernunft.

andere in einer leidvollen Situation Worte zusagen, die einen Zukunftshorizont eröffnen, die einem die Hoffnung auf erneute Schmerzfreiheit schenken. Ich selbst kann mir im Moment des Schmerzes nur sehr begrenzt Perspektiven geben, die eine Freiheit von Schmerz verheißen.

Zusammenfassend kann festgehalten werden, dass man den eigenen Schmerz nur sehr beschränkt lindern kann, man kann ihn durch den Versuch der Sinngebung oder der Kontrolle über ihn nur aushalten und im Mitleid, das man sich selbst entgegenbringt, zeigen, dass man die Realität des Schmerzes anerkennt. Zärtliche Berührungen, die den Schmerz tatsächlich lindern können, sind von anderen Menschen geschenkte Berührungen. Man kann mit sich selbst behutsam und vorsichtig umgehen, doch nur der Zärtlichkeit kommt der intersubjektive Gabe-Charakter zu, durch den sie auch Schmerzlinderung bringen kann. Niemals haftet der autoaffektiven Zärtlichkeit derselbe Freiheits- und Gabe-Charakter an, wie er einem in der Berührung durch andere entgegenkommt. Das volle Potential und die Macht der Zärtlichkeit entfaltet sich also erst durch die leibliche Zuwendung eines:r Fremden zu mir.

Letztlich haben sowohl die Selbstzufügung von Schmerz als auch die Versuche, den eigenen Schmerz zu lindern, gezeigt, dass man aufgrund der eigenen Alterität, d. h. weil man sich selbst als Andere:n erfahren kann, sowohl Hand an sich legen als auch Versuche unternehmen kann, den eigenen Schmerz zu verdrängen. Beide Fälle weisen aber einen Moment des Scheiterns auf, weil mir in diesen Formen kein anderer Leib als resonantes Gegenüber erscheint, welches nicht vom Schmerz betroffen ist. Damit fehlt der Anhaltspunkt, durch den das Schmerzsubjekt sich aus der Enge in die Weite ziehen könnte. Nur durch die Begegnung mit dem:der Anderen kann sich die leibliche Selbstgegebenheit im Schmerz modifizieren, denn der „Leib ist nicht als etwas Statisches oder rein Privates zu verstehen, das die Grenzen der Person nicht übersteigt, sondern als etwas Dynamisches, Intersubjektives, das mittels leiblicher Kommunikation über das Subjekt hinausgreift"[221].

5.5 Zwischenresümee

Bereits zu Beginn dieser Arbeit wurde festgestellt, dass sich Schmerzen stark voneinander unterscheiden, aber nicht nur, weil sie von unterschiedlicher Qualität und Intensität sind, sondern auch, weil die Betroffenen, die sie empfinden, sich voneinander unterscheiden. „Die Schmerzen des Kindes sind

---

221 Moldzio, Verletzte Leiblichkeit, 261.

anders als die des Alters, die des Mannes anders als die der Frau, die meines Bruders anders als die meinen. Anders der Schmerz des Kriegers als der des Kranken, anders des Gefolterten als der der Gebärerin."²²² Die Auseinandersetzung mit Aspekten der Inter- und Intrasubjektivität der Schmerzerfahrung hat deutlich gemacht, dass diese Aspekte wichtige Anhaltspunkte zur Klärung der phänomenalen Unterschiede sind. Es ist nicht nur deutlich geworden, dass der „Leibkörper als [...] Inbegriff von Modalitäten [zu] betrachte[n] [ist], als die Art und Weise, wie uns dies und jenes in der Welt, an uns selbst und bei Anderen begegnet"²²³, sondern auch, dass die phänomenalen Unterschiede der Schmerzerfahrungen auf die diesen Leibkörper durchdringende Verbundenheit mit anderen zurückzuführen sind. Die Isolation und Abgeschnittenheit im Schmerz offenbaren die tiefe Abhängigkeit von der konkreten Begegnung mit dem:der Anderen bzw. mit einem selbst, denn sie entscheidet, wie der Schmerz erlebt wird. Anders gesagt, besteht zwischen der Alterität des Schmerzes und der Alterität anderer Subjekte eine Korrelation,²²⁴ weil beide Formen von Alterität einander beeinflussen und modifizieren.

Dieser Einsicht entsprechend, wurden die erarbeiteten Alteritätsmodi des Schmerzes hinsichtlich ihrer Qualität und spezifischen Ausprägungen für ausgewählte Schmerzerfahrungen beleuchtet. In Hinblick auf den von außen zugefügten Schmerz, der an den Beispielen Folter und häusliche Gewalt behandelt wurde, hat sich die Ähnlichkeit dieser Erfahrungen darin gezeigt, dass sich der Schmerz intensiviert, weil er durch eine:n Andere:n zugefügt wird. Zugleich war festzustellen, dass Vertrautheit mit derjenigen Person, die den Schmerz zufügt und von der man sich ein gegenteiliges Verhalten erwartet, den Schmerz ebenso verstärkt. Hinzu kommt, dass diese Vertrautheit gegenüber dem:der Peiniger:in zur Folge hat, dass man sich dem Schmerz, der im Rahmen von häuslicher Gewalt zugefügt wird, aus anderen Gründen und auf andere Weise schutzlos ausgeliefert fühlt als dem Folterschmerz, denn während man

---

222 Weizsäcker, Die Schmerzen, 34.
223 Waldenfels, Aufmerksamkeit, 138.
224 Der Begriff „Korrelation" bezeichnet gemeinhin eine Wechselwirkung. Im Anschluss an Paul Tillich, der diesen Begriff für die Systematische Theologie fruchtbar gemacht hat, arbeitet Sibylle Trawöger in ihren Analysen zur Korrelation heraus, dass diese „nicht ausgehend von den einzelnen Relata, sondern von der Relation her zu befragen ist" (Sibylle Trawöger: Konstellation(en) der Korrelation. Skizze zur Erschließung des Korrelationsprinzips, in: Ansgar Kreuzer u. a. (Hg.): Pragmatik christlicher Heilshoffnung unter den Bedingungen der Säkularität. Zugänge zu einer differenzsensiblen Pragmatik erfahrungsbezogener Theologie, Basel: Schwabe 2021 [Praktische Theologie im Dialog 57], 87–117, hier 87). Nach diesem Verständnis bezeichnet „Korrelation" in trefflicher Weise, was im Fokus dieser Arbeit steht, nämlich die Art des wechselseitigen Verhältnisses der beiden Alteritätserfahrungen, die den Schmerz bestimmen.

als Gefolterte:r in der Regel gar keine Möglichkeit hat, sich dem physischen Zugriff einer anderen Person zu entziehen, ist in Hinblick auf die häusliche Gewalt oftmals die emotionale Bindung zum:r Peiniger:in der entscheidende Grund dafür, dass sich die Gewaltopfer dem Zugriff des:der Anderen nicht entziehen und sich nicht vor ihm:ihr schützen können. Zusammenfassend gesagt, erlangen Machtlosigkeit, Grundlosigkeit und Entzogenheit, abhängig vom Verhältnis des Opfers zu seinem:r Peiniger:in, ihre spezifischen qualitativen Ausprägungen.

Die Auseinandersetzung mit der Selbstzufügung hat darüber hinaus gezeigt, dass man sich auch selbst zum:r Peiniger:in werden kann, wobei einer angestrebten Intensivierung des Schmerzes durch gezielte Versuche der Selbstverletzung eben dadurch Grenzen gesetzt sind, dass in diesen Erfahrungen das leibliche Gegenüber fehlt, welches die Modifikation der Grundlosigkeit, Machtlosigkeit und Entzogenheit wesentlich bedingt. Dass der Einfluss auf die Schmerzerfahrung von der Begegnung mit einem leiblichen Gegenüber abhängt, zeigte auch der Abschnitt über die Schmerzlinderung, die man durch sich selbst, d. h. durch das Aufbringen von Selbstmitgefühl und Achtsamkeit für das eigene Empfinden, herbeiführen möchte. Es wurde deutlich, dass man als von Schmerz Betroffene:r durch Selbstzuwendung und durch Eigenberührungen zwar dazu beitragen kann, dass der Schmerz gelindert wird. Allerdings hat auch in diesem Fall der genauere Blick auf die einzelnen Alteritätsmodi die Erkenntnis gebracht, dass das Fehlen eines leiblichen Gegenübers die positive Modifikation des Alteritätserlebens und damit der Schmerzerfahrung einschränkt. Sowohl hinsichtlich der Schmerzzufügung als auch hinsichtlich der Schmerzlinderung hat also die Begegnung mit einem leiblichen Gegenüber entscheidenden Einfluss darauf, ob der Schmerz sich intensiviert oder abschwächt.

Mit Blick auf die einzelnen Alteritätsmodi konnte herausgestellt werden, dass ausgehend von der konkreten Begegnungsweise mit einem:r Anderen phänomenale Unterschiede festzustellen sind. Für die Linderung von Schmerz durch andere, die an den Phänomenen Aufmerksamkeit und Berührung ergründet wurde, hat sich gezeigt, dass beide das Erleben des Schmerzes durch die leibliche Präsenz eines anderen Subjektes positiv verändern. Durch die andere Person und ihre leiblich spürbare Zuwendung ist es dem:der von Schmerz Beroffenen möglich, sich selbst auf eine vom Schmerz losgelöste Weise zu erleben, wodurch Schmerzlinderung erfahren wird. Obwohl sich Aufmerksamkeit und Berührung in ihrer positiven Wirkung ähnlich sind, unterscheiden sie sich im Grad ihrer leiblichen Unmittelbarkeit, die das Gefühl der Schmerzlinderung maßgeblich beeinflusst. Durch die Berührung, deren Kraft sich durch den gewollten Hautkontakt mit anderen entfaltet, wird dem:der Schmerzleidenden eine noch größere Distanz zum eigenen Schmerz ermöglicht.

Der Versuch, die phänomenalen Unterschiede für ausgewählte Schmerzphänomene hinsichtlich des korrelativen Verhältnisses von Schmerz und anderem Subjekt zu ergründen, beruhte darauf, für jede ausgewählte Begegnungsform die einzelnen Alteritätsmodi und deren qualitativen Charakteristika zu beschreiben. Obschon für die Auswahl der Schmerzphänomene und für die der zwischenleiblichen Begegnungsformen kein Anspruch auf Vollständigkeit erhoben werden kann, konnten maßgebliche Aspekte des Einflusses anderer auf die eigene Schmerzerfahrung erhoben werden. Der Schmerz ist in jedem Fall ein Ereignis, das beunruhigt, aufmerken lässt und eine Reaktion einfordert. Auch das Ignorieren, Abwenden oder gar Schüren des Schmerzes entsprechen immer schon einem Respons auf die Schmerzerfahrung, die unweigerlich Aufmerksamkeit auf sich zieht. Dies ist eine Gewissheit, die uns auch durch den Umgang mit Menschen, die an Schmerzen leiden, vermittelt wird.

> In der Interaktion mit Patienten erscheint deren Schmerz [...] immer als eine Kraft, die auf uns einwirkt. Wir erfahren ihn in der Form, dass ein Teil der Unruhe uns ergreift. Eine Schmerzäußerung als Information über einen Sachverhalt aufzufassen, ist demgegenüber eine verfälschende Abstraktion, die Abstand schaffen soll. Denn in Wirklichkeit bedrängt und beunruhigt der Schmerz.[225]

Die durch den Umgang mit an Schmerzen Leidenden vermittelte Gewissheit, dass auch der eigene Schmerz an anderen nicht spurlos vorübergeht, ist das Tor der inter- und intrasubjektiven Modifizierungsmöglichkeiten des Schmerzes. Picht fasst diese Varianten sehr pointiert zusammen, wenn er schreibt:

> Schmerzäußerung[en] und das Hören auf sie bewegen sich von der Vereinzelung des Subjekts fort auf Gemeinsamkeit hin; darauf beruht und damit beginnt alle Schmerzlinderung. Zu solcher Gemeinsamkeit bereit zu sein und sich von der Unruhe ergreifen zu lassen ist das, was ich als ‚dem Patienten glauben' bezeichnet habe. Ohne diesen Glauben überlebt kein Mensch. Auf den Schmerz nicht zu reagieren heißt dagegen, ihn zuzufügen und zu verstärken. Deshalb fordert er eine Reaktion.[226]

Es ist die alle Menschen verbindende Gemeinsamkeit des Schmerzes, die einen gegenüber anderen verletzlich macht, durch die man etwa Opfer von

---

225 Johannes Picht: Schmerz und Subjekt, in: Rainer-M. E. Jacobi / Bernhard Marx (Hg.): Schmerz als Grenzerfahrung, Leipzig: Evangelische Verlagsanstalt 2011 (Erkenntnis und Glaube 43), 91–109, 104.
226 Picht, Schmerz und Subjekt, 104–105.

Folter werden kann. Zugleich ist mit dieser Gemeinsamkeit auch das Potential seiner Linderung gegeben.

Eine konkrete Schmerzerfahrung, welche das bisher über die Inter- und Intrasubjektivität der Schmerzerfahrung Gesagte erneut auf seine Gültigkeit hinterfragt und zugleich neue Perspektiven in dieser Frage eröffnet, ist der Geburtsschmerz. In ihm fallen die Fremdzufügung mit der Selbstzufügung von Schmerz gleichsam in eins, denn das aus dem Mutterleib drängende Kind erscheint der an Schmerz Leidenden sowohl als personales Gegenüber als auch als Teil ihrer selbst. Weitere Personen, die zugleich mit der Absicht der Schmerzlinderung auf die Gebärende Einfluss nehmen, sind die Geburtsbegleiter:innen, wie beispielsweise die Hebammen, Doulas, Partner:innen und Ärzt:innen. Die Präsenz der Geburtsbegleiter:innen, ihre Art des Umgangs mit der Gebärenden, die Gemeinschaft mit ihnen, nehmen auf die Erfahrung der Geburt und insbesondere des Geburtsschmerzes enormen Einfluss. Die Aspekte der Inter- und Intrasubjektivität spielen in ihnen eine besonders wichtige Rolle.

5.6 Alterität des Geburtsschmerzes

Die Beschreibung des Geburtsschmerzes erweist sich als eine äußerst schwierige Aufgabe, unter anderem weil die Literatur, die sich mit diesem Thema befasst, einheitlich nur auf die extreme Individualität dieser Schmerzerfahrung schließen lässt. Von der Beschreibung der Geburt als Erfahrung existenzieller Not und Todesangst über ihre Näherbestimmung als extreme Gewalterfahrung bis hin zu ihrer Darstellung als „highly sexual, sometimes even orgasmic, experience"[227], finden sich sehr unterschiedliche, teils völlig gegensätzliche Erfahrungsberichte. Dementsprechend ließen sich gewiss für die verschiedensten Charakterisierungen des Geburtsschmerzes „Gewährsfrauen" finden. Wichtig erscheint mir, insbesondere vor dem Hintergrund eines damit verknüpften feministischen Desiderates, dass man die Geburt und den Geburtsschmerz im Versuch einer erfahrungsgeleiteten Annäherung immer unter dem erkenntnistheoretischen Vorbehalt unternimmt, dass Frauen die Geburt und auch den Geburtsschmerz sehr unterschiedlich erleben, ja sogar so unterschiedlich, dass man mithin erwägen muss, dass manche Frauen schmerzfrei gebären. Geburtsschmerz lässt sich aus einem weiteren Grund nur schwer vereinheitlichen, nämlich weil die Qualität des Geburtsschmerzes sich

---

227 Sara Cohen Shabot: Constructing subjectivity through labor pain: A Beauvoirian analysis, in: European Journal of Women's Studies 24 / H.2 (2017) 128–142, 136.

im Geburtsverlauf verändert. Auch wenn in dieser Arbeit die einzelnen Phasen des Geburtsschmerzes, wie beispielsweise die Eröffnungsphase oder die Austreibungsphase, nicht systematisch dargestellt werden,[228] bleiben diese Veränderungen nicht gänzlich unberücksichtigt. Die folgenden Überlegungen möchten dem individuellen Erleben von Geburtsschmerz gerecht werden, indem versucht wird, zumindest einige Gründe für diese offenkundigen Unterschiede zu benennen.

5.6.1 *Jenseits bewährter Kategorien*

Zum Phänomen der Geburt formuliert Tanja Stähler überzeugend: „[U]ns fehlen die Begriffe und ein vertrauter Diskurs, die es uns erlauben würden, diese Dimension unserer Existenz zu thematisieren."[229] Die Abgrenzung des Geburtsschmerzes vom „alltäglichen Schmerz" erzeugt gewiss eine Spannung, zumal dargelegt wurde, dass Schmerz immer ein Ausnahmezustand ist. Dennoch scheint die Feststellung seiner Nicht-Alltäglichkeit sein außergewöhnliches und einzigartiges Wesen zu unterstreichen, wie die folgenden Worte zeigen:

> Die Geburt der Plazenta schmerzte noch einmal kurz [...], doch war es nicht mehr zu vergleichen mit dem Wehenschmerz zuvor. [...] [D]ieser Schmerz danach war ein ganz anderer als der der Geburt. Es war ein wirklicher Schmerz, ein solcher, wie man ihn bei Verletzungen spürt. Der Geburtsschmerz, den ich zuvor erlebt hatte, fühlte sich anders an, hatte eine andere Art. Es war durchaus ein Schmerz, aber einer, welcher nicht zu vergleichen ist mit den Schmerzen des Alltags.[230]

Es haftet ihm eine „Andersartigkeit" an, die es zu ergründen gilt.

Versucht man, ausgehend von denjenigen Schmerzen, die in dieser Arbeit bisher thematisiert wurden, wie etwa plötzliche und wiederkehrende Schmerzen sowie chronische und Phantomschmerzen, zu zeigen, worin die Besonderheit des Geburtsschmerzes liegt, stößt man ebenfalls auf unhintergehbare Schwierigkeiten, denn er scheint sich nicht problemlos in diese für andere Schmerzen sinnvoll erscheinenden Kategorien einordnen zu lassen. Sara Cohen Shabot zeigt die Andersartigkeit des Geburtsschmerzes auf, indem sie verdeutlicht, dass er Ähnlichkeiten sowohl mit akutem Schmerz, welcher mit

---

228 Anm.: Eine detaillierte und zum Verständnis der Entwicklung des Geburtsschmerzes sehr hilfreiche Beschreibung der einzelnen Geburtsphasen hat Ute Gahlings erarbeitet. Sieh hierzu: Gahlings, Phänomenologie der weiblichen Leiberfahrung, 496–547.
229 Stähler, Vom Berührtwerden, 33.
230 Susanna Mierau: Geburtsschmerz, in: https://geborgen-wachsen.de/2016/03/05/geburtsschmerz/ [abgerufen am 24.10.2023].

der Gewissheit erlebt wird, dass er nicht von Dauer ist, als auch Ähnlichkeit mit chronischem Schmerz hat, dem die Betroffenen hilflos ergeben sind, weil es kein Mittel *gegen* ihn gibt. Das Sinnerleben, das außerdem charakteristisch ist für den Geburtsschmerz, lässt laut Cohen Shabot Ähnlichkeit mit Schmerzen erkennen, die Begleiterscheinung freiwilliger Handlungen sind, wie beispielsweise Schmerzen im Sport. Der freiwilligen körperlichen Tätigkeit wird Sinn zugesprochen, den der Schmerz nicht konterkarieren kann, insbesondere deshalb nicht, weil die Tätigkeit von der Akteurin jederzeit unterbrochen werden kann. Ein Marathonläufer etwa kann sein Leiden beenden, indem er das Laufen einstellt. Sinn wird auch im Geburtsschmerz erlebt, wenngleich der fundamentale Unterschied zu sportbedingten Schmerzen darin liegt, dass jenem der Charakter der Freiwilligkeit fehlt.[231] Der Geburtsschmerz ist also – zumindest scheint dies das einhellige Urteil der Literatur zum Geburtsschmerz zu sein – der ganz andere Schmerz, für den sowohl die sprachlichen Mittel als auch die Kategorien fehlen, um ihn adäquat beschreiben zu können. Die folgenden Analysen möchten diese Einschätzung nicht relativieren, sondern vielmehr einen Beitrag zum tieferen Verständnis der Komplexität des Geburtsschmerzes leisten und aufzeigen, dass sich diese Komplexität unter anderem aus seinen unterschiedlichen intersubjektiven Bezügen ergibt. Wie zu zeigen ist, müssen daher auch die bisherigen Kategorien der Auslösung und Linderung des Schmerzes, entlang derer gezeigt wurde, wie andere Subjekte das Schmerzerleben von Betroffenen wesentlich mitbestimmen, in Hinblick auf den Geburtsschmerz überdacht werden, zumal in ihm paradoxerweise beide, Linderung und Auslösung, zugleich ihre Wirkung entfalten können.

5.6.2 *Räumlichkeit und Zeitlichkeit*

Räumlichkeit und Zeitlichkeit, die bereits mehrfach herangezogenen Kategorien der leibphänomenologischen Analyse des Schmerzes, ermöglichen eine erste Annäherung an die Besonderheit und Einzigartigkeit des Geburtsschmerzes. Sie unterscheiden sich zwar in ihren Gegebenheitsweisen nicht grundlegend von denjenigen anderer Schmerzen, jedoch kommen einige besondere Aspekte hinzu, die einer Annäherung an ihn dienlich sind. Die räumliche Qualität der Geburtsschmerzen, damit ist insbesondere das Erleben seiner Enge und Tiefe sowie der damit korrelierenden Schmerzintensität gemeint,[232] ändern sich wie andere wiederkehrende Schmerzen mit ihrer je neuerlichen Gegenwart. Räumlichkeit und Zeitlichkeit des Geburtsschmerzes hängen daher eng zusammen. Während der Schmerz am Beginn der Geburt

---

231 Vgl. Cohen Shabot, Constructing subjectivity, 130.
232 Vgl. hierzu das Kapitel 3.2.2 Tiefe

von vielen Frauen als eher diffuse Empfindung wahrgenommen wird, die vor allem eine Stelle oder begrenzte Region des Leibes okkupiert, entwickelt er sich zunehmend zu einer den ganzen Leib vereinnahmenden Realität.

> Ihr drängt sich der rhythmisch in immer kürzeren Abständen wiederkehrende Schmerz auf, ein bis zur festen Härte Sich-Anspannen und Zusammenziehen des prall gefüllten Bauches. Die Wehen können sich zu ganzleiblichem Ergriffen-Sein von Schmerz auswachsen und extreme affektive Betroffenheit auslösen. Es wird von Erlebnissen des auf- bzw. zerreißenden, zerplatzenden Leibes, des gewaltsamen Angriffs aus dem Leibesinneren, der von innen erfolgenden Vergewaltigung, der kolossalen Erschöpfung und des Eindrucks, sterben zu müssen, berichtet.[233]

Diese Beschreibung bildet unterschiedliche Facetten der räumlichen Qualität des Schmerzes und auch die mit ihm zusammenhängende Steigerungsdynamik ab. Begriffe wie „Härte" und „Prallheit" zeichnen das Bild extremer leiblicher Enge, deren Intensität sich derart verschärft, dass Gebärende den Eindruck haben, ihr Leib würde jeden Moment durch Zerplatzen in Weite zerfallen. Meines Erachtens hängt der geschilderte Eindruck, sterben zu müssen,[234] zum einen mit diesem befürchteten Zerfall des Leibes in Weite zusammen, zumal das Zerplatzen des Leibes dem Tod gleichkäme. Zum anderen ist die Erfahrung der Todesnähe gerade auf das Ausbleiben dieses Zerfalls zurückzuführen, auf die Beständigkeit seiner räumlichen Einheit. Eben weil der Leib nicht zerplatzt, wodurch der Schmerz zugleich schlagartig ein Ende hätte und man von ihm erlöst wäre, die Enge des Leibes hingegen andauert, tritt eine Form der Erschöpfung ein, die als Todesnähe erfahren wird. Es gibt Schilderungen des Gebärens, die nicht nur von einer erfahrenen Nähe zum Tod, sondern sogar von einer Sehnsucht nach diesem Tod berichten. Letztlich ist diese Todessehnsucht der intensive Wunsch, sich der räumlichen Total-Okkupation des Schmerzes zu entziehen. Das erklärt auch die Philosophin und Mutter, Annegret Stopczyk: „Zum ersten Mal verstand ich, was tiefe ‚Todessehnsucht' sein kann, wie sie in Schmerzphasen dazu verlockt, ‚den Leib fallen zu lassen', einfach aufzugeben, zu sterben."[235]

Während der Schmerz zu Beginn noch andere leibliche Wahrnehmungen zulässt, hat er die Gebärende in fortgeschrittener Phase oftmals so stark vereinnahmt, dass sie daneben andere Schmerzen, wie sie beispielsweise durch

---

233 Gahlings, Phänomenologie der weiblichen Leiberfahrungen, 496–497.
234 Vgl. Gahlings, Phänomenologie der weiblichen Leiberfahrungen, 497.
235 Annegret Stopczyk: Nein danke, ich denke selber. Philosophieren aus weiblicher Sicht, Berlin: Aufbau 2000, 207–208.

einen Dammschnitt verursacht werden, verdrängt. Er hat, anders gesagt, durch seine wachsende Ausdehnung und Tiefe die Tendenz, andere Empfindungen, ja sogar andere Schmerzempfindungen derart zu überlagern, dass sie von Betroffenen unbemerkt bleiben. Sie werden im Wahrnehmungsraum des Leibes in den Hintergrund gedrängt. Im Unterschied zu vielen alltäglichen Schmerzen geschieht diese Ausdehnung als ein sukzessiver Prozess. Die schlagartig erlebte Enge, die sich im Kommen jeder Wehe von neuem aufdrängt, verdichtet sich mit der häufigen Wiederkehr des Schmerzes. Eine besonders für das Geburtserleben relevante Intensivierung leiblicher Enge, ergibt sich daraus, dass die Angst vor neuerlichem Schmerz die Betroffenen zusätzlich in leibliche Enge treibt. Die Gewissheit, dass der wiederkehrende Schmerz meist noch schlimmer wird, lässt einen ihn in Angst erwarten. Angst ist neben Schmerz eine extreme Form leiblich spürbarer Enge. Die Engung kann so stark werden, dass „sie bei wachsender Stärke der Regung in Richtung Enge zu zerreißen droht"[236]. Für ein Verständnis des Geburtsschmerzes muss besonders diese Paarung zweier intensiver Erfahrungen leiblicher Engung bedacht werden. Auch die Angst vor Schmerzen anderer Art ergibt diese doppelte Engungs-Erfahrung, wie z. B. in der Folter, jedoch erscheint mir die erwähnte Wiederkehr und Rhythmik des Geburtsschmerzes, die zugleich das Zur-Welt-Kommen des Kindes befördert, eine andere leibräumliche Qualität aufzuweisen als in vergleichbaren Situationen. Während Folter die Angst vor dem Schmerz und die Angst vor einer anderen Person umfasst, sind in der Geburt die Schmerzangst sowie die Angst um eine andere Person vordergründig, weshalb „Geburtsschmerzen [...] nicht nur anders bewertet, sondern auch anders erfahren [werden] als Folterschmerzen."[237]

Sowohl die Rede von Erwartung und Steigerung als auch das Stichwort Rhythmik lenken die Aufmerksamkeit neuerlich auf die Zeitlichkeit des Geburtsschmerzes. Die bereits erwähnte Angst vor dem Schmerz setzt nicht erst mit dem Erleben des Geburtsschmerzes ein, sondern belastet viele Frauen bereits im Vorfeld der Geburt. Grund dafür ist, dass der Geburtsschmerz, begleitet von unterschiedlichen Stimmungen wie Neugierde und Zuversicht, aber auch der Überforderung, erwartet wird. Eine Schwangerschaft geht unmittelbar mit der Gewissheit einher, dass ihr Ende ein schmerzhafter Prozess ist. Für Erstgebärende gilt, dass sie hierbei einen gänzlich unbekannten Schmerz erwarten, während Frauen, die bereits eines oder mehrere Kinder geboren haben, einer bekannten, wenngleich als bewusster Erinnerung oftmals verblassten Erfahrung entgegenblicken. Ihre Schmerzerwartung ist durchzogen

---

236 Schmitz, Der Leib, 81.
237 Grüny, Zerstörte Erfahrung, 91.

von bewussten und unbewussten sowie leiblich antizipierten Erinnerungen an vergangene Schmerzen. Unabhängig davon, ob man Geburtsschmerzen zuvor bereits erlebt hat, bedeutet ein Zugehen auf den Geburtsschmerz das Unerwartbare zu erwarten. Mehrere Facetten des Unerwarteten sind charakteristisch für den Geburtsschmerz und verblassen auch dann nicht, wenn sie im Zuge eines wiederkehrenden Schmerzes auftreten. Zum einen ist der Zeitpunkt seines Einsetzens bis zuletzt ungewiss. Der errechnete Geburtstermin lässt sein Kommen zwar zunehmend wahrscheinlicher werden, doch ansonsten verhält es sich wie bei anderen Schmerzen, dass sich ihr Kommen entzieht. Paradoxerweise ist also auch der Geburtsschmerz, dessen Kommen über mehrere Monate hinweg erwartet wird, ein unerwartetes Ereignis, sein Hereinbrechen einem Überfall gleich.

Dass man mit dem Geburtsschmerz trotz seiner Unausweichlichkeit nicht rechnen kann, paart sich mit einem weiteren Aspekt seiner Unvermitteltheit. Die Gewissheit über sein Kommen lässt im Vorfeld nichts über seine Qualität erahnen. Stopczyk beschreibt: „Ich hatte einfach nicht erwartet, daß es dann derart weh tun würde [...]."[238] Insofern viele Frauen bezeugen, dass der Geburtsschmerz sich von allen anderen Schmerzen unterscheidet, lässt er sich nicht als eine besonders intensive Form bereits bekannter Schmerzen erwarten, weshalb es auch „für die maximal empfundenen Schmerzen [unerheblich] zu sein [scheint], ob eine Frau bereits zuvor eine vaginale Entbindung hatte"[239]. Geburtsschmerz erfüllt, anders gesagt, niemals die Erwartung der Gebärenden – jedem Geburtsschmerz haftet Novitätscharakter an. Hinsichtlich der Zeitlichkeit spielt außerdem die Dauer des Schmerzes eine wesentliche Rolle. Er wird als in seiner Dauer begrenzter Schmerz erwartet. Sein Ende ist mit dem Zur-Welt-Kommen des Kindes verbunden. Ein zweites besonderes Element seiner Dauer ist, dass er nicht durchgehend zu spüren ist, sondern dass er, einem eigenleiblichen Rhythmus folgend – die Metapher der Wellenbewegung wird in diesem Kontext oft bemüht –, einsetzt, dabei stärker wird und wieder abklingt. „[D]er Rhythmus [...] [ist] das Besondere an einer Geburt: Die Wehen kommen in Wellen. Wie eine Welle größer wird, um schließlich zu brechen, nimmt der Schmerz zu, um dann rasch wieder nachzulassen. Zwischen den Wehen liegt eine Pause."[240] Die Abstände zwischen den

---

238 Stopczyk, Philosophieren aus weiblicher Sicht, 204.
239 Denise Poller: Schmerzempfinden und Schmerztherapie peripartal – Einführung und Validierung eines Fragebogens als Qualitätsinstrument, Jena 2020 (Dissertation Friedrich-Schiller-Universität Jena), 59.
240 Claudia Wüstenhagen: Geburtsschmerz. Das Geheimnis ist die Pause, in: Die Zeit online: https://www.zeit.de/gesundheit/zeit-doctor/2021-11/geburtsschmerzen-natuerliche-geburten-wehen-schmerzempfinden-yoga-hypnose-entspannung [abgerufen am 6.11.2023].

Wehen werden für gewöhnlich immer kürzer, wodurch sie nicht nur in einer zeitlichen, sondern zugleich in einer extremen räumlichen Dichte erlebt werden. Dass die Aspekte der Räumlichkeit und der Zeitlichkeit eng miteinander verschmolzen sind, kann auch mit dem Bild zum Ausdruck gebracht werden, dass der aktuelle Schmerz von kürzeren oder längeren Pausen unterrochen wird, die „der neue Schmerz benutzt, um zu reifen"[241]. Der Begriff der Reifung verweist einmal mehr darauf, dass die Intensität des Geburtsschmerzes nicht nachvollzogen werden kann, wenn man ihn bloß mit einzelnen Kontraktionen und nicht in seiner gesamten zeitlichen Ausdehnung versteht.

In Bezug auf die Erwartung darf außerdem ein weiterer Aspekt nicht außen vor gelassen werden, nämlich dass der Geburtsschmerz selbst durchzogen ist von der Erwartung seines Kommens, wobei diese Erwartung paradox erscheint, zumal man aus anderer Schmerzerfahrung weiß, dass der Schmerz sich jeder Erwartbarkeit prinzipiell entzieht.[242] Die Zeitlichkeit des Geburtsschmerzes unterscheidet sich von der Zeitlichkeit jeder anderen Schmerzerfahrung, denn in ihm wird nicht nur seine sichere Wiederkehr und sein Ende erwartet, sondern zugleich das Ende der Schwangerschaft und der Beginn einer neuen Zeit, genauerhin der Zeit des leiblichen Getrenntseins vom eigenen Kind. Diese Zeit eröffnet zugleich neue Möglichkeiten des Miteinanders und der Begegnung beider. Wenn Möst betont, dass die Geburt ein „lebensnotwendige[r] Prozess [ist], der aus einer totalen ‚Einverleibung' befreit und damit den Raum für ein ‚Zwischen' erst erschafft"[243], muss dem hinzugefügt werden, dass die Geburt darüber hinaus auch eine besondere Zeit aus sich entlässt. Die Erwartung dieser heranbrechenden Zeit kann, ebenso wie der Schmerz selbst, keine sein, mit deren Erfüllung in einer bestimmten Weise zu rechnen ist. Keine Schwangere oder Gebärende hat tatsächlich eine Vorstellung davon, wie es sein wird, wenn ihr Kind auf der Welt ist. Lediglich, dass der Schmerz von dieser spezifischen Erwartung, von der Zukunftsperspektive einer veränderten Begegnungs- und Berührungsweise erfüllt ist, lässt sich bestätigen. Svenja Flaßpöhlers Gedanken zu ihren Geburtserfahrungen scheinen mir diese schmerzbedingte „Zeitenwende" zu illustrieren:

---

241   Gahlings, Phänomenologie der weiblichen Leiberfahrung, 501.
242   Vgl. hierzu Kapitel 4.3.
243   Anna M. Möst: Philosophie eines guten Miteinanders in der Geburtshilfe – Intra- und Interpersonales aus leibphänomenologischer Perspektive, in: Angelica Ensel / Anna M. Möst / Hanna Strack (Hg.): Momente der Ergriffenheit. Begleitung werdender Eltern zwischen Medizintechnik und Selbstbestimmtheit, Göttingen: Vandenhoeck & Ruprecht 2019, 213–219, 216.

> Warum ich die Schmerzen bei beiden Geburten bis zum Schluss ausgehalten habe, ist mir rückblickend betrachtet immer noch nicht ganz klar. [...] Vielleicht liegt der Grund [...] im Vorgang der Geburt selbst. Fast neun Monate lang habe ich ein Kind in mir getragen, das mit mir verbunden, ein Teil von mir war [...]. Und dann, plötzlich, ist es in der Welt. Die Geburt ist ein fundamentaler Schnitt, ein tiefer Eingriff in meinen Körper, der mich und mein Baby leiblich voneinander trennt [...]. Ein Vorgang, der, bei Lichte betrachtet, so unbeschreiblich und brutal ist wie der Schmerz der ihn vorantreibt. Möglich immerhin, dass zumindest ich das Ereignis des Gebärens und die Tatsache, von nun an wieder nur ein Herz zu haben, nicht anders zu verarbeiten weiß als durch nackte körperliche Erfahrung.[244]

Der Gedanke, dass Geburtsschmerz dem Sinn der Trennungsverarbeitung dienen kann, soll etwas später erneut aufgegriffen werden. Flaßpöhlers Worte sollen in erster Linie veranschaulichen, dass das Erleben des Geburtsschmerzes die Gewissheit um die aktuelle Existenz in einer einzigartigen Zwischenzeit vermittelt, die einen Übergang von einer Zeit der Verbundenheit in eine Zeit des Getrenntseins bedeutet. Dieser Übergang lässt sich durch eine neuerliche Thematisierung der Alterität in Schwangerschaft und Geburt besser nachvollziehen.

5.6.3 Ich und Nicht-Ich

Die Tatsache, dass das Kind sowohl als integraler Bestandteil des eigenen Leibes erlebt wird als auch als getrennt fungierender Leib, der sich im eigenen bewegt und regt und in diesem Sinne ein Eigenleben führt, bedingt zum einen die Identifikation der Mutter mit ihrem Kind, zum anderen das Erleben einer Nicht-Zugehörigkeit des Kindes zu sich und ihrem Körper. Iris Marion Young beschreibt dieses Gefühl so: „I experience my insides as the space of another, yet my own body."[245] Die Geburt und der Geburtsschmerz sind vor dem Hintergrund dieser Gleichzeitigkeit von Ich und Nicht-Ich zu betrachten. Sie zu begreifen versucht Tanja Stähler über die Doppelempfindung, die im Zusammenhang mit Selbstberührung erfahren wird: „Es ist mein erster Impuls zu denken, dass eine Hand auf meinem Bauch Doppelempfindungen erfahren wird; aber in der Schwangerschaft gibt es etwas Fremdes in mir, das meine normalen Erwartungen vom Fühlen durchbricht und mich auf die Andersheit

---

244 Svenja Flaßpöhler / Florian Werner: Zur Welt kommen. Elternschaft als philosophisches Abenteuer, München: Blessing 2019, 33–34.
245 Iris M. Young: Pregnant Embodiment. Subjectivity and Alienation, in: Iris M. Young: Throwing like a girl and other essays in feminist philosophy and social theory, Bloomington: Indiana University Press 1990, 160–176, 163.

in mir aufmerksam macht."[246] Wenn die Mutter durch das Kind von innen berührt wird, spürt sie, dass sie sich, obwohl das Kind Teil von ihr ist, dabei nicht selbst berührt. Die Gleichzeitigkeit von Ich und Nicht-Ich, von Identität und Alterität, die mit Bezug auf den Leib im Leib erlebt wird, ist für das Empfinden des Geburtsschmerzes relevant, zumal Nähe und Berührung, Zudringlichkeit und Gewalt, die man durch eine:n Andere:n erfährt, wie gezeigt, wesentliche schmerzbeeinflussende Faktoren sind. Auffällig ist die Parallele zwischen dem Verhältnis eines:r vom Schmerz Betroffenen zum Schmerz und dem Verhältnis der Gebärenden zum Kind. Während in der alltäglichen Schmerzerfahrung allein der Schmerz selbst als Fremder in mir erfahren wird, kommt in der Geburt neben der Fremdwerdung des eigenen Leibes auch die Gewissheit der fremden Person in mir hinzu. „There is in fact another person here, it's the baby who's born."[247] Die Erfahrung der Andersheit des Anderen, die sich mit der Nähe und dem Bewusstsein über das Dasein des Anderen verbindet, unterscheidet sich durch die leibliche Einheit von jeder anderen Erfahrung der Andersheit des Anderen.

Wie diese innerleibliche Alterität konkret erlebt wird, ist unterschiedlich, variiert abhängig von Faktoren, wie beispielsweise dem Verlauf der Schwangerschaft oder der spezifischen Geburtsphase, hängt allerdings kontinuierlich vom schmerzbedingt veränderten Selbstverhältnis einer Gebärenden zu ihrem Leib ab. Dazu, wie eine Gebärende ihren Leib erlebt, also zu ihrem Selbstverhältnis, gibt es völlig gegensätzliche Aussagen. So drängt sich durch den Geburtsschmerz entweder die Erfahrung der Entfremdung und das Gefühl eines Leibverlustes in den Vordergrund, oder sie wird erlebt als durch und durch bestimmt vom Bewusstsein über das eigene Leib-Sein. Unterschiedliche Beschreibungen heben dementsprechend eher den Aspekt der Anonymität hervor, andere wiederum den Aspekt intensivierter Selbstwahrnehmung als ein Geschehen, in dem insbesondere der Gabe-Charakter, im Sinne einer Selbst-Gabe, vordergründig ist. Der Geburtsschmerz ermöglicht nach zuletzt genanntem Verständnis eine besondere Form der Subjektwerdung. Mit Subjektwerdung ist gemeint, dass einem durch diesen Schmerz auch Leiblichkeit und Zwischenleiblichkeit als Facetten authentischen Subjektseins gegeben werden.[248] Obschon das Wechselspiel zwischen Leib-Sein und Leib-

---

246 Stähler, Berührtwerden, 38.
247 Cecilia Häggsgård u. a. (Hg.): Women's experience of the second stage of labour, in: Women and Birth 35 (2022) 464–470, 468.
248 Vgl. hierzu beispielsweise den Ansatz von Cohen Shabot, die sich auf Beauvoir bezieht und darlegt, dass Schmerz das Potential der Offenbarung autonomer Subjektivität hat, insbesondere im Kontext von Erotik und Schmerzerfahrungen in der Erotik. Sie vergleicht diese Schmerzerfahrung in der Erotik mit derjenigen des Geburtsschmerzes, der

Haben für die Erklärung jedes Schmerzerlebens entscheidend ist,[249] scheint das Kriterium dafür, wie man Geburtsschmerzen empfindet, verstärkt mit dem Erleben der Alterität zusammenzuhängen, weil die intersubjektive und zwischenleibliche Beziehung, welche das Leib- und Selbsterleben im Geburtsschmerz am intensivsten bestimmt, die Beziehung zum Kind ist, welches man, anders als im Zuge üblicher zwischenleiblicher Verbundenheit, als separat spürbaren und doch unsichtbaren Teil des eigenen Leibes erfährt.

Das ungeborene Kind wird von der schwangeren Frau gewiss in unterschiedlicher Weise erlebt. Weil sie das Ungeborene bei seinem Heranwachsen zunehmend als personales Gegenüber erfährt, welches einen eigenen Schlaf-Wach-Rhythmus hat und welches sich diesem entsprechend bewegt und dessen Kopf, Gliedmaßen usf. sich immer stärker in Bezug auf ihre Lage bestimmen lassen, erlebt sie auch das Kind immer mehr als eigenständige Person. Mit dieser personalen Dimension wird dem Kind meines Erachtens auch eine immer stärker werdende Rolle für das eigenleibliche Empfinden von der Schwangeren zugesprochen, beispielsweise für ihre Schmerzen. Liegt das Kind in einer für die Frau unangenehmen Position, drückt es beispielsweise verstärkt an die Wirbelsäule oder Rippenwand, so können in dieser Phase die dadurch verursachten Schmerzen dem in der Gebärmutter befindlichen Kind zugeschrieben werden. Doch diese fremdverursachten Schmerzen werden von Schwangeren nicht ausschließlich als negativ erlebt, sondern als positive Momente des Erlebens von Anwesenheit und Verbundenheit mit dem Kind. Laut Gahlings gehört das „Erleben der ersten Kindsbewegungen zu den ergreifendsten Leiberfahrungen der Gravidität"[250]. Sie beschreibt, dass sich mit den einsetzenden Kindsbewegungen außerdem eine fundamentale Verschiebung hinsichtlich der Wahrnehmung des Kindes ereignet. „Was zuvor als schwere Blase, harter Klumpen oder gefüllter Sack diffus, aber doch als eingegossene Masse im Unterleib wahrgenommen wurde, wird zum Erleben eines Anderen."[251] Die Bewegungen machen den speziellen Umstand spürbar, dass nicht nur etwas Lebendiges im eigenen Körper heranwächst, sondern dass es sich hier um einen anderen Menschen, ein leibliches Gegenüber handelt, welches zugleich ein Teil von mir ist sowie sich als ein von mir verschiedener Anderer bemerkbar macht. Dieses Zugleich von Identitäts- und Alteritätserfahrung ist meines Erachtens insofern wichtig, als dadurch gewährleistet ist,

---

      ihrer Ansicht nach dasselbe Potential birgt. Siehe hierzu: Cohen Shabot, Constructing subjectivity, 131–132.
249 Vgl. hierzu insbesondere Kapitel 3.1 über die Leiblichkeit der Schmerzerfahrung.
250 Gahlings, Phänomenologie der weiblichen Leiberfahrungen, 483.
251 Gahlings, Phänomenologie der weiblichen Leiberfahrung, 483.

dass man die unumgängliche und permanente Präsenz des Anderen und seine zunehmende Vereinnahmung des eigenen Leibes als etwas Positives erfährt. Werdende Mütter freuen sich meist über die Bewegungen in ihrem Unterleib, durch die sich der andere Mensch in ihnen bemerkbar macht, für sie selbst und teilweise sogar für andere sichtbare Realität wird. Die Schmerzen, die das Kind dabei durch Bewegungen oder durch die Größe und Lage seines Körpers zufügt – insbesondere in fortgeschrittenem Schwangerschaftsstadium sind schmerzhafte Kindsbewegungen üblich – werden immer stärker als vom Kind ausgehend erfahren und werden daher auch als ambivalent erfahren.[252]

Die veränderte Räumlichkeit und Zeitlichkeit des Leibes, die in außergewöhnlicher Weise auch die Alteritätserfahrung eines anderen Subjektes inkludiert, ist für die Frage der Intersubjektivität entscheidend. Die Besonderheit des Geburtsschmerzes soll im Folgenden anhand der Rekapitulation jener Bezugsformen zum anderen Subjekt behandelt werden, die sich bislang in der Ergründung unterschiedlicher Schmerzen als erhellend erwiesen haben.

5.6.4 *Aufhebung von Auslösung und Linderung*

Die Heterogenität in der Erlebnisweise des Geburtsschmerzes hängt, der Grundthese dieser Arbeit folgend, insbesondere an außergewöhnlichen und einander bedingenden Alteritätserfahrungen. Für die Frage, wie andere die eigene Schmerzerfahrung beeinflussen, haben die Überlegungen zur fremdgewirkten Auslösung und Linderung des Schmerzes Klarheit gebracht. Die besondere Beziehung, die die Gebärende zu ihrem Kind hat, bedingt, dass dieses nicht einseitig als schmerzauslösendes oder schmerzlinderndes Gegenüber wahrgenommen wird. Mit der erfolgten Relativierung von Auslösung und Linderung, so wird in folgenden Analysen gezeigt, ist eine „Auf-Hebung" der Alteritätsmodi verbunden. Damit ist gemeint, dass sich die Modi sowohl intensivieren oder „heben" als auch, dass sie schwächer erlebt werden bzw. sich ihre Intensität „aufhebt".

Bislang hat sich gezeigt, dass die konkreten Begegnungen mit dem:der Anderen entweder als verstärkend oder als abschwächend auf die Alteritätserfahrung des Schmerzerlebens Einfluss nehmen. Beispielsweise hat die Auseinandersetzung mit Folter und häuslicher Gewalt gezeigt, dass die von anderen zugefügten Schmerzen stärker erfahren werden als solche, die man als Folge einer zufälligen oder unabsichtlichen Verletzung erleidet. So befeuert das machtlose Ausgeliefert-Sein an die:den Andere:n die für den Schmerz charakteristische Machtlosigkeit, wodurch der Schmerz sich für Betroffene

---

252 Vgl. Gahlings, Phänomenologie der weiblichen Leiberfahrung, 487.

intensiviert. Umgekehrt kann durch ein anderes Subjekt Schmerz auch gelindert werden. Die eigene Machtlosigkeit gegenüber dem Schmerz wird sowohl durch die Nähe und Aufmerksamkeit eines:r Anderen als auch durch seine:ihre Berührung und Zuwendung aufgebrochen, wodurch der Schmerz selbst an Macht verliert. Fremdzufügung und Linderung entfalten auch in der Geburt eine den Schmerz verstärkende und mildernde Wirkung, jedoch in anderer Weise als bislang thematisierte Schmerzerfahrungen, weil sich das Gegenüber nicht einseitig als Auslöser:in des Schmerzes oder als Schmerzlindernde:r bestimmen lässt.

5.6.4.1 Das Kind

Der Geburtsschmerz ist in besonderer Weise von der Beziehung der Mutter zum ungeborenen Kind geprägt. Alleine die sprachliche Eigenheit, dass der Ausdruck „meine Geburt" nicht verrät, ob es sich hierbei um das eigene Geborenworden-Sein handelt oder um den Umstand, dass man ein Kind geboren hat, verweist darauf, dass in der Geburt Mutter und Kind in einer einzigartigen Beziehung stehen. Sara Heinämaa nennt die beiden auch ein „communicative couple"[253]. Die Beziehung dieses kommunikativen Paares bedingt, dass sich die Wirkung von Auslösung und Linderung, die die wechselseitige Beeinflussung von Schmerz und Begegnung mit dem anderen Subjekt für gewöhnlich zu fassen vermögen, einerseits verdichtet, andererseits aber auch relativiert und aufhebt. Anders gesagt, scheint ein komplexes Zusammenspiel der Alteritätsmomente des Geburtsschmerzes die einseitige Zuordnung des Kindes als auslösendes oder linderndes Subjekt unmöglich zu machen. „Labor pain can be described as a paradoxical experience; one that is excruciating and yet desirable because of its positive outcome – the birth of a child."[254] Der Geburtsschmerz ist unerträglich und ist trotzdem mit einer starken positiven Erwartung verknüpft. Durch die außergewöhnliche Beziehung, die eine Frau im Laufe der Schwangerschaft und letztlich auch in der Geburt zu ihrem Kind erlebt, muss davon ausgegangen werden, dass in den Wehen gleichsam beide Facetten der Schmerzbeeinflussung miteinander verschränkt wirksam sind. Dies zeigt etwa die Zusammenschau unterschiedlicher Geburtsberichte, in denen das Zur-Welt-Drängen des Kindes einerseits als Auslöser des erlebten Schmerzes erfahren wird, etwa wenn eine Mutter beschreibt, dass sie ob der

---

253 Sara Heinämaa: „An equivoal couple overwhelmed by life": A phenomenological analysis of pregnancy, in: philoSOPHIA 4 / H.1 (2014) 12–49, 47.
254 Laura Y. Whitburn u. a.: The nature of labor pain: An updated review of the literature, in: Women and Birth 32 (2019) 28–38, 29.

„Gewalt in ihr" in manchen Momenten „völlig ausflippte".[255] Andererseits wird geschildert, dass die Gewissheit um die Anwesenheit des Kindes sowie das leibliche Spüren seiner Anwesenheit den schier unerträglichen Schmerz positiv beeinflusst. Wandruszka greift diese Erfahrungsdifferenz auf und erklärt dazu, dass „viele Gebärende [...] zwar den körperlichen Schmerz präzise wahr[nehmen], [...] ihn aber nicht als Leid [fühlen], als Weh, sondern nahezu neutral als bloße Körperempfindung. Der Grund, den sie dafür selbst angeben, sind ihr Glück und ihre Freude über das zur Welt kommende Kind."[256] Das Kind als spürbares leibeigenes Gegenüber macht den Schmerz nach Wandruszkas Verständnis erträglich. Das Drängen des Kindes bedingt die Bedrängnis durch den Schmerz, zugleich aber kündigt sich durch dasselbe Drängen ein Ende des Schmerzes und eine neue Begegnungsmöglichkeit mit dem bis dahin im inneren des Leibes verborgenen Kind an. Die Eindeutigkeit des Bezugs zum:r Anderen, der:die gewöhnlich entweder als schmerzauslösend und verstärkend oder als lindernd erlebt wird, verschwimmt.

Eine Voraussetzung dafür, dass das Kind im Geburtsschmerz zugleich als der Schmerzauslöser und der Schmerzlindernde erfahren werden kann, ist das bereits näher ausdifferenzierte, einzigartige Leiberleben, das sich im Zuge der Schwangerschaft entwickelt und für das Geburtserleben entscheidend ist. Besonders die Berührung spielt für das Erleben der Gleichzeitigkeit von Ich und Nicht-Ich, die das Kind als Schmerzauslöser und Schmerzlindernder erfahren lassen, eine entscheidende Rolle. Während in anderen Schmerzformen auch An- und Abwesenheit sowie Gabe und Entzug von Zuwendung und Aufmerksamkeit als zwischenleiblich vermittelte, schmerzbeeinflussende Faktoren festgestellt wurden, fallen aufgrund der besonderen leiblichen Konstellation diese Bezugsformen zum:r Anderen weg. Die Berührung ist dagegen in einer außergewöhnlichen Weise realisiert, als Berührt-Werden von innen durch ein fremdes Wesen, das sich in der letzten Gebärphase auch als Berührt-Werden von außen wandelt, wenn die werdende Mutter in der Lage ist, den Kopf ihres Kindes zu fühlen. Das eigene Kind als berührendes und berührbares Gegenüber ist dann auf zusätzliche Weise Trostspender und Schmerzlindernder. Aber auch für diese Berührungsmöglichkeit gilt, dass sie nicht als etwas eindeutig oder ausschließlich Positives erlebt wird. Die ersten Berührungen mit dem Kind lösen mitunter auch intensive Entfremdungsgefühle aus, zumal die Gebärenden das Kind darin in körperlich objekthaften

---

255 Vgl. Dylan Trigg: ‚It Happens, But I'm Not There': On the Phenomenology of Childbirth, in: Human Studies 44 (2021) 615–633, 621.
256 Wandruszka, Philosophie des Leidens, 112.

Gestalt wahrnehmen können und gerade diese Objektivierung des Kindes als unheimlich empfinden.[257]

Aufgrund des vielschichtigen Bezugs zum Kind erlebt man Schmerz auf eine ebenso vielschichtige Weise. „Indeed, the ‚pain' involved is not only a pain grounded in physical discomfort, it is also an anguish rooted in the anxiety of a body that is no longer one's own."[258] Die von der Präsenz des Kindes durchzogene „Dualität des Leibes"[259] ist schmerzprägend, was nun erneut entlang der Alteritätsmodi des Schmerzes dargelegt wird. Der bisherigen Sichtweise folgend, steht auch in Bezug auf den Geburtsschmerz ausschließlich die Erlebnisperspektive der vom Schmerz betroffenen Person, also der Gebärenden, im Fokus der folgenden Überlegungen. Ein entscheidendes Merkmal des Geburtsschmerzes, welches in Hinblick auf seine Veränderung durch das Kind beachtet werden muss, ist, dass dabei nicht nur der Schmerz, sondern auch das Kind selbst ein der Mutter entzogenes Gegenüber ist. Anders formuliert, oszillieren die Alterität des Schmerzes und die des Kindes, insofern beide der Gebärenden als ihr Entzogene erscheinen.

5.6.4.1.1 *Grundlosigkeit*

Ein besonderes Merkmal des Geburtsschmerzes ist, dass er hinsichtlich seiner Grundlosigkeit gegenüber anderen Schmerzen eine Sonderstellung einnimmt, weil ihn die Geburt eines Kindes als Sinnhorizont durchdringt. Mehrere sinnstiftende Momente, die die Erfahrung der Grundlosigkeit des Geburtsschmerzes schwächen, lassen sich feststellen. Anders als jeder andere Schmerz wird der Geburtsschmerz erwartet, wobei mit dieser Erwartung zugleich die Hoffnung auf eine neue Form des Zusammen-Seins mit dem schon anwesenden und dennoch verborgenen Kind verbunden ist. Maßgeblich scheint also, dass die Sinnzerstörung des Schmerzes durch eine einzigartige Produktivität geprägt ist,[260] die schlicht damit zu beschreiben ist, dass der Geburtsschmerz dem Sinn der Geburt, also dem Zur-Welt-Kommen des Kindes entspricht und dass diese Produktivität den Schmerz relativiert. Geburtsschmerz fördert das subjekthafte und dennoch anonyme Gegenüber zutage und ermöglicht eine Begegnungsform mit ihm, nach der sich insbesondere die werdende Mutter sehnt. Sie hat das Heranwachsen des verborgenen Wesens über Monate hinweg im und am eigenen Leib gespürt. Weil die, von Stähler so bezeichnete, „Dualität des Leibes" in der Schwangerschaft insofern spürbar ist, als „der Leib

---

257 Vgl. Trigg, ‚It Happens, But I'm Not There', 622–623.
258 Trigg, ‚It Happens, But I'm Not There', 622.
259 Stähler, Berührtwerden, 28.
260 Vgl. Whitburn u. a., The nature of labor pain, 31.

von innen durch etwas Fremdes berührt wird"[261], bedeutet die Geburt die ersehnte Begegnung mit diesem von innen berührenden Subjekt. Der Schmerz kündet die Aufhebung oder Vernichtung einer Anonymität und Fremdheit, die den Leib gleichsam aus sich oder von innen heraus ergreift. „(I)n pregnancy, there is something ‚alien' inside me that cuts through my normal expectation of sensing, making me aware of the otherness within."[262] Die Geburt bedeutet die Aufhebung der Anonymität, die Aufhebung der „Unheimlichkeit"[263] der Geburt, genauer des „existential paradox by which it does not seem possible for a body to give birth to another body"[264]. Wenn das unmöglich und unheimlich anmutende Ereignis Wirklichkeit geworden ist, der Leib des:der Anderen aus dem eigenen hervorgegangen ist, ist der Prozess der Wiederaneignung, der „De-Alienation" eröffnet. Der Schmerz ist erfüllt vom Sinn der Beendigung einer teilweise unangenehmen und unheimlichen Ent- und Befremdungserfahrung. Das Ende dieser Zeit bedeutet die Möglichkeit einer Begegnung mit dem Kind, wodurch sich der Sinn der Schwangerschaft für die Frau in einer bis zu dieser Begegnung unmöglichen Form erschließt. Obschon an der Existenz des fremden Wesens aufgrund der zunehmenden leib-räumlichen Ausdehnung nicht gezweifelt wird, bedeutet die plötzliche Möglichkeit, das eigene Kind mit allen Sinnen wahrzunehmen, die Erfüllung einer Sehnsucht und das Erlöschen einer Ungewissheit, die die gesamte Zeit des Wartens gleichsam schlagartig mit neuem Sinn erfüllt. Nicht nur für die Mutter, sondern auch für ihre Mit-Welt wird die unfassbare Einheit der Zweiheit zur sinnlich wahrnehmbaren Realität. Mit dieser neuen Begegnungsform ist laut Gahlings sowohl das neuerliche Erkennen der Fremdheit des Kindes verbunden, weil „sie es in ihr gespürt, aber noch nie gesehen hatte"[265], als auch überströmendes Glück.[266]

Die Grundlosigkeit ist angesichts dieser sinnstiftenden Momente in der Geburt aber nicht ausgelöscht. Der Schmerz kann die Gebärende in derartige Bedrängnis führen, dass sie den Bezug zum Kind verliert. „The women described unbearable pain and pressure taking over, making focus on anything else impossible. [...] For the women [...] the body was experienced as splitting

---

261 Stähler, Berührtwerden, 28.
262 Tanja Stähler: Exploring Pregnant Embodiment with Phenomenology and Butoh Dance, in: Yearbook of Eastern and Western Philosophy 2 (2017) 35–55, 47.
263 Tanja Stähler: Passivity, being-with and being-there: care during birth, in: Medicine, Health Care and Philosophy: A European Journal 19 / H. 3 (2016) 371–379, 371. Das „Unheimliche" ist die Übersetzung des im Original verwendeten Begriffes „uncanniness".
264 Stähler, Passivity, being-with and being-there, 371.
265 Gahlings, Phänomenologie der weiblichen Leiberfahrung, 546.
266 Vgl. Gahlings, Phänomenologie der weiblichen Leiberfahrung, 546.

apart, and priority was given to survial."[267] Sich gerade in der Geburt rein auf das eigene Überleben konzentrieren zu müssen, ist ein Zeichen der völligen Schmerzüberwältigung. Wenn der Schmerz übermächtig wird, fällt auch der sinngebende Horizont der Sorge um das Kind und sein angestrebtes Wohlergehen weg. Grundlosigkeit scheint dann am stärksten hervorzutreten, wenn das Kind, dem zuliebe und zum Zweck von dessen Wohlergehen und Lebensfähigkeit die Gebärende Wehen auf sich nimmt, aus schierer Überwältigung durch den Schmerz aus ihrem Wahrnehmungshorizont verschwindet. Wenn der Bezug zum Kind, genauer seine spürbare und zugleich ersehnte Gegenwart, aus dem Fokus verschwindet, kommt die Macht der Grundlosigkeit zur vollen Entfaltung. Dies hat zur Folge, dass die Gebärenden Todesnähe und Todessehnsucht sowie Gleichgültigkeit hinsichtlich des eigenen Überlebens empfinden, wie folgende Schilderung verdeutlicht: „I thought oh, God, I don't care, just get it out. [...] [I was] thinking cut my head off, do whatever you want to me, just make it stop."[268] Der Schmerz kann selbst die Beziehung zum eigenen Kind derart korrumpieren, dass dieses für die Mutter zuweilen den Charakter eines personalen Gegenübers verliert. Gahlings konstatiert: „In der Schmerzgeschichte einer Geburt wird, wie gezeigt, das Kind häufig gar nicht als das Kind empfunden, sondern als das Widerstand bietende ‚Ding', das aus dem Leibe heraus muss und irgendwann als eine abgehende ‚Masse' gespürt wird und Erleichterung zurücklässt."[269] Die Verobjektivierung des eigenen Leibes, die im Schmerz stattfindet, macht dann auch vor dem Leib im Leib nicht halt, sodass jener selbst zum Körper-Ding wird.

Auch Fiona Shaw spricht von einer Verdinglichung des Kindes in ihr, die sie mit der Verdinglichung und Entfremdung ihres Leibes in Zusammenhang bringt: „In den Stunden vor der Geburt war mein Baby ganz vergessen. Zum ersten Mal seit so vielen Monaten verdrängten andere Gedanken dieses Wesen in mir, es schien mir als Teil dieses fremden Dinges, zu dem mein Körper jetzt geworden war, und nicht mehr als ein Teil meiner selbst."[270] Ein weiterer Aspekt der Grundlosigkeit ist darin zu erkennen, dass es, auch wenn ein Bezug zum Kind vorhanden ist, Momente gibt, in denen es Frauen unvorstellbar erscheint, dass sie in der Lage sind, das Kind zu gebären, ohne dabei selbst

---

267   Häggsgård, Women's experiences, 466.
268   Susanne Ayers: Thoughts and emotions during traumatic birth: a qualitative study, in: Birth 34 / H.3 (2007) 253–263, 258.
269   Gahlings, Phänomenologie der weiblichen Leiberfahrung, 544.
270   Fiona Shaw: Zeit der Dunkelheit. Der Weg aus einer Depression, München: Kunstmann 1998, 23.

zu sterben. Für die Frauen entspricht die Vorstellung, dass das Kind aus einer Körperöffnung austritt, einer Unmöglichkeit.²⁷¹

Die sinnstiftenden Momente einer Geburt als die positiven und die sinnzerstörenden Momente als die negativen zu verstehen, muss meines Erachtens der Kritik standhalten, dass selbst die Sinnzerstörung in der Geburt einen Sinnhorizont eröffnen kann, nämlich denjenigen, dass der Schmerz hilft, die Trennung vom Kind, d. h. den Zerfall der leiblichen Verschmelzung mit dem eigenen Kind, zu verarbeiten.²⁷² Dies lässt insbesondere angesichts der Idee einer schmerzfreien Geburt, die u. a. hinter der Option des geplanten Kaiserschnittes steht, hellhörig werden. Insofern der Schmerz eine tiefgreifende leibliche Betroffenheit bedeutet, die neben dem Fremden auch das Eigene, Zugehörige entdecken lässt, liegt es meines Erachtens nahe, dass der Schmerz das postnatale Anerkennen einer veränderten Beziehung zum Kind aus sich ermöglicht oder freisetzt. Zugehörigkeit bei gleichzeitiger Fremdheit des Kindes werden zwar auch in der Schwangerschaft erlebt, durch die Geburt, d. h. die Trennung der beiden Leiber, wird dieses Zugleich eine mit allen Sinnen wahrnehmbare Realität. Der Geburtsschmerz ermöglicht als Übergangsereignis die Realisierung dieser neuen Beziehungsform. Die Bezeichnung des Kindes als „eigen Fleisch und Blut" deutet eine Einheit an, die vollständig nur vor dem Hintergrund der Tatsache verständlich ist, dass die darin ausgedrückte Einheit von Mutter und Kind von Anbeginn ihrer Beziehung eine Einheit in Verschiedenheit ist. Es ist zumindest denkbar, dass der Schmerz den Sinn des Erkennens dieser Verschiedenheit erfüllt.

Ausgehend von der Sinnerfüllung des Geburtsschmerzes, die auf die Beziehung der Mutter zu ihrem ungeborenen Kind zurückgeht, sind auch die Entzogenheit und die Machtlosigkeit des Geburtsschmerzes zu bewerten.

5.6.4.1.2 *Entzogenheit*
Eng geknüpft an die „Auf-Hebung" der Grundlosigkeit ist die „Auf-Hebung" der Entzogenheit. Das unerwartete Hereinbrechen des Schmerzes und die Passivität, in der dieser Einbruch erlebt wird, spielt gerade im Geburtsschmerz eine besondere Rolle, zumal die Geburt selbst ein Ereignis des Wartens darauf ist, dass die Frau in immer kürzer werdenden Abständen heimgesucht wird. „Die Geburt steht [...] unter dem Diktat des Leibes und drängt, ja zwingt sich nach ihrer eigenen Zeit auf. Die Schwangere kann ihr nicht ausweichen, sie ist zu ihrem Erleben genötigt und wird von diesem manchmal regelrecht überfallen

---

271 Vgl. Gahlings, Phänomenologie der weiblichen Leiberfahrung, 505.
272 Vgl. Flaßpöhler / Werner, Zur Welt kommen, 33–34.

und überwältigt."²⁷³ Jeder Schmerz bricht unerwartet über sein Opfer herein, doch im Geburtsschmerz ist diese Entzogenheit des Schmerzes gepaart mit einer Selbsttätigkeit des Leibes, so dass die Gebärende den Eindruck bekommt, er befördere den Schmerz, rufe ihn wieder und wieder selbst hervor. Man erfährt sich nicht nur als dem Schmerz, sondern zugleich dem eigenen Leib gegenüber in extremer Weise ausgeliefert. Gebären gehört laut Fuchs deshalb auch zu den „leibliche[n] Vollzüge[n] [...], die überhaupt nicht der bewussten Kontrolle unterliegen, die also nicht ‚gemacht' werden können [...]. Sie geschehen ‚von selbst', das heißt, sie entspringen einer eigenen Quelle leiblicher Spontaneität."²⁷⁴ Eine schmerzbeeinflussende Angst vor dieser Selbsttätigkeit des Leibes ist der totale Kontrollverlust: „My fear was being out of control, my fear was being in this vortex of pain and screaming in agony."²⁷⁵

Ein entscheidender Punkt in dieser gleichsam verdichteten Passivität ist die Beziehung zum ungeborenen Kind. Dass das Zur-Welt-Bringen des Kindes tatsächlich ein Ereignis ist, bei dem man dieses über die längste Dauer der Geburt hinweg selbst zur Welt kommen lassen muss, also sein Kommen ab- und erwarten muss, verstärkt die Entzogenheit des Schmerzes. Tanja Stähler hat detailliert herausgearbeitet, inwiefern die Geburt in ganz fundamentaler Weise eine Situation der Passivität und des Wartens ist. Obwohl es die Frau ist, die das Kind zur Welt bringt – zumindest suggeriert die Sprache, dass sie aktiv handelt – ist es tatsächlich ihr verselbstständigter Leib, der das Kind hervorbringt. Erst in der letzten Phase der Geburt, die mit Presswehen verbunden ist, haben Gebärende das Gefühl, tatsächlich einen aktiven Beitrag in diesem Geschehen leisten zu dürfen, was viele als große Erleichterung erfahren. Während viele Gebärende in den Phasen vor den Presswehen ihrem passiven Ausgeliefertsein eine leibliche Aktivität in Form von Bewegung und Positionswechsel entgegenhalten, wird in der letzten Phase der Geburt eine leibliche Ruheposition eingenommen, die das aktive Pressen erleichtert. Die Gebärende spürt, dass ihre Aktivität und die Aktivität des Leibes in ihr dem gleichen Ziel entgegenstreben, nämlich dem Austritt des Kindes aus ihrem Körper.

Paradoxerweise ist es gerade das ihr entzogene Kind, das die Gebärende den Schmerz aushalten lässt. Weil sich durch und mit jedem Schmerz ein Ende der Entzogenheit des Kindes anbahnt, sich eben eine neue Begegnungsmöglichkeit durch ihn eröffnet, erscheint der Schmerz nicht nur als sinnerfüllend, sondern zugleich als einer, der das Zusammensein mit dem Kind ermöglicht.

---

273 Gahlings, Phänomenologie der weiblichen Leiberfahrung, 496.
274 Thomas Fuchs: Psychopathologie der Hyperreflexivität, in: DZPhil 59 / H. 4 (2011) 565–576, 567.
275 Ayers, Thoughts and emotions during traumatic birth, 257.

Obwohl man auch den Geburtsschmerz nicht in seiner Verfügungsmacht hat, spürt man, dass der Schmerz letztlich dazu beiträgt, dass das ersehnte Kind zur Welt kommt und dass man durch ihn mit dem Kind auf eigentümliche Weise in Beziehung steht, weshalb man ihm anders begegnen kann als anderen Schmerzen. Dies erklärt beispielsweise Stopczyk: „Aber gleichzeitig spürte ich durch ihn [den Schmerz] hindurch meinen Lebenswillen und meine inneren liebevollen Anfeuerungsgedanken an mein Kind."[276] Die Formulierung „durch den Schmerz hindurch" betont die Doppeldeutigkeit, dass man trotz des Schmerzes, aber auch durch den Schmerz selbst, einen veränderten Bezug zum Kind erfährt. Der erwähnte Lebenswille bedeutet in diesem Kontext außerdem die Bereitschaft, den Schmerz angesichts dieses Bezugs weiter zu ertragen. Indem außerdem die Entzogenheit des heranwachsenden Kindes abnimmt, ja dieses buchstäblich immer spür- und greifbarer wird, verändert sich auch die Qualität der Entzogenheit des Schmerzes.

Parallel dazu, dass die Entzogenheit im Geburtsschmerz besonders intensiv erlebt wird, bedeutet das Zur-Welt-Kommen des Kindes eine spezielle Form des Sich-Gegeben-Werdens, insofern ein spürbarer und doch bislang verborgener Teil von einem selbst zur Welt kommt. Die Entzogenheit steht deshalb in direkter Konkurrenz zu einer Erfahrung des Sich-Gegeben-Werdens in Form des erwarteten und spürbaren Geschenks – das des Kindes. Das Kind als Gabe, seine Mit-Anwesenheit in jeder Wehe, ist der Sinnhorizont, der den Schmerz nicht nur durchhalten lässt, sondern ihn auch als überwältigendes Ereignis verarbeiten lässt. „There is in fact another person here, it's the baby who's born. And I let go of the focus on all my feelings and all my experience and just focused on him. That's maybe why I don't remember the pain [...]."[277] Gemäß dieser Beschreibung hilft die Anwesenheit des Kindes und der Fokus auf seine Anwesenheit sowohl im Aushalten des Schmerzes als auch dabei, seine Brutalität zu vergessen.[278] Dabei ist mit dem oft beschriebenen „Vergessen" des Schmerzes meines Erachtens nicht erklärt, dass die Betroffenen das Erlebt-Haben von Schmerz vergessen, sondern dass die Qualität des Schmerzes in Vergessenheit gerät. Ein entscheidender Grund hierfür scheint mir, wie gezeigt, die Beziehung zum Kind zu sein.

5.6.4.1.3 *Machtlosigkeit*
Viele Facetten der Machtlosigkeit, die Frauen in der Gebärsituation erleben, beeinflussen auch das Gefühl der Machtlosigkeit gegenüber dem Schmerz.

---

276 Stopczyk, Philosophieren aus weiblicher Sicht, 207.
277 Häggsgård, Women's experience, 468.
278 Vgl. Flaßpöhler / Werner, Zur Welt kommen, 33.

Einige zentrale Aspekte des Erlebens dieser Machtlosigkeit hängen insbesondere mit der soeben beschriebenen Entzogenheit zusammen. Bereits genannt wurde etwa die Verselbstständigung des eigenen Leibes und die Angst vor bzw. der Eindruck von völligem Kontrollverlust. Berichte darüber, dass man in der Geburt das Gefühl hat, man würde von innen angegriffen und vergewaltigt,[279] zeugen von dem intensiven Gefühl des Ausgeliefertseins und der Machtlosigkeit. Dass die Wehen nicht permanent spürbar sind, sondern sich in einem eigenwilligen Rhythmus immer wieder aufdrängen, intensiviert die Machtlosigkeit. Obwohl die Gebärende mit dem neuerlichen Kommen des Schmerzes rechnet, bringt seine Wiederkehr eine Qualitätsveränderung mit sich, die auch die Qualität der Machtlosigkeit immer wieder verändert und die Gebärende sie in intensivierter Form erleben lässt, sodass das Gefühl der Kontrolle über den Schmerz und die sich bietenden Möglichkeiten, etwas aktiv gegen den Schmerz tun zu können, tendenziell weniger werden. Wie schon erklärt, kann sich dies so extrem zuspitzen, dass der Schmerz die Gebärenden in die Todessehnsucht treibt.[280] Die Machtlosigkeit verliert, anders gesagt, mit zunehmender Dauer und der Wiederkehr des Schmerzes nicht an Intensität, sondern nimmt vielmehr zu, weshalb Frauen angeben, dass die Schmerzen selbst im Laufe der Geburt schlimmer werden.[281]

Ein wichtiger Punkt hinsichtlich der Intensivierung der Machtlosigkeit ist die ebenfalls bereits dargestellte Passivität, wobei diese unmittelbar an die Beziehung zum Kind geknüpft ist. Überhaupt geht es im Geburtsschmerz nicht bloß darum, dass man sich als Betroffene zunehmend machtlos fühlt, sondern dass diese Machtlosigkeit gegenüber dem Schmerz an das Fehlen der Macht geknüpft ist, etwas aktiv zur Geburt des Kindes beitragen zu können. Obwohl dem Kind kein intentionaler Wille und die Fähigkeit, absichtlich zu handeln, zugeschrieben werden kann, ergibt sich für die Frau aufgrund der Selbsttätigkeit ihres Leibes der Eindruck, dass das Kind zu dem Zeitpunkt zur Welt kommt, den es selbst wählt. Die fundamentale Passivität in Bezug auf den Beginn, den Verlauf und die Dauer der Geburt lässt die Gebärende Machtlosigkeit erfahren. Das Kommen des Kindes – das Wissen und Spüren, dass das Kind kommt – beeinflusst daher auch das Schmerzerleben: „[A] woman is likely to feel a sense of helplessness, and therfor suffer, if she associates the pain with labour progression."[282] Ebenso wie die Bewegungen des Kindes während der Zeit der Schwangerschaft nicht in ihrer Verfügungsmacht steht, steht auch der

---

279 Vgl. Gahlings, Phänomenologie der weiblichen Leiberfahrungen, 496–497.
280 Vgl. Stopczyk, Philosophieren aus weiblicher Sicht, 207–208.
281 Vgl. Poller, Schmerzempfinden und Schmerztherapie, 59.
282 Whitburn u. a., The nature of labor pain, 32.

Geburtsfortschritt nicht in ihrer Verfügung. Zugleich ist die Gebärende ohnmächtig hinsichtlich des für ihr Schmerzerleben bedeutsamen Kindeswohls. „Die Geburt selbst ist häufig mit Sorgen und Ängsten verbunden, insbesondere auch um das ungeborene Kind."[283] Wie es ihrem Kind geht, kann sie selbst weder einschätzen, noch kann sie aktiv zum Wohlergehen des Ungeborenen beitragen, was die Betroffene zusätzlich ängstigt: „Fear just overtook the pain because I was scared that something was going to be wrong with him (the baby)."[284]

Viele Frauen berichten davon, in eine Art inneren oder mentalen Dialog mit ihrem Kind zu treten und es, beispielsweise wie bei Stopczyk gezeigt, zu stärken und anzufeuern.[285] Die Unmöglichkeit, über die üblichen Formen zwischenleiblichen Kontaktes und zwischenleiblicher Resonanz in Kommunikation mit einem Gegenüber zu treten, veranlassen die Mutter dazu, in anderer Form Kontakt mit ihrem Kind aufzunehmen. Dass Frauen während der Schwangerschaft behutsam über ihrem Bauch streichen ist meist kein Zeichen der liebevollen Selbstfürsorge, sondern eines der Fürsorge für das Kind – eine zärtliche Geste also, die dem Kind gewidmet ist. Aber auch Gespräche, Gesang und Bewegungen können Ausdruck des ersehnten Kontaktes und der immer intensiveren Beziehung zum Kind sein. Bis zum Zeitpunkt der Geburt ist das Kind für die Mutter kein unbekanntes Wesen mehr, sondern ein personales Gegenüber. Das innere Anfeuern stellt eine Form der *autopoietischen* Solidarität dar, welche eine Form des Zusammenhaltes ist, die die Frau zugleich sich selbst und ihrem Kind zuspricht und ihr durch die so kreierte Gemeinsamkeit ermöglicht, der Machtlosigkeit gegenüber Widerstand zu leisten. Sehr interessant scheint mir zu sein, dass sich die Gebärende gleichsam nicht selbst stärkt und motiviert, sondern dass eben das Kind als Bezugsperson Adressat der Motivation ist, um das eigene Durchhalten zu ermöglichen. Sie sagt sich nicht selbst „halte durch!", sondern sie sagt es ihrem Kind, was eine unheimlich große Stärkung des physischen und psychischen Durchhalte- und Widerstandsvermögens gegenüber dem Schmerz zu aktivieren scheint.

Die Beziehung zum Kind setzt außerdem eine Macht frei, die die Gebärende selbst dabei unterstützt, dem Schmerz die Stirn zu bieten und ihm zu trotzen, d. h. sich solange es für sie irgendwie möglich ist, nicht aufzugeben. Die über die Dauer der Schwangerschaft gereifte und gewachsene Beziehung ermöglicht das Aufkeimen einer Selbstermächtigung mitten in der Machtlosigkeit, sodass nicht nur die Mutter das Kind motiviert, sondern sich die Gebärende

---

283   Poller, Schmerzempfinden und Schmerztherapie, 54.
284   Ayers, Thoughts and emotions during traumatic birth, 259.
285   Vgl. Stopczyk, Philosophieren aus weiblicher Sicht, 207.

auch selbst durch ihr Kind motiviert fühlt. Das Zur-Welt-Drängen des Kindes ermöglicht der Gebärenden, den Schmerz nicht nur passiv auszuhalten, sondern während der Geburt, insbesondere in der Austreibungsphase, in den Modus der Aktivität zu wechseln und beispielswiese bei Presswehen auch tatsächlich zu pressen. Der Schmerz, der „den Leib überrollt, ihn selbst passiv hält"[286], und damit auch die Machtlosigkeit des Schmerzes spitzen sich im Laufe der Geburt zu. Die Qualität des Schmerzes ändert sich offenbar dadurch, dass die Frau nun durch Pressen aktiv werden kann. Der Schmerz muss nicht mehr ausschließlich passiv ertragen werden, sondern wird durch das aktive Pressen erleichtert. Gahlings schreibt hierzu: „In der letzten Phase der Geburt können Angst und Schmerz in andere leibliche, durch schwellende Spannung ausgezeichnete Regungen [...], durch das aktive Herauspressen des Kindes, umgewandelt werden."[287] Der Schmerz selbst wird also durch die Aktivität, in die die Gebärende eintritt, transformiert. Diese qualitative Verschiebung ist der Tatsache geschuldet, dass die „Presswehe in einer gewissen Verfügbarkeit der Gebärenden steht"[288]. Diese Verfügbarkeit bedeutet in Anknüpfung an das bisher Gesagte, dass die Gebärende durch sie in der Lage ist, etwas zur ersehnten Begegnung mit dem Kind beizutragen – die Begegnung mit zu ermöglichen. Wann genau es soweit ist, dass die Gebärende in diesem Sinne aktiv werden kann, wird ihr meist von einer erfahrenen Person wie der Hebamme mitgeteilt, die diesen Zeitpunkt erkennt.

Das Stichwort „Hebamme" mahnt den Einbezug einer weiteren für das Geburts- und Schmerzerleben ebenfalls entscheidenden Beziehung ein. Gerade dann, wenn Grundlosigkeit, Entzogenheit und Machtlosigkeit im Schmerz sich besonders intensivieren, wird die Bedeutsamkeit der Geburtsbegleiter:innen offenkundig. Während in vorangegangenen Abschnitten anhand der Berührung und der geschenkten Aufmerksamkeit bereits gezeigt wurde, dass ein:e Andere:r den eigenen Schmerz lindern kann und damit bereits die Grundlage für ein Verständnis der Anwesenheit und des Beistandes eines:r Geburtsbegleiters:in geschaffen ist, soll unter Einbezug bisheriger Überlegungen zum Geburtsschmerz die Einflussnahme des:der Anderen auf den Schmerz erneut reflektiert werden. Diese neuerliche Thematisierung des:der Schmerzlindernden erscheint mir deshalb bedeutsam, weil in diese Beziehung nicht nur die Mutter, sondern auch das ungeborene Kind einbezogen ist. Im Hintergrund der weiterführenden Überlegungen steht die These, dass die Beziehung der Gebärenden zu ihrem Kind und zu sich selbst durch den:die

---

286 Gahlings, Phänomenologie der weiblichen Leiberfahrung, 511.
287 Gahlings, Phänomenologie der weiblichen Leiberfahrung, 519.
288 Gahlings, Phänomenologie der weiblichen Leiberfahrung, 521.

Geburtsbegleiter:in gestärkt und geschwächt werden kann und dass diese Einflussnahme die Schmerzerfahrung entscheidend prägt. Wie in der soeben erfolgten Analyse der schmerzbestimmenden Mutter-Kind-Beziehung steht auch in der Frage des Einflusses des:der Geburtsbegleiters:in einzig das Schmerzerleben der Gebärenden im Fokus. Nicht der Frage, wie die Geburtsbegleiter:innen die gebärende Frau oder ihre Schmerzen erleben, wird nachgegangen, sondern der Frage, wie die Frau durch die Begleitung anderer ihre Geburtsschmerzen erlebt.

5.6.4.2 Geburtsbegleiter:innen

Laut Gahlings werden Gebärende in der Regel in ihrer extremen Verletzlichkeit und Schutzbedürftigkeit wahrgenommen, und es wird ihnen entsprechende Begleitung zugestanden.[289] „Die Gebärende ist eine Kreißende, eine von nötigender Leiberfahrung Betroffene, die in ihrem Kreißen die Hilfe anderer Menschen anruft."[290] Die bereits thematisierte Wirkung der Schmerzzufügung, aber auch der Schmerzlinderung auf das Schmerzerleben zeigt sich auch in der Geburtsbegleitung. Die unerwünschte oder unerwartete Nähe und die Zudringlichkeit anderer können die Schmerzerfahrung negativ beeinflussen und intensivieren. Umgekehrt bewirken beispielsweise die aufmerksame Zuwendung anderer und ihre erwünschten Berührungen Schmerzlinderung. Während die Beziehung der Mutter zu ihrem Kind den Schmerz vorrangig bestimmt, gehe ich davon aus, dass darüber hinaus die Beziehung der Gebärenden zu ihren Geburtsbegleiter:innen Einfluss auf ihr Erleben des Kindes sowie des Schmerzes nehmen kann und diese Beziehung somit auch den Geburtsschmerz wesentlich mitbestimmt. Während die Bezeichnung „Geburtsbegleiter:innen" offen lässt, ob es sich hierbei um medizinische Fachpersonen wie Ärzt:innen und Hebammen handelt oder um eine sog. Doula (vom altgr. δούλη / dt. *Dienerin*) oder sonstige vertraute Personen wie der:die Partner:in, liegt der Fokus im Folgenden auf der Rolle der Hebamme. Diese Festlegung ist der Tatsache geschuldet, dass viele Frauen die Beziehung zu ihrer Hebamme als maßgeblich für die Geburtserfahrung beschreiben. Ein Grund für diese Einschätzung liegt meines Erachtens darin, dass der Hebamme professionelle Handlungsmacht und Handlungskompetenz zugeschrieben werden, deren Umsetzungsweise das Schmerzerleben stark beeinflusst.

Insofern die Geburt eine außergewöhnliche Situation ist und der mit ihr verbundene Schmerz mit keinem anderen vergleichbar ist, ist die Beziehung zwischen Gebärender und Hebamme als geschulter Person, die dabei hilft, den

---

289 Vgl. Gahlings, Phänomenologie der weiblichen Leiberfahrung, 497.
290 Gahlings, Phänomenologie der weiblichen Leiberfahrung, 497.

Schmerz auszuhalten, besonders bemerkenswert. Sabine Dörpinghaus betont daher „die Relevanz von Beziehungsarbeit und hebammenkundlichem Können während der Geburt"[291]. Die Hebamme kann die Beziehung der Mutter zu ihrem Kind stärken, indem sie diese etwa dazu animiert, sich am produktiven Sinn des Schmerzes zu orientieren, insbesondere dann, wenn er die Beziehung zum Kind zu zerreißen droht, d. h. die Mutter in Gefahr steht, den Fokus auf das Kind gänzlich zu verlieren. Während das Vertrauen auf den:die begleitende:n Partner:in bestenfalls vorausgesetzt werden kann, stellt das Vertrauen und die Vertrauensbildung zu Ärzt:innen und Hebammen eine Herausforderung dar. Angesichts der Dynamik der Verselbstständigung des eigenen Leibes, der Beziehung zum noch ungeborenen Kind und der Beziehung zu anderen ist das Gefühl des Vertrauens und des Vertrauen-Könnens auf professionelle Begleitpersonen besonders wichtig. Insofern es sich bei der Geburt um eine „existenzielle Bedrohung zweier fürsorgebedürftiger Personen"[292] handelt, ist die vertrauensvolle Beziehung der Gebärenden zu anderen entscheidend.

Laut Sabine Dörpinghaus ist dieses Vertrauen „leiblich grundiert"[293], was wiederum bedeutet, dass „je mehr ich mich auf eine leibliche Begegnung mit der Frau einlasse, je mehr Zeit ich mit ihr verbringe, je näher (auch physisch) ich mit ihr zu tun habe, desto intensiver werden verbale und nonverbaler Botschaften ihres Leibes auch meinen eigenen Leib erreichen"[294]. Dieses leibliche Sich-Einlassen auf die Situation der Gebärenden ist vertrauensbildend. Für die Gebärende ist es wichtig, von anderen als „angewiesenes Wesen"[295] verstanden zu werden, genauer als Wesen, welches im „Modus des sich Selbstüberlassens an das Ungewisse, Unsichere und Erwartungswidrige"[296] verharren muss und welches deshalb auf ein „leibliches Einlassen und aushaltendes Verstehen"[297] anderer angewiesen ist. Dieser auf Vertrauen basierenden Begleitung spricht auch Gahlings eine enorme Bedeutung zu, wenn sie sagt: „Dass das Gebären schmerzhaft ist, ja bis zur Besinnungslosigkeit schmerzhaft sein kann, [...] darauf kann allenfalls der individuelle selbstbewusste Umgang mit dem eigenen Leibsein sowie mitfühlendes Begleiten durch vertraute Mitmenschen lindernd

---

291 Sabine Dörpinghaus: Bedrohte Selbstbestimmung in betroffener Selbstgegebenheit, in: Olivia Mitscherlich-Schönherr / Reiner Anselm (Hg.): Gelingende Geburt. Interdisziplinäre Erkundungen in umstrittenen Terrains, Berlin: De Gruyter 2021 (Grenzgänge 2), 209–237, 226.
292 Dörpinghaus, Bedrohte Selbstbestimmung, 210.
293 Dörpinghaus, Bedrohte Selbstbestimmung, 213.
294 Möst, Momente der Ergriffenheit, 217–218.
295 Dörpinghaus, Bedrohte Selbstbestimmung, 221.
296 Dörpinghaus, Bedrohte Selbstbestimmung, 222.
297 Dörpinghaus, Bedrohte Selbstbestimmung, 222.

einwirken."²⁹⁸ Ein entscheidender Punkt der Beziehungsstärkung besteht laut Tanja Stähler in einer sog. „vorspringenden Fürsorge". Im Gegensatz zu einer „einspringenden Fürsorge", die die Sorgearbeit der Mutter gleichsam stellvertretend übernimmt und sich zumal deshalb als gefährlich erweist, weil die Mutter sich dadurch von ihrem bereits fremd gewordenen Leib noch weiter zu distanzieren droht, unterstützt eine „vorspringende Fürsorge" die Gebärende dabei, sich von der schmerzbedingten Entfremdung in dem Maße frei zu machen, dass jene erneut im Stande ist, Sorge und Verantwortung für sich zu übernehmen,²⁹⁹ wobei diese Selbstfürsorge auch die Sorge um das Kind umfasst. Auch die Tatsache, dass eine aus unterschiedlichen Gründen schwache oder negative Beziehung der Gebärenden zur Hebamme enormen Einfluss auf das Erleben des Geburtsschmerzes ausübt, soll weiter einbezogen werden. Wieder zeigt sich durch den Blick auf die einzelnen Alteritätsmodi des Schmerzes die Schmerz verstärkende sowie lindernde Wirkung der Beziehung zum:r Anderen. Anders als in der Beziehung zum ungeborenen Kind liegt der Fokus in den folgenden Ausführungen erneut ausschließlich auf dem Geburtsschmerz selbst, da der:die Geburtsbegleiter:in nicht in derselben Weise Teil des Leibes der Gebärenden ist, wie es das Kind ist. Die Modifikation der Alterität des Schmerzes durch den:die Geburtsbegleiter:in geschieht zwar ebenso auf der Basis der Beziehung zu einem leiblichen Gegenüber, doch nicht in identischer Weise wie in Bezug auf das Kind. Grund dafür ist, dass sich die Alteritätserfahrung der Beziehung zum Ungeborenen und die Alteritätserfahrung der Beziehung zu jedem anderen Subjekt wesentlich voneinander unterscheiden.

5.6.4.2.1 *Machtlosigkeit*
Die Geburt bedeutet eine extreme Situation der Machtlosigkeit. Faktoren wie die Bewegungsunfähigkeit, aber auch der Kontrollverlust über den eigenen Leib intensivieren die Erfahrung, dem Schmerz gegenüber ausgeliefert zu sein. Unterschiedliche Formen der Machtlosigkeit gegenüber dem:der Anderen verdichten dieses Erleben zusätzlich. Gahlings spricht von einem „Konglomerat an Gefühlen, mit dem eine Geburtssituation [...] behaftet sein kann: Entmündigung, Demütigung, Scham, Ausgeliefert-Sein, nicht nur dem eigenen Leib mit seinen Schmerzen, sondern auch der Blöße des Genitals, den Blicken fremder Menschen."³⁰⁰ Die beschriebenen Gefühle resultieren aus dem Umstand, dass man in der Geburt anderen Menschen ausgesetzt ist, insbesondere solchen Menschen, denen man aufgrund ihrer Profession Zugriff auf

---
298 Gahlings, Phänomenologie der weiblichen Leiberfahrungen, 498.
299 Vgl. Stähler, Passivity, being-with and being-there, 377.
300 Gahlings, Phänomenologie der weiblichen Leiberfahrung, 516.

den eigenen Körper sowie auf das Kind gewährt und gewähren muss, weil man auf deren Hilfe und Unterstützung sowie auf deren Urteil angewiesen ist. Im Kreißsaal liegend, Ungewissheit zu verspüren, was das Beste für einen selbst und das Kind ist, bedingt ein überwältigendes Gefühl der Machtlosigkeit. Insbesondere dann, wenn dieses Gefühl von der geburtsbegleitenden Person nicht handlungsorientierend in die Geburtsbegleitung einbezogen wird und sie beispielsweise therapeutische Entscheidungen ohne Rücksprache mit der Frau trifft, fühlt sich diese nur noch stärker in Ohnmacht gedrängt.

In nicht seltenen Fällen hinterlässt die Ohnmacht ein Geburtstrauma. Mascha Grieschat berichtet detailliert von ihrer traumatisierenden Machtlosigkeit in der Geburt, die sie aufgrund der Umgangsweise der Hebammen und Ärzt:innen mit ihr erfährt und die ihren Schilderungen zufolge das Schmerzerleben entscheidend mitprägen. Ihre Geburtserfahrung ist bestimmt von erfahrener Gewalt und dem Gefühl, „gedemütigt, zurechtgewiesen und verstoßen"[301] zu werden. Zentral ist hier die Erfahrung von körperlicher Nötigung in Form eines Zwanges, in einer körperlich unangenehmen Position zu verharren und dabei sogar in einer bestimmten Lage gefesselt zu werden, wodurch es ihr zusätzlich schwerfällt, den Geburtsschmerz auszuhalten. Weil der Schmerz so intensiv ist, treibt er die Gebärende in den Wunsch nach Bewegung und körperliche Aktivität. „Frauen angeschnallt in Steinschnittlage im Querbett zu fixieren, ist folglich Schmerz verstärkend und Gewalt ausübend."[302] Auch die mangelnde Aufklärung über körperliche Eingriffe sowie die Durchführungsart dieser Eingriffe, z. B. der Vaginaluntersuchung, machen sie ohnmächtig und hilflos.[303] Unangekündigte und als gewaltsam empfundene Berührungen – etwa in der Durchführung manueller Muttermunduntersuchungen, aber auch der in harter Kritik stehende „Kristeller-Handgriff" –, derer sich schmerzgeplagte Gebärende oftmals auch aus Erschöpfung nicht erwehren können, sind hier hervorzuheben. Beim „Kristellern" wird manueller Druck auf den Bauch der Gebärenden ausgeübt, mit dem Ziel, das Kind nach unten zu schieben. Diese Praxis kann bei Gebärenden ein Geburtstrauma hinterlassen, wenn sie als Ausübung von extremer Gewalt und Nötigung

---

301 Mascha Grieschat: „Seit meine Tochter geboren wurde, weiß ich, was man uns bei meinem Sohn genommen hat" – zwei Geburtserfahrungen, in: Angelica Ensel / Anna M. Möst / Hanna Strack (Hg.): Momente der Ergriffenheit. Begleitung werdender Eltern zwischen Medizintechnik und Selbstbestimmtheit, Göttingen: Vandenhoeck & Ruprecht 2019, 199–206, 201.
302 Sabine Dörpinghaus: Was Hebammen erspüren. Ein leiborientierter Ansatz in Theorie und Praxis, Frankfurt/M.: Mabuse 2010, 87.
303 Vgl. Grieschat, Geburtserfahrungen, 201–202.

empfunden wird.[304] Viele Geburtsberichte beinhalten außerdem den Aspekt, dass die Frauen sich auch von den Anweisungen der Hebammen fremdbestimmt fühlen. Etwa wenn sie dazu auffordern, eine akute Presswehe zu unterdrücken. Nicht nur nichts gegen den Schmerz tun zu können, sondern auch nichts gegen ihn tun zu dürfen, etwa, sich durch das Pressen Erleichterung verschaffen zu dürfen, verstärkt die Ohnmacht gegenüber dem Geburtsschmerz. Das Vertrauen auf die Expertise der Hebamme, genauer das Vertrauen darauf, dass sie umfassender als man selbst einschätzen kann, was zum eigenen Wohl und zum Wohl des Kindes gereicht, veranlasst die Gebärende dazu, gewichtige Entscheidungen der Hebamme zu überlassen. Fühlt man sich hinsichtlich dieser Entscheidungen genötigt, erfolgt keine Abstimmung oder Rücksprache bezüglich dieser Entscheidungen, fördert auch das die Erfahrung von Machtlosigkeit.

Obwohl die soeben geschilderten Aspekte der Intensivierung der Machtlosigkeit deutlich zeigen, dass Hebammen den Geburtsschmerz negativ beeinflussen können, berichten Frauen ebenso eindrücklich vom positiven Einwirken der Hebamme auf das Schmerzerleben. Das Gefühl der Machtlosigkeit gegenüber dem Schmerz kann gerade durch die Beziehung zur Hebamme durchbrochen werden, indem man sich durch ihre Anwesenheit und ihren Beistand darin ermächtigt und bestärkt fühlt, den Schmerz auszuhalten und ihn beispielsweise durch intuitive Bewegungen selbstbestimmt mäßigen zu können. Wenn davon die Rede ist, dass die Hebamme im Geburtsprozess als engelsgleiche Gestalt wahrgenommen wird,[305] bringt dies zum Ausdruck, dass die Gebärende in Momenten der äußersten Ohnmacht durch die Hebamme eine Form der Stärkung erfährt, die jene dazu befähigt, die eigenleibliche Nötigung und den Schmerz auszuhalten, und sich und ihr Kind von der Hebamme beschützt fühlt. Deren Bereitschaft, sich auf den Geburtsschmerz einzulassen, ja sich in die ebenso wie das Vertrauen „leiblich grundiert[e]"[306] unmittelbare Nähe zur Gebärenden zu begeben und dadurch in eine „quasileibliche [...] Einheit"[307] mit ihr zu treten, stärkt diese inmitten ihrer Ohnmacht. Gleichzeitig ist die Hebamme in der Lage, trotz der leiblichen Einheit

---

304   Vgl. Helene Dallinger / Ricarda Opis: „Wenn die Geburt zur Gewalterfahrung wird", in: Der Standard Onlineausgabe (1.4.2023), in: https://www.derstandard.at/story/2000143998357/wenn-die-geburt-zur-gewalterfahrung-wird [abgerufen am 20.11.2023].
305   Vgl. Tanja Stähler: Umkehrungen: Wie Schwangerschaft und Geburt unsere Welterfahrung auf den Kopf stellen, in: Olivia Mitscherlich-Schönherr / Reiner Anselm (Hg.): Gelingende Geburt. Interdisziplinäre Erkundungen in umstrittenen Terrains, Berlin: De Gruyter 2021 (Grenzgänge 2), 39–56, 54.
306   Dörpinghaus, Bedrohte Selbstbestimmung, 213.
307   Dörpinghaus, Was Hebammen erspüren, 88.

mit der Gebärenden eine Distanz zu wahren, die es jener erlaubt, den produktiven Sinn des Schmerzes nicht aus den Augen zu verlieren, was sich als leiblich spürbare Sicherheit auf die Gebärende überträgt. Ein wichtiger Aspekt dieser Stärkung durch die Hebamme ist es, dass sie wahrnimmt, wie die Gebärende mit ihrem Schmerz aktuell umgeht oder umgehen kann, und sie dazu animiert, an dieser Umgangsform selbstbestimmt festzuhalten. Außerdem scheint es für Gebärende zentral, durch unterschiedliche Formen der Nähe und des verbalen Zuspruchs zu erfahren, dass im Schmerz jemand für sie *da ist*. Alle diese Formen des Mit-Seins lassen den Schmerz besser ertragen, indem man in der Ohnmacht Ermächtigung durch die:den Andere:n erfährt, wobei die zwischenleibliche Verbindung zwischen Gebärender und Hebamme entscheidend ist:

> Unter der Geburt kann die Einsamkeit des leiblichen Befindens durch die Bildung und Erhaltung übergreifender quasi-leiblicher Einheiten kurzfristig aufgebrochen werden. Die leibliche Kommunikation bietet aufgrund ihrer dialogischen Struktur die Möglichkeit[,] [sich] Erleichterung durch [...] die Hebamme zu verschaffen.[308]

5.6.4.2.2 *Entzogenheit*

Ähnlich wie die Erfahrung der Machtlosigkeit kann die Beziehung zur Hebamme auch die Entzogenheit des Schmerzes verstärken oder mildern. Je nachdem, in welcher Weise man ihre Begleitung erlebt, ob man durch ihre Anwesenheit Sicherheit und Unterstützung erfährt oder ob man sich von ihrem Handeln zusätzlich verunsichert oder leiblich genötigt und bedrängt fühlt, lässt das Verhalten der Hebamme den eigenen Eindruck, aus eigener Kraft auf den Schmerz keinen Einfluss nehmen zu können, stärker oder schwächer werden. Die Entzogenheit des Schmerzes kann durch die Anwesenheit der Hebamme, ihre verbale Ermutigung sowie ihren durch Berührungen vermittelten Beistand durchbrochen und konterkariert werden. Entscheidend scheint hierbei paradoxerweise zu sein, dass man als Gebärende das Gefühl hat, dass die Hebamme sich vom eigenen Überwältigt-Sein anrühren lässt und sie der eigene Schmerz mit-betroffen macht, wie es Dörpinghaus beschreibt: „Wer schon einmal eine Geburt miterleben durfte, wird von der personalen Unverfügbarkeit und Brüchigkeit, die für die Gebärende nicht zuletzt in der Selbsttätigkeit ihres eigenen Leibes aufscheint, berührt worden sein."[309] Der

---

308 Dörpinghaus, Was Hebammen erspüren, 88.
309 Sabine Dörpinghaus: Leibliche Resonanz im Geburtsgeschehen, in: Hilge Landweer / Isabella Marcinski (Hg.): Dem Erleben auf der Spur. Feminismus und die Philosophie des Leibes, Bielefeld: transcript 2016 (Edition Moderne Postmoderne), 69–90, 76.

für den Geburtsschmerz charakteristische Kontrollverlust und die Verselbstständigung des eigenen Leibes müssen von der Hebamme wahrgenommen und in ihre Begleitung miteinbezogen werden, jedoch darf sie sich von der Unruhe, von den Ängsten und den Schmerzen der Frau nicht derart vereinnahmen lassen, dass sie handlungsunfähig wird. Für die Gebärende ist die Möglichkeit, ihren Schmerz mit einer geburtserfahrenen Frau zu teilen, die die Zeichen ihres verselbstständigten Leibes deuten und begreifen kann sowie unabhängig von ihr um das Wohl des Kindes besorgt ist, eine wichtige Voraussetzung, um die Entzogenheit des Schmerzes aushalten zu können. Die Passivität, die während der Geburt erfahren wird, kann, anders gesagt, unter der Anleitung und Kontrolle einer Hebamme besser ertragen werden: „If I try to fight or escape pain, I will become tense and pain will increase. Midwives instead advise mothers in labour to work with the pain, to follow, and to let go of the urge for control."[310]

Wieder ist es so, dass es aufgrund der extremen Angewiesenheit der Frau auf die Begleitung der Hebamme schmerzverstärkende und mitunter traumatische Auswirkungen hat, wenn diese gegen die Vorstellungen und Bedürfnisse der Frau agiert. Im „Gemisch aus Schmerz und Angst erfolgt [besonders] in den Ruhephasen [...] die Verbalisierung der Hilfsbedürftigkeit"[311], auf die man sich eine Reaktion erhofft. Fehlende Aufmerksamkeit und Empathie, aber auch ungewollte oder unangenehme Berührungen können, wie in Bezug auf die Machtlosigkeit gezeigt, Schmerzen intensivieren. Entscheidend für diese Einflussnahme scheint mir, dass die Entzogenheit des Schmerzes sowie die des eigenen Leibes sich mit der fundamentalen Unverfügbarkeit des Handelns und der Begleitung der Hebamme paaren. In der Geburt muss sich die Frau von der Hebamme begleiten lassen, wobei dieses „Lassen" ein Loslassen und Aufgeben von Kontrolle meint. Stähler erklärt daher: „There is a level of fundamental hospitality involved in the birth experience. This fundamental hospitality designates the need for me to let the midwife take care of my body as my most basic and irreplaceable home."[312] Der eigene Leib und damit auch der Leib des Kindes sind der Fürsorge einer in den meisten Fällen fremden Person überantwortet.

Hinsichtlich eines Aspektes der Entzogenheit des Geburtsschmerzes hat die Begleitung der Hebamme also besonders starken Einfluss, nämlich auf

---

310 Jonna Bornemark: Life beyond Individuality: A-subjective Experience in Pregnancy, in: Jonna Bornemark / Nicholas Smith (Hg.): Phenomenology of Pregnancy, Stockholm: Elanders 2016 (Södertörn Philosophical Studies 18), 251–278, 268.
311 Gahlings, Phänomenologie der weiblichen Leiberfahrung, 512.
312 Stähler, Passivity, being-with and being-there, 375.

die erlebte Passivität. Die Hebamme ist gefordert, der „pathischen Existenzweise"[313] der Frau Beachtung zu schenken und ihr mit Aufmerksamkeit zu begegnen.[314] Sowohl was das Warten als auch was die Verselbstständigung des eigenen Leibes angeht, kann die Hebamme, laut Stähler, positiv einwirken: „[C]reating conditions for good waiting and good passivity is crucial. Others are crucial in this respect because others affect us most. [...] Since birth is a particularly volatile situation, it is crucial to understand better, how others affect me, especially on the level of care [...]."[315] Eine Situation der Passivität, die für Gebärende besonders schwierig auszuhalten ist, betrifft den verfrühten Pressdrang gegen Ende der Geburt.

> Gerade in der Übergangsphase kann die Frau vorzeitigen Pressdrang bekommen. Sie wird aufgefordert, diesem noch nicht nachzugeben. In dieser Phase verlieren die Frauen häufig und leicht den Kontakt zu sich selber und zu ihrer Umgebung. Hebammen versuchen dann, z. B. über gemeinsames Tönen mit der Frau oder über rhythmisches Berühren wieder Kontakt herzustellen und den Pressdrang zu lindern. Sie versuchen also, unter der Geburt je nach Situation einen gemeinsamen Rhythmus mit der Frau herzustellen und greifen auf diese Weise in die leibliche Ökonomie der Frauen ein.[316]

Über die Berührung, aber auch über das genannte *Tönen*, das meint das lautvolle Einstimmen z. B. in das Stöhnen und kraftvolle Atmen der Frau und das den Mitvollzug des Schmerzausdruckes darstellt, versucht die Hebamme gezielt, ihre leibliche Verbundenheit mit der Gebärenden auszudrücken. Die Aufforderung, Presswehen zu unterdrücken, wird von vielen Frauen als sehr leidvolles Ereignis beschrieben. Über die leibliche Verbundenheit, die Hebammen mit der Gebärenden aufnehmen, können sich diese im Aushalten dieses Schmerzes unterstützt fühlen.

> Gerade in abgründigen Situationen des leiblich affektiven Betroffenseins, wie vorzeitiger Pressdrang, sind es, welche die Bedeutung der geburtshilflichen Begleitung als Erfordernis des leiblichen Mit-seins hervortreten lassen. [...] [L]eibliches Mitsein [...] bestimmt die Geburtsbegleitung unentrinnbar als Ermöglichung, Begrenzung und Bedingung.[317]

Die Entzogenheit des Schmerzes, die mit der Entzogenheit des eigenen Leibes zusammenhängt, kann durch die Hilfe der Hebamme bzw. mit der leiblichen

---

313 Dörpinghaus, Leibliche Resonanz, 76.
314 Vgl. Dörpinghaus, Leibliche Resonanz, 76.
315 Stähler, Passivity, being-with and being-there, 376.
316 Döringhaus, Was Hebammen erspüren, 91.
317 Dörpinghaus, Bedrohte Selbstbestimmung, 230.

Verbindung, die diese mit dem Leib der Gebärenden eingeht, positiv beeinflusst werden, denn:

> Wird die Wehe für die Gebärende zur Qual und der Schmerz beengend, so flüchtet sie sich in motorische und akustische Ausbruchversuche. Zwischen Gebärender und Hebamme kann sich durch Blicke oder stimmliche Kontaktaufnahme ein Ad-hoc-Leib bilden. [...] Gegen die Einsamkeit des Schmerzes ist es aus leibtheoretischer Perspektive möglich, übergreifende quasi-leibliche Einheiten zu bilden.[318]

Die leibliche Verbindung mit der Hebamme, welche als leibliche Gabe-Erfahrung die Entzugserfahrung des Schmerzes kontrastiert, mildert das Gefühl des Kontrollverlustes. Aufkommenden Ängsten sowie dem im Laufe der Geburt stärker werdenden Schmerz, der Gebärende zunehmend in Verzweiflung und Unruhe treibt, wird durch die leibliche Verbindung mit der Hebamme – d. h. durch die Verbindung mit einem anderen Leib – Einhalt geboten.

5.6.4.2.3 *Grundlosigkeit*

Durch die eben beschriebene zwischenleibliche Verbindung zwischen Gebärender und Hebamme wird auch die Intensität der erfahrenen Grundlosigkeit des Schmerzes gedrosselt. Wichtige Aspekte der Grundlosigkeit des Geburtsschmerzes wurden bereits dargestellt. Vor allem, dass das Stärker-Werden des Schmerzes seinen produktiven Sinn, die Geburt des Kindes, aus dem Bewusstsein der Frau drängt sowie dass die Frau in der Überforderung und Verzweiflung aufhört, auf das Ende des Schmerzes und ihren Willen zum Leben ausgerichtet zu sein, scheinen mir wichtige Aspekte der Sinnzerstörung zu sein. Der Beistand der Hebamme kann Gebärenden helfen, dieser Sinnzerstörung zu trotzen, indem sie den produktiven Sinn des Schmerzes stellvertretend präsent hält, in Erinnerung ruft und dazu animiert, an ihm in größter Not festzuhalten. „Die Koalition mit [...] [einer] erfahrenen Person, ermöglicht es ihr [der Gebärenden; A.K.], darauf zu vertrauen, dass die Geburt zu einem positiven Ereignis wird."[319] Die Gebärende und die Hebamme verfügen über den geteilten Sinn des Kindeswohls sowie des Wohlergehens der Frau. Wenn dieser Sinn vom Schmerz zerstört zu werden droht, kann die Hebamme

---

318 Dörpinghaus, Was Hebammen erspüren, 92.
319 Esther Frank: Erstgebärende erzählen über ihr Geburtserleben. Eine qualitative Untersuchung anhand der Erzählanalyse JAKOB, Zürich 2012 (Masterarbeit Züricher Hochschule für Angewandte Wissenschaften), 33.

der Frau dabei helfen, sich diesen in Erinnerung zu holen und sich von ihm animieren zu lassen.

Eine wichtige Voraussetzung dafür, dass die Frau durch den Beistand der Hebamme das Vertrauen in sich und die Sinnhaftigkeit des schmerzhaften Prozesses nicht aus dem Fokus verliert, ist die durch die Hebamme verbal und nonverbal vermittelte Gewissheit, dass der Schmerz, obwohl er außergewöhnlich und unerträglich scheint, Teil eines Geschehens ist, dessen Ablauf der Hebamme – in der im Augenblick sich ereignenden Form – geläufig ist. Im Handeln und Sprechen der Hebamme vermittelt sich der Gebärenden die Klarheit, welche ihrer leiblichen Regungen, ihrer Schmerzen, ihrer Nöte, ihrer Empfindungen usf. trotz des Leids dem Gebären auch sinnhaft angehören. Die Gebärende möchte sich und kann sich im besten Fall darauf verlassen, dass die Hebamme, anders als sie selbst, in der Lage ist einzuschätzen, ob die Geburt einen erwartbaren oder besorgniserregenden Verlauf verspricht. Obwohl durch die zwischenleibliche Verbundenheit, ja die Ausbildung einer „quasi-leiblichen Einheit"[320], die verbale Sprache nicht das einzige Mittel der Kommunikation zwischen Hebamme und Gebärender ist, kann die verbale Sprache beruhigen und geburtsförderlich sein.[321] Nicht nur beruhigende Worte, sondern darüber hinaus auch Erklärungen zum Geburtsprozess und den unterschiedlichen Schmerzsensationen können der Grundlosigkeit so entgegenwirken. Was das Ausbleiben einer Erklärung für einen bestimmten Schmerz bewirkt, macht etwa die Auseinandersetzung mit dem chronischen Schmerz deutlich.[322] Umgekehrt kann eine Erklärung darüber, warum der Schmerz sich auf diese oder jene Weise anfühlt, wie er sich entwickelt usf., eine Sinnzuschreibung eröffnen und helfen, mit ihm umzugehen. Auch Stähler betont vor dem Hintergrund ihrer eigenen Geburtserfahrung, wie wichtig die Möglichkeit ist, durch Reden mit der Hebamme in Kontakt zu bleiben und Erklärungen zu bekommen, ohne sich selbst ständig erklären zu müssen.[323]

Le Breton gibt in seiner Kulturgeschichte des Schmerzes einen beachtenswerten Hinweis darauf, weshalb das Verstehen von Schmerz ein bedeutsames Instrument im Kampf gegen ihn ist. Er erklärt dies am Bespiel der Cuna-Indianerinnen, die während der Geburt durch einen Schamanen, der gleichsam als Geburtsbegleiter fungiert, und dessen mythische Deutung des Schmerzes unterstützt werden. „Der Mythos erzählt den Kampf, den der Schamane im

---

320 Dörpinghaus, Was Hebammen erspüren, 88.
321 Vgl. Stähler, Umkehrungen, 52.
322 Vgl. Kap. 4.4.1.
323 Vgl. Stähler, Passivity, being-with and being-there, 377–378.

Körperinneren der Frau führt."[324] Die Gebärende soll davon nicht abgelenkt werden, sondern der Schamane soll sie dabei unterstützen, den Schmerz in einem kulturellen Sinnzusammenhang zu verstehen.

> Die Erzählung bietet der Frau einen Sinnzusammenhang, durch den sie schließlich das Chaos ihrer Schmerzen und ihrer Angst ordnen kann. [...] [S]ie [ist] nicht bereit, zufällige und willkürliche Schmerzen hinzunehmen, die einen Fremdkörper in ihrem System sind, denen aber der Schamane mit Hilfe des Mythos einen Platz in einem Ganzen zuweist, in dem alles sinnvoll aufeinander abgestimmt ist.[325]

Die Erzählung eines Stellvertreterkampfes schenkt Trost und Beistand. Nicht nur für das Verstehen des Schmerzes, welches eine Form der Schmerzlinderung darstellen kann, sondern auch im Verstehen bestimmter medizinischer Indikationen sowie Untersuchungs- und Behandlungsabläufe kommt der Hebamme als Erklärungs- und Vermittlungsinstanz eine entscheidende Rolle zu. Daniela Venturini erklärt den Zusammenhang zwischen dem Verstehen einer bestimmten Behandlungsform und der Fähigkeit, Schmerzen auszuhalten: „Wenn sie [die Gebärende; A.K.] [...] versteht, was genau gemacht wird, die Sinnhaftigkeit erkennt und dabei selbstbestimmt ist, dann kann sie auch große Schmerzen gut integrieren."[326] In einer Situation, in der einem durch überwältigende Schmerzen gleichsam der Boden unter den Füßen weggerissen wird, ist das vermittelnde Geschick einer Hebamme oft das einzige Mittel, um trotz der erfahrenen Grundlosigkeit des Schmerzes in einer selbstbestimmten Haltung verweilen zu können. Wenn die Aufklärung durch die Hebamme mangelhaft ist, sich die Gebärende dem medizinischen Personal ausgeliefert fühlt, es keine Rücksprache mit ihm gibt und das Verständnis und Einverständnis der Gebärenden von ihm als belanglos erachtet wird, intensiviert sich der Schmerz unweigerlich, was die bereits wiedergegebene Geburtserfahrung von Mascha Grieschat verdeutlicht.[327] Wieder ist es die leibliche Verbundenheit, die einen Schlüssel im Verstehen der Wirkung von „hebammenkundlichem Können"[328] bietet. Die erlebte Grundlosigkeit erfährt im leiblichen Gegenüber eine unmittelbare Aufnahme und Resonanz. Gerade weil die Hebamme besser als jede andere Person um den erlebten Schmerz der Gebärenden weiß,

---

324 Le Breton, Kulturgeschichte, 67.
325 Le Breton, Kulturgeschichte, 68.
326 „Gewalterfahrungen im Kreißsaal", in: ORF Stories, in: https://oesterreich.orf.at/stories/3203354/ [abgerufen am 13.10.2023].
327 Vgl. Grieschat, Geburtserfahrungen, 200–202.
328 Dörpinghaus, Bedrohte Selbstbestimmung, 226.

kann sie sich zu diesem Schmerz so unmittelbar verhalten. Während beispielsweise der:die Partner:in selbst vom Leid der Gebärenden derartig betroffen sein kann, dass er:sie sich ihm wie die Gebärende hilflos ausgeliefert fühlt und dieses Gefühl die Verzweiflung der Betroffenen nur vorantreibt, kann die Hebamme sich auf den Sinn des Schmerzes konzentrieren und erkennen, welche Ausdrucksform von Beistand es für die Frau in der jeweiligen Geburts- und Schmerzphase braucht.[329]

Wie bereits in Bezug auf die Machtlosigkeit und Entzogenheit dargestellt, bietet aber exakt diese von der Gebärenden erhoffte und erwartete Fähigkeit der Hebamme auch den Nährboden für eine zusätzliche Erfahrung der Sinnzerstörung, die den Schmerz intensivieren kann. Meines Erachtens entspricht der positiv erlebte Beistand der Hebamme, genauer ihre Konzentration auf die Frau, auf ihre Situation, auf ihren Schmerz und auf ihre Bedürfnisse einer ständigen Suchbewegung, die der Frau Trost und Halt schenkt. Diese Suchbewegung ist dadurch zu charakterisieren, dass die Hebamme durch unterschiedliche Methoden in Erfahrung bringt, wie es der Gebärenden geht und ihr inmitten der Unaussprechlichkeit ihrer Gefühle, ihrer Ängste und ihrer Schmerzen Orientierung gibt. Wenn man sich im Chaos des Schmerzes zu verlieren droht, gibt die Gewissheit, dass jemand *auf der Spur* bleibt und sich solidarisch der Preisgabe an den Schmerz widersetzt, Halt und Zuversicht.

Angesichts der Betrachtung der Komplexität und Intensität des Geburtsschmerzes sollte man meinen, er dringe wie der Folterschmerz derart tief in das Gedächtnis der Betroffenen ein, dass man nur einmal im Leben in der Lage ist, ein Kind zu gebären. Zu groß scheinen die Gefahren eines Traumas, der Angst vor mangelnder Betreuung und vor allem der damit verbundenen Schmerzen. Nicht zuletzt deshalb, weil der Geburtsschmerz, ganz anders als andere extreme Schmerzen, oftmals schnell wieder in Vergessenheit gerät, ist er ein exzeptionelles Phänomen. Die Betroffenen scheinen selbst überrascht: „I was very surprised at how quickly I forgot the pain."[330] Auf die Frage, weshalb der Geburtsschmerz trotz seiner Intensität vergessen werden kann, ja Frauen bereit sind, nach ihrer ersten Geburt weitere Kinder zu bekommen, ist angesichts der angestellten Analysen einmal mehr sehr faszinierend. Die Auseinandersetzung mit dem Geburtsschmerz hat jedenfalls gezeigt, dass die Alteritätsmodi der Machtlosigkeit, Grundlosigkeit und Entzogenheit auch den Geburtsschmerz wesentlich prägen. Da er aber in einer einzigartigen leiblichen Verbundenheit mit einem anderen Subjekt erlebt wird und da der Schmerz sowohl durch die Beziehung zum Kind als auch zur Hebamme stärker und

---

329   Vgl. Stähler, Umkehrungen, 53.
330   Ayers, Thoughts and emotions during traumatic birth, 260.

schwächer werden kann, werden Geburtsschmerzen alleine innerhalb einer Geburt, aber darüber hinaus auch von Frau zu Frau und von Geburt zu Geburt sehr unterschiedlich erlebt. Man kann resümieren, dass der Geburtsschmerz sich einer Vereinheitlichung kategorisch widersetzt.

KAPITEL 6

Resümee und Ausblick

Die am Beginn der Arbeit erläuterten Probleme einer phänomenologischen Beschreibung des Schmerzes werden komplexer, so ist festzuhalten, wenn man den Einfluss anderer Subjekte auf das eigene Schmerzerleben mitberücksichtigt. Denn der Schmerz stellt ein Ereignis dar, das mich von mir selbst separiert und paradoxerweise durch diese Separation eine Beziehung zu mir selbst und zu anderen stiftet. Die durchgeführten Analysen haben ergeben, dass zwei Formen erlebter Andersheit im Schmerz einander beeinflussen und jede Schmerzerfahrung maßgeblich bestimmen. Im Folgenden werden die wichtigsten Erkenntnisse dieser Arbeit und ihre Zusammenhänge dargestellt. Dafür werden fünf Punkte formuliert, die die wichtigsten Erkenntnisse zusammenfassen. Jeder Punkt wird inhaltlich kurz erläutert, indem wichtige Aspekte genannt werden, die zum jeweiligen Ergebnis geführt haben. Perspektiven und Desiderate, die sich aus den gewonnenen Ergebnissen für ein Nachdenken über den Schmerz ergeben, verdeutlichen abschließend ihren Ertrag.

1. Schmerz ist eine extreme Form leiblich-affektiver Betroffenheit, die das gleichzeitige Erleben von Eigenheit und Fremdheit, von Identität und Alterität impliziert.

In der Arbeit wird durch die Analyse bereits bestehender philosophischer Schmerztheorien die Basis für das phänomenologische Herangehen gewonnen, welches eine geeignete Grundlage zur Beschreibung der Schmerzerfahrung darstellt. Besonders wichtig ist die aus der Zusammenschau dieser Theorien erbrachte Erkenntnis, dass der Schmerz niemals als neutrales Sinnesdatum zu verstehen ist, sondern dass sein Wesenskern darin liegt, dass er unmittelbar am eigenen Leib gespürt wird, d. h., er ist eine extreme Form leiblich-affektiver Betroffenheit. Seine Bestimmung als Vorgang im oder am Körper, z. B. als neuronales Ereignis, so wird gefolgert, entspricht einer Abstraktion, die dem Phänomen nicht gerecht wird. Durch einzelne Untersuchungen zur Leiblichkeit von Schmerzerfahrung lässt sich zeigen, dass der Leibbegriff als entscheidende Erweiterung des Körperbegriffes der Verständnisschlüssel für die Subjektivität der Schmerzerfahrung ist. Damit wird untermauert, dass ein leib-orientiertes Schmerzverständnis die Reduktion dieses Phänomens auf physische oder chemische Körperprozesse kategorisch ausschließt.

Die Räumlichkeit und die Zeitlichkeit des Leibes werden als unverzichtbare Elemente für die Untersuchung konkreter Schmerzerfahrungen erschlossen.

Die daraus gezogenen Resultate über die räumliche und die zeitliche Struktur spezifischer Schmerzerfahrungen erschließen die im Zusammenhang mit Schmerz häufig verwendeten Begriffe *Tiefe* und *Intensität* sowie *Trauma* und *Chronifizierung*. Hinsichtlich des Leibraumes machen das Wechselspiel von Enge und Weite sowie die Tiefe deutlich, dass sich jeder Schmerz unter den Vorzeichen leibräumlicher Konstitution aufdrängt. Mit den Erläuterungen zur Tiefe des Leibraumes wurde ein in der Literatur wenig beachteter Aspekt untersucht, welcher die erlebte Schwere und Intensität eines Schmerzes als *leibliche* Realität aufgeschlossen hat. Damit konnte eine wichtige Facette der Phänomenologie des Schmerzes gewonnen werden.

In den Analysen zur Leibzeit ließ sich nachweisen, dass in jedem Schmerz auch die bereits in der Vergangenheit liegenden Schmerzen wirksam sind und dass die leibliche Antizipation kommender Schmerzen vom aktuellen Schmerz durchdrungen ist. Die Erkenntnisse über die Leibzeit dienten darüber hinaus als Instrument zur Untersuchung der Frage, weshalb der Schmerz sowohl leid- als auch lustvoll erlebt werden kann. Es war festzuhalten, dass das Leiden als leiblich-affektive Betroffenheit unterschiedliche Bezugsformen auf diese Betroffenheit offenlässt. Von dieser ersten Form ist das Leiden als intentionaler Bezug zu unterscheiden, wobei diese zweite Form zeitlich auf die erste folgt. Mithilfe dieser Ausdifferenzierungen konnte Klarheit in die Mehrdeutigkeit des Leidensbegriffes gebracht und die Bedeutung der Lust am Schmerz erschlossen werden. Auch die Lust stellt eine leibliche Betroffenheit und eine intentionale Bezogenheit auf die leibliche Betroffenheit dar. Gegen Theorien, die das Leidensmoment in der Schmerzenslust ausklammern, war zu argumentieren, dass die Lust am Leiden das Leiden in beiderlei Formen voraussetzt. Die Lust am Leiden mache ich als Phänomen geltend, in dem der:die Betroffene beide Empfindungen zugleich erlebt. Insbesondere in Hinblick auf den sich selbst zugefügten Schmerz wurde deutlich, dass in ihm ein Zugleich von Leiden und Lust als zwei Formen leiblich-affektiver Betroffenheit zu konstatieren ist, die eine komplexe Struktur der intentionalen Bezogenheit auf dieses Zugleich aufweist. Die Freilegung der unterschiedlichen Erfahrungsschichten der Schmerzenslust zeigte, weshalb Leid und Lust zwei Erfahrungsvarianten ein- und derselben Schmerzerfahrung sein können. Diese Einsicht trug maßgeblich zur Erklärung des mit der Selbstverletzung verbundenen Gefühls der Erleichterung durch Schmerz, sowie des Masochismus bei.

Überlegungen zur Leibzeit konnten erschließen, welchen Einfluss andere auf den eigenen Schmerz haben. So ist die Abwesenheit anderer, z. B. im Kontext der Folter, nur vor dem Hintergrund der leiblich fundierten Erwartung zu verstehen, dass im Schmerz fürsorgende Menschen zugegen sein sollen. Vergangene Schmerzen begründen dabei die implizite Gewissheit, dass man in extremer leiblicher Betroffenheit Zuwendung erfährt. Dass sich der Schmerz intensiviert, wenn diese Erwartung unerfüllt bleibt, konnte mit Bezug auf die Leibzeit, die sich als eine von der Bewusstseinszeit unabhängige zeitliche Struktur zeigte, erklärt werden.

Die Untersuchungen zur selbst- und welterschließenden Funktion des Leibes sowie zu dessen Bedeutung für die Beziehung zum:r Anderen erwiesen sich als theoretisches Fundament für die Ausarbeitung der Alteritätsmodi des Schmerzes.

2. Wie die Alterität des Schmerzes erlebt wird, variiert abhängig von der konkreten Schmerzerfahrung, allerdings können Alteritätsmodi bestimmt werden, die jeden Schmerz maßgeblich, wenngleich in unterschiedlicher Intensität, prägen. Solche Alteritätsmodi sind die Grundlosigkeit, die Machtlosigkeit und die Entzogenheit des Schmerzes.

Die These, dass der Schmerz als leiblich-affektive Betroffenheit unmittelbar mit der Erfahrung von Alterität, also dem gleichzeitigen Erleben von *Meinigkeit* und Fremdheit, zusammenhängt, ist für die Arbeit zentral. So hängt die eigene *Machtlosigkeit* davon ab, dass man Schmerz in der leiblichen Spannung von Ich und Nicht-Ich – als einem selbst zugehörigen und doch fremden *Eindringling* in den eigenen Leib – erlebt, von dem man sich im Moment der Schmerzerfahrung lösen will, es aber nicht kann. Es wurden drei Alteritätsmodi erarbeitet, die jede Schmerzerfahrung wesentlich prägen, nämlich die Trias von Entzogenheit, Grundlosigkeit und Machtlosigkeit.

Die Beschreibung von konkreten Erfahrungen ließen diese Alteritätsmodi besser verstehen und zugleich erkennen, dass sie zwar in jedem Schmerz eine fundamentale Rolle spielen, sich aber einer einheitlichen Charakterisierung entziehen. Die Entzogenheit des Schmerzes wurde durch den Vergleich zwischen dem Schmerz und den Phänomenen Krankheit und Genesung besonders deutlich. Die Grundlosigkeit hingegen zeigte sich in Schmerzerfahrungen, in denen eine feststellbare Ursache für den Schmerz fehlt. Die Machtlosigkeit konnte ich anhand zweier zeitlicher Konkretionsformen von Schmerz, nämlich seiner Plötzlichkeit und seiner Wiederkehr erschließen.

3. Da die Alteritätsmodi die Dimension der Andersheit des Schmerzes erschließen, bilden sie die geeigneten Ausgangspunkte zur Klärung der Frage, weshalb und in welcher Weise andere Subjekte die Erfahrung der Alterität des Schmerzes beeinflussen können.

Die neue Sichtweise, Alteritätsmodi des Schmerzes zu bestimmen und diese zur Untersuchung der Rolle des:der Anderen im Schmerz heranzuziehen, erwies die einzelnen Modi als legitime Basis für die Bestimmung des Verhältnisses zwischen dem:der Anderen und dem subjektiven Schmerzerleben. Beispielsweise zeigte sich der Schmerz bei einer Verletzung, die man sich selbst absichtlich beibringt, als wesentlich unterschieden von einem Schmerz bei einer Verletzung, die man sich selbst unabsichtlich zugezogen hat. Dieser wiederum ist different zum Schmerz bei einer Verletzung, die einem ein:e Andere:r zugefügt hat. Die Art und Weise, wie man eine:n Andere:n im Schmerz erlebt, wie sie:er einem begegnet und auf das eigene Schmerzerleben Einfluss nimmt, bestimmt die Alteritätserfahrung des Schmerzes wesentlich. Damit erwiesen sich die Alteritätsmodi als wichtige Analysekategorien für die Frage, wie andere meinen Schmerz beeinflussen.

Die Aufmerksamkeit auf den Einfluss eines:r Anderen auf den eigenen Schmerz zu lenken, entspricht einer Blickumkehr, die für die Thematisierung der Intersubjektivität von Leiderfahrung unüblich ist. Auseinandersetzungen mit den Themen Mitgefühl und Empathie fokussieren nämlich gewöhnlich nur die Frage, inwieweit man zum Schmerz eines:r Anderen Zugang hat und welche Grenzen diesem *Mit-Sein* gesetzt sind. Dagegen kann die Sichtweise, die darauf achtet, wie sich das subjektive Schmerzerleben durch andere verändert, Phänomene wie Empathie und Mitgefühl als tröstende Gabe oder Schmerz intensivierende Entzugsmomente erschließen.

4. Die Alteritätserfahrung im Schmerz umfasst zugleich die Alterität des Schmerzes und die Alterität des:der Anderen, wobei diese in einem korrelativen Verhältnis zueinander stehen. Durch die Analyse des Verhältnisses kann erklärt werden, weshalb und wie die Zufügung von Schmerz durch andere das eigene Schmerzerleben intensiviert. Umgekehrt verdeutlicht dieses Verhältnis, dass andere auch einen lindernden Einfluss auf den eigenen Schmerz haben.

Es galt zu untersuchen, wie die Zufügung und die Linderung von Schmerz durch andere die Alteritätsmodi jeweils verstärken oder mildern, und ein breites Erfahrungsspektrum innerhalb dieser Bezüge abzudecken. Die Variante, dass mir ein:e Andere:r Schmerz zufügt, ließ sich mit Bezug auf Folter und häusliche Gewalt beschreiben, wobei die Schmerz zufügende Person jemand sein kann, zu der man in einem Nahverhältnis steht. Die Analysen zeigten, dass sich der Schmerz intensiviert, wenn andere den eigenen Schmerz schüren oder ignorieren.

Als Ergebnis der Untersuchung, ob und wie sich das subjektive Schmerzerleben ändert, wenn andere durch Aufmerksamkeit und Berührung meinen Schmerz lindern wollen, zeigte sich, dass auch der positive Einfluss anderer auf meinen Schmerz erheblich ist, zumal andere die Fähigkeit des:der Leidenden unterstützen, Distanz zu seinem:ihrem Schmerz einzunehmen. Die dafür notwendige zwischenleibliche Verbundenheit mit anderen, hilft dem:der von Schmerz Betroffenen, Vertrautheit mit sich und der Welt zurückzugewinnen. Die Verbindung zu anderen führt aus der Isolation des Schmerzes heraus und bewirkt auf diese Weise Linderung. Diese Schmerzlinderung ist unmittelbar verbunden mit der Erfahrung, als Leidende:r zugleich Beschenkte:r zu sein, da einem die Linderung durch andere zuteilwird. Andere vermitteln diese Gabe der Linderung vor allem durch die Ausdrucksformen Berührung und Aufmerksamkeit, weil dadurch die im Schmerz erlebte Vereinzelung und Einsamkeit aufgebrochen wird. Die Unmittelbarkeit des Schmerzes verdeutlicht diejenigen Momente der Fremdheitserfahrung, die letztlich auch für das Verhältnis zwischen dem:der von Schmerz Betroffenen und seinen:ihren Mitmenschen entscheidend ist.

5. Die Selbstzufügung von Schmerz, das Selbstmitgefühl im Schmerz und der Geburtsschmerz zeigen, dass der:die Betroffene in unterschiedlicher Weise auch für sich selbst zum:r Schmerz beeinflussenden Anderen werden kann. Die Phänomene verdeutlichen die Sonderstellung eines von mir unterschiedenen Subjektes für den Einfluss auf das eigene Schmerzerleben.

Es mutet paradox an, die Selbstverletzung im Zuge der Fremdzufügung zu thematisieren. Doch dass jemand sich selbst Schmerz zufügen kann, demonstriert einmal mehr das Zugleich von Identitäts- und Alteritätserleben sowie seine Bedeutung als leibliche Grenzerfahrung. Darüber hinaus zeigt der Versuch, diese Grenzerfahrung absichtlich herbeizuführen, das Bestreben, durch das Heraufbeschwören der gleichzeitigen Erfahrung von Ich und Nicht-Ich sich selbst zurückzugewinnen. Selbst die tiefste Wunde geht nicht mit Schmerz einher, wenn dem Schmerzsubjekt die Erfahrung des Zugleich von Identität und Alterität verschlossen bleibt. Selbst-verloren verliert es sowohl die Fähigkeit, Schmerz zu empfinden, als auch den Bezug zu den Mitmenschen, die so keinen Einfluss mehr auf seinen taub gewordenen Leib haben. Der taube Leib bietet der:dem Betroffenen zum einen Schutz, weil keine Alteritätserfahrung mehr zugelassen ist, zum anderen erfährt diese:r sich durch die veränderte Leibwahrnehmung einer großen Gefahr ausgesetzt, weil durch die Abwesenheit zunehmend Selbstverlust und letztlich Selbstvernichtung drohen.

Die Isolation, in die einen der Schmerz treibt, vermag man aus eigenen Stücken nicht aufzubrechen. Dies gilt auch für das Selbstmitgefühl, welchem, ähnlich wie die Selbstzufügung, dadurch Grenzen gesetzt sind, dass niemand sich selbst in der Weise begegnen und entgegenkommen kann, wie andere es können. Schmerzlinderung, die eine Kontrasterfahrung zu den schmerzbestimmenden Alteritätsmodi darstellt, setzt ein leibliches Gegenüber voraus.

Das heißt, dass sowohl die Aufmerksamkeit als auch die Berührung eines:r Anderen ihre schmerzlindernde Kraft dadurch entfalten, dass das schenkende Gegenüber mich mich selbst auf eine Art spüren lässt, die mir verlorenes Vertrauen in den eigenen Leib zurückgibt.

Mit dem Geburtsschmerz wurde ein weiteres Phänomen behandelt, das die Bedeutung der Zwischenleiblichkeit sowohl in Bezug auf die Auslösung als auch in Bezug auf die Linderung des Schmerzes durch andere erkennen lässt. Der Geburtsschmerz wirft insofern ein neues Licht auf die Frage des Verhältnisses von Alterität und Intersubjektivität, als durch die leibliche Verbindung der Gebärenden zu ihrem ungeborenen Kind eine besondere Form von Schmerz sichtbar wird. Auch die Alteritätsmodi unterscheiden sich von jenen anderer Schmerzformen. Der wesentliche Unterschied besteht darin, dass sich Auslösung und Linderung zugleich ereignen, was in der Begegnung mit ein- und demselben Subjekt gründet. Darüber hinaus ist Berichten von Gebärenden zu entnehmen, dass die beteiligte Hebamme ebenso eine wichtige Rolle für das Erleben der Geburt spielt. Sie nimmt nicht nur Einfluss auf die Schmerzerfahrung, sondern auch auf die Verbindung der Gebärenden zu ihrem Kind. Die Intensität des erlebten Geburtsschmerzes hängt besonders davon ab, wie die Gebärende zu sich, ihrem Kind und der Hebamme in Beziehung steht.

Die genannten Ergebnisse weisen nicht nur eine große Anschlussfähigkeit an anthropologische und leibphänomenologische Problemstellungen auf, sondern eröffnen auch neue Perspektiven für die Schmerzforschung. Besonders hervorzuheben sind folgende Impulse:

1. Der Ansatz, Alteritätsmodi zu ermitteln, die zugleich die Rolle des:der Anderen für das eigene Schmerzempfinden bestimmen lassen, könnte auch für andere Alteritätserfahrungen fruchtbar gemacht werden, in denen das Zugleich von Identität und Fremdheit erlebt wird, also etwa für Angst, Scham oder Krankheit. Denn auch diese zeichnet eine leiblich-affektive Betroffenheit aus. Die Unterschiede und Ähnlichkeiten dieser Phänomene zum Schmerz sind gerade deshalb interessant, weil dieser oftmals gepaart mit jenen erlebt wird.

2. Die Geschlechtlichkeit der Schmerzerfahrung hat sich als integraler Bestandteil des leiblichen Selbsterlebens erwiesen, insofern sowohl biologische als auch soziale Geschlechterstrukturen die individuelle Schmerzerfahrung entscheidend prägen. Die intersubjektiv vermittelte und in den individuellen Leib eingeschriebene Geschlechteridentität bestimmt das je eigene Verhältnis zum Schmerz wesentlich mit. Die individuelle Geschlechteridentität lässt keine verallgemeinernden Urteile hinsichtlich des Schmerzerlebens von Männern, Frauen oder Menschen non-binären Geschlechtes zu. Der in der Arbeit

geleistete thematische Vorstoß gibt dazu Anlass, diesem Thema künftig größere Aufmerksamkeit zu schenken, und zeigt die Notwendigkeit, die Phänomenologie geschlechterspezifischer Leiberfahrungen weiterzuentwickeln.

3. Insofern die Medizin oftmals als die bevorzugte Wissenschaft für die Auseinandersetzung mit dem Schmerz gilt, sollen die Ergebnisse auch aus medizinsicher Perspektive reflektiert werden. Tatsächlich können bei entsprechender Bereitschaft, eine – wenngleich herausfordernde – Übersetzungsarbeit zu leisten, meines Erachtens insbesondere Leiblichkeit und Zwischenleiblichkeit als maßgebliche Faktoren für ein umfassendes Verständnis des subjektiven Schmerzerlebens vermittelt und in den medizinischen Schmerzdiskurs einbezogen werden. Dadurch käme man einer Forderung von Gabriel Marcel näher, der sich für ein leibbezogenes Medizinverständnis stark macht. Er schreibt:

> Ich erfahre mich als dieser Leib, und der Arzt hat den Leib eines Kranken in diesem Sinne als Gestalt zu erkennen, die ein besonderes Schicksal, eine unübertragbare, nur diesem Wesen zukommende Lebensgeschichte angenommen hat. In das Angesicht dieses Leibes sind die Erfahrungen, Leiden und Freuden, ist die Möglichkeit dieses Menschen eingeschrieben. Wer ihm offenen Auges entgegentritt, vermag ihn als Existenz, als leibhafte Möglichkeit wahrzunehmen.[1]

Die Grenzen und Möglichkeiten medizinischer Interventionen werden demnach durch den Leib des:der Patienten:in mitbestimmt.

4. Die leibliche Begegnung und die darin sich ereignende leibliche Kommunikation sind wichtige Voraussetzungen für jeglichen fremdgewirkten Einfluss auf den subjektiv erlebten Schmerz. Die gezeigte Kraft der Aufmerksamkeit und der Berührung für die Linderung des Schmerzes lässt bestehende Bestrebungen, Menschen, die in der Pflege tätig sind, durch Roboter zu ersetzen, ernsthaft hinterfragen. Was Zwischenleiblichkeit, auf die Interaktion mit Robotern und Maschinen übertragen, bedeuten kann und vor allem was diese Interaktion in Hinblick auf die Linderung von Schmerz heißt, ist noch weitgehend unerforscht. Die Auswirkungen des Wegfalls eines menschlichen Gegenübers wurden durch die Beschreibungen des Selbstmitgefühls manifest. Während für das Selbstmitgefühl die mangelnde Distanz zu sich selbst ein Problem darstellt, ist anzunehmen, dass die mangelnde Nähe von Empfindungs- und Schmerzfähigkeit die Linderung des Schmerzes durch andere(s) nicht Schmerzfähige(s) erschwert oder verunmöglicht.

5. Der durch die Zwischenleiblichkeit ermöglichte Einfluss des anderen Subjektes auf die eigene Schmerzerfahrung stellt aber nicht nur im medizinischen

---

[1] Marcel, Leibliche Begegnung, 34.

Kontext einen bislang wenig berücksichtigten Faktor in der wissenschaftlichen Auseinandersetzung mit Schmerz dar. Erkenntnisse über die Alterität der Schmerzerfahrung eröffnen eine neue Möglichkeit, die gesellschaftlich stärker werdenden Bestrebungen nach Schmerzfreiheit sowie die durch technische Entwicklungen immer vielfältigeren Möglichkeiten, Schmerzen zu beeinflussen oder zu selektieren, differenzierter zu beurteilen. Eine Frage, die sich heute unweigerlich stellt, ist, was es für die eigene Identität und die Identitätsentwicklung eines Menschen heißt, sich der Alterität des Schmerzes entledigen zu können, und darüber hinaus, was diese eigenmächtige Befreiung für ein soziales Miteinander heißt. Der Zugang zu Schmerz über den Begriff der Alterität schärft nicht nur das Bewusstsein für die Identitätsstiftung des Schmerzes, sondern auch dafür, dass eine Immunisierung gegen Schmerz Erfahrungslücken mit vermutlich weitreichenden Folgen für das menschliche Selbstverständnis hinterlässt. Überlegungen zu Räumlichkeit und Zeitlichkeit des Leibes können zeigen, welche Mängel die leiblich fundierte Wahrnehmung aufweisen würde, wenn das wahrnehmende Subjekt Schmerz nicht mehr oder nur eingeschränkt erfahren würde. Dass ein von Schmerzen befreiter Mensch beispielsweise sein Einfühlungs- bzw. Empathievermögen verlieren würde, erscheint aufgrund der Ergebnisse dieser Arbeit als evident. Wenn Vulnerabilität eine wichtige Kategorie für eine realistische Anthropologie ist[2] und der Schmerz als das Vulnerabilitätsphänomen schlechthin begriffen wird, muss es theoretisch und praktisch interessieren, was der Schmerz und die Möglichkeit seiner Eliminierung für das Menschsein bedeuten.

Die zu Beginn angestellte These, dass eine adäquate Schmerzbeschreibung die Einbeziehung von Alterität verlangt, hat sich bestätigt. Meine Beschäftigung mit dieser These und die soeben zusammengefassten Ergebnisse untermauern die Einschätzung Cohens, dass der Schmerz tatsächlich eine Erfahrung darstellt, die sich bestens dazu eignet, phänomenologische Theorien der Intersubjektivität und Zwischenleiblichkeit zu erläutern[3] und zu prüfen. Neben dem Wunsch, dass die Erträge dieser Arbeit rezipiert und vielfältig weiterentwickelt werden, hege ich die persönliche Hoffnung, dass sie Menschenbilder stärken, die die Vulnerabilität und die Zuwendungsbedürftigkeit des Menschen als positive Eigenschaften seiner Existenz anerkennen. Ingeborg Bachmann schreibt 1959 in ihrer Dankesrede zur Verleihung des Hörspielpreises der Kriegsblinden, dass der Schmerz für die Wahrheit empfindlich und sensibel mache. Es liege in ihrer Natur als Schriftstellerin, so Bachmann, „auf ein Du gerichtet" zu sein und, „alle Fühler ausgestreckt", nach den „Zügen des

---

2 Vgl. Springhart, Der verwundbare Mensch, 172.
3 Vgl. Cohen Shabot, Constructing subjectivity, 131.

Menschen" zu tasten.[4] Bachmanns treffliche Beschreibung der Auswirkung des Schmerzes und ihr schriftstellerisches Selbstverständnis bringen meine Beweggründe für die Auseinandersetzung mit der Alterität von Schmerzerfahrung zum Ausdruck. Es waren und sind das Streben nach der Ausrichtung auf ein Du und die Sehnsucht, darin ein Stück des Menschseins zu ertasten.

---

4 Vgl. Ingeborg Bachmann: Die Wahrheit ist dem Menschen zumutbar (Rede zur Verleihung des Hörspielpreises der Kriegsblinden), in: Ingeborg Bachmann: Kritische Schriften. Hrsg. v. Monika Albrecht, München: Piper 2005, 246–248, 247.

Literaturverzeichnis

Albrecht, Harro: Schmerz. Eine Befreiungsgeschichte, München: Droemer 2015.
Alleg, Henri: Die Folter. La Question. Mit Geleitworten von Jean-Paul Sartre u. Eugen Kogon, Wien: Desch 1958.
Améry, Jean: Jenseits von Schuld und Sühne. Bewältigungsversuche eines Überwältigten, Stuttgart: Klett-Cotta ²1980.
Amnesty International: Bericht zur weltweiten Anwendung von Folter 30 Jahre nach Verabschiedung der Antifolterkonvention der Vereinten Nationen, in: https://www.amnesty.at/media/2022/bericht-folter-2014-30-jahre-gebrochene-versprechen.pdf [abgerufen am 30.1.2023].
Arendt, Hannah: Menschen in finsteren Zeiten. Übers. a. d. Amerikanischen v. Meino Büning. Hrsg. v. Ursula Ludz, München: Piper 1989.
Auch-Schwelk, Annette: Mit Schmerzen leben. Das Übungsbuch bei akutem und chronischem Schmerz, Paderborn: Junfermann 2017.
Ayers, Susanne: Thoughts and emotions during traumatic birth: a qualitative study, in: Birth 34 / H. 3 (2007) 253–263.
Bachmann, Ingeborg: Die Wahrheit ist dem Menschen zumutbar (Rede zur Verleihung des Hörspielpreises der Kriegsblinden), in: Bachmann, Ingeborg: Kritische Schriften. Hrsg. v. Monika Albrecht, München: Piper 2005, 246–248.
Baier, Karl: Gesundheit, Krankheit und Genesung. Thesen und Erläuterungen aus phänomenologischer Sicht, in: Daseinsanalyse 9 / H. 4 (1992) 285–306.
Barberowski, Jörg: Die Hölle sind die Anderen. Leben mit der Gewalt, in: Liessmann, Konrad P. (Hg.): Die Hölle. Kulturen des Unerträglichen, Wien: Zsolnay 2019 (Philosophicum Lech 22), 188–206.
Bast, Helmut: Der Körper als Maschine. Das Verhältnis von Descartes' Methode zu seinem Begriff des Körpers, in: List, Elisabeth / Fiala, Erwin (Hg.): Leib Maschine Bild. Körperdiskurse der Moderne und Postmoderne, Wien: Passagen 1997 (Passagen Philosophie), 19–29.
Bauer, Joachim: Das Gedächtnis des Körpers. Wie Beziehungen und Lebensstile unsere Gene steuern, Frankfurt/M.: Eichborn 2002.
Beauvoir, Simone de: Das andere Geschlecht. Sitte und Sexus der Frau. Übers. a. d. Französischen v. Uli Aumüller u. Grete Osterwald, Reinbek b. Hamburg: Rowohlt ⁶2006.
Bebka, Anna: Alterität, in: https://differenzen.univie.ac.at/glossar.php?sp=7 [abgerufen am 23.1.2023].
Bedorf, Thomas: Andere. Eine Einführung in die Sozialphilosophie, Bielefeld: transcript 2011 (Sozialphilosophische Studien 3).
Bedorf, Thomas: Emmanuel Levinas – Der Leib des Anderen, in: Alloa, Emmanuel u. a. (Hg.): Leiblichkeit. Geschichte und Aktualität eines Konzepts, Tübingen: Mohr Siebeck 2012 (UTB 3633), 68–80.

Bennent-Vahle, Heidemarie: Fühlende Vernunft, in: https://www.philosophie.ch/2017-12-01-bennentvahle [abgerufen am 15.2.2023].

Bergson, Henri: Materie und Gedächtnis. Eine Abhandlung über die Beziehung zwischen Körper und Geist. Übers. a. d. Französischen v. Julius Frankenberger, Jena: Diederichs 1919.

Bernet, Rudolf: Das Subjekt des Leidens, in: Fuchs, Thomas u. a. (Hg.): Das leidende Subjekt. Phänomenologie als Wissenschaft der Psyche, Freiburg/Br.: Alber 2014 (DGAP 3), 11–32.

Bernhardt, Fabian: Der eigene Schmerz und der Schmerz der anderen. Versuch über die epistemische Dimension der Verletzlichkeit, in: Hermeneutische Blätter 22 / H. 1 (2017) 7–22.

Bieler, Andrea: Verletzliches Leben. Horizonte einer Theologie der Seelsorge, Göttingen: Vandenhoeck & Ruprecht 2017 (APTLH 90).

Binswanger, Ludwig: Ausgewählte Vorträge und Aufsätze. 1. Zur phänomenologischen Anthropologie, Bern: Francke 1947.

Bluhm, Rudolf: Schmerz und Kontingenz, in: Karger, André / Heinz, Rudolf (Hg.): Trauma und Schmerz. Psychoanalytische, philosophische und sozialwissenschaftliche Perspektiven, Gießen: Psychosozial Verlag 2005, 41–50.

Böhme, Gernot: Leibsein als Aufgabe. Leibphilosophie in pragmatischer Hinsicht, Zug: Die Graue Edition 2003 (Die graue Reihe 38).

Borgards, Roland: Schmerz/Erinnerung. Andeutung eines Forschungsfeldes, in: Borgards, Roland (Hg.): Schmerz und Erinnerung, München: Fink 2005, 9–24.

Bornemark, Jonna: Life beyond Individuality: A-subjective Experience in Pregnancy, in: Bornemark, Jonna / Smith, Nicholas (Hg.): Phenomenology of Pregnancy, Stockholm: Elanders 2016 (Södertörn Philosophical Studies 18), 251–278.

Breyer, Thiemo: Das Phantom im Spiegel: Ein phänomenologischer Versuch über somatosensorische Plastizität und Leibgedächtnis, in: IZPP 7 / H. 2 (2012) 1–12, in: http://www.izpp.de/fileadmin/user_upload/Ausgabe_7_2-2012/IZPP_2-2012_Breyer.pdf [abgerufen am 18.1.2021].

Bruckmoser, Josef: Der Arzt hat mich nicht angerührt, in: Kulturverein Schloss Goldegg (Hg.): Die Magie des Berührens. Tagungsband der 37. Goldegger Dialoge, Goldegg: Kulturverein Schloss Goldegg Eigenverlag 2018, 156–158.

Busche, Gesa-Anne: Über-Leben nach Folter und Flucht. Resilienz kurdischer Frauen in Deutschland, Bielefeld: transcript 2013.

Buytendijk, Frederik J. J.: Über den Schmerz. Übers. aus d. Holländischen von Helmuth Plessner, Bern: Huber 1948.

Coenen, Herman: Diesseits von subjektivem Sinn und kollektivem Zwang: Schütz – Durkheim – Merleau-Ponty. Phänomenologische Soziologie im Feld des zwischenleiblichen Verhaltens. 5. Texte und Studien zu Handlung, Sprache und Lebenswelt. Hrsg. v. Richard Grathoff und Bernhard Waldenfels, München: Fink 1985 (Übergänge).

Cohen Shabot, Sara: Constructing subjectivity through labor pain: A Beauvoirian analysis, in: European Journal of Women's Studies 24 / H. 2 (2017) 128–142.

Condrau, Gion: Daseinsanalyse. Philosophische und anthropologische Grundlagen. Die Bedeutung der Sprache. Psychotherapieforschung aus daseinsanalytischer Sicht, Dettelbach: Röll 1998.

Croix, Laurence: Der unabwendbare Schmerz des Subjekts, in: Psychologie und Gesellschaftskritik 33 / H. 3 (2009) 33–51.

Dallinger, Helene / Opis, Ricarda: „Wenn die Geburt zur Gewalterfahrung wird", in: Der Standard Onlineausgabe (1.4.2023), in: https://www.derstandard.at/story/2000143998357/ wenn-die-geburt-zur-gewalterfahrung-wird [abgerufen am 20.11.2023].

Danzer, Gerhard: Wer sind wir? Auf der Suche nach der Formel des Menschen. Anthropologie für das 21. Jahrhundert. Mediziner, Philosophen und ihre Theorien, Ideen und Konzepte, Berlin: Springer 2011.

Degele, Nina: Schmerz erinnern und Geschlecht vergessen, in: Freiburger Zeitschrift für GeschlechterStudien 13 / H. 1 (2007) 121–140.

Delhom, Pascal: Erlittene Gewalt verstehen, in: Liebsch, Burkhard / Mensink, Dagmar (Hg.): Gewalt Verstehen, Berlin: Akademie 2003, 59–78.

Descartes, René: Die Prinzipien der Philosophie. Übers. a. d. Französischen v. Artur Buchenau, Hamburg: Meiner ⁸1992 (Philosophische Bibliothek 28).

Descartes, René: Meditationen. Übers. a. d. Französischen u. hrsg. v. Christian Wohlers, Hamburg: Meiner 2009 (Philosophische Bibliothek 596).

Descartes, René: Über den Menschen, in: Descartes, René: Über den Menschen (1632) sowie Beschreibung des menschlichen Körpers (1648). Übers. a. d. Französischen u. hrsg. v. Karl E. Rothschuh, Heidelberg: Schneider 1969.

Dörpinghaus, Sabine: Bedrohte Selbstbestimmung in betroffener Selbstgegebenheit, in: Mitscherlich-Schönherr, Olivia / Anselm, Reiner (Hg.): Gelingende Geburt. Interdisziplinäre Erkundungen in umstrittenen Terrains, Berlin: De Gruyter 2021 (Grenzgänge 2), 209–237.

Dörpinghaus, Sabine: Dem Gespür auf der Spur. Phänomenologische Studie zur Hebammenkunde am Beispiel der Unruhe, Freiburg/Br.: Alber 2013 (Neue Phänomenologie 20).

Dörpinghaus, Sabine: Leibliche Resonanz im Geburtsgeschehen, in: Landweer, Hilge / Marcinski, Isabella (Hg.): Dem Erleben auf der Spur. Feminismus und die Philosophie des Leibes, Bielefeld: transcript 2016 (Edition Moderne Postmoderne), 69–90.

Dörpinghaus, Sabine: Was Hebammen erspüren. Ein leiborientierter Ansatz in Theorie und Praxis, Frankfurt/M.: Marbuse 2010.

Dubrow, Christin: Selbstverletzendes Verhalten. Ursachen, Erscheinungsformen und Hilfsmöglichkeiten aus der subjektiven Sicht Betroffener, Coburg: ZKS 2007 (Schriften zur psycho-sozialen Gesundheit).

Duden, Art. Leiden, in: Der Duden in 12 Bänden: Das Standardwerk der deutschen Sprache. 7. Das Herkunftswörterbuch. Etymologie der deutschen Sprache. Hrsg. v. d. Dudenredaktion, Berlin: Dudenverlag ⁷2020, 430.

Duden, Art. Lust, in: Der Duden in 12 Bänden: Das Standardwerk zur deutschen Sprache. 7. Das Herkunftswörterbuch. Etymologie der deutschen Sprache. Hrsg. v. d. Dudenredaktion, Mannheim: Dudenverlag ⁴2007, 497.

Duden, Art. Motiv, in: Der Duden in 12 Bänden: Das Standardwerk der deutschen Sprache. 7. Das Herkunftswörterbuch. Etymologie der deutschen Sprache. Hrsg. v. d. Dudenredaktion, Berlin: Dudenverlag ⁷2020, 471.

Eming, Knut: Schmerz in der antiken Ethik, in: Schiltenwolf, Marcus / Herzog, Wolfgang (Hg.): Die Schmerzen, Würzburg: Königshausen & Neumann 2011 (BMA 7), 17–34.

Esterbauer, Reinhold: Der Leib und seine Zeit. Anleihen bei Schopenhauer und Levinas, in: Esterbauer, Reinhold u. a. (Hg.): Bodytime. Leib und Zeit bei Burnout und in anderen Grenzerfahrungen, Freiburg/Br.: Alber 2016, 90–105.

Esterbauer, Reinhold: Leib – Körper – Maschine. Zum Problem der leiblichen Aneignung technischer Artefakte, in: Schaupp, Walter / Platzer, Johann (Hg.): Der verbesserte Mensch. Biotechnische Möglichkeiten zwischen Freiheit und Verantwortung, Baden-Baden: Nomos 2020 (Bioethik in Wissenschaft und Gesellschaft 11), 29–43.

Esterbauer, Reinhold: Meine Zeit. Vorfragen zu einer Phänomenologie menschlichen Werdens, in: Esterbauer, Reinhold / Ross, Martin (Hg.): Den Menschen im Blick. Phänomenologische Zugänge. Festschrift für Günther Pöltner zum 70. Geburtstag, Würzburg: Königshausen & Neumann 2012, 527–546.

Esterbauer, Reinhold: Warum brauchen Menschen strukturierte Zeit? Bemerkungen zu einer leibzeitlichen Anthropologie, in: ThPQ 169 / H. 1 (2021) 4–12.

Fasching, Wolfgang: Ich und Jetzt. Von der Ständigkeit der Erlebnisgegenwart, in: Esterbauer, Reinhold / Ross, Martin: Den Menschen im Blick. Phänomenologische Zugänge. Festschrift für Günther Pöltner zum 70. Geburtstag, Würzburg: Königshausen & Neumann 2012, 505–526.

Fischer, Joachim: Exzentrische Positionalität. Plessners Grundkategorie der Philosophischen Anthropologie, in: Deutsche Zeitschrift für Philosophie 48 / II. 2 (2000) 265–288.

Fischer-Homberger, Esther: Hunger – Herz – Schmerz – Geschlecht. Brüche und Fugen im Bild von Leib und Seele, Bern: eFeF 1997.

Flaßpöhler, Svenja / Werner, Florian: Zur Welt kommen. Elternschaft als philosophisches Abenteuer, München: Blessing 2019.

Frank, Esther: Erstgebärende erzählen über ihr Geburtserleben. Eine qualitative Untersuchung anhand der Erzählanalyse JAKOB, Zürich 2012 (Masterarbeit Zürcher Hochschule für Angewandte Wissenschaften).

Frede, Ursula: Einsamkeit im Falle chronischer Schmerzen, in: Psychologie und Gesellschaftskritik 33 / H. 3 (2009) 69–89.

Freud, Sigmund: Gesammelte Werke. Chronologisch geordnet. 5. Werke aus den Jahren 1904–1905. Hrsg. v. Anna Freud, London: Imago 1942.

Fuchs, Thomas / Jaegher, Hanne De: Enactive intersubjectivity: Participatory sensemaking and mutal incorporation, in: Phenom Cogn Sci 8 / H. 4 (2009) 465–486.

Fuchs, Thomas / Froese, Tom: The extended body: a case study in the neurophenomenology of social intraction, in: Phenom Cogn Sci 11 / H. 2 (2012) 205–235.

Fuchs, Thomas / Micali, Stefano: Phänomenologie der Angst, in: Koch, Lars (Hg.): Angst. Ein interdisziplinäres Handbuch, Stuttgart: Metzler 2013, 51–61.

Fuchs, Thomas: Die Koextension von Leib und Körper. Von Phantomgliedern, Gummihänden und anderen Rätseln, in: Volke, Stefan / Kluck, Steffen (Hg.): Körperskandale. Zum Konzept der gespürten Leiblichkeit. Hrsg. v. d. Gesellschaft für Neue Phänomenologie, Freiburg/Br.: Alber 2017 (Neue Phänomenologie 27), 96–117.

Fuchs, Thomas: Die Zeitlichkeit des Leidens, in: Phänomenologische Forschungen H. 1 (2001) 59–77.

Fuchs, Thomas: Leib und Lebenswelt. Neue philosophisch-psychiatrische Essays, Zug: Die Graue Edition 2008 (Die Graue Reihe 51).

Fuchs, Thomas: Leib, Raum, Person. Entwurf einer phänomenologischen Anthropologie, Stuttgart: Klett-Cotta 2000.

Fuchs, Thomas: Leibgedächtnis und Lebensgeschichte, in: Existenzanalyse 26 / H. 2 (2009) 46–52.

Fuchs, Thomas: Non-verbale Kommunikation. Phänomenologische, entwicklungspsychologische und therapeutische Aspekte, in: *Zeitschrift für klinische Psychologie Psychiatrie und Psychotherapie* 51 (2003) 333–345.

Fuchs, Thomas: Psychopathologie der Hyperreflexivität, in: DZPhil 59 / H. 4 (2011) 565–576.

Fuchs, Thomas: Vertrautheit und Vertrauen als Grundlagen unserer Lebenswelt, in: Phänomenologische Forschungen (2015) 101–118.

Fuchs, Thomas: Zur Phänomenologie des Schmerzgedächtnisses, in: Schiltenwolf, Marcus / Herzog, Wolfgang (Hg.): Die Schmerzen, Würzburg: Königshause & Neumann 2011 (Beiträge zur medizinischen Anthropologie 7), 73–84.

Fuchs, Thomas: Zur Phänomenologie des Schweigens, in: Phänomenologische Forschungen (2004) 151–167.

Gadamer, Hans-Georg: Über die Verborgenheit der Gesundheit, Frankfurt/M.: Suhrkamp 1993.

Gahlings, Ute: Phänomenologie der weiblichen Leiberfahrung, München: Alber ²2016.

Gamsjäger, Stefanie: Die Erinnerung des Leibes. Zur Rolle des Schmerz- und des motorisch-leiblichen Gedächtnisses bei amnestischen Personen, Graz 2013 (Diplomarbeit Universität Graz).

Geniusas, Saulius: Phänomenologie chronischen Schmerzes und ihre Auswirkung auf die Medizin, in: Maio, Giovanni / Bozzaro, Claudia / Eichinger, Tobias (Hg.): Leid und Schmerz. Konzeptionelle Annäherung und medizinethische Implikationen, Freiburg/Br.: Alber 2015, 180–201.

Geniusas, Saulius: The origins of the phenomenology of pain: Brentano, Stumpf and Husserl, in: Continental Philosophy Review 47 (2014) 1–17.

„Gewalterfahrungen im Kreißsaal", in: ORF Stories, in: https://oesterreich.orf.at/stories/3203354/ [abgerufen am 13.10.2023].

Gilbert, Paul / Choden: Mindful compassion. How the science of compassion can help you understand your emotions, live in the present, and connect deeply with others: Oakland: New Harbinger Publications 2014.

Görling, Reinhold: Torture and Society, in: Carlson, Julie A. / Weber, Elisabeth (Hg.): Speaking about torture, New York: Fordham University Press 2012, 61–69.

Grieschat, Mascha: „Seit meine Tochter geboren wurde, weiß ich, was man uns bei meinem Sohn genommen hat" – zwei Geburtserfahrungen, in: Ensel, Angelica / Möst, Anna M. / Strack, Hanna (Hg.): Momente der Ergriffenheit. Begleitung werdender Eltern zwischen Medizintechnik und Selbstbestimmtheit, Göttingen: Vandenhoeck & Ruprecht 2019, 199–206.

Grüny, Christian: Register des Unerträglichen, in: Liessmann, Konrad P. (Hg.): Die Hölle. Kulturen des Unerträglichen, Wien: Szolnay 2019 (Philosophicum Lech 22), 91–117.

Grüny, Christian: Zerstörte Erfahrung. Eine Phänomenologie des Schmerzes, Würzburg: Königshausen & Neumann 2004 (Wittener Kulturwissenschaftliche Studien 4).

Grüny, Christian: Zur Logik der Folter, in: Liebsch, Burkhard / Mensink, Dagmar (Hg.): Gewalt Verstehen, Berlin: Akademie 2014, 79–115.

Grüny, Christian: Zwischen Aspirin und Algodizee. Zum Problemfeld Schmerz und Sinn, in: Psychologie und Gesellschaftskritik 33 / H. 3 (2009) 7–32.

Guanzini, Isabella: Zärtlichkeit macht uns stark, in: https://www.welt-der-frauen.at/zaertlichkeit-macht-uns-stark [abgerufen am 11.2.2023].

Gudehus, Christian / Christ, Michaela: Gewalt – Begriff und Forschungsprogramme, in: Gudehus, Christian / Christ, Michaela (Hg.): Gewalt: Ein interdisziplinäres Handbuch, Stuttgart: Metzler 2013, 1–15.

Gudehus, Christian / Christ, Michaela: Vorwort und Einleitung, in: Gudehus, Christian / Christ, Michaela (Hg.): Gewalt: Ein interdisziplinäres Handbuch, Stuttgart: Metzler 2013, VII–VIII.

Gugutzer, Robert: Leib, Körper und Identität. Eine phänomenologisch-soziologische Untersuchung zur personalen Identität, Wiesbaden: Westdeutscher Verlag 2002.

Gugutzer, Robert: Phänomenologie männlicher Leiberfahrungen, in: Landweer, Hilge / Marcinski, Isabella (Hg.): Dem Erleben auf der Spur. Feminismus und die Philosophie des Leibes, Bielefeld: transcript 2016 (Edition Moderne Postmoderne), 113–134.

Gugutzer, Robert: Verkörperungen des Sozialen. Neophänomenologische Grundlagen und soziologische Analysen, Bielefeld: transcript 2012.

Hackermeier, Margaretha: Einfühlung und Leiblichkeit als Voraussetzung für intersubjektive Konstitution. Zum Begriff der Einfühlung bei Edith Stein und seine Rezeption durch Edmund Husserl, Max Scheler, Martin Heidegger, Maurice Merleau-Ponty und Bernhard Waldenfels, Hamburg: Kovac 2008.

Hackermeier, Margaretha: Mitleid und Einfühlung, in: Bogaczyk-Vormayr, Malgorzata / Kapferer, Elisabeth / Sedmak, Clemens (Hg.): Leid und Mitleid bei Edith Stein, Salzburg: Pustet 2013, 74–83.

Häfner, Heinz: Art. Masochismus, in: Ritter, Joachim (Hg.): Historisches Wörterbuch für Philosophie. 5. L–Mn. Überarb. v. Rudolf Eisler, Basel: Schwabe 1980, 804–806.

Häggsgård, Cecilia u. a. (Hg.): Women's experience of the second stage of labour, in: Women and Birth 35 (2022) 464–470.

Heidegger, Martin: Sein und Zeit, Tübingen: Niemeyer ^{12}1972.

Heinämaa, Sara: „An equivoal couple overwhelmed by life": A phenomenological analysis of pregnancy, in: philoSOPHIA 4 / H.1 (2014) 12–49.

Hirsch, Matthias: Körperdissoziation, Göttingen: Vandenhoeck & Ruprecht 2018 (Psychodynamik kompakt).

Husserl, Edmund: Grenzprobleme der Phänomenologie. Analysen des Unbewusstseins und der Instinkte. Metaphysik. Späte Ethik. Texte aus dem Nachlass (1908–1937). Hrsg. v. Rochus Sowa und Thomas Vongehr, Dordrecht: Springer 2014 (Hua XLII).

Husserl, Edmund: Ideen zu einer reinen Phänomenologie und phänomenologischen Philosophie. Dritter Band. Erster Teil. Hrsg. v. Karl Schuhmann, Den Haag: Nijhoff 1976 (Hua III/1).

Husserl, Edmund: Ideen zu einer reinen Phänomenologie und phänomenologischen Philosophie. Zweites Buch. Hrsg. v. Marly Biemel, Den Haag: Nijhoff ^{2}1952 (Hua IV).

Husserl, Edmund: Logische Untersuchungen. Erster Band. Prolegomena zur reinen Logik, Tübingen: Niemeyer ^{5}1968 (Hua XVIII).

Husserl, Edmund: Logische Untersuchungen. Zweiter Band. Elemente einer phänomenologischen Aufklärung der Erkenntnis, Tübingen: Niemeyer ^{4}1968 (Hua XIX/2).

Husserl, Edmund: Logische Untersuchungen. Zweiter Band. Prolegomena zur reinen Logik, Tübingen: Niemeyer ^{5}1968 (Hua XIX/1).

Husserl, Edmund: Phänomenologie der Intersubjektivität. Texte aus dem Nachlass. Zweiter Teil: 1921–1928. Hrsg. v. Iso Kern, Den Haag: Nijhoff 1973 (Hua XIV).

Husserl, Edmund: Phänomenologische Psychologie. Vorlesungen Sommersemester 1925. Hrsg. v. Walter Biemel, Den Haag: Nijhoff 1968 (Hua IX).

Husserl, Edmund: Wahrnehmung und Aufmerksamkeit. Texte aus dem Nachlas (1893–1912). Hrsg. v. Thomas Vongehr u. Regula Giuliani, Dordrecht: Springer 2004 (Hua XXXVIII).

Husserl, Edmund: Zur Phänomenologie des inneren Zeitbewusstseins (1893–1917). Hrsg. v. Rudolf Böhm, Den Haag: Nijhoff 1966 (Hua X).

Huth, Martin: Den Anderen behandeln und betreuen. Phänomenologische Ansätze zu Grundfragen der Medizin, Freiburg/Br.: Alber 2011.

Huth, Martin: Reflexion zu einer Ethik des vulnerablen Leibes, in: Zeitschrift für Praktische Philosophie 3 / H. 1 (2016) 273–304.

Illich, Ivan: Nemesis der Medizin. Von den Grenzen des Gesundheitswesens. Übers. a. d. Englischen v. Thomas Lindquist, Reinbeck b. Hamburg: Rowohlt 1977.

Illing, Robert-Benjamin: Art. Geschichte der Hirnforschung. Antike und Vorgeschichte, in: Lexikon der Neurowissenschaft, in: https://www.spektrum.de/lexikon/neurowissenschaft/geschichte-der-hirnforschung/14480 [abgerufen am 14.6.2022].

International Association for the Study of Pain: Pain, in: https://www.iasp-pain.org/resources/terminology/#pain [abgerufen am 22.11.2023].

Kafka, Franz: Gesammelte Werke. Briefe 1902–1924. Hrsg. v. Max Brod, Frankfurt/M.: Fischer 1958.

Karpinski, Hendrik: Schmerzlos, Schmerzfrei? Zum Umgang mit Schmerzen in der Medizin, in: Jacobi, Rainer-M. E. / Marx, Bernhard (Hg.): Schmerz als Grenzerfahrung, Leipzig: Evangelische Verlagsanstalt 2011 (Erkenntnis und Glaube 43), 111–138.

Kern, Kai-Uwe: Mit einem Bein bereits im Himmel. Phantomwahrnehmungen – auf den Spuren eines rätselhaften Phänomens, Bern: Hogrefe 2020.

Kersten, Anne: Häusliche Gewalt – Handlung und Struktur im familiären Beziehungsgefüge, in: Sozialpolitik 1 (2020) 1–19, in: https://www.sozialpolitik.ch/article/view/3720/3376 [abgerufen am 3.2.2023].

Klonsky, David E.: The functions of deliberate self-injury: A review of the evidence, in: Clinical Psychology Review 27 / H. 2 (2007) 226–239.

Kröner-Herwig, Birgit: Chronischer Schmerz – eine Gegenstandsbestimmung, in: Basler, Heinz-Dieter / Franz, Carmen / Kröner-Herwig, Birgit (Hg.): Psychologische Schmerztherapie. Grundlagen, Diagnostik, Krankheitsbilder, Behandlung, Berlin: Springer ^{4}1999.

Küchenhoff, Joachim: ... dort wo ich berühre, werde ich auch berührt, in: Forum der Psychoanalyse 23 (2017) 120–132, 127.

Küchenhoff, Joachim: Die Phänomenologie des Fremden als Grundlage psychiatrisch-psychotherapeutischen Handelns, in: Fuchs, Thomas u. a. (Hg.): Das leidende Subjekt. Phänomenologie als Wissenschaft der Psyche, Freiburg/Br.: Herder 2014 (DGAP 3), 104–119.

Küchenhoff, Joachim: Zwischenleiblichkeit und Körpersprache. Zur Semiotik körperbezogener psychischer Leiden, in: figurationen 20 / H. 2 (2018) 83–104.

Lamnek, Siegfried u. a. (Hg.): Tatort Familie. Häusliche Gewalt im gesellschaftlichen Kontext, Wiesbaden: Springer VS ^{3}2012.

Landweer, Hilge: Fühlen Männer anders? Überlegungen zur Konstruktion von Geschlecht durch Gefühle, in: Stoller, Silvia / Vetter, Helmuth (Hg.): Phänomenologie und Geschlechterdifferenz, Wien: WUV 1997, 249–273.

Lang, Hermann: Nachwort, in: Gadamer, Hans-Georg: Schmerz. Einschätzungen aus medizinischer, philosophischer und therapeutischer Sicht, Heidelberg: Winter ²2010, 43–51.

Le Breton, David: Schmerz. Eine Kulturgeschichte. Übers. a. d. Französischen v. Maria Muhle, Timo Obergöker u. Sabine Schulz, Zürich: diaphanes 2003.

Lohmar, Dieter: Zur Intentionalität sozialer Gefühle: Beiträge zur Phänomenologie der Scham unter dem Gesichtspunkt des menschlichen und tierischen Denkens und Kommunizierens ohne Sprache, in: Phänomenologische Forschungen (2013) 129–144.

Maio, Giovanni: Schmerz als Widerfahrnis. Die Kontrollierbarkeitserwartung als Problem, in: Maio, Giovanni / Bozzaro, Claudia / Eichinger, Tobias (Hg.): Leid und Schmerz. Konzeptionelle Annäherung und medizinethische Implikationen, Freiburg/Br.: Alber 2015, 169–179.

Maio, Giovanni: Zur Bedeutung der Berührung im Zeitalter der Technik und Ökonomie, in: Kulturverein Schloss Goldegg (Hg.): Die Magie des Berührens. Tagungsband der 37. Goldegger Dialoge, Goldegg: Kulturverein Schloss Goldegg Eigenverlag, 15–26.

Marcel, Gabriel: Leibliche Begegnung. Notizen aus einem gemeinsamen Gedankengang. Bearb. v. Hans A. Fischer-Bernicol, in: Petzold, Hilarion (Hg.): Leiblichkeit. Philosophische, gesellschaftliche und therapeutische Perspektiven, Paderborn: Junfermann 1985, 15–46.

Marquardt, Manfred / Voigt, Christoph (Hg.): Wörterbuch Latein für Philosophie und Theologie, Darmstadt: WBG 2009.

Merleau-Ponty, Maurice: Phänomenologie der Wahrnehmung. Übers. a. d. Französischen v. Rudolf Boehm, Berlin: De Gruyter 1966 (Phänomenologisch-psychologische Forschungen 7).

Merleau-Ponty, Maurice: Vorlesungen I, Berlin: De Gruyter 1973.

Meyer-Drawe, Käte: Leiblichkeit und Sozialität. Phänomenologische Beiträge zu einer pädagogischen Theorie der Inter-Subjektivität, München: Fink ²1987 (Übergänge 7).

Meyer-Drawe, Käte: Wenn Blicke sich kreuzen. Zur Bedeutung der Sichtbarkeit für zwischenmenschliche Begegnungen, in: Jung, Matthias / Bauks, Michaela / Ackermann, Andreas (Hg.): Dem Körper eingeschrieben. Verkörperung zwischen Leiberleben und kulturellem Sinn, Wiesbaden: Springer 2016 (Studien zur Interdisziplinären Anthropologie), 37–54.

Mierau, Susanna: Geburtsschmerz, in: https://geborgen-wachsen.de/2016/03/05/geburtsschmerz/ [abgerufen am 24.10.2023].

Moers, Martin: Leibliche Kommunikation, Krankheitserleben und Pflegehandeln, in: Pflege und Gesellschaft 17 / H. 2 (2012) 111–119.

Moldzio, Andrea / Schmid-Siegel, Brigitte: Selbstverletzendes Verhalten, in: Psychotherapeut 3 (2002) 165–170.

Moldzio, Andrea: Verletzte Leiblichkeit, in: Schmitz, Hermann / Marx, Gabriele / Moldzio, Andrea (Hg.): Begriffene Erfahrung. Beiträge zur antireduktionistischen Phänomenologie, Rostock: Koch 2002 (Lynkeus 7), 250–266.

Morris, David B.: The culture of pain, Berkeley: University of California Press 1993.
Mörth, Eveline: Der Leib als Subjekt der Wahrnehmung. Zur Philosophie der Leiblichkeit bei Merleau-Ponty, in: List, Elisabeth / Fiala, Erwin (Hg.): Leib Maschine Bild. Körperdiskurse der Moderne und Postmoderne, Wien: Passagen 1997 (Passagen Philosophie), 75–87.
Möst, Anna M.: Philosophie eines guten Miteinanders in der Geburtshilfe – Intra- und Interpersonales aus leibphänomenologischer Perspektive, in: Ensel, Angelica / Möst, Anna M. / Strack, Hanna (Hg.): Momente der Ergriffenheit. Begleitung werdender Eltern zwischen Medizintechnik und Selbstbestimmtheit, Göttingen: Vandenhoeck & Ruprecht 2019, 213–219.
Nancy, Jean-Luc: Der Eindringling/L'Intrus, in: Nancy, Jean-Luc: Der Eindringling/L'Intrus. Das fremde Herz. Übers. a. d. Französischen v. Alexander G. Düttmann, Berlin: Merve 2000 (Internationaler Merve Diskurs 226), 6–51.
Nef, Susanne: Deutungen häuslicher Gewalt von Betroffenen im Kontext normativer Bilder und gesellschaftlicher Erwartungshaltungen, in: SozPassagen 13 (2021) 95–114.
Niermann, Jan E.: Schlingensief und das Operndorf Afrika. Analysen der Alterität, Wiesbaden: Springer 2013.
Nietzsche, Friedrich: Die fröhliche Wissenschaft, in: Nietzsche, Friedrich: Sämtliche Werke. Kritische Studienausgabe 3. Morgenröte, Idyllen aus Messina, Die fröhliche Wissenschaft. Hrsg. v. Collio Giorgio u. Mazziano Montinari, München: De Gruyter ²1988, 343–651.
Nietzsche, Friedrich: Zur Genealogie der Moral, in: Nietzsche, Friedrich: Die späten Werke. Also sprach Zarathustra, Jenseits von Gut und Böse, Zur Genealogie der Moral, Der Antichrist, Der Fall Wagner, Götzen-Dämmerung, Ecce homo, Nietzsche contra Wagner, Dionysos-Dithyramben, Berlin: heptagon 2013, 397–471.
Olivier, Abraham: Being in Pain, Frankfurt/M.: Lang 2007.
Orwell, George: 1984. Ein utopischer Roman. Übers. a. d. Englischen v. Kurt Wagenseil, Zürich: Diana ²¹1973.
Pelzer, Dave J.: Sie nannten mich ‚Es'. Der Mut eines Kindes zu überleben. Übers. a. d. Amerikanischen v. Ulrike Ziegra, München: Goldmann 2000 (Best book).
Pfeifer, Wolfgang: Art. lind(e), in: Etymologisches Wörterbuch des Deutschen, Koblenz: Kramer 2010.
Picht, Johannes: Schmerz und Subjekt, in: Jacobi, Rainer-M. E. / Marx, Bernhard (Hg.): Schmerz als Grenzerfahrung, Leipzig: Evangelische Verlagsanstalt 2011 (Erkenntnis und Glaube 43), 91–109.
Pistrol, Florian: Vulnerabilität. Erläuterungen zu einem Schlüsselbegriff im Denken Judith Butlers, in: Zeitschrift für Praktische Philosophie 3 / H. 1 (2016) 233–272.
Plessner, Helmuth: Die Stufen des Organischen und der Mensch. Einleitung in die philosophische Anthropologie, Berlin: De Gruyter ²1965.

Plessner, Helmuth: Lachen und Weinen, in: Plessner, Helmuth: Philosophische Anthropologie. Lachen und Weinen. Das Lächeln. Anthropologie der Sinne. Hrsg. v. Günter Dux, Frankfurt/M.: Fischer 1970 (Conditio humana), 11–171.

Plügge, Herbert: Der Mensch und sein Leib, Tübingen: Niemeyer 1967 (Forschungen zur Pädagogik und Anthropologie 9).

Plügge, Herbert: Über das Verhältnis des Ich zum eigenen Leib, in: Petzold, Hilarion (Hg.): Leiblichkeit. Philosophische, gesellschaftliche und therapeutische Perspektiven, Paderborn: Junfermann 1985, 107–132.

Poller, Denise: Schmerzempfinden und Schmerztherapie peripartal – Einführung und Validierung eines Fragebogens als Qualitätsinstrument, Jena 2020 (Dissertation Friedrich-Schiller-Universität Jena).

Pöltner, Günther: Der Mensch und Gesundheit, Krankheit, Tod, in: Hofer, Michael (Hg.): Über uns Menschen. Philosophische Selbstvergewisserungen, Bielefeld: transcript 2010, 53–72.

Pöltner, Günther: Die zeitliche Struktur der Leiblichkeit, in: Esterbauer, Reinhold u. a. (Hg.): Bodytime. Leib und Zeit bei Burnout und in anderen Grenzerfahrungen, Freiburg/Br.: Alber 2016, 17–33.

Pöltner, Günther: Leibzeit – Lebenszeit, in: Esterbauer, Reinhold / Paletta, Andrea / Meer, Julia (Hg.): Der Leib und seine Zeit. Temporale Prozesse des Körpers und deren Dysregulationen im Burnout und bei anderen Leiberfahrungen, Freiburg/Br.: Alber 2019, 188–201.

Pöltner, Günther: Zur Bedeutung der sogenannten Pflichten gegen sich selbst für die Gewissensentscheidung von Ärzten und Patienten, in: Bormann, Franz-Josef / Wetzstein, Verena (Hg.): Gewissen. Dimensionen eines Grundbegriffes medizinischer Ethik, Berlin: De Gruyter 2014, 251–268.

Prechtl, Peter: Art. Leib, Leiblichkeit, in: Prechtl, Peter / Burkard, Franz-Peter (Hg.): Metzler-Philosophie-Lexikon. Begriffe und Definitionen, Stuttgart: Metzler 1996, 333–334.

Preusker, Johannes: Die Gemeinsamkeit der Leiber. Eine sprachkritische Interexistenzialanalyse der Leibphänomenologie von Hermann Schmitz und Thomas Fuchs, Frankfurt/M.: Lang 2014.

Psarros, Nikos: Schmerzaussagen als Urteilsformen, in: Philosophie der Psychologie 6 (2006) 1–30.

Ricœur, Paul: Die Aufmerksamkeit. Eine phänomenologische Studie der Aufmerksamkeit und ihrer philosophischen Zusammenhänge, in: Breyer, Thiemo / Creutz, Daniel (Hg.): Phänomenologie des praktischen Sinns. Die Willensphilosophie Paul Ricœurs im Kontext, Paderborn: Fink 2019 (Übergänge 68), 345–381.

Ridder, Paul: Die Sprache des Schmerzes, Konstanz: Universitätsverlag Konstanz 1979.

Rinofner-Kreidl, Sonja: Scham und Schuld. Zur Phänomenologie selbstbezüglicher Gefühle, in: Phänomenologische Forschungen (2009) 137–173.

Röck, Silvia: Frauen als Opfer häuslicher Gewalt, in: Steingen, Anja (Hg.): Häusliche Gewalt. Handbuch der Täterarbeit, Göttingen: Vandenhoeck & Ruprecht 2020, 29–34.

Sachsse, Ulrich: Zur Syndrom- und Behandlungsgeschichte, in: Sachsse, Ulrich / Herbold, Willy (Hg.): Selbst-Verletzung. Ätiologie, Psychologie und Behandlung von selbstverletzendem Verhalten, Stuttgart: Schattauer 2016, 1–36.

Sartre, Jean-Paul: Das Sein und das Nichts. Versuch einer phänomenologischen Ontologie. Übers. a. d. Französischen v. Justus Streller, Hamburg: Rowohlt 1962.

Scarry, Elaine: Der Körper im Schmerz. Die Chiffren der Verletzlichkeit und die Erfindung der Kultur. Übers. a. d. Amerikanischen v. Michael Bischoff, Frankfurt/M.: Fischer 1992.

Schaarschmidt, Theodor: Tu mir weh!, in: https://www.spektrum.de/news/bdsm-wie-sadomaso-fans-ticken/1437565 [abgerufen am 02.2.2022].

Schmidt, Hajo: »The body in pain« – Folter oder demokratischer Rechtsstaat? in: Karger, André / Heinz, Rudolf (Hg.): Trauma und Schmerz. Psychoanalytische, philosophische und sozialwissenschaftliche Perspektiven, Gießen: Psychosozial-Verlag 2005 (edition psychosozial), 25–34.

Schmitz, Hermann: Der Leib, Berlin: De Gruyter 2011 (Grundthemen Philosophie).

Schmitz, Hermann: Der unerschöpfliche Gegenstand. Grundzüge der Philosophie, Bonn: Bouvier ³2007.

Schmitz, Hermann: Leib und Gefühl. Materialien zu einer philosophischen Therapeutik, Bielefeld: Aisthesis ³2008.

Schmitz, Hermann: Phänomenologie der Leiblichkeit, in: Petzold, Hilarion (Hg.): Leiblichkeit. Philosophische, gesellschaftliche und therapeutische Perspektiven, Paderborn: Junfermann 1985, 71–106.

Schmitz, Hermann: System der Philosophie. 2. Erster Teil: Der Leib, Bonn: Bouvier ²1982.

Schmitz, Hermann: Zur Epigenese der Person, Freiburg/Br.: Alber 2017.

Schnell, Martin W.: Die Unfasslichkeit der Gesundheit, in: Pflege & Gesellschaft 11 / H. 4 (2006) 344–350.

Schopenhauer, Arthur: Die Welt als Wille und Vorstellung 2. Welche die Ergänzungen zu den vier Büchern des ersten Bandes enthält, Leipzig: Brockhaus ²1916 (Arthur Schopenhauers sämtliche Werke 3).

Schürmann, Volker: Max Scheler und Helmuth Plessner – Leiblichkeit in der Philosophischen Anthropologie, in: Alloa, Emmanuel u. a. (Hg.): Leiblichkeit. Geschichte und Aktualität eines Konzepts, Tübingen: Mohr Siebeck 2012 (UTB 3633), 207–223.

Shaw, Fiona: Zeit der Dunkelheit. Der Weg aus einer Depression, München: Kunstmann 1998.

Soentgen, Jens: Die verdecke Wirklichkeit. Einführung in die Neue Phänomenologie von Hermann Schmitz, Bonn: Bouvier 1998.

Spaemann, Robert: Personen. Versuche über den Unterschied zwischen ‚etwas' und ‚jemand', Stuttgart: Klett-Cotta 1996.

Specht-Tomann, Monika / Sander-Kiesling, Andreas: Schmerz. Wie können wir damit umgehen?, Düsseldorf: Walter 2005.

Springhart, Heike: Der verwundbare Mensch. Sterben, Tod und Endlichkeit im Horizont einer realistischen Anthropologie, Tübingen: Mohr Siebeck 2016 (Dogmatik in der Moderne 15).

Spry, Christopher: Ich war Kind C. Ein hilfloser Junge in der Gewalt einer sadistischen Pflegemutter – eine erschütternde wahre Geschichte. Übers. a. d. Englischen v. Susanne Greiner, Wien: RM 2009.

Srubar, Ilja: Gewalt als asemiotische Kommunikation, in: Staudigl, Michael (Hg.): Gesichter der Gewalt. Beiträge aus phänomenologischer Sicht, Paderborn: Fink 2014 (Übergänge 65), 74–86.

Stähler, Tanja: Exploring Pregnant Embodiment with Phenomenology and Butoh Dance, in: Yearbook of Eastern and Western Philosophy 2 (2017) 35–55.

Stähler, Tanja: Passivity, being-with and being-there: care during birth, in: Medicine, Health Care and Philosophy: A European Journal 19 / H. 3 (2016) 371–379.

Stähler, Tanja: Umkehrungen: Wie Schwangerschaft und Geburt unsere Welterfahrung auf den Kopf stellen, in: Mitscherlich-Schönherr, Olivia / Anselm, Reiner (Hg.): Gelingende Geburt. Interdisziplinäre Erkundungen in umstrittenen Terrains, Berlin: De Gruyter 2021 (Grenzgänge 2), 39–56.

Stähler, Tanja: Vom Berührtwerden. Schwangerschaft als Paradoxes Paradigma, in: Landweer, Hilge / Marcinski, Isaballa (Hg.): Dem Erleben auf der Spur. Feminismus und die Philosophie des Leibes, Bielefeld: transcript 2016 (Edition Moderne Postmoderne), 27–44.

Staudigl, Michael: Phänomenologie der Gewalt, Cham: Springer 2015 (Phenomenologica 215).

Steinbach, Cora C.: Masochismus – Die Lust an der Last? Über Alltagsmasochismus, Selbstsabotage und SM. Mit einem Geleitwort von Wolfgang Mertens, Gießen: Psychosozial-Verlag ²2018.

Stopczyk, Annegret: Nein danke, ich denke selber. Philosophieren aus weiblicher Sicht, Berlin: Aufbau 2000.

Straus, Erwin: Vom Sinn der Sinne. Ein Beitrag zur Grundlegung der Psychologie, Berlin: Springer ²1978.

Svenaeus, Fredrik: The phenomenology of chronic pain: embodiment and alienation, in: Continental Philosophy Review 48 / H. 2 (2015) 107–122.

Tambornino, Lisa: Schmerz. Über die Beziehung physischer und mentaler Zustände, Berlin: De Gruyter 2013 (Studien zu Wissenschaft und Ethik 6).

Thali, André: Der Schmerz und seine Bedeutung: Phänomenologische Aspekte der Schmerzerfahrung, in: Daseinsanalyse 15 (1998) Sonderheft 148–155.

Trawöger, Sibylle: Konstellation(en) der Korrelation. Skizze zur Erschließung des Korrelationsprinzips, in: Kreuzer, Ansgar u. a. (Hg.): Pragmatik christlicher Heilshoffnung unter den Bedingungen der Säkularität. Zugänge zu einer differenzsensiblen Pragmatik erfahrungsbezogener Theologie, Basel: Schwabe 2021 (Praktische Theologie im Dialog 57), 87–117.

Trigg, Dylan: ‚It Happens, But I'm Not There': On the Phenomenology of Childbirth, in: Human Studies 44 (2021) 615–633.

Uzarewicz, Charlotte / Uzarewicz, Michael: Das Weite suchen. Einführung in eine phänomenologische Anthropologie für Pflege, München: De Gruyter 2016 (Bildung – Soziale Arbeit – Gesundheit 7).

Vetter, Helmuth: Der Schmerz und die Würde der Person, Frankfurt/M.: Knecht 1980.

Wachter, Martin von: Chronische Schmerzen. Selbsthilfe und Therapiebegleitung, Orientierung für Angehörige, Konkrete Tipps und Fallbeispiele, Berlin: Springer 2012.

Waldenfels, Bernhard: Bruchlinien der Erfahrung. Phänomenologie – Psychoanalyse – Phänomenotechnik, Frankfurt/M.: Suhrkamp 2002 (stw 1590).

Waldenfels, Bernhard: Das leibliche Selbst. Vorlesungen zur Phänomenologie des Leibes. Hrsg. v. Regula Giuliani, Frankfurt/M.: Suhrkamp 2000 (stw 1472).

Waldenfels, Bernhard: Der Stachel des Fremden, Frankfurt/M.: Suhrkamp [3]1998 (stw 868).

Waldenfels, Bernhard: Einführung in die Phänomenologie, München: Fink 1992 (UTB 1688).

Waldenfels, Bernhard: Fremdheit des anderen Geschlechts, in: Stoller, Silvia / Vetter, Helmuth (Hg.): Phänomenologie der Geschlechterdifferenz, Wien: WUV 1997, 61–86.

Waldenfels, Bernhard: Grundmotive einer Phänomenologie des Fremden, Frankfurt/M.: Suhrkamp [6]2018.

Waldenfels, Bernhard: Hyperphänomene, Modi hyperbolischer Erfahrung. Berlin: Suhrkamp 2012 (stw 2047).

Waldenfels, Bernhard: Phänomenologie der Aufmerksamkeit, Frankfurt/M.: Suhrkamp 2004 (stw 1734).

Waldenfels, Bernhard: Sinne und Künste im Wechselspiel. Modi ästhetischer Erfahrung, Berlin: Suhrkamp 2010 (stw 1973).

Waldenfels, Bernhard: Sozialität und Alterität. Modi sozialer Erfahrung, Berlin: Suhrkamp 2015 (stw 2137).

Waldenfels, Bernhard: Topographie des Fremden. Studien zur Phänomenologie des Fremden 1, Frankfurt/M.: Suhrkamp 1997 (stw 1320).

Wandruszka, Boris: Philosophie des Leidens. Zur Seinsstruktur des pathischen Lebens, Freiburg/Br.: Alber 2009 (Phänomenologische Kontexte 20).

Wehrle, Maren: Horizonte der Aufmerksamkeit. Entwurf einer dynamischen Konzeption der Aufmerksamkeit aus phänomenologischer und kognitionspsychologischer Sicht, München: Fink 2013 (Phänomenologische Untersuchungen 30).

Weizsäcker, Viktor von: Die Schmerzen, in: Weizsäcker, Viktor von: Der Arzt und der Kranke. Stücke einer medizinischen Anthropologie, Frankfurt/M.: Suhrkamp 1987 (Gesammelte Schriften 5), 27–47.

Whitburn, Laura Y. u. a.: The nature of labor pain: An updated review of the literature, in: Women and Birth 32 (2019) 28–38.

Wichmann, Thomas: Descartes, in: Lutz, Bernd (Hg.): Philosophen. 60 Porträts, Stuttgart: Metzler 2004, 47–53.

Wiegerling, Klaus: Leib und Körper, in: Küchenhoff, Joachim / Wiegerling, Klaus (Hg.): Leib und Körper, Göttingen: Vandenhoeck & Ruprecht 2008 (Philosophie und Psychologie im Dialog 5), 7–71.

Wimmer, Michael: Pädagogik als Wissenschaft des Unmöglichen. Bildungsphilosophische Interventionen, Paderborn: Schöningh 2014.

Wittgenstein, Ludwig: Philosophische Untersuchungen, in: Wittgenstein, Ludwig: Tractatus logico-philosophicus. Tagebücher 1914–1916. Philosophische Untersuchungen, Frankfurt/M.: Suhrkamp 1969 (Werkausgabe 1).

Wüstenhagen, Claudia: Geburtsschmerz. Das Geheimnis ist die Pause, in: Die Zeit online: https://www.zeit.de/gesundheit/zeit-doctor/2021-11/geburtsschmerzen-natuerliche-geburten-wehen-schmerzempfinden-yoga-hypnose-entspannung [abgerufen am 6.11.2023].

Young, Iris M.: Pregnant Embodiment. Subjectivity and Alienation, in: Young, Iris M.: Throwing like a girl and other essays in feminist philosophy and social theory, Bloomington: Indiana University Press 1990, 160–176.

Zahavi, Dan: Phänomenologie für Einsteiger, Paderborn: Fink 2007 (UTB 2935).

Zee, Sytze van der: Schmerz. Eine Biographie. Übers. a. d. Niederländischen von Christiane Burkhardt, München: Knaus 2013.

Zimmer, Jörg: Differenzierungen im Begriff ‚Gegenwart' bei Husserl und Merleau-Ponty, in: Phänomenologische Forschungen H. 2 (2017) 39–45.

Zürcher, Urs: Wenn es schmerzt, wo nichts mehr ist. Aspekte einer Körper-Geschichte der Phantomschmerzen, in: Historische Anthropologie 13 / H. 1 (2005) 61–90.

Abkürzungsverzeichnis

bzw.	beziehungsweise
d. h.	das heißt
etc.	et cetera
Hervorheb.	Hervorhebung
Hg.	Herausgeber:innen
Hrsg.	Herausgegeben
Orig.	Original
sog.	sogenannte
u. a.	und andere/unter anderem
u.	und
Überarb. v.	Überarbeitet von
Übers. a. d.	Übersetzt aus dem
usf.	und so fort
usw.	und so weiter
v. a.	vor allem
Vgl.	Vergleiche
z. B.	zum Beispiel

Personenregister

Alleg, Henri   183, 186, 188, 194
Améry, Jean   180, 182, 191, 197

Beauvoir, Simone de   115–116, 259
Bedorf, Thomas   73, 169, 174
Bergson, Henri   42, 44, 51, 85
Bernhardt, Fabian   3–4, 18, 104–105, 178
Bieler, Andrea   12, 19, 23
Binswanger, Ludwig   56, 70
Böhme, Gernot   36, 39–40, 44–45, 50, 54, 91, 106, 136
Breyer, Thiemo   96–97, 221
Buytendijk, Frederik J. J.   40–44, 51, 54, 61, 65, 79, 81–82, 84, 102–104, 121–122, 137, 140–141, 143, 153, 156–157, 162, 184

Cohen Shabot, Sara   241, 251–253, 259, 260

Delhom, Pascal   189, 192
Descartes, René   10, 26–31, 49
Dörpinghaus, Sabine   169, 274, 276–278, 280–283

Esterbauer, Reinhold   84, 89, 92, 108, 137, 148, 237

Fuchs, Thomas   31, 56–57, 59, 61, 63–65, 69–71, 74–77, 79, 89–95, 98–100, 130–131, 133, 139, 147, 149–150, 152, 167, 177, 184–186, 196–197, 205–206, 214, 223–225, 229, 268

Gahlings, Ute   109, 111, 116, 159, 252, 254, 257, 260–261, 265–268, 270, 272–275, 279
Geniusas, Saulius   32–35, 62, 68, 143–144, 146, 154
Grüny, Christian   35, 53, 67, 73, 91, 95–96, 100, 143–146, 155–158, 160, 176, 178–179, 181–182, 186, 188, 243, 255
Gugutzer, Robert   60, 114, 173

Hackermeier, Margaretha   105, 191, 222
Heidegger, Martin   69, 134, 191

Husserl, Edmund   12, 21, 31–36, 50, 57–59, 62, 64, 82–84, 87–88, 106–108, 128, 155, 170, 191, 218, 234–235
Huth, Martin   17, 98–99, 125, 134, 208, 240

Illich, Ivan   163, 217

Küchenhoff, Joachim   10, 167, 193, 235, 238–240

Landweer, Hilge   54, 113–114, 116, 278
Le Breton, David   64, 282–283

Marcel, Gabriel   12, 293
Merleau-Ponty, Maurice   22, 55–56, 59–61, 64–66, 68–69, 82, 84, 88, 113, 116, 148–149, 164, 170, 191, 211
Meyer-Drawe, Käte   70, 227, 230
Moldzio, Andrea   163, 206, 209, 211, 218, 247

Nancy, Jean-Luc   123–127, 137
Nietzsche, Friedrich   36, 200, 205

Olivier, Abraham   63, 81, 94–95, 145, 224, 227
Orwell, George   187, 189–190

Plessner, Helmuth   9, 12–15, 23, 41, 62, 102, 121
Plügge, Herbert   39, 56–57, 59, 62–63, 149, 151
Pöltner, Günther   84, 92, 130, 132–134, 137, 215–216, 237

Ridder, Paul   58–60, 70, 72

Sartre, Jean-Paul   64, 67, 72, 183
Scarry, Elaine   6–7, 54, 91, 106, 180–181, 183, 190
Schmitz, Hermann   38, 44–48, 50–51, 54, 66, 74–75, 77–79, 93–94, 106–107, 114, 157, 163, 169, 170–173, 185, 191, 202, 206, 213, 231–232, 235–236, 238, 255
Schopenhauer, Arthur   39, 102, 108

Spry, Christopher   195, 200–203
Stähler, Tanja   252, 258–259, 264–265, 268, 275, 277, 279, 280, 282, 284
Stopczyk, Annegret   254, 256, 269–271

Tambornino, Lisa   50, 132, 145, 147, 149, 151

Vetter, Helmuth   38, 66, 73, 111, 113

Waldenfels, Bernhard   19, 21–22, 31, 36–37, 73, 111, 121–123, 126, 128–129, 133, 151, 167–168, 170, 178, 191, 193, 219–222, 229, 233–235, 238, 240, 248
Wandruszka, Boris   98–99, 104–105, 166, 263
Weizsäcker, Viktor von   1, 37–38, 40, 43, 47, 49–50, 53, 71, 101, 213, 216, 234, 245, 248